医学教师必读
——实用教学指导

A Practical Guide for Medical Teachers

（第5版）

原　　著　［英］John A. Dent

　　　　　［英］Ronald M. Harden

　　　　　［美］Dan Hunt

原 著 序　［加］Brian D. Hodges

主　　译　王维民

北京大学医学出版社

YIXUE JIAOSHI BIDU——SHIYONG JIAOXUE ZHIDAO (DI 5 BAN)

图书在版编目（CIP）数据

医学教师必读：实用教学指导：第 5 版/（英）约
翰·登特（John A. Dent），（英）罗纳德·哈登
(Ronald M. Harden），（美）丹·亨特（Dan Hunt）原著；
王维民主译．—北京：北京大学医学出版社，2019.1（2019.11 重印）
　书名原文：A practical guide for medical
teachers，5th ed
　ISBN 978-7-5659-1860-5

　Ⅰ．①医…　Ⅱ．①约…　②罗…　③丹…　④王…　Ⅲ．
①医学教育—研究　Ⅳ．①R

中国版本图书馆 CIP 数据核字（2018）第 226379 号

北京市版权局著作权合同登记号：图字：01-2018-7428

医学教师必读——实用教学指导（第 5 版）

主　　译：王维民
出版发行：北京大学医学出版社
地　　址：（100191）北京市海淀区学院路 38 号　北京大学医学部院内
电　　话：发行部 010-82802230；图书邮购 010-82802495
网　　址：http://www. pumpress. com. cn
E - mail：booksale@bjmu. edu. cn
印　　刷：北京瑞达方舟印务有限公司
经　　销：新华书店
责任编辑：赵　欣　郭　颖　　责任校对：靳新强　　责任印制：李　啸
开　　本：787 mm×1092 mm　1/16　印张：33　字数：675 千字
版　　次：2019 年 1 月第 1 版　2019 年 11 月第 3 次印刷
书　　号：ISBN 978-7-5659-1860-5
定　　价：150.00 元
版权所有，违者必究
（凡属质量问题请与本社发行部联系退换）

译者及审校者名单

主　　译 王维民

译者及审校者（按所译章节顺序和姓名汉语拼音排序）

中国医科大学

屈京楼　曲　波　闻德亮[*]　于晓松　张　阳　赵　丽　赵　阳
朱亚鑫

北京大学医学部

蔡景一　凡玉杰　李　曼　廖　鹏　刘　理　刘晓萌　仇冠楠
王维民[*]　吴红斌　谢阿娜

中南大学湘雅医学院

常　实　罗煦珺　马若飞　任晓磊　谭斯品　陶立坚[*]　吴　蓓
杨　舸　朱怡凡

哈尔滨医科大学

曹　博　曹德品[*]　商庆龙　杨立斌　张凤民　赵文然　钟照华

中山大学中山医学院

郭开华　黎孟枫[*]　陆立鹤　吕志跃　秦丽娜　吴敏昊

复旦大学上海医学院

汪　青

汕头大学医学院

边军辉[*]　陈雪婷　范冠华　林常敏　吴　凡　杨　苗

华中科技大学同济医学院

厉　岩[*]　邱海林　王　舟　张家宇　张润博

四川大学华西医学中心

柴　桦　陈　锦　廖邦华　卿　平[*]　王　澎　谢　红　姚　巡
曾　锐

秘　　书 吴红斌

---

[*] 为各院校团队负责人

译者前言

过去的一年，对于中国医学教育事业来说是极其不寻常的一年。2017 年 7 月，国办发〔2017〕63 号文件《国务院办公厅关于深化医教协同进一步推进医学教育改革与发展的意见》为我国医学教育事业做出了顶层设计，明确指出要"遵循医学教育规律"，推进医学教育改革与发展；2018 年 5 月，"新时代医学教育改革发展论坛暨全国医学教育发展中心成立大会"在北京召开，会上明确指出"要遵循医学教育规律，借鉴全球医学教育最新理念，发挥医学教育研究的先导性作用"。全国医学教育发展中心的成立，旨在统筹和汇集全国医学教育专家学者，加强医学教育研究，推进我国医学教育事业的科学化改革与发展，助推健康中国和教育强国战略的实施。

当前，我国已经建立起全球最大的医学教育体系，但是在医学教育理念、高水平研究和医学教育学科建设等方面滞后于医学教育实践，也落后于美国、日本、加拿大、澳大利亚等世界发达国家。了解全球医学教育最新理念和把握全球医学教育研究发展状况，对于推动我国医学教育学科建设和推进我国医学教育事业改革与发展具有重要的意义。《医学教师必读——实用教学指导》正是这样一本书，它将有效地帮助我们了解最新医学教育理念和全球医学教育研究现状，正如多伦多大学 Brian

D. Hodges 教授在本书第 5 版原著序中所说："医学教育文献数量巨大，浩瀚如海，这本书可作为通向医学教育文献宝库的入口和获取智慧的来源。"

《医学教师必读——实用教学指导》最早由北京医科大学（现北京大学医学部）原副校长程伯基教授引介到国内，组织国内医学教育同行翻译了该书第 2 版和第 3 版，受到国内医学院校教师、临床教师、各类卫生保健专业工作者以及医学教育管理者的好评。《医学教师必读——实用教学指导》第 5 版（英文原版）于 2017年正式出版。在医学教育发展的新形势、新征程下，继续组织翻译《医学教师必读——实用教学指导》最新版具有重要的意义，这也是新成立的全国医学教育发展中心的一项基础性工作。承蒙程伯基教授推荐，本人有幸担任这一版的主译。在此我特别感谢以程伯基教授为代表的医学教育前辈为我国医学教育事业所做出的开拓性贡献！

相较之前的版本，本书第 5 版修订和增加了许多章节，邀请了更多国家的医学教育专家、学者参与，充分展示了医学教育的国际视野和最新发展。在原著序和原著前言中对本书的主要内容和与以往版本相比的变化进行了说明。本书可以作为国内各医学院校培养教师、医生、各有关专业带教教师和医学教育管理者推动教育教学改革、提高教学水平、提升医学教育研究能力的指导性教材，相信它会成为国内医学教育界的有益读物。也很期待中国医学教育专家能以此走向国际医学教育舞台，下一版的原版著作中有中国学者的加入。

北京大学医学出版社对本书的翻译出版工作给予了大力支持，在此深表感谢。北京大学医学出版社长期以来对医学教育的重视和关爱令本人深受感动！

第5版的翻译工作，除第3版中文版的相关院校继续参与外，还邀请了复旦大学上海医学院、中山大学中山医学院、四川大学华西医学中心和汕头大学医学院参与。本书能顺利出版，得益于各院校的大力支持，得益于各院校工作团队成员的宝贵付出。在此，我向各院校及其工作团队成员表示由衷的感谢。由于水平有限，错误与不当之处在所难免，恳请读者批评指正。

王维民

北京大学医学部

2018年8月

原 著 序

我非常荣幸为 *A Practical Guide for Medical Teachers* 第 5 版作序。该书已经成为医学教育者的良师益友。这次的修订增加了许多新的章节，并邀请了更多作者参与编写，相信他们的观点将为国内外读者带来启示。近年来，医学院校更加关注社会科学、医学人文、社会责任、全球化和纵向整合式见习，同时也逐渐认识到学生参与的重要性。新版本包含上述主题，为时代变迁中的医学教育研究提供支持。

医学教育文献数量巨大，浩瀚如海。这本书可作为通向医学教育文献宝库的入口和获取智慧的来源。它由来自 14 个国家或地区的 100 多位专家共同完成，为读者展示医学教育的国际视野。在当今全球化背景下，学生、教育者和实践者会经常跨界。但这些肩负医学教育重任的人，却面临资源分布不平等的问题。因此，这本书作为可信赖的资源，对医学教育工作者价值不凡。

我有幸见证了埃塞俄比亚第一批医学教育硕士毕业。对于正在应对全球化新挑战的医学教育工作者，本书是通往医学教育文献宝库的入口，为其提供职业发展路线图，帮助其发现研究问题，同时也是医学教育课堂和临床的好伙伴。它以多种方式服务于医学教育工作者。

第 5 版由 8 篇组成，每篇聚焦一个当下实用的主题。第 1 篇描绘医学教育全景，强调医学工作者要坚守终生学习的承诺，从入行第一天到离开医学行业期间，要始终坚持学习。第 1 篇对让大家感到疑惑和困扰的"隐性课程"给予了重点说明。第 2 篇阐述医学教育发生的情境，提醒我们医学教育不是一刀切的。当代医学教育的学习情境包含了模拟中心、视频会议、远程学习等现代环境，以及分布在城市中心和边远地区的多种多样的环境。

第 3 篇在第 2 篇的基础上进一步延伸。主要探索医学教育工作者可以运用的各式各样的新技术。除了诸如基于问题的教育和基于结果的教育等方法外，本篇针对新兴的整合教育、基于团队的学习以及正在风靡的数字技术领域等方面为读者提供了有益指导。

第 4 篇帮助医学教育工作者解答课时安排的问题。这里将提供令人信服的证据，为医学教育工作者解答在基础与社会科学、伦理学、职业素养、循证医学以及患者安全与医学人文等课程中的课时分布、数量及原因。该部分考虑了整合、全球化和信息普及施加在每个国家医疗卫生上的影响。

第 5 篇提供了一个广受欢迎的学生评价体系。本篇所选文献旨在帮助读者摆脱在阅读复杂繁多的关于评价工具、评价路径以及评价中相关争议问题等方面文献时所受的困扰，有助于读者理清思路。这部分文献的作者都强调要将关注点从个体测试和工具方面转移到评价体系上，评价体系须建立在促进学生学习效果的基础上。

第6篇相对简短，却弥足轻重，内容涉及教师发展和教学学术两个方面，它们是良好医学教育的保障。高品质的医学教育既需要一个有吸引力的、有创意的、能够不断学习的医学教育工作者团体，也需要一个相互支持的医学教育研究环境。

第7篇探讨医学教育中一个重要的议题，即如何让学生获得最好的教育，内容涉及学生选拔、学生支持、学生参与和同伴互助学习。该篇同时为广受欢迎的、以学生为中心的、支持性的教育体系绘制蓝图。

最后一篇提出医学教育中的宏大问题：医学院校办学是为了什么？本篇探讨的问题包括教师作为教育变革的推动者的角色

定位、医学教育领导力、社会责任和时下热点——学习环境。最后一章呼吁更多的医学教育研究来关注医学教育目标、医学教育实践和医学教育效果与产出，这将启发后继研究者做更多探索。

第5版 *A Practical Guide for Medical Teachers* 包含许多内容，可以被视为一个医学教育资源库，是伴随我们前行的伙伴，是智慧源泉的提供者，同时帮我们规划医学教育蓝图。但我更认为它是一封邀请函。对于新进入医学教育领域的工作者而言，它邀请你加入全球化医学教育者联盟这个大家庭。对有一定工作积累的医学教育工作者而言，它邀请你审视工作以成为更好的教育者、研究者或管理者。简而言之，不管你在医学教育旅程的哪一阶段，我们都将一路相伴，教学相长。

Brian D. Hodges（MD PHD FRCPC）

Toronto，2017

原著前言

正如前几版前言所述，*A Practical Guide for Medical Teachers* 旨在帮助医学教师更好地教学并助力学生学习。第 5 版的意图依然如此。

第 5 版的一个重要特点是依然保持过去 16 年的体量和开本设计，仍将是一本便捷、实用的手册。相对前一版，个别章节有所合并，除这些章节外，大多数章节都控制在 8～9 页。我们希望读者在相对较短的阅读时间内便能了解某一特定的专题。

该书最近的 3 版都在 50 章左右。我们设法在保持这一章节总量的同时，涵盖新出现的主题。因此，有些章节被省略或合并。例如，尽管"学习指南"（study guides）是一个重要的教学工具，但原来的这一章已经不再纳入，而是加入了新的学习方法。毋庸置疑，许多作者和联合作者都应该得到高度赞扬，因为他们愿意"忍受"主编们善意的挑剔。众所周知，写短文要比写长篇大论费时得多。令人高兴的是，在这一版中我们增加了全新的 9 章，同时继续修订和补充了 14 章，即便这样，本书的篇幅也未扩充。

从 *A Practical Guide for Medical Teachers* 第 1 版开始，已经有一篇专门讨论课程主题。在这一篇，读者会看到章节的数量发生了很大的变化。该篇已经从第 1 版的 6 章增加到现在的 11 章。不过，"循证医学"一直是该篇中的一章。新章节的增加着重突出了医学教育领域的更多重要成果。

先前的版本已表明，对医学教育领域的职业素养、教学学术和学术标准等方面的关注持续增长。现如今，这种关注既包括医学教师，也包括学生。

我们希望这本书可以为医学教育领域中不同专业的同事，在个人职业发展的各个阶段提供有用的资源。

在过去 16 年间，医学教育的国际化不断增强。尽管第 1 版中章节较少，但每章平均有 1 位作者。这一版中每章平均有 2 位作者。我们欢迎新加入的 21 位作者。作者队伍的扩大反映了来自世界各地的专家们日益增长的贡献。第 1 版有来自 6 个国家的作者，第 5 版则吸引了来自 14 个不同国家或地区的作者，这些国家或地区为澳大利亚、巴西、加拿大、爱沙尼亚、英国、中国香港、印度、荷兰、葡萄牙、新加坡、南非共和国、瑞典、阿联酋和美国。在某种程度上，作者名单的扩大反映了该书在全球领域的发展，也反映了该书受到来自世界各地越来越多的医学教育学者的关注。这种国际上的影响力显现在最近版本的翻译中，最近版本已被翻译成中文繁体、日语、韩语、越南语和阿拉伯语等。

作为本书国际化发展的一部分，我们

欢迎来自美国的联合主编。美国医学院校协会认证服务高级总监、美国医学教育联络委员会副秘书长 Dan Hunt 带来了丰富的医学教育经验，他表示美国对 *A Practical Guide for Medical Teachers* 的兴趣不断增加。另外，我们要感谢多伦多大学威尔逊教育研究中心的 Brian Hodges 教授为新版本撰写序言。Brian Hodges 教授活跃在国际医学教育会议间，在医学教育领域针对许多主题提出了创新型的理论。

最后，我们已经与 Elsevier 公司合作了很多年，对他们的感激之情与日俱增，感谢 Laurence Hunter 和他的团队在新版编写过程中给予的支持、耐心和指导。

JA Dent

RM Harden

D. Hunt

Dundee，2017

原著作者

Shelley R Adler PhD
Interim Director & Director of Education,
Osher Center for Integrative Medicine,
University of California, San Francisco, San
Francisco, CA, USA

Susan Ambrose DA
Senior Vice Provost for Undergraduate
Education & Experiential Learning,
Northeastern University, Boston, MA, USA

Raja C Bandaranayake MBBS PhD MSEd FRACS
Visiting Professor & Consultant, Medical
Education, Gulf Medical University, Ajman,
UAE

Amanda Barnard BA(HONS) BMED(HONS) FRACGP
SFHEA
Associate Dean, Rural and Indigenous Health,
and Head, Rural Clinical School, Australian
National University Medical School, Canberra,
ACT, Australia

Barbara Barzansky PhD MHPE
LCME Co-Secretary, American Medical
Association, Chicago, IL, USA

Fernando Bello
Director, Centre for Engagement and
Simulation Science, Surgery & Cancer,
Imperial College London, London, UK

Charles Boelen MD DPH MSc
International Consultant in Health System and
Personnel, Sciez-sur-Léman, France

Katharine Boursicot BSc MBBS MRCOG MAHPE NTF
SFHEA
Director, Health Professional Assessment
Consultancy, Singapore

Clarence H Braddock III MD MPH MACP
Professor of Medicine, Maxine and Eugene
Rosenfeld Chair in Medical Education, Vice
Dean for Education, David Geffen School of
Medicine at UCLA, Los Angeles, CA, USA

John E Carr PhD ABPP
Professor Emeritus, Psychiatry and Behavioral
Sciences, University of Washington School of
Medicine, Seattle, WA, USA

Julie Y Chen MD FCFPC
Department of Family Medicine & Primary
Care and Bau Institute of Medical and Health
Sciences Education, The University of Hong
Kong, Hong Kong SAR, China

Jacqueline Chin BPhil DPhil (Oxon)
Associate Professor, Centre for Biomedical
Ethics, Yong Loo Lin School of Medicine,
National University of Singapore, Singapore

Jennifer Cleland BSc(Hons) MSc PhD DClinPsychol
John Simpson Chair of Medical Education
Research, Institute of Education for Medical
and Dental Sciences, University of Aberdeen,
Aberdeen, UK

Richard M Conran MD PhD JD FCAP
Professor of Pathology and Anatomy, Eastern
Virginia Medical School, Norfolk, VA, USA

Ian D Couper MBBCh MFamMed FCFP(SA)
Director, Ukwanda Centre for Rural Health,
and Professor of Rural Health, Centre for
Health Professions Education, Faculty of
Medicine and Health Sciences, Stellenbosch
University, RSA

John A Dent MMEd MD FAMEE FHEA FRCS(Ed)
International Relations Officer, Association for
Medical Education in Europe; Honorary Reader
in Medical Education and Orthopaedic Surgery,
University of Dundee, Dundee, UK

Paul K Drain MD MPH
Assistant Professor, Departments of Global
Health, Medicine (Infectious Diseases),
Epidemiology, University of Washington,
Seattle, WA, USA

Erik W Driessen PhD
Professor, Department of Educational
Development & Research, Maastricht
University, Maastricht, Netherlands

Steven J Durning MD PhD FACP
Professor of Medicine and Pathology,
Uniformed Services University, Bethesda, MD,
USA

Rachel H Ellaway BSc PhD
Professor, Community Health Sciences,
Research, and Director, Office of Health and
Medical Education Scholarship, Cumming
School of Medicine, University of Calgary,
Calgary, AB, Canada

Luci Etheridge MBChB MRCPCH EdD
Consultant Paediatrician and Honorary Senior
Lecturer, Paediatrics, St George's Hospital and
St George's University of London, London,
UK

Jason R Frank MD MA(Ed) FRCPC
Director, Specialty Education, Strategy, and
Standards, Royal College of Physicians and
Surgeons of Canada, Ottawa, ON, Canada

Charles P Friedman PhD
Chair, Learning Health Sciences, University of
Michigan Medical School, Ann Arbor, MI,
USA

Elizabeth H Gaufberg MD MPH
Associate Professor of Medicine and Psychiatry,
Harvard Medical School/Cambridge Health
Alliance, Cambridge, MA, USA

Jeff Gold MD
Chancellor, Office of the Chancellor,
University of Nebraska Medical Center,
Omaha, NE, USA

Janet Grant MSc PhD
Academic Director, Centre for Medical
Education in Context (CenMEDIC), London,
UK

Larry D Gruppen PhD
Professor, Learning Health Sciences, University
of Michigan, Ann Arbor, MI, USA

Frederic W Hafferty PhD
Professor of Medical Education, Division of
Internal Medicine, College of Medicine,
Program on Professionalism and Values, Mayo
Clinic, Rochester, MN, USA

Hossam Hamdy MBChB FRCS PhD
Professor of Surgery and Medical Education,
Chancellor Gulf Medical University, Ajman,
UAE

Aviad Haramati PhD
Professor and Director, Department of
Biochemistry and the Center for Innovation
and Leadership in Education (CENTILE),
Georgetown University School of Medicine,
Washington, DC, USA

Ronald M Harden OBE MD FRCP(Glas) FRCPC
FRCSEd
General Secretary, Association for Medical
Education in Europe; Former Professor of
Medical Education, Director of the Centre for
Medical Education and Teaching Dean,
University of Dundee, UK; Professor of
Medical Education, Al-Imam University,
Riyadh, Saudi Arabia

Jeni Harden MA MPhil PhD
Director of Education, Usher Institute of
Population Health Sciences and Informatics,
University of Edinburgh, Edinburgh, UK

Linda A Headrick MD MS
Senior Associate Dean for Education, Helen
Mae Spiese Professor in Medicine, School of
Medicine, University of Missouri, Columbia,
MO, USA

Sylvia Heeneman PhD
Professor, Department of Pathology School of
Health Professions Education, Maastricht
University, Maastricht, Netherlands

David Hirsh MD
Director, Harvard Medical School Academy
Fellowship in Medical Education, Medicine,
Harvard Medical School / Cambridge Health
Alliance, Cambridge, MA, USA

Anita Ho PhD
Associate Professor and Director of
Undergraduate Ethics Curriculum, Centre for
Biomedical Ethics, Yong Loo Lin School of
Medicine, National University of Singapore,
Singapore

Eric S Holmboe MD
Senior Vice President, Milestones, ACGME,
Chicago, IL, USA

Kathryn N Huggett MA PhD
Assistant Dean and Director, The Teaching
Academy; Professor, Medicine, University of
Vermont Larner College of Medicine,
Burlington, VT, USA

Dan Hunt MD MBA
Assistant Secretary, Liaison Committee on
Medical Education; Senior Director of
Accreditation Services, Association of
American Medical Colleges, Washington, DC,
USA

Abbas Hyderi MD MPH
Associate Professor of Clinical Family Medicine
and Associate Dean for Curriculum, Family
Medicine, University of Illinois at Chicago
College of Medicine, Chicago, IL, USA

William B Jeffries III MS PhD
Senior Associate Dean for Medical Education,
and Professor, Pharmacology, University of
Vermont, Larner College of Medicine,
Burlington, VT, USA

Benjamin Kligler MD MPH
Vice Chair and Research Director, Department
of Integrative Medicine, Mount Sinai Beth
Israel; Associate Professor of Family and
Community Medicine, Icahn School of
Medicine at Mount Sinai, New York, NY, USA

Roger Kneebone PhD FRCS FRCSEd FRCGP
Professor of Surgical Education and
Engagement Science, Surgery & Cancer,
Imperial College London, London, UK

Sharon K Krackov MS EdD
Professor, Medical Education, Albany Medical
College, Albany, NY, USA

Nirusha Lachman PhD
Professor of Anatomy, Mayo Clinic College of
Medicine and Science, Mayo Clinic, Rochester,
MN, USA

Joel Lanphear PhD
Professor Interim Senior associate Dean/
Academic Affairs, Central Michigan University,
College of Medicine, Mount Pleasant, MI,
USA

Susan J Lieff MD MEd MMan
Vice-Chair Education, Dept of Psychiatry,
Faculty of Medicine, University of Toronto,
Toronto, ON, Canada

Lauren A Maggio PhD MS(LIS)
Associate Professor, Department of Medicine,
and Associate Director of Distributed Learning
and Technology, Grad Programs in Health
Professions Education, Uniformed Services
University of the Health Sciences, Bethesda,
MD, USA

Kyriaki C Marti DMD MD PhD
Clinical Assistant Professor, Oral and
Maxillofacial Surgery, University of Michigan,
Ann Arbor, MI, USA

Marie Matte PhD
Associate Dean, Compliance, Assessment, and
Evaluation, Office of Medical Education,
Central Michigan University College of
Medicine, Mount Pleasant, MI, USA

Judy McKimm MBA MA(Ed) BA(Hons) SFHEA
Professor of Medical Education, School of
Medicine, Swansea University, Swansea, West
Glamorgan, UK

Danette W McKinley BA MA PhD
Director, Research and Data Resources,
Foundation for Advancement of International
Medical Education and Research, Philadelphia,
PA, USA

I Chris McManus MA MD PhD FRCP(Lon) FRCP(Ed)
FMedSci
Professor of Psychology and Medical
Education, Research Dept of Medical
Education, The Medical School, University
College London, London, UK

Stewart P Mennin BS MS PhD
Mennin Consulting and Associates, Sao Paulo, Brazil

Larry K Michaelsen PhD
Professor Emeritus, Management, University of Central Missouri, Warrensburg, MO, USA

Donald Moore PhD
Professor, Medical Education and Administration, Vanderbilt University School of Medicine, Nashville, TN, USA

Debra Nestel PhD FAcadMEd CHSE-A
Professor of Surgical Education, Department of Surgery, Melbourne Medical School, Faculty of Medicine, Dentistry & Health Sciences, University of Melbourne, Melbourne, VIC, Australia; Professor of Simulation Education in Healthcare, Monash Institute for Health and Clinical Education, Faculty of Medicine, Nursing & Health Sciences, Monash University, Clayton, VIC, Australia

Andre Jacques Neusy MD DTM&H
Senior Director, Training for Health Equity Network, New York City, NY, USA

John Norcini PhD
President and CEO, Foundation for Advancement of International Medical Education and Research, Philadelphia, PA, USA

Helen M O'Sullivan BSc PhD MBA
Professor, Associate Pro-Vice-Chancellor (Online Learning), University of Liverpool, Liverpool, UK

Björg Pálsdóttir MPA
Chief Executive Officer, Training for Health Equity Network, New York, NY, USA

Dean Parmelee MD
Associate Dean for Academic Affairs, Wright State University Boonshoft School of Medicine, Dayton, OH, USA

Johmarx Patton MD MHI
Director, Education Informatics and Technology, Health Information Technology and Services, University of Michigan Medical School, Ann Arbor, MI, USA

Douglas E Paull MD MS
Director of Patient Safety Curriculum and Medical Simulation, National Center for Patient Safety, Veterans Health Administration, Ann Arbor, MI, USA

Wojciech Pawlina MD
Professor of Anatomy and Medical Education, and Director of Procedural Skills Laboratory, Mayo Clinic, College of Medicine and Science, Mayo Clinic, Rochester, MN, USA

Antoinette S Peters PhD
Corresponding member of the faculty, Department of Population Medicine, Harvard Medical School, Boston, MA, USA

Rille Pihlak MD
European Junior Doctors, University of Tartu, Estonia

Henry S Pohl BS MD
Vice Dean for Academic Administration, Albany Medical College, Albany, NY, USA

Mark Edward Quirk EdD
Professor, Family Medicine and Community Health, University of Massachusetts Medical School, Worcester, MA, USA

Subha Ramani MBBS MMEd MPH
Assistant Professor of Medicine, Medicine, Harvard Medical School, Boston, MA, USA

Michael T Ross BSc MBChB EdD MRCGP FRCP(Edin)
Senior Clinical Lecturer, Centre for Medical Education, The University of Edinburgh, Edinburgh, UK

James Rourke MD CCFFP(EM) MClinSci FCFP FRRMS FCAHS LLD
Professor of Family Medicine, Dean of Medicine (2004–16), Memorial University of Newfoundland, St. John's, NL, Canada

Leslie Rourke MD CCFP MCiSc FCFP FRRMS
Professor Emerita of Family Medicine, Memorial University of Newfoundland, St. John's, NL, Canada

Michael E Rytting MD
Professor, Pediatrics and Leukemia, The
University of Texas M.D. Anderson Cancer
Center, Houston, TX, USA

Juliana Sa MD
Invited Assitant, Faculty of Health Sciences,
University of Beira Interior, Covilha, Portugal

Joan M Sargeant PhD
Professor and Head, Division of Medical
Education, Dalhousie University, Halifax, NS,
Canada

Lambert W T Schuwirth MD PhD
Professor of Medical Education, Flinders
University Prideaux Centre for Research in
Health Professions Education, School of
Medicine, Flinders University, Adelaide, SA,
Australia

John R Skelton BA MA RSA MRCGP
Professor, College of Medical and Dental
Sciences, University of Birmingham,
Birmingham, UK

Linda Snell MD MHPE FRCPC MACP
Professor of Medicine, Centre for Medical
Education, McGill University, Montreal, QC,
Canada

Henry M Sondheimer MD
Former Senior Director, Medical Education,
Association of American Medical Colleges,
Washington, DC, USA

Malathi Srinivasan MD
Professor of Medicine, Department of Internal
Medicine, University of California, Davis
School of Medicine, Sacramento, CA, USA

Yvonne Steinert PhD
Director, Centre for Medical Education,
Faculty of Medicine, McGill University,
Montreal, QC, Canada

Terese Stenfors-Hayes PhD
Senior Researcher, Department of Learning,
Informatics, Management and Ethics,
Karolinska Institutet, Stockholm, Sweden

Roger Strasser MBBS BMedSc MClSc FRACGP FACRRM
FRCG(hon)
Dean and CEO, Northern Ontario School of
Medicine, Lakehead and Laurentian
Universities, Thunder Bay and Sudbury, ON,
Canada

John L Szarek PhD CHSE
Professor and Director Clinical Pharmacology;
Education Director for Simulation, Basic
Sciences, Geisinger Commonwealth School of
Medicine, Scranton, PA, USA

Jill E Thistlethwaite BSc MBBS PhD MMEd FRCGP
FRACGP
Health Professions Education Consultant,
Adjunct Professor, University of Technology,
Sydney, NSW, Australia; Honorary Professor,
School of Education, University of Queensland,
QLD, Australia

Dario Torre MD PHD MPH
Associate Professor of Medicine, Uniformed
Health Services University of Health Sciences,
Bethesda, MD, USA

Jeroen J G van Merriënboer PhD
School of Health Professions Education,
Maastricht University, Maastricht, Netherlands

Cees P M van der Vleuten PhD
Professor of Education, Department of
Educational Development and Research,
Maastricht University, Maastricht, Netherlands

Peter H Vlasses BSc Pharmacy PharmD
Executive Director, Accreditation Council for
Pharmacy Education, Chicago, IL, USA

Teck Chuan Voo BA MA PhD
Assistant Professor, Director of Graduate
Education, Centre for Biomedical Ethics,
National University of Singapore, Yong Loo Lin
School of Medicine, Singapore

Donna M Waechter PhD
Senior Director and LCME Assistant Secretary,
Association of American Medical Colleges,
Washington, DC, USA

Lucie Kaye Walters MBBS FACRRM PhD
Professor Rural Medical Education, Rural
Clinical School, Flinders University, Mount
Gambier, SA, Australia

Val J Wass OBE BSc FRCGP FRCP PhD MHPE PFHEA FAoME
Emeritus Professor in Medical Education,
Faculty of Health, Keele University, Newcastle
under Lyme, Staffordshire, UK

Kevin B Weiss MD
Senior Vice President for Accreditation,
Institutional Accreditation and CLER,
ACGME, Chicago, IL, USA

Michael S Wilkes MD PhD
Professor of Medicine and Global Health,
Deans Office, University of California, Davis,
CA, USA

Paul S Worley MBBS PhD MBA FACRRM FRACGP
DObstRANZCOG GAICD
Dean of Medicine, School of Medicine,
Flinders University, Adelaide, SA, Australia

Harry Yi-Jui Wu
Medical Ethics and Humanities Unit, Li Ka
Shing Faculty of Medicine, Pokfulam, Hong
Kong, SAR, China

Ann Mary Wylie Ann M Wylie PhD MA FRSPH FAcadMEd
FHEA
Senior Teaching Fellow; Deputy Director of
Community Education; Module Lead for
Global Health and Electives SSC Lead; QI and
Health Promotion Community Lead; King's
Undergraduate Medical Education in the
Community Team (KUMEC), Department of
Primary Care and Public Health Sciences,
King's College London School of Medicine,
London, UK

Geoffrey H Young PhD
Senior Director, Student Affairs and Programs,
Association of American Medical Colleges,
Washington, DC, USA

Anand Zachariah MD DNB
Professor, Medicine Unit 1 and Infectious
Disease, Christian Medical College, Vellore,
Tamil Nadu, India

目　录

第 7 篇 学生

第 8 篇 医学院校

第 **1** 篇

课程计划的发展

Curriculum development

第 1 章

医学教育新视野
New horizons in medical education

J. A. Dent , R. M. Harden , D. Hunt

（译者：闻德亮　审校：闻德亮）

趋势

对过去 16 年医学教育改革的回顾发现，医学教育改革发展呈现几个主要趋势，这些新趋势将在本版（第 5 版）中进行讨论：

- 信息的整合
- 学习情境
- 贴近现实的课程
- 真实性评价
- 对学生的关注

相对于之前的版本，本书一些内容发生了改变，但另一些则保持不变。将第 5 版与 2001 年出版的第 1 版进行对比，通过观察书中内容和章节的删减和增加，来追踪过去 16 年医学教育的发展趋势是十分有意义的。正如第 1 版和随后版本所指出的那样，始终不变的内容是医学教育要不断应对来自于不同层面的各种挑战，具体来说主要包括四个方面：医疗相关信息的增加、移动技术在获取医疗信息上的运用、医疗保健提供模式的改变，以及由于患者比任何时代都更了解疾病信息而带来的患者角色的不断变化。这些问题已深刻地影响了今天的医学教育项目。但有趣的是，这些问题在本书的第 1 版中也有所提及。因此，尽管这些压力和机遇自 2001 年以来可能有所增加，但它们却由来已久，我们可以通过查看本书各版本的相关章节，来了解教育项目是如何演变以应对这些外部压力的。

在这 16 年的时间里，医学教育主要呈现出四种趋势：

1. 信息的整合
2. 不断变化的学习情境
3. 贴近现实的课程
4. 学生和学生参与

信息的整合

本书第 1 版中就有关于信息整合的章节。然而，随着医学教育工作者将更多的成人学习原则融入到课程设计和日常教学中，将信息与信息应用的场景相整合就显得日益重要。将大型学科课程作为"结构单元"（building block）的时代已经结束。我们认识到，信息整合并不仅仅是将临床情况与基本科学原理进行简单的联系，医学教育中的整合概念已经超越了早期的临床接触，而是强调基本科学原理间的相关性，并使之成为最广泛意义上的整合。现在，学校正在使用课程地图和内容管理系统，以确保信息在特定的课程中不会被孤立地讲授，并与其他相关的概念相互整合。例如，表面流体的生理学就需要与二尖瓣解剖上的粗糙表面相整合，来解释二尖瓣反流所特有的心音。过去，这些单独的原则可能会在不同的课程中教授，而学生则需要依靠自己的理解对这些知识进行整合。而现在，教师们正在努力设计他们的教育课程，以最大限度地让学生学习这些原则，并让他们在最终的临床环境中应用这些原则。

虽然垂直整合课程的概念已经被提出了一段时间，但是现在更为医学教育界所充分理解的是主要基础科学与后期临床体验，以及早期基础科学与临床体验的整合。读者仍然会在这个版本中找到一个专门讨论整合的章节，但要注意它同时也是本书新增的章节。纵向整合式见习章节中的一个主题，在关于课程设计和本科课程的章节中也有所提及。同时医疗保健专业和多专业教育（multi-professional education）之间的整合也会在本书中有所讨论。

> 纵向整合式见习解决了四个紧迫性问题，即教育结构与学习科学的联系、遏制道德滑坡、卫生系统的改善以及社会需求的满足。

不断变化的学习情境

本书延续从第 2 版开始的趋势，在一些章节继续讨论了在社区、乡村和边远地区学习的意义和方法。医学教育界普遍认识到，只有在缺乏公共服务的社区开展更多的培训，才更有可能引导学生未来选择

在这些环境中工作。这一点在第 5 版中被特别强调，并独立成章，形成了关于社会责任部分的新章节。

> 社会责任是医疗实践和医学教育的必备基础。

在课堂和临床环境中，为了更好地适应全新的学习方法，学生的学习体验已然开始改变。传统的教学方法如课堂教学，随着"翻转课堂"的引入而不断优化，而诸如模拟和在线学习等新方法也在不断发展。

> 教师可以确信，翻转课堂将会提高和改善学生的参与度和表现。

在本书第 1 版中，有一个章节专门探讨了基于问题的学习，而第 5 版则强调了这个概念是如何随着时间的推移而发生演变的。在课堂上增加教学策略的"工具箱"（toolbox）是对基于团队学习一章内容的更新。而这部分内容也会在探讨小组教学的章节中得到进一步阐释。

贴近现实的课程

本书意识到课程发展正向更贴近现实的课程推进，并强调学习的结果，因为它们涉及一名医生在他所服务社区的行医能力。同时，行为科学、医学人文、整合医学、全球意识这些在一个完整课程体系中都需要涉及的重要主题，也会在本书的新增章节中进行论述。

> 社会和行为科学增强了学生对其作用的认识，并强调自身价值观和信仰对医疗实践的潜在影响。

课程的职责在于帮助学生提出正确的问题，并通过寻找信息源得出答案，进而对答案进行评估。而随着基于结果和胜任力的教育理念以及可信赖的专业行为（entrustable professional activities，EPAs）的不断深化和发展，课程的这一职责也将会进一步加强。

本部分最后新添加的内容主要探讨了如何在短时间内处理海量的信息。这一章的标题是"信息时代下的医学教育"，似乎这也是结尾部分最恰当的标题。

☛ 由于新的证据是实时产生的，临床医生需要在做出决定时处理不确定的证据。

在第 5 版所概述的评价中，发生变化的主要是评价的程序性方法，这一变化有助于建立一个贴近现实的课程。

☛ 将形成性和终结性评价相结合的整体性评价正在形成。

学生和学生参与

作为基于结果的教育理念在医学教育中应用的主要组成部分，本书还讨论了对具有学医潜质的学生进行选拔的重要性。

学生参与课程的管理和改进得到了英国医学委员会（GMC，2011）等专业机构的认可，已成为了当下教育领域学术会议的热门话题。同时由于其卓越的贡献，该举措也受到了欧洲医学教育协会（Association for Medical Education in Europe，AMEE）的表彰，被授予"追求卓越奖"（Aspire，2015）。本书的一个新增章节将会对此进行翔实的论述。

最后，我们还需要建立一个健全的学生支持体系来解决学生福利方面的各种问题。

☛ 设计一个让学生参与管理和改进的教育项目，可以优化整体的学习过程。

小结

通过新旧版本的对比，本章回顾了医学教育的发展，内容主要涉及具有影响力的新的学习技术、学习情境和学习主题。

学生的整合学习越来越成为医学教育界的共识。因此，在本书的新增章节中对贴近现实的课程及其相关的主题进行翔实的描述就显得十分必要。

最后，医学教育界越来越意识到关注学生的重要性，因为这会影响医学院校的学生选择、课程参与以及学生福利。

参考文献

ASPIRE, 2015. Online. http://www.aspire-to-excellence.org. (Accesssed 27 December 2016).

General Medical Council, 2011. Tomorrow's Doctors. GMC, London.

课程计划和开发
Curriculum planning and development

M. E. Quirk，R.M.Harden

（译者：闻德亮　审校：闻德亮）

第 2 章

趋势

- 对照公布的课程安排，对教授的课程认真并持续地跟踪实际完成情况和学生的学习效果，这些都是很有必要的。
- 最近的课程改革针对思考的过程和技巧，以及学生通过个人的知识储备来适应环境的能力等方面。
- 课程设计要求使用新的工具，如预测性分析和动态课程地图。

引言

医学的快速发展进步要求为课程开发打造出新的范式。转型的理念应该是持续进行的，并存在于医学教学和学习的基础层面，而非"每五年一次改变"的制度层面。新的范式再次强调了课程开发原有的特点，如定义目标方法以及评价体系。另外，还引入了如预测、跟踪所授课程结果等新特点。以往教师设计课程计划就像魔术师从帽子中变出一只兔子一样，授课教师只讲他们感兴趣的内容，学生的临床培训也被局限于临床实习期间碰巧出现的患

者，这样的时代已经过去。现在，教学项目要想成功，就必须认真设计课程计划的观点已被广泛接受。

 "没人会比 Abraham Flexner 更会为改变的发生而欢呼雀跃……改变的灵活性和自由度——事实上是产生这些改变的授权——是 Flexner 所传达的基本信息的一部分。"

Cooke et al.，2006

课程是什么？

课程不仅仅是教学大纲或内容的陈述，而且是关于在教学计划中应该有哪些内容出现——教师的意图和实现意图的方式。图 2.1 说明了拓展的（extended）课程观。课程设计应该分为 10 个步骤（Harden，1986b）。本章会关注这 10 个步骤，尤其是自本书第 4 版出版以来的变化。

☞ 以下所述的 10 个步骤，为设计和评价课程提供了有用的清单指导。

确认需求

教育项目的相关性或适宜性一直受到 Frenk 等（2010）、Cooke 等（2010）以及

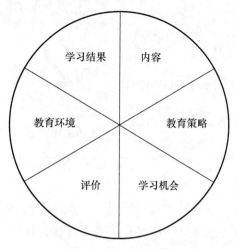

图2.1 拓展的课程观

其他人的质疑。人们已经认识到不仅要强调疾病的救治、器官的病理改变和重症救护，同时还要强调健康促进和预防医学。人们越来越多地关注医学院校的社会责任，以及如何对待和引导毕业生使其有能力满足所服务人群的需求。学生未来工作的医疗体系，以及他们通过工作实践来继续学习的方式越来越被看作重要的需求。

"专业教育（professional education）并没有紧跟这些挑战，很大程度上是因为这些课程是碎片化的、过时的和静态的，而这些课程培养了胜任力欠缺的毕业生。"

Frenk et al.，2010

确认课程需求可使用的一系列方法（Dunn et al.，1985）：

- "聪明人"的方法。来自于不同专业背景的高级别教师和高级别医生达成一致意见。
- 咨询相关利益者。征求公众、患者、政府和其他专业成员的意见。

- 研究实践中出现的问题。确定课程计划中的不足之处。
- 关键事件的学习。要求个人描述出实践经历中代表优或劣的重要医学事件。
- 任务分析。研究医生所从事的工作，确认他们的特殊品质和能力，向榜样学习。

构建学习结果

如果从这本书中你只记住了一个观点，那应该是基于结果的教育理念。

过去十年里，医学教育的重要观点之一是将学习结果作为课程设计的动力（Harden，2007）。如第15章所讨论的，在基于结果的教育方法中，学习结果被定义，具体的、可评价的结果将会指导课程计划的制订和课程开发的过程。这代表了一种趋势，即课程的设计从过程模式转到产品导向模式（product-oriented model）。在前者，重要的是教与学的经验与方法；而在后者，重要的是学习结果和成果，学习的重点越来越清晰。

"从怎样做、何时做转向做什么、是否该做。"

Spady，1994

学习结果并不是新观点。自从20世纪六七十年代，Bloom、Mager和其他一些人做此类工作以来，设定培训项目的目的和目标的价值已被大家所接受。但是在实践中，这些目的和目标经常没有落到实处，知识被用来装点门面。近年来，以结果或者胜任力为基础来进行带有结果框架的课程计划的想法占据优势，并越来越成为教育思维的主流。

确定教学内容

教科书的内容以提纲形式体现在目录和索引中。课程的内容见于教学大纲，以及讲座和其他学习机会所涵盖的主题中。传统课程计划主要强调知识，并反映在学生评价中。现在越来越认识到胜任力和态度十分重要。

人们越来越强调真正实用的课程计划，教学内容与医生的实际工作紧密相关。例如，基本的科学内容被置于临床医学的背景下来考虑。

课程的内容可以从多方面进行呈现：

- 科目或学科（传统课程计划）。
- 人体系统，如心血管系统（整合课程计划）。
- 生命周期，如少年期、成年期、老年期。
- 问题（以问题为基础的课程计划）。
- 临床表现或任务（以情境、案例或任务为基础的课程计划）。

这些方法并不是相互排斥的。通过网状图就可以从两个或两个以上的视角来看待课程计划内容。

若不涉及隐性课程设计的概念，课程计划的内容就是不完整的。"公布的"课程是学校文件中记录的课程。"教授的"（taught）课程是存在于实践中的课程。"学习的"课程是由学生学习的课程。"隐性的"课程是学生的非正式课程，这与所教授的内容不同（图 2.2 和第 6 章内容）。

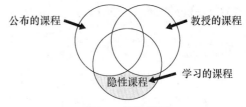

图 2.2 隐性课程

"教授的"和"学习的"课程被置于能够反映学术权威（academic leaders）和教师的价值观、态度和教育哲学的"学习环境"当中。

将体验作为核心内容

 "学生不再只是看、听、记忆，而是去做。学生的课程和学科的主要要素就是学生在实验室和临床的行为。目前，医学教育包括学习和如何学习；除此之外，学生不能做到有效学习！"

Flexner，1910

知识和行动为元认知心理活动在基础和临床学科课程中定义体验和指导学习奠定了基础。元认知就是思考自己或他人的想法和感受。这种思维过程构成了一些"高阶"思考技能，如临床决策、反思、沟通以及换位思考的自我评估和规划（Quirk，2006）。近期的课程改革尽可能依据学习者的医学知识和基础，将思维的过程和技巧设定为目标。哈佛大学医学院院长 Charles Hundert 在提及"新课程"时说："医学教育不是传播信息，而是改变学习者"（Shaw，2015）。

医学教育的目的是培养学生掌握核心技能和适应新形势的能力（Ericsson，

2015；Carbonell et al.，2014）。

组织内容

传统医学课程假设，学生在学习临床医学课程之前应该先掌握基础医学课程，其次是学习应用医学课程。学生往往忽视他们未来将要从事的职业——医生，以及医生与所学知识的关联性。因此，学生在通过了基础医学科目的考试后，往往会忘记或忽略他们所学过的内容。

 "早期的体验有助于医学生实践他们所选择的职业。这有助于他们习得一系列的专业知识，使他们的学习更加真实、更具有关联性，并对他们的职业选择有所影响。"

Donan et al.，2006

人们一直主张医学课程应该以这样的形式开始：医学生在进入医学院校的第一天就能像卫生专业人员一样去思考。纽约Hofstra 医学院的学生们在最初的 8 周时间里做辅助医务人员。在加利福尼亚大学旧金山医学院的第一天，医学生被分配到一个医疗团队中。在这个团队中，他们发挥着重要作用，并了解卫生保健系统。在一个垂直整合性的课程中，有着早期基础医学知识的医学生们被带入到临床医学，进行系统性的实习。人们已经认识到，在今后的几年里，学生们仍然需要在一个系统框架内，继续他们与临床应用和群体医学相关的基础学科的学习。例如，在最后一个项目组合评估中，Dundee 大学医学院的学生在理解基础学科的背景下解释他们所记录的临床病例。

螺旋式课程（图 2.3）展示出一个有用的内容组织方法（Harden & Stamper，1999）。在螺旋式课程中：

- 整个课程中都有反复的课程主题回顾。
- 以不同难度水平来回顾课程主题。
- 新知识与之前的学习内容有关。
- 学生能力随着对每个课程主题的学习而增强。

决定教育策略

在计划课程时，请老师们确定，在SPICES[①]模式下其所处的位置，以及以后的努力方向。

医学教育中的许多讨论和争论都与教

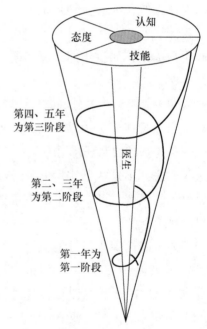

图 2.3 螺旋式课程

育策略有关。SPICES 模式（图 2.4）为计划新课程或评估现有课程提供了一个有用的工具（Harden et al.，1984）。它表明每个策略都具有连续性，在避免两极意见分化的同时，也确定了学校所采用的方法可能会存在差异。

以学生为中心的学习（student-centred learning）

在以学生为中心的学习中，学生对自己的教育承担了更多的责任。学生所学到的知识比所讲授的知识还要重要。这将在第 18 章有关独立学习中深入讨论。目前，我们意识到，教师作为学习的促进者承担着重要角色，而学生不应该被置之不理，相反，他们需要一定的指导和支持。

在进一步深刻地了解学生所掌握的学习方法后，随着学习技术的进步，我们将会看到适应性学习课程，其内容和教学方法都是针对每位学习者的个人需求而量身定制的。它包括为了跟随教育路径所使用的工具，例如预测性分析和动态课程地图。根据自己学习的需要和所要达到的里程碑似的高度，学生学习每一个单元所花费的时间是不同的。每个学生对学习结果的掌握情况都应该在课程中不断地进行评价，有时还可以根据学生的需要安排下一步的学习。

以学生为中心 ——————— 以教师为中心
基于问题 ——————— 信息导向
整合或跨专业 ——————— 学科或基于学科
基于社区 ——————— 基于医院
选修驱动的 ——————— 一致统一的
系统的 ——————— 机会性的

图 2.4 教育策略：SPICES 模式

基于问题的学习（problem-based learning，PBL）

PBL 是一种诱人的医学教育方法，正如第 18 章所描述的那样，它在不断地吸引着人们的注意力。数字技术可以用来呈现问题或作为信息的来源以指导学生的学习。PBL 在自主学习或远程学习中，不仅适用于小群体中的学生，也适用于大型群体中的学生。在以信息为导向和基于问题或基于任务的学习之间，PBL 流程有 11 个步骤（Harden & Davis，1998）。

基于任务的学习（task-based learning，TBL）中，学习的重点是医生可能要承担的一系列任务，例如对腹痛患者的处理。TBL 在整合学习中是一种有用的方法，而PBL 在临床见习中大有用武之地（Harden et al.，2000）。

 "TBL 提供了一种诱人的实用主义与理想主义的结合。在某种意义上，实用主义是学生动机和满足感的重要来源。而理想主义则与当前的教育理论保持着一致。"

Harden et al.，1996

整合和跨专业学习（integration and interprofessional learning）

在过去的 20 年中，基础学科和医学学科的课程结构已经有了一个转变。目前，整合教学是许多课程的标准特征。第 16 章对此做了深入讨论。在学科基础和整合教学之间的连续统一的 11 个步骤已被描述（Harden，2000）。

有一种跨专业的教学方法，即不

同医疗行业的整合性教与学，学生从自己本专业和其他专业的角度来看待问题（Hammick et al., 2007）。第 17 章对此做了深入讨论。

基于社区的学习（community-based learning）

> 66,, "临床教学基地包括心理健康服务机构、长期医疗服务机构、家庭医疗诊所以及在边远、乡村和城市社区的医院及健康服务机构。"
>
> *Kelly, 2011*

学生的学习过程中，更多地强调基于社区的学习，较少强调基于医院的学习，这种情况引起了教育和逻辑上的激烈争论。现在许多课程都是以社区为导向的，学生在社区花费了他们 10% 或更多的时间，这些内容将在第 10、11 章进一步讨论。

 在这种基于社区的背景下，需要考虑何时来计划课程安排才能更容易达到教学效果。

基于社区的实习医生制度现在已经作为学习经验，紧密地融入课程计划当中。

选修课程（electives）

> 66,, "选修课程是传统的，并且是大多数医学课程中深受欢迎的部分。"
>
> *Bullimore, 1998*

许多医学院校开设了选修课程并得到了师生的重视。这些课程已经从边缘化的内容变成了很重要的教学内容，可以看作学生自选课程计划内容的一种类型。

让学生学习课程中所有的科目已不再可能。选修课程或学生自选内容（student selected components，SSCs）使学生可以有机会学习他们感兴趣的领域，同时在批判性评价、自我评价以及时间管理中培养各种技能。

系统方法（systematic approach）

在课堂上，老师教授他们感兴趣的内容，并且在临床实践中学生们主要学习和患者有关的内容，这种机会性的方法已经不再适合。

对课程计划采取一种更系统的方法，可以使学习经历和课程内容的设计与学习结果保持一致。核心课程的概念包括医疗实践所必需的胜任力。

视课程为一种有计划的教学经历。

可以用各种书面和电子的方法来记录学生与患者沟通时的表现。通过分析这些记录看学生的实践是否存在缺陷或不足。

未来人们会看到更多地使用课程地图（curriculum maps），运用课程地图，将学生通过课程所获得的进步制成表格，表格内容分为学习经历、评价和学习结果。

选择教学方法

没有什么万能或神奇的办法，好的教师可以很好地运用一系列教育方法，把每种方法用于最适合的地方。本书后面的章节将讲述有关教师所能利用的各种教学方法和工具：

- 授课和大班教学如果应用得恰当，仍然是很重要的方法。它们不必是被动的，并且它们的作用不仅仅是传递信息。一些新的技巧比如基于团队的学习和翻转课堂，为极大地扩展学习内容起到了很好的指导作用，而这些学习内容是需要在大课堂里长期学习的。

- 小组学习有助于学生之间的互动，使合作学习成为可能，学生可以互相学习。小组学习通常是 PBL 中很重要的一个要素。

- 独立学习也是很重要的。学生能真正掌握所学领域，同时培养他们的自学能力和对自己的学习负责的能力。

 没有万能的方法可以解决所有的教学问题。教师的教学工具包应该包括一系列教学方法，这些方法各有其优缺点。

最近几年，一个重要的发展就是模拟设备和在线学习的应用（Ellaway & Masters，2008）。计算机被当作信息的源泉，可作为与模拟病人互动的媒介，亦可作为辅助和管理学习的有效方法。同步教学活动例如视频会议、慕课，以及异步交互方法（asynchronous interactive methods），包括在线的基于案例的模块和模拟教学，都使教育者摆脱了传统教学在时间和空间上的束缚。

> "从台式电脑到笔记本电脑、智能手机和平板电脑的这种转变，增加了能够近距离学习临床患者经验的可能性，被称为近患者学习（near patient learning），在这种学习模式下，学生可以提前或在看过患者后就获得学习资源。"
>
> *Roberts*，2012

教与学的过程可以从以下几个方面评估：

- 真实性（authenticity），一方面是理论上的方法，另一方面是现实生活中的方法。

- 正式性（formality），不同水平的真实性和非正式性。

教学环境可以用真实性和正式性的四格表表示（图 2.5）。

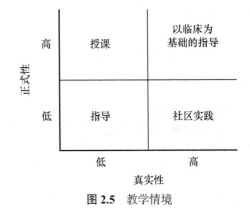

图 2.5　教学情境

准备评价

评价是课程计划中重要的组成部分，在本书第 5 篇将详细介绍。评价很好地阐述了考试对于学生学习的重要作用。

> "我认为只教学不考试就像只烹饪不品尝一样。"
>
> *Ian Lang*，苏格兰前事务大臣

评价过程中应涉及的问题包括：

- 应被评价的内容是什么？
  - 应准备一个基本框架或蓝图，将评价与特定的学习结果相关联，包括知识、技能和态度等。
- 应如何进行评价？
  方法应该包括：

- 书面形式，如多选题或建构题型等。
- 表现性评价，如客观结构化临床考试（objective structured clinical examination，OSCE）。
- 证据的收集，如汇集成档案。

■ 评价过程的目标是什么？

目标可能包括：

- 让学生及格或不及格。
- 为学生划分等级。
- 给学生和老师提供反馈。
- 激励学生。
- 为学习过程提供支持。实现从"评价学习"到"为学习而评价"以及"以学习作为评价手段"的转变。

■ 应该在什么时候评价学生？

在以下情况下对学生进行评价：

- 在课程的开始阶段，评价他们已经知道什么或能做什么。
- 课程进行过程中，进行形成性评价。
- 在课程的结束阶段，评价他们是否已经达成预期的学习结果。

■ 谁来评价学生？

- 根据评价背景的不同，评价者可以是国内或国外机构、医学院或某些师生。
- 应加大对自我评价的关注，鼓励学生对自身能力进行评价，这是一种终生实践学习中所需的能力。相关证据表明，医生这方面的能力较弱（Davis et al.，2006）。

有关课程计划的沟通

师生的沟通不畅是医学教育中的常见问题（图 2.6）。

教师有责任确保学生清楚以下几点：

- 应该学什么，即学习结果。
- 学习范围和可获得的机会。
- 如何利用现有的学习经历满足个人需求。
- 是否已经掌握主要内容，如果没有，还需要如何进行进一步学习和实践。

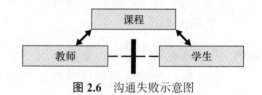

图 2.6 沟通失败示意图

👉 不能使师生们熟知课程计划，是导致师生间沟通不畅的一个常见因素。

以下手段有助于沟通：

- 明确说明课程中每个阶段预期达到的学习结果。
- 制作课程计划地图，使得每阶段的学习经历和评价与学习结果相匹配。
- 电子版或打印版的学习指导文件，可帮助学生管理学习进程，更高效地利用时间。

建立合适的教育或学习环境

教育环境或"氛围"是课程计划的一个重要环节（Genn，2001），虽然它不像学习内容、教学方法或考试那样具体，但却同等重要。

👉 对教育环境的衡量应成为课程评价的一部分。

如果学生察觉到资深的教师看重的就是在医院中的实践、治疗和医学研究，那么开设一门以引导学生在社区从事医疗和健康促进事业为目的的课程，就毫无意义了。同样，如果医学院校中充满竞争而非合作，则很难培养学生们的团队协作精神。

有多种调查工具可用于评价医学教育环境，如邓迪合格教育环境评估量表（Dundee ready education environment measure，DREEM）。美国医学会对 28 所医学院校进行了一项关于学习环境的调研。在为期 4 年的某医学课程中，对教师理念、同行支持、分数竞争、基础和临床科学的结合等方面进行了跟踪观察（Skochelak，2016）。

 "教育环境是医学课程的灵魂和核心。"
Genn，*2001*

课程管理

重视课程管理已变得越来越重要：

- 更加复杂的课程：整合和跨专业教学
- 教师压力的增加：临床职责、教学职责和科研职责
- 在不同网站上进行的分散式学习
- 资金拮据时，需求却在增长，学生数量也在增加
- 医疗体系和医疗实践的变化
- 对责任的更高要求

在医学院校的本科教育阶段，情况很可能是这样的：

- 教学的职责和教学资源在教师这一层面而不是部门层面

- 本科医学教育委员会负责规划和实施课程
- 任命一名教务长或本科医学教育主管，负责课程开发和实施
- 指定有特定专业知识的员工对课程地图、教学方法和评价开展支持性工作
- 教师为教学付出的时间和所做的贡献得到了认可
- 要有对所有教师的发展项目
- 成立一个独立的组织，负责学术标准和质量保证

研究生教育也有着类似的需求。

课程管理是数据管理。理论和技术的进步大大提高了我们管理课程的能力，并将其转化为一种动态的个人学习体验。

 "分析与大数据集、统计技术和预测模型结合……产生出可操作的信息。"
Campbell et al. 2007

教师和学习者通过有依据的行动和确定的方向与意义，来调整教育过程。在此之前，这一切还只是未开发的描述性数据和预测性数据。这些数据可以用来提高自我评价的准确性，也可以预测未来在基础课程中的自我表现（Pusic et al.，2015）。

 "在线学习系统——学习管理系统、学习平台和学习软件——能够捕捉到学习者持续性的细小行为，而以上所描述的工具和技术可以对数据进行操作，从而为各种利益相关者提供反馈，以改进教学、学习和教育决策。"
美国教育部，2012

在课程地图的动态释义中，可以挖掘出多样化的课程数据。该课程所构成的整体大于其各部分的总和，还能使上述规划指导其实施，这是 Harden（2001）所预示的。新技术和获得数据的方法使我们拥有卫星视野般精准的多维规划，类似全球定位系统（global positioning system，GPS）。这个新的课程定位系统（curriculum positioning system，CPS）提供了一个动态的互动教育工具，让利益相关者建立绩效目标、获取到达目标的方式，并预计到达的时间、规划学习课程、创建个性化备用计划、反思其过程、更新未来的教学和学习计划。

最后，在任何主要课程的修订中，不要期望第一次就能得到正确的答案，因为课程将继续演绎，并需要改变，以适应当地情况和医学的不断变化。

"鲜为人知的事实：阿波罗登月所用的时间占总时间的不到1%，但这个壮举却是在过程中被不断地进行修正后的结果。"

Belasco，1996

小结

课程改革的概念应该是连续的，而不是反反复复的。本章提供了10个步骤，作为监测医学教育过程的指南。下面是对每一步骤所做的总结。

1. 培训计划旨在实现目标。这些已经扩展到大众医疗和医疗保健系统。

2. 可预期的、明确的学生学习结果应该贯穿于课程开发中。

3. 所含内容应该包括基础和临床知识，以及学术权威及教师的价值观、态度和教育理念。思考的过程和技巧也应涵盖于其中。

4. 内容的组织包括它所涵盖的顺序，这是需要考虑的一个关键因素。在教育领导者中，越来越多的人认为，医学专业的学生应该从进入医学院的那一天起就开始了解医疗保健系统。

5. 教育策略应努力帮助学习者整合知识以供使用。

6. 所使用的教学方法应包括适当的大班教学、小组教学和与学习目标水平相匹配的新的学习技术。强调个性化学习已经打开了基于异步数字教学的新的移动平台和分组技术的大门，如翻转课堂。

7. 评价学生的进步应该明确与知识、技能和态度相关的具体学习结果的联系。

8. 包括目标和评价在内的公布的课程应该公开，并随时向包括学生在内的所有利益相关者开放。

9. 教育环境的测量应包括隐性课程。

10. 在这个动态模式中，课程地图服务是管理和课程开发的一个机会，用来比较已公布和在申请中的与学习结果相关的课程。

尽管这些步骤的时间顺序比较松散，但我们认识到课程开发的过程更多呈现的是螺旋式的，而不是线性的。此外，任何步骤都可以根据需求和环境来标记过程的"入口点"。

参考文献

Cooke, M., Irby, D.M., O'Brien, B.C., 2010. Educating physicians: a call for reform of medical schools and residency. Jossey-Bass, San Francisco.

Cooke, M., Irby, D.M., Sullivan, W., Ludmerer, K.M., 2006. American Medical Education 100 Years after the Flexner Report. N. Engl. J. Med. 355, 1339–1344.

Campbell, J.P., Oblinger, D.G. Academic analytics. Educause, October, 2007.

Carbonell, K.B., Stalmeijer, R.E., Konings, K.D., et al., 2014. How experts deal with novel situations: a review of adaptive expertise. Educ. Res. Rev. 12, 14–29.

Davis, D.A., Mazmanian, P.E., Fordis, M., et al., 2006. Accuracy of physician self-assessment compared with observed measures of competence. JAMA 296 (9), 1094–1102.

Dornan, T., Littlewood, S., Margolis, S.A., et al., 2006. How can experience in clinical and community settings contribute to early medical education? A BEME systematic review. BEME Guide No 6. Med. Teach. 28, 3–18.

Dunn, W.R., Hamilton, D.D., Harden, R.M., 1985. Techniques of identifying competencies needed by doctors. Med. Teach. 7 (1), 15–25.

Ellaway, R., Masters, K., 2008. AMEE guide 32: e-Learning in medical education Part 1: learning, teaching and assessment. Med. Teach. 30, 455–473.

Ericsson, K.A., 2015. Acquisition and maintenance of medical expertise: a perspective from the expert-performance approach with deliberate practice. Acad. Med. 90, 1471–1486.

Flexner, A., 1910. Medical education in the United States and Canada. Bulletin number 4. The Carnegie Foundation, New York, p. 53.

Frenk, J., Chen, L., Bhutta, Z.A., et al., 2010. Health professionals for a new century: transforming education to strengthen health systems in an interdependent world. Lancet 376, 1923–1958.

Genn, J.M., 2001. AMEE medical education guide no. 23. Curriculum, environment, climate, quality and change in medical education – a unifying perspective. AMEE, Dundee.

Hammick, M., Freeth, D., Koppel, I., et al., 2007. A best evidence systematic review of inter-professional education: BEME Guide no. 9. Med. Teach. 29, 735–751.

Harden, R.M., 1986b. Ten questions to ask when planning a course or curriculum. Med. Educ. 20, 356–365.

Harden, R.M., 2000. The integration ladder: a tool for curriculum planning and evaluation. Med. Educ. 34, 551–557.

Harden, R.M., 2001. AMEE guide number 21: curriculum mapping: a tool for transparent and authentic teaching and learning. Med. Teach. 23 (2), 123–137.

Harden, R.M., 2007. Outcome-based education: the future is today. Med. Teach. 29, 625–629.

Harden, R.M., Crosby, J.R., Davis, M.H., et al., 2000. Task-based learning: the answer to integration and problem-based learning in the clinical years. Med. Educ. 34, 391–397.

Harden, R.M., Davis, M.H., 1998. The continuum of problem-based learning. Med. Teach. 20 (4), 301–306.

Harden, R.M., Sowden, S., Dunn, W.R., 1984. Some educational strategies in curriculum development: the SPICES model. Med. Educ. 18, 284–297.

Harden, R.M., Stamper, N., 1999. What is a spiral curriculum? Med. Teach. 21 (2), 141–143.

Pusic, M., Boutis, K., Hatala, R., Cook, D., 2015. Learning curves in health professions education. Acad. Med. 90 (8), 1034–1042.

Quirk, M., 2006. Intuition and Metacognition in Medical Education; Keys to Expertise. Springer.

Shaw, J. Rethinking the Medical Curriculum. Harvard Magazine. September/October, 2015.

Skochelak, S., Stansfield, R.B., Dunham, L., et al., 2016. Medical student perceptions of the learning environment at the end of the first year: a 28 medical school collaborative. Acad. Med. 91 (9), 1257–1262.

US Department of Education Office of Education Enhancing Teaching and Learning Report. Technology 2012.

本科课程计划

The undergraduate curriculum

J. Lanphear , M. Matte

（译者：张　阳　审校：于晓松）

趋势

- 课程设计已经从简单地将高质量课程作为"基石"发展到整合教育项目的所有内容开展设计。
- 从医学院校之前到本科阶段，再到毕业后阶段和实践阶段，建立不同阶段之间有意义的联系是目前最持久的挑战之一。
- 通过对学习目标的系统联系来统一医学教育的连续性，是确保内容整合和过渡到下一个学习阶段的一种工具。
- 课程设计模式正在不断发展，以确保医学教育者意识到本科医学教育在医学教育的连续统一体中具有独特的地位。

"本科课程计划常同时被视为医学界目前面临问题的原因与解决的方案。"
Joel Lanphear

引言

在第2章中，Quirk 和 Harden 定义了一个涉及目标、方法、评价以及包括预测和跟踪课程结果的新课程模式。当考查医生教育和培训的深度和广度时，目标、方法、评价和结果措施应该沿着一个连续过程，从入学前到开始医学教育，并在许多国家延伸到毕业后教育或专业培训。按照这个定义，本科医学课程在常被称为医学教育的连续统一体中占据着独特的地位。连续统一体被定义为"一个连贯的整体，以微小程度变化的值或元素的集合、序列或进展为特征"（Merriam-Webster，2003）。这种医学教育的连续统一体不仅包括医学教育前期经历，而且还包括本科医学教育、毕业后医学教育和继续职业教育的经历。医师发展的阶段必须按照这样一种方式进行排序和实施，以便在终生学习的过程中为专业发展做准备（Kruse，2013）。

虽然这个连续体似乎代表了一个相当顺利的连续路线，但在实践中，这些阶段更多的是作为单独的实体在特定的时间段内相互重叠而实现的，更像是一个模块（Petersdorf，1994）。在考虑本科医学课程时，对学生在教育过程中所处的位置的认识和考虑，必须有助于告知他们在第一次进入医学领域时所面临的任务，以便于尽可能顺利地过渡到一个复杂多样的连续体中。

因此，医学教育者有责任通过检查每个阶段的结果措施，并设计一个与这些措施相一致的课程，来改善每个阶段的学习过程。教育工作者建议在"最终产品思维"基础上开展工作，因为每个胜任力水平都是沿着这个连续统一体的方向发展的。在许多国家，每个学习阶段都有不同的认证机构，而不是统一的机构。医学教育者有义务促进阶段之间的过渡，直到建立一个更加连贯的认证模式。

除了医学专业前教育和毕业后教育之间的特殊地位外，本科课程还为学生提供了许多全新独特的机遇和挑战。知识产生的速度以及学习者被期望掌握的信息量被比喻为"从喷泉和消防水带饮水"的差异。很多学习者在进入医学院校以前就在主要和次要的课程中取得了很优秀的成绩，并且在招生考试和面试过程中表现良好。实际上，他们是大部分具有相似的能力和目标的一个群体。对于一些人来说，意识到他们是真正的学术平等，这可能是一个独特的经验。由于医学院校对经历的要求高，而且各有不同，医学院校需要为学生提供经验支持。然而，在很多情况下，学习者会看到他们的同龄人具有的才华和独特的技能，这些也可以作为积极的经验支持。

作为医学课程的一部分，当学生经历某种形式的模拟或实际接触医疗时，他们会在个人层面上遇到疾病、伤患和死亡。虽然每个人都达到了医学院校入学标准，但他们也会对实验室、课堂和临床背景的经验做出不同的反应（Corrigan et al.，2010）。医学院校和教师对这些问题产生了敏感性，并开发了积极和持续的系统来帮助学生。利用元认知的原理，向学生解释课程设计的意图是有用的。元认知描述了我们思考学习什么以及如何学习时的深层次的学习过程。

一个将基于团队、基于问题和基于案例的小组学习作为基础课程活动的医学院校，通常为这种学习提供某种形式的培训，包括在这个学习环境中实践的机会，以确保每个学生都可以取得最大的收获（McCrorie，2010）。

最后，对于那些正在开发课程模式和内容的人来说，需要了解的是医学生在进入医学院校以前已经具有各种背景经历、知识、技巧和态度。并不是像亚里士多德说的那样，他们的灵魂如同一张白板或白纸（Aristotle）。假设像学习经历会影响学生在学习、行为、临床决策和临床沟通技能发展方面的目的和目标一样，学生的背景也会影响他们的学习方式，那么在选拔医科学生的过程中，考虑学生以前的经历是很重要的。

> 在设计本科课程的过程中，重要的是要考虑学生到医学院校前的经历，以及其在医学教育的连续统一体中的状态。

塑造课程的力量

从概念上讲，本科医学课程应该为下一个连续阶段的成功提供必要的临床技能和知识。这至少包括对基础医学、临床和社会科学知识清晰的理解，以及或许更重要的是在医疗背景下，解释人体环境中健康和疾病的过程。

已经并将继续塑造这种独特的本科医学教育经验发展和方向的力量有各种来源。一些是来自医学院校内部的，一些是得到了外部机构的支持，这些机构考虑到医学课程能够实现其改善医疗保健的承诺。在所有国家、组织和政府中，由于社会、文化、政治和经济等多种因素，变化都是普遍存在的。本科课程受所有因素的影响，且很多往往是无法控制的。

影响医学教育，特别是本科课程的个人方面的因素来自 1910 年发表的《美国和加拿大的医学教育：致卡耐基基金会关于教育改革的报告》。这份由 Abraham Flexner 撰写的报告（简称 Flexner 报告）总结了他 1909 年访问加拿大和美国 155 所医学院校的发现（Pritchett & Flexner，1910）。可以肯定的是，这份 1910 年发表的原始报告，建议将医学教育纳入大学科学设置，制订一般意义上的医学课程和医学教育标准，这对医学教育具有巨大的影响。也许对本科医学教育影响最大的是来自于 Flexner 报告的以下引文：

> "方便起见，根据工作主要在医院还是实验室进行，医学课程可分为两部分。但仅仅以此区分是肤浅的，因为医院本身也是最具意义的实验室。一般来说，四年制课程分为两个相当平等的部分：头两年用于实验室科学，后两年是临床实习。"
>
> *Pritchett & Flexner，1910*

虽然 Flexner 明确认为头两年的科学学习对于诊疗的进步至关重要，但是两年的基础科学与两年的临床培训对全球医学教育的长期影响体现在，这很大程度上形成了医学教育最普遍的模式。尽管在过去的二十年中，这一分歧在从医学院校开始的临床技能培训和临床实践中得到了缓解，但仍有根据目标形成的众多人为划分。即使在实行五年制和六年制医学教育的国家，尽管有着早期的临床技能训练，基础科学和临床经历之间的分歧也依然是巨大的。2010 年，新的卡耐基基金会报告呼吁加强基础科学和临床的整合，与其他类似 1910 年报告（Irby et al.，2010）的建议一样，都从客观上证明了上述事实。在英国医学总会《明日医生》中可以找到类似的提倡进一步整合的标准《关于本科医学教育的建议（1993）》。

另一个影响本科医学教育的因素是医学教育研究的出现，其基础是医学和科学知识的迅速扩张、全球认证机构标准的变化以及公众问责的增加。Norman 总结了三十年的医学教育研究，他指出："也许这门学科最重要的进展证据是我们现在比以前更有可能要求证据来指导教育决策——作为一种教育文化的变革"（Norman，2002）。具体而言，医学教育研究的主要影响以及本科课程的开发和实施如下：

- 更好地了解如何获得医疗专业知识
- 发展和研究基于问题的学习
- 改进评价方法（Norman，2002）

同时这些作为新兴的医学教育研究的一部分，是认知科学研究发展的结果。现代计算机和成像技术已经使人们能够更好地理解大脑的功能，以及它如何处理信息。人们普遍认为，认知科学是涉及心理学、哲学、语言学、人类学、人工智能和神经科学等领域的跨领域方法（Miller，2003）。对于医学教育来说，这意味着对人类学习过程的新理解。认知科学研究对本科课程的影响将在后面详细讨论。

影响本科课程的另一个因素是特定国家或地区医疗系统的性质以及该系统医疗实践的性质。想象一下，为所有公民普遍提供一个广泛分布的基本医疗保健系统，医生和医疗保健人员不管患者的性别、年龄、种族或经济状况如何，都获得相同的报酬。想象一下，在给定的一天或一周内接诊的患者数量并不是报酬的决定因素。这样的系统将受到作为学习者的医学生的欢迎，因为医生会有足够的时间花在他们和他们的患者身上。这种制度今天可能存在，但更普遍的情况是初级医疗保健人员的分配不符合群体的需求。

更普遍的是，医疗保健以疾病为导向，而不是以预防和健康为中心，医疗保健人员之间的孤立主义是常见的，人群之间存在较大的差距。在这个模型中，医生和医疗保健人员发现自己面临越来越多的患者压力，并且发现学生的实践对他们的生产力和收入不利（Frenk et al.，2010）。这些本不应该是医学生学习的环境，但是基于此的课程经验却支持和维持现有系统。总之，医学教育发生的背景、医疗系统的性质、文化价值观、医疗保健性质和医生角色模型的迅速变化，都影响着本科课程和所涉及的学生。如前所述，医学教育研究和认知科学的发展也对本科医学课程产生了重大影响。

在一个具有里程碑意义的出版物中，Papa 和 Harasym（1999）从认知科学角度描述了北美医学院校的阶段。他们描述了按年份和启动时代划分的 5 种课程模式，其中一部分至今仍存在于世界范围内的医学院校。它们是：

- 学徒模式（1765）
- 基于学科的课程模式（1871）
- 基于器官系统的课程模式（1951）
- 基于问题的课程模式（1971）
- 基于临床表现的课程模式（1991）

可以说，基于学科的模式在 1910 年 Flexner 报告中得到了强化，20 世纪 60—90 年代的课程改革加速是知识变化的结果，这种变化来自新兴的受到认知科学研究影响的医学教育研究。每个模式都有优点和缺点，而今天在本科医学课程中通常会反映一些混合模式，试图利用每种模式的优点并弥补其缺点。

也许在认知研究中最具影响力的研究发现是涉及医学专业知识和临床推理的研究。有人认为，在基于问题的案例中，学生在某个特定问题上所学到的东西，会泛化到不同的医学问题上。Elstein、Schulman 和 Sprafka（1978）的研究表明，问题解决和诊断技能是具体问题，而不能被泛化。这些发现和其他发现促成了基于临床表现的课程模式，并意识到医学生需要经历大范围的具体医疗问题才能最终成为具有胜任力的医师。医学生在课程中使用模拟病人和模拟装置的早期临床经验，都可以看作学生接触广泛医学问题的过程。这些经历为学生提供了基础性的经验，将有助于向毕业后教育和培训过渡。

在许多国家，医疗卫生人员的数量和分布是一个重大问题。就像我们对认知学习本质的理解发生变化一样，本科医学教育发生的背景也受到了严峻的考验。已有研究表明，农村基层医疗机构的分布与农村地区的教育、学生的积极教育经历和毕业后培训相关联（Strasser et al.，2016）。

本科医学课程方向的形成受到外部、内部等因素影响，通过对认知科学的研究来了解学习过程。

本科医学教育项目的关键组成部分与医学教育的连续性有关

为了使本科课程作为医学教育连续体中既有效又有意义的一部分，计划课程时应考虑一些概念（Liaison Committee on Medical Education，2015；General Medical Council，2015）。其中包括：

1. 对医学院校的使命、愿景和目标的陈述。

2. 目前适合医学院校使命的科学内容，包括基础和临床科学的主要概念。

3. 支持每个学生学习所需的课程模式。

4. 提供一个对课程讲授整体概述的课程管理系统。

5. 制订评价学生表现和课程的适当计划。

6. 确保教师具备足够水平和为其工作提供充分准备的相关系统。

7. 有足够的财力和物力来开展课程。

8. 提供一种对学生安全、有利于学习的教育环境。

1. 使命、愿景和目标

医学院校的使命是为学院在计划实施课程时提供指导与方向。在使命描述中的目标应该还包括为计划从事任何医学实践或毕业后教育和培训的学生提供他们需要的内容。其中一个使命是反映对良好科学基础的需要以及将这些科学应用在临床实践中。因此，使命最终应该指导最初项目目标的开发，这个目标是所有教学活动设计和开发的框架。总体规划目标反过来指导课程目的和目标的发展，最终指导具体的学习活动及其成果测量／评价。图 3.1 显示这种级联效应。

2. 科学的课程内容

医学院校的课程包括基础医学、临床医学和社会科学的内容和概念，这些内容对当代医学和医学实践有重要意义。它还应该包括提供给毕业生形成胜任力的机会，以便他们在医学教育下一阶段培训中取得成功。这不仅包括学习生物化学、生理学、微生物学、药理学、免疫学和病理学等传统基础医学知识，还包括更新的概念。这些新概念包括健康、转化研究和行为与社会科学。高水平的教师参与课程内容的开发是至关重要的。建议使用国家和国际组

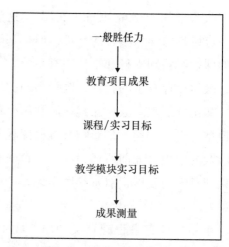

图 3.1 项目目标级联示意图

织发布的参考文献确定本科课程内容，如医学教育研究协会（Association for the Study of Medical Education，ASME）、美国医学院校协会（Association of American Medical Colleges，AAMC）和加拿大医学教师协会（Association of Faculties of Medicine in Canada，AFMC）。现代医学课程应包括医学伦理学、群体医学和人际沟通技能等概念，这些都是学习者从事毕业后医学教育学习活动的需要。这些概念需要在文化和法律体系的背景中来具体描述和理解，而课程讲授和医学实践也在这种背景中进行。这一特定课程内容需要教师领导和协作。最后，以机构教师的角色来确定课程内容，达成一致意见并开展实施。

3. 支持每个学生学习需求的课程模式

学校选择的任何课程模式都必须支持学校使命。例如，如果使命表示需要让学校所服务的所有人群都能够享受高质量的医疗服务，那么课程体系提供的学习活动必须能够让学生在支持该使命的环境下接受医学教育。

在开发本科医学教育课程时，医学教育者必须考虑到海量医学知识、医学生所需要掌握的临床和沟通技能以及每位学生在医学教育过程中过渡到下一阶段前需要掌握的知识与技能。尽管我们可以简单地说这是在本章的范围之外，但医学教育工作者在设计和研发学习活动以便满足医学生的学习需求和偏好时，必须考虑基本的学习理论。通常，这些活动会包括小组和大组学习、模拟（包括模拟病人的使用）、文献讨论（journal clubs）、实验室经历以及自学机会。

4. 管理课程

集中管理和控制本科课程，对于确保课程目标和内容符合学校使命来说是至关重要的。实现高质量的课程，最终的责任在于首席学术官——通常是院长。很多医科大学都有负责课程监督工作的副院长，同时配备由教师代表组成的向副院长汇报的课程委员会。以往，医学课程委员会由院系选出的代表组成，代表的主要任务是确保其所在院系的课程被包含在课程体系中。这是基于学科的课程体系时期所存在的一种模式。

而最近，在基于问题的器官系统课程体系时期，以及在基于临床表现的模式时期，产生了新的结构来促进多个相互关联的概念与内容的整合。这包括在课程体系最初几年的课程计划中提供医师师资，让他们与基础科学的同事们联合担任课程主管。作为联合课程主管，他们会开发出临床相关的案例，并通常以团队形式来呈现问题。提供临床案例和相关的诊断推理，能够为学生提供一个框架，使学生更好地理解器官系统课程中所展示的概念（Ambrose，2010）。这个模式的特点是基于共同主题或器官系统来组织相应的课程开发团队。这些来自不同学科的教师团队，代表着整合内容中重点关注的临床和基础科学领域。这些团队最终向课程委员会负责。课程体系的主题或线索也可以用来围绕着普遍呈现的问题或概念来进行内容整合。

在课程管理流程中，确保内容和学习活动的横向和纵向整合是一个重要的概念。在这个例子中，"整合"的定义是"形成、协调或融入到一个运转着的或者统一的整体"（Merriam-Webster's Collegiate

Dictionary，2003）。从课程体系的角度来看，有两种类型的整合。垂直整合所包括的是在学年之间所发生的涉及内容、技能行为和态度等方面的经历或课程。而横向整合的是内容、技能、行为和态度，是相继发生的课程和经历。

或许，确保能够完成横向和垂直整合的最有力的工具是使用课程地图。课程地图建立在图3.1中描述的级联效应概念基础之上。它不需要复杂的电子系统，一些可行的做法可以通过可搜索的电子表格来建立。这其中的关键是以分等级的方式连接级联效应中的各个组成部分，包括使命、长期目标、短期目标、内容以及评价方法。

☞ 对课程的集中管理是保证课程内容和学习经历横向及垂直整合的根本。根据项目目标与结果合理规划课程中的目标是实现任务的有效手段。

5. 评价学生表现和项目评估

除上述提到的要素之外，还有众多要素有助于建立高质量的课程，其中包括是否存在既有的系统来评价学生的进步、评估教师的表现与整体的课程项目。这种系统通常被称作持续质量改进（continuous quality improvement，CQI）系统。学生表现的数据应是综合、全面的，不能只是评价内容知识的获取，而是要评估课程项目目标所反映出的技能、态度和行为。用来评价表现的方法必须是与学习环境相适应的。应系统化地收集学生学习过程中的信息，并在合理期限内进行报告，从而使学生能够及时纠正错误。非常可取的做法是让学生能够收到重要的反馈，这些反馈包括在学习过程

中、同时在最终评分或记录成绩之前对学生表现的反馈。这能够让学生了解自己的学习情况，同时也能让他们在记录终结性等级或评分之前进行提高（Wood，2010）。

学生对于特定学习经历、课程和教师的反馈，是课程体系的另一个信息来源。当进行系统化的匿名收集时，来自学生的反馈对于了解学生对课程体系体验的想法是非常有效和实用的。如果学生的数量比较少，比如在一些临床轮转或研讨会中，那么应该长期收集数据并进行归总，还应确保信息的匿名性。

课程委员会和参与到课程体系监督中的任何其他委员会对课程体系的年度审核都是重要的信息来源。在这些审核过程中，所有与课程体系相关的数据都应该被审核。相关讨论主题包括对课程通过或不通过的学生评价、学生对自身学习的反馈以及课程主管和教师的评论。同时，还应该提供根据不同标准对课程进行对比的数据。

6. 为教师承担其角色提供充分准备

为支持课程体系中高质量的教学，必须存在既有系统来确保所有任教并评价学生的教师拥有完成职责所需的知识和培训。这方面的要求因学校而异，但相关资质应该予以公布，并通过申请者申请时可以获得的途径来提供这方面的资质。这通常包括学位类型、专长领域、培训、经验水平和简历或履历。对于最终的候选人来说，通常需要获得推荐函。经常出现的情况是，最终的申请者会被要求立即进行面试，并提供其教育和研究兴趣领域的报告。对教师候选人的审核，通常是由同伴组成的教师委员会来完成的，该委员会能够判

断候选人的学术成就以及评级资格。在这个过程中，让教师参与进来是确保教育课程项目质量的另一个途径，同时也能降低选拔过程中可能产生的偏倚。

7. 经济和相关物质资源

全球医学院校之间可获得的经济和物质资源有很大的差异。每个机构最终必须决定怎样的经济投入水平是适当的，以及什么类型的设施最能够适应其课程体系设计所对应的使命和学习机会。

8. 安全的学习环境

确保学生和教师拥有教学和学习的安全环境，不仅对于他们的福祉来说是关键的，而且对于他们取得成功也是至关重要的。对于学生来说，这意味着他们能够对自身学习经历和所担心的问题提供评论而不必害怕遭到报复。由于学校的名称就是医科大学，所以我们应该料到学生会犯错和出现判断失误。成为专业的医疗服务人士是相当艰难的过程，学校应该向学生确保学校存在适当的流程来保护他们和患者。在评估学习经历方面采取匿名方式是其中的一个机制，而能够回顾自己的学习记录并在认为不公的情况下对分数和责难进行申诉，也是一种机制。应该向学生和教职工提供学生手册或类似的文件，来陈述这些保护措施。

小结

本科医学教育课程是独一无二的，不仅是医学生第一次开始全面接触医学，也是医学院校之前所拥有的经验与医学专科培训之间的桥梁。这种以医疗实践和终生学习为特点的医学教育并不总是一帆风顺的。考虑到医学生学习内容的广泛性和多个持续影响课程的因素，医学教育工作者有责任使这一过程的过渡更加容易。医学院校可以在以下几个方面始终保持警觉来达到最好的效果，分别是：了解医学生进入医学院校之前的情况，医学生本科医学教育和培训之后的去向，始终遵循医学院校的教育使命、愿景和目标。这些要时刻保持。

参考文献

Ambrose, S., 2010. How learning works. In: Mayer, R. (Ed.), What Kinds of Feedback Enhance Learning? Jossey Boss, Hoboken, p. 146, 121-152.

Aristotle, De anima 429b29-430a1.

Corrigan, O., Ellis, K., Bleakley, A., et al., 2010. Quality in medical education. In: Swanick, T. (Ed.), Understanding Medical Education. Wiley-Blackwell, London, pp. 379-391.

Elstein, A.S., Shulman, L.S., Sprafka, S.A., 1978. Medical Problem Solving: An Analysis of Clinical Reasoning. Harvard University Press, Cambridge, Massachusetts.

Frenk, J., Chen, L., Bhutta, Z.A., et al., 2010. Health professions for a new century: transforming education to strengthen health systems in an interdependent world. Lancet doi:10.1016/S0140-6736(10)61854-5.

General Medical Council, 1993. Tomorrow's Doctors. Recommendations on Undergraduate Medical Education. GMC, London.

General Medical Council, 2015. Promoting Excellence: Standards for Medical Education and Training. GMC, London.

Irby, D.M., Ivens, M., O'Brien, B., 2010. Call for reform of medical education by the Carnegie Foundation for the advancement of teaching: 1910 and 2010. Acad. Med. 85 (2), 220-227.

Kruse, J., 2013. Social accountability across the continuum of medical education. Fam. Med. 45 (5), 208-211.

Liaison Committee on Medical Education, 2015. Functions and Structure of a Medical School. Liaison Committee on Medical Education, Washington, D.C.

McCrorie, P., 2010. Teaching and leading small groups. In: Swanick, T. (Ed.), Understanding Medical Education. Wiley-Blackwell, London, pp. 124-138.

Mcrriam-Webster's Collegiate Dictionary, eleventh ed. 2003. Springfield, Massachusetts, p. 650.

Miller, G.A., 2003. The cognitive revolution. Trends Cogn. Sci. 7 (3), 141-144.

Norman, G.R., 2002 Research in medical education: three decades of programs. BMJ online 324 (7353), 1560–1562.

Papa, F.J., Harasym, P.H., 1999. Medical curriculum reform in North America, 1765 to the present: a cognitive science perspective. Acad. Med. 74 (2), 154–164.

Petersdorf, R.G., 1994. Medical curriculum training, and the continuum of medical education. Soc. Med. 87 (Suppl. 1 22), 41–49.

Pritchett, H., Flexner, A., 1910. Medical Education in the United States and Canada: A Report for the Carnegie Foundation for the Advancement of Teaching. The Carnegie Foundation, New York, pp. 57–70.

Strasser, R., Couper, I., Wynn-Jones, J., et al., 2016. Education for rural practice in rural practice. Educ. Prim. Care 27 (1).

Wood, T., 2010. Formative assessment. In: Swanich, T. (Ed.), Understanding Medical Education. Blackwell, London, pp. 259–269.

毕业后医学教育：通向胜任力

Postgraduate medical education: a 'pipeline' to competence

第4章

L. Snell , J. R. Frank , R. Pihlak , J. Sa
（译者：屈京楼　审校：于晓松）

Chapter 4

趋势

- 毕业后学员不仅是学习者，他们还在医疗卫生系统中扮演着关键角色。
- 在住院医师培训期间，学员主要在工作场所进行学习，这就需要针对这个环境使用新的教学和评价方法。
- 基于结果的住院医师教育模式正在演变为一种由胜任力框架来构建课程、学习和评价等原则的模式。
- 在大型学术型医疗中心以外进行培训变得越来越普遍，这提供了不同的机会和前景。

引言

 "住院医师培训期是'医生开始职业生涯——获取专业知识和技能，逐渐形成职业认同，不断培养贯穿整个职业生涯的习惯、行为、态度和价值观的时期'。"

Ludmerer，2015

毕业后医学教育（postgraduate medical education，PGME）是指一名医生从医学院校毕业后到被认为能够独立胜任工作前的这段培训时期。毕业后医学教育可持续1～7年或者更长时间。在这段时间里，年轻医生不断增长知识、锻炼技能、培养职业态度和行为，为他们的独立从业生涯做准备。在20世纪早期，Osier和Halsted在美国针对内科学和外科学专业，建立了第一个住院医师培训项目。这些项目在医院中开展，医学院校毕业生作为学员，在上级医生的监督指导下，承担为患者医疗的责任。由于这些年轻医生要经常"居住"在医院里，"住院医师"这个名称便由此而来。

在本章中，我们将用住院医师（resident）这个词来指代毕业后医学教育学员。在全球范围内，这些人也被称为低年资医师（junior doctors）、住院医生（英国 house officers）、注册人员（registrars）、毕业（后）学员［（post）graduate trainees］或临床学员（clinical fellows）（RCPSC，2014）。使这一情况更加混乱的是，这一培训阶段在美国是在研究生医学教育（graduate medical education）之后，而在世界的大部分其他地区是指毕业后医学教育。

本章对当前毕业后医学教育的主要议题进行了概述，并列出了以下问题：

- 住院医师在医疗保健系统中扮演什么样的角色？
- 进入、通过、完成住院医师培训过程中的重点是什么？如何进行管理？
- 毕业后医学教育模式都有哪些？
- 普遍使用的教学、学习和评价策略有哪些？
- 如何保障住院医师培训项目的质量？
- 当前对于毕业后医学教育的争论有哪些？

毕业后医学教育的功能和医疗保健系统中的毕业后学员

在医疗保健系统中，毕业后医学学员是一个独特的群体，他们既是工作人员，同时又是学习者，这或许引发了一些困惑（Imrie et al.，2014）。在教学医院或者其他医疗保健机构，根据住院医师的医疗水平和所处医疗环境制订的监管办法约束下，住院医师承担着大部分患者的医疗工作。通常，他们的薪酬和患者/医疗职责与执业医师是相同的。如果没有这些毕业后学员，大多数学术型医疗机构可能无法提供目前这种高水平的医疗服务。

住院医师除了医疗外还有其他的职责（框4.1），或许其中最重要的就是给医学生和低年资学员教学。医学生大约1/3的知识和技能是从住院医师那里学到的。同时，住院医师花费多达1/4的工作时间用于教学（Snell，2011）。

框4.1　住院医师的角色

- 学习者
- 临床实践者
- 教师
- 评价者
- 指导者
- 榜样
- 研究者
- 质量改进促进者
- 管理者
- 领导者
- 团队成员
- 健康倡导者
- 创新者
- 积极参与者

"住院医师的教学与教师教学不同，它更像是对教师教学的补充……住院医师更偏重于在不同的时间、以不同的方式教授不同的内容。"

Snell，2011

许多住院医师，特别是在他们高年资阶段，也大量地参与到基础研究、应用研究、临床研究、转化研究等各种类型的医学研究当中，涉及的研究领域如医学教育、流行病学、群体医学、卫生服务、医疗质量与安全等。住院医师还扮演着领导者和管理者的重要角色，管理由更低年资学员组成的团队，通过他们在委员会的服务为所在医疗机构做出贡献。同时，通过努力不断影响医学教育和临床治疗的变革。

毕业后医学教育中的转变

招生和录取（matching）

医学院校毕业生通过多种途径进入

毕业后医学教育系统（见第 42 章）。多数毕业后医学教育项目根据申请者身为医学生时的表现，如学习成绩、个人陈述、推荐信、面试、人格或情商测试，以及知识测验、情景判断或技能测验等方法（Patterson et al.，2015）来选择学员。一个比较新型的面试方式是"多站式小型面试"（multiple mini-interview，MMI），即申请人参加一个类似于客观结构化临床考试（OSCE）的系列简短访谈，就像是考核具体任务、特质与能力的多站式考试（Hofmeister et al.，2008）。一个常用的路径是标准化的"匹配"，即学员给他们的项目选择进行排序，然后针对可能的项目对所有申请人进行评估和排序。电子化匹配似乎是一个公平、客观和透明的为项目分配学员的过程。在一些国家，一名医学毕业生必须要寻找并申请多个岗位。接收学员的决定通常由机构负责人、临床科室主任或住院医师培训项目负责人做出。

随着期望和角色的变化，从医学生向低年资医师转变的过程常常压力重重。可以通过参加开学典礼、"新兵训练营"（Ambardekar et al.，2016）、住院医师指导和同伴互助学习计划等使这个过程容易一些。

从低年资住院医师向高年资住院医师的转变

理论上，从新学员向高年资学员的转变应当是个连续的过程。然而，在学员完成基础训练即将进入下一阶段承担更重要的责任、拥有更多的自主权之时，通常会有一些突发事件出现将这个过程打断（Pantaleoni et al.，2014）。尤其是，在承担临床工作的同时，增加教学监督和领导管理工作，可能给住院医师带来一定压力。关注住院医师的身心健康，关注对上述所提到的新角色的教育，对项目进行指导，有助于顺利完成这个转变。

从毕业后医学教育到执业的转变

在向完全自主执业转变的进程中，年轻的医师需要进一步承担一些新的且不限于医学专业内的职责。这些年轻的医师需要具备的能力或承担的职责可能会包括临床实践管理、财务管理、行政管理、独立进行科学研究所需的技能、领导质量管理工作、终生学习、担任政府机构或组织的医疗顾问等。为了使这个转变更加容易，许多上述技能的教学都放到了毕业后教育的后半段，因为在这个时段，住院医师变得越来越自主。

毕业后医学教育的模式

不同国家毕业后医学教育的培训机构、职责和课程形式有很大的差异。一些国家已经开发出了结构化的培训项目，其内容包括制订临床实习计划、专家监督指导、常规理论教学、科研体验、对培训项目的系统性评价和评估。在另外一些国家，毕业后医学教育的过程仍然为传统的方式，比如基于实践的临床培训（WFME，2015）和花时间在工作场所中进行学习。一些基本的毕业后医学教育模式如框 4.2 所示。

由于这些课程模式形式各异，所以培训所需的时长也各不相同。在不同国

框 4.2 毕业后医学教育的模式

- 从医学院校毕业后，1～2年的实习期/基础期，随后参加3～10年及以上的专科医师培训（英国、日本、澳大利亚）
- 从医学院校毕业后，直接进入2～10年的专科医师培训（美国、加拿大）
- 积累多样化的临床经验（北欧国家）
- 固定学期的专科医师培训（东欧国家）
- 固定学期的复合型培训项目，在此期间，住院医师不断积累经验
- 基于胜任力的模式（美国、加拿大）

家，为了获得相应的执业资格，医学生从医学院校毕业后接受培训的时间可能为2～10年。

实习或基础培训的角色

这些课程模式主要的差异在于是否存在针对基础能力培训的实习期，以及实习期的时长。有一些国家的毕业后医学教育不存在实习期。在另一些国家，实习期则是一个独立的阶段，医生甚至不需要接受进一步的专科训练；还有一些国家，将实习期包含在专业培训阶段之中；此外，还有一些国家也设置独立的实习期，作为专业培训前的一个基本医疗培训阶段。

培训场所

各国的培训地点各异，从偏远乡村卫生室、社区医疗中心、个人诊所、门诊部，到多学科高精尖的三级医院均有涉及。在"一对一"的指导模式和大量学员在大型学术型医疗机构接受指导并广泛接触临床的模式之间存在着某种权衡和博弈。相比较而言，后者缺少对个人的关注，并且可能缺少亲手操作的机会。与大型学术型医疗中心以外的医疗机构的接触，影响了一部分住院医师，促使他们在未来的执业中选择去那些医疗服务能力不足的地区工作（见第11章）。

培训的场所超越了教育本身的意义，并可能会影响医疗服务需求、住院医师最终所选择的执业地点以及卫生人力资源规划、资金和政策等问题。

课程开发和管理的职责

大学、医院（学术型或社区的、城市或乡村的）、社区或私人机构在住院医师培训项目的开发和管理中或许都扮演着一定的角色。管辖权取决于由谁来设置毕业后医学教育课程和如何组织课程。一方面认为，课程从本质上是单独指导者或临床医生指导组的实践范围。在这样的课程方案当中，学员通过在工作场所中的学习，获得了相同范围内的知识，类似于职业学徒制。单独的机构经常会自行设计一种半结构化的、有预先计划的、按照一定顺序的、与特色学习相结合的课程，作为患者医疗中的一部分。比这个课程规划更进一步的是由多种机构设立的国家或者国际标准，如皇家学院（Royal Colleges）、世界医学教育联合会（WFME，2015）以及世界各地的专业委员会。最后，一些专业学会也建立了自己学科的核心课程，提供给不同的国家和机构来实施，如欧洲肿瘤医学学会（European Society for Medical Oncology，ESMO）、美国妇产科医师协会（American Congress of Obstetricians and Gynecologists，ACOG）、欧洲急诊医学学会（European Society for Emergency Medicine）和巴西的

一些专业学会等。这些课程常常都是混合项目，并规定项目所需要的最短学习时间以及从不同地区不同临床环境中获得临床经验。除了这种模式以外，由对患者医疗责任的不断增加而带来的临床经历（也称为轮转、排班或学期）也是毕业后医学教育项目的必要条件。

毕业后医学教育合格之后的培训

毕业后医学教育的另一个特征是存在多种路径或特殊的非临床领域的培训。它们在全球范围内形式多样，例如科学研究、全球卫生、医学教育和医疗卫生领导力等。许多国家在毕业后医学教育合格之后，提供临床奖学金，以使学员接受更进一步的亚专科培训。在其他地方，这些被认为是继续职业发展阶段中的一部分，而不是毕业后培训。

毕业后医学教育中的教、学和评价

在 20 世纪的大部分时间里，毕业后教育是建立在住院医师在多种医疗环境中参加一段固定时间的轮转这一基础上的。获得临床能力的唯一要求就是积累一定的临床经验。近年来，基于结果或基于胜任力的学习正在持续地引起人们的兴趣。一些国家开始应用胜任力框架来设计他们的毕业后医学培训（见第 15 章）。全球大量的医学机构已经定义了卫生专业人员的胜任力和预期结果。举例来说，这些框架有：加拿大的 CanMEDS 2015（Frank et al.，2015）、美国医学研究生教育认证委员会（Accreditation Council for Graduate Medical

Education，ACGME）（Swing，2007）、"苏格兰医生"、澳大利亚和新西兰的澳大利亚皇家医师学院定义的胜任力。这些明确定义的胜任力特征说明了课程结构的组织、学习方法的选择以及与预期结果配套的评价工具的使用。它们同样成为一个判断基础，用来确定什么时候已经获得胜任力，以及什么时候可以进入下一个培训阶段。不仅如此，以胜任力为导向的项目允许学员在学习过程中承担更多的责任。

 "毕业后医学教育是一个独特的教育环境，它强调使用基于工作的学习和临床指导作为主要的培训形式，强调基于行为表现的评价，以及同时进行教育、培训和服务所面临的挑战。"
Steinert，2011

在毕业后教育中，住院医师的许多学习是与他们在工作场所中照顾病患或者进行一些临床操作任务同时发生的。毕业后医学教育将学员置身于未来将会实际参与工作的实境中进行学习。住院医师的临床指导可能会随时随地教学、指导以及讲授，也可能会使用工具去框定他们的观察和反馈（表 4.1）。在这样的情境下，未纳入正式课程中的体验和经历在整个学习过程中就显得非常重要。"非正式学习"在文献中被描述为："由于发生在无结构的课程环境中，所以是非计划、随机、不固定的"（Eraut，2004）。角色榜样是一种重要的教育策略，它可以在每一个层次的教育工作中使用，这在毕业后医学教育中尤其重要。在以工作为基础的学习中，角色榜样是住

表 4.1 毕业后医学教育中的教学方法

以工作为基础的学习方式	工作场所以外的策略
反思、指导性反思	讲座和研讨会，包括翻转课堂的形式（见第7章）
角色榜样	文献讲读或批判性评估会议
指导	小组讨论
床旁教学包括："一分钟教师"（Neher & Stevens，2003），SNAPPS（Wolpaw et al.，2003），观察与反馈；查房	情景案例演示的运用，短片演示
正式的观察框架可以提供反馈依据，例如 Mini-CEX（Norcini et al.，2003）、P-MEX（Cruess et al.，2006）	在线学习
跨专业合作	模拟
档案袋和日志	工作坊，半天学术日
病例报告	大学课程
稽查发病率和死亡率	学术会议，大型会议

* 更多细节请看第2篇 学习情境、第3篇 教育策略和技术中的章节，以及 Glover-Takahashi et al.，2015

院医师获得职业认同和促进知识技能进步的一种重要方法。

在教育过程中，随着学员不断进步和逐渐增加的自主权，他们的学习和医疗行为也逐渐与执业医师相似。在此过程中，学员加入到一个实践团体中，并通过发展自身能力和职业认同，逐渐从医疗团体的边缘走向核心（Lave & Wenger，1991）。

与以工作为基础的学习一样，住院医师的教育也可以通过以下形式在非临床环境中发生，如基于问题的学习、工作坊、讲座、文献讲读、病例讨论和模拟环境等（表4.1）。许多项目都曾尝试通过保障学习时间和正式学习活动的方式，来保持基于临床的教育和患者医疗工作之间的平衡。世界各国的情况存在很大差异。一些项目规定必须有一段固定时间（数周或数月）用于正式学习；另外一些是要求住院医师在培训中积攒学分；也有一些项目一直没有强制设定正式教学或学习时间。根据世界医学教育联合会的毕业后医学教育全球标准以及临床工作的要求，项目必须包含基础生物医学、临床医学、行为和社会科学、临床决策、沟通技巧、医学伦理、公共卫生、医事法学、管理学等相关理论的教学，同时须组织适当关注患者安全的教育项目（WFME，2015）。

作为以工作为基础的学习的一部分，住院医师需要同时接受形成性评价和终结性评价。常用的评价方法列表见框4.3。形成性评价或反馈对于知识、技能和各项专业能力的发展是非常关键的（见第37章）。对住院医师的评价可以通过直接观察他们与患者的互动进行，也可以通过病例报告、

框 4.3 工作场所的评价策略举例（详见第35章）

- 直接观察住院医师的表现
- 结构化的临床表现观察和反馈工具（客观化考试，小型临床评估演练等）
- 工作成果回顾（作为医疗记录一部分的临床文档）
- 全方位反馈（360° 评价）
- 学习档案袋（例如学业成绩的记录）
- 日志（例如活动或过程的记录）
- 保健医疗接触卡（encounter cards）（例如日班评价卡）

病志书写和临床结果来评价（见第 35 章）。对住院医师进行评价的可能是他们的指导者、更高年资的住院医师、其他卫生技术人员、他们的学生和患者等。

毕业后医学教育的外部评价：终结性评价与认证

在世界上大部分的毕业后医学教育系统中，有许多正式的、终结性的外部评价，它们是住院医师进入下一职业阶段的门槛。与项目中的形成性反馈或终结性结论不同，通常还会引入一个第三方的机构或程序，在培训的关键阶段对住院医师的胜任力进行评价。最常见的是在培训结束之前进行的执照或资格考试。这种考试倾向于重点考查知识的掌握情况，通常是笔试，可能含有结构化的口试，也可能没有。评价的目的是提供一个独立的终结性结论，这个结论是对学员通向下一阶段职业生涯能力的评价（例如某个学科独立从业前的认定），或是对学员在某个地方获得执业许可能力的评价。有时候，它们也用于项目评价，例如比较不同培训机构的学员的表现。虽然如此，只要精心设计，这些考试仍然对住院医师未来的表现有预测性（Wenghofer et al.，2009）。

毕业后医学教育的质量、认证和持续质量改进

"有质量的"毕业后医学教育意味着什么？观点是多样的，而且很可能随着医学教育历史的发展不断变化。有质量的毕业后医学教育有时候涉及的指标包括项目

中学员的数量、进入和完成项目的住院医师的学业表现、项目参与者发表的研究成果、住院医师或教师所获奖项、毕业学员获得工作的类型和层次，或者学员的考试成绩。这些观点已经逐渐发展为关注"好的教育实践"和以毕业学员表现为形式的项目成果。毕业后医学教育质量的一些指标如框 4.4 所示。

好的教育实践也包括持续改进毕业后医学教育自身的质量。与毕业后医学教育机构外部项目评估相关的事务在大多数地区被称为认证。典型的认证通常包括对于当地住院医师教育过程、教育环境和教育结果的第三方监督或评估。通常（并非每次），认证过程中还会引入特派评审员（又名调查员），评审员参观项目并访问项目参与者，随后提交一份关于该项目培训是否符合预先制订的认证标准的报告。对于毕业后医学教育系统，"认证"可以承担形成性评价和终结性评价两种角色，能够推动项目的持续质量改进工作，并且判断培训

框 4.4 不同体系中毕业后医学教育质量的指标

- 项目任务和目标
- 需要获得的全部胜任力
- 项目蓝图所描绘的学习目标、教学方法和评价活动
- 积极的学习环境
- 教学效果
- 标准化考试中的成绩
- 住院医师和教师的研究成果发表数量
- 项目资源的充足性（例如资金、人力、基础设施、专用的时间、患者）
- 住院医师身心健康
- 毕业生的胜任力和表现
- 患者医疗的质量

项目在未来的可行性。

毕业后医学教育中的争议

在毕业后医学教育中存在一些争议性问题。在这里我们重点选择了一些争议进行详述，其他一些争议性问题在表 4.2 中列出。

表 4.2　毕业后医学教育中的争议

争议	挑战
结构的灵活性	统一的培训计划和课程是否对所有学员适用？教育是否应当根据学习者需求和当地情况的不同做出相应安排？
培训时长	毕业后医学教育是否有一个"理想"的时限？根据学科和地区的不同，毕业后医学教育时长为 2～10 年及以上
患者安全和质量	让住院医师通过临床实践来学习的这种方式，会对患者安全带来什么不良影响？ 在住院医师培训期间，什么时候可以放心地让住院医师自主操作？从什么时候起，住院医师可以在非直接指导下工作？ 当住院医师参与到医疗工作时，如何将医疗质量维持在最高水平？
课程内容	正式课程是否应当只关注核心的医学知识和技能？还是应当加入更多详细明确的关注点？（例如 CanMEDS 和 Glover-Takahashi et al.，2015 中提到的角色和 ACGME 胜任力）
毕业后医学教育中科学研究的角色	科研训练和研究工作应当成为毕业后医学教育的强制性内容吗？
教育和服务	患者照顾与学习之间的恰当平衡点是什么？什么时候的患者照顾不是"在学习"？

关于毕业后医学教育中通才与专才的争论

许多国家都在争论这样一个问题：毕业后教育应当注重培养全科医生还是专科医生。这个争论可能已经持续了数十年。2013 年，英国独立的毕业后医学培训审查机构指出：患者以及公众需要更多能够在各种环境下、在广泛专业领域里提供全科医疗服务的医生。这是由于同时患有多种疾病的患者数量增加、人口老龄化、卫生资源分配不公平以及病患期待的增加而驱动引发的结果（Shape of Training，2013）。另外，在国际上，持续提出对在不断扩张的医疗实践领域里更深层次的更高的专科能力需求。如今，欧洲医学会联盟 / 欧洲联盟医疗协会（UEMS）有超过 50 个医学专科，美国医学院协会（Association of American Medical Colleges，AAMC）有超过 120 个医学专科和亚专科。由于每个国家可能都需要相关医学专业的合理配置来有效满足人们的医疗需求，在 21 世纪的全球范围内，这一争论还将持续下去。

住院医师工作时间的挑战

从事毕业后医学教育的人长期以来都在为解决住院医师的工作时间问题而进行努力：为每位学员提供相同的门诊工作量、教学和领导力体验、保障正式的教学和自习时间；维持患者照顾的一致性以及确保患者安全；避免学员过度疲劳（Weinstein，2002）。作为医生，学员是劳动力中的一部分，并且通常在常规的工作日以外还承担了一大部分工作。当住院医师只提供服务，极少得到观察或指导时，问题就出现了，工作过度、压力和睡眠剥夺给他们带来了健康问题。其中，努力缩短住院医师的工作时间，达到与社会认可的医学以外其他领域的工作时间一致，以及保障患者安全，这些是重新审视教育与患者医疗之间平衡问题的最大驱动力（Imrie et al.，2014）。同时，没有确凿证据证明缩短工作时间对患者安全有积极或消极的影响，也几乎没有证据证明缩短工作时间对住院医师教育有影响（更多的学习时间，较少的患者接触），人们持续担忧的是，临床工作依然需要有人来做，需要找到替代者。世界各地的住院医师的工作时间规定有所不同。在美国，基本上是每周工作时间 80 小时左右，轮班时间最长为 24 小时。欧盟的工时指导法规定，所有的劳动者（包括医生）每周的工作时间不能超过 48 小时，尽管已经使用了"退出选择权"，但法令还是限制了备班的时长。

> "在接下来的几年里，我们将着手改进医疗培训，并将其与医疗保健的要求更加紧密地结合在一起。将需要对培训项目进行实质性的重新设计，而不仅仅是减少工作时间。"
>
> *Drazen & Epstein，2002*

培训临床指导者：教师发展

大多数临床指导者是执业医师，他们都曾接受过临床医学的培训，却并不一定接受过与教学、评价或指导技能相关的培训。许多教师发展项目中都已经着手对相关必备技能进行培训，然而，直到最近，这类教师发展项目未被强制要求参加，况且就算他们证实自己能够掌握和运用这些技能，也并不会因此被认可或得到奖励。在过去的几十年中，随着一些地区强制要求临床指导者参加教学技能培训，并拥有相关资格或得到认证，这个领域里的专业程度得到了一定的提高。第 40 章对教师发展进行了更详细的探讨。

毕业后医学教育的未来

毕业后医学教育并不是固定不变的。受到全球化风潮的影响，参与培训的医师的国际流动程度越来越高，与此同时，制订标准的机构数量正在逐步减少。新的设计（例如以胜任力为导向的医学教育）、新的胜任力框架（如 CanMEDS；Frank，Snell & Sherbino，2015）、新的选拔技术（例如多个微型访谈）、新的教学方法和形式（如模拟）、新的评价手段（如客观化考试），均反映了毕业后医学教育正在持续发展创新。

小结

毕业后医学教育对于培养社会需要的执业医师十分重要。在住院医师培训期间，学员在工作场合也就是临床环境中，完成他们主要的学习过程，并接受评价。因此，对于年轻的医生来说，毕业后医学教育培训阶段，是他们逐渐发展为成熟的、可以独立执业的、能够安全地对患者进行恰当处置的一个非常关键的阶段。医学教育在过去的 100 年里取得的所有进步中，毕业后医学教育也许是这个行业带给世界最好的礼物。

参考文献

AAMC: Association of American Medical Colleges. List of AAMC medical specialties and sub-specialties. Available at: www.aamc.org, https://students-residents.aamc.org/attending-medical-school/article/choosing-specialty/ (Accessed 2016).

Ambardekar, A.P., Singh, D., Lockman, J.L., et al., 2016. Pediatric anesthesiology fellow education: is a simulation-based boot camp feasible and valuable? Paediatr. Anaesth. doi:10.1111/pan.12865; [Epub ahead of print].

Cruess, R., McIlroy, J., Cruess, S., et al., 2006. The professionalism mini-evaluation exercise: a preliminary investigation. Acad. Med. 81 (10), S74–S78.

Drazen, J., Epstein, A., 2002. Rethinking medical training — the critical work ahead. N. Engl. J. Med. 347 (16), 1271–1272.

Eraut, M., 2004. Informal learning in the workplace. Stud. Contin. Educ. 26 (2), 247–283.

Frank, J.R., Snell, L., Sherbino, J., 2015. CanMEDS 2015 Competency Framework. Royal College of Physicians and Surgeons of Canada, Ottawa.

Frank, J., Snell, L., Ten Cate, O., et al., 2010. Competency-based medical education: theory to practice. Med. Teach. 32 (8), 638–645.

Glover-Takahashi, S., Abbott, C., Oswald, A., Frank, J., 2015. CanMEDS teaching and assessment tools guide. Royal College of Physicians and Surgeons of Canada, Ottawa.

Hofmeister, M., Lockyer, J., Crutcher, R., 2008. The acceptability of the multiple mini interview for resident selection. Fam. Med. 40 (10), 734–740.

Imrie, K., Dath, D., Bullock, G., et al., 2014. The Resident's dual role as learner and service provider. In: Frank, J.R., Harris, K.A. (Eds.), Competence by design: reshaping Canadian medical education. Royal College of Physicians and Surgeons of Canada, Ottawa, pp. 45–57.

Lave, J., Wenger, E., 1991. Situated learning. Legitimate peripheral participation. Cambridge Univ Press, Cambridge.

Ludmerer, K.M., 2015. Let me heal: the opportunity to preserve excellence in American medicine. Oxford University Press, Oxford, p. 2.

Neher, J., Stevens, N., 2003. The one-minute preceptor: shaping the teaching conversation. Fam. Med. 35 (6), 391–393.

Norcini, J., Blank, L., Duffy, D., Fortna, G., 2003. The mini-CEX: a method for assessing clinical skills. Ann. Intern. Med. 138 (6), 476–481.

Pantaleoni, J.L., Augustine, E.M., Sourkes, B.M., Bachrach, L.K., 2014. Burnout in pediatric residents over a 2-year period: a longitudinal study. Acad. Pediatr. 14 (2), 167–172.

Patterson, F., Knight, A., Dowell, J., et al., 2015. How effective are selection methods in medical education? Med. Educ. 50, 36–60.

RCPSC, 2014. A glossary of medical education terms. Royal College of Physicians and Surgeons of Canada, Ottawa.

Shape of Training, October 2013. Available at: www.shapeoftraining.co.uk. (Accessed 2016).

Snell, L., 2011. The resident as teacher: it's more than just about student learning. J. Grad. Med. Educ. 3 (3), 440–442.

Steinert, Y. Faculty development for postgraduate education – the road Ahead. In: Members of the FMEC PG consortium (Eds.), Future of medical Education in Canada, 2011, p. 3. Available at: https://www.afmc.ca/pdf/fmec/21_Steinert_Faculty%20Development.pdf. (Accessed 2016).

Sternszus, R., Macdonald, M.E., Steinert, Y., 2015. Resident role modeling: "it just happens". Acad. Med. 91 (3), 427–432.

Swing, S., 2007. The ACGME outcome project: retrospective and prospective. Med. Teach. 29 (7), 648–654.

UEMS: Union Européenne Des Médecins Spécialistes. List of UEMS medical specialties. Available at: www.uems.eu. (Accessed 2016).

Weinstein, D., 2002. Duty hours for resident physicians — tough choices for teaching hospitals. N. Engl. J. Med. 347 (16), 1275–1278.

Wenghofer, E., Klass, D., Abrahamowicz, M., et al., 2009. Doctor's scores on national qualifying examinations predict quality of care in future practice. Med. Educ. 43 (12), 1166–1173.

WFME: World Federation for Medical Education. Postgraduate medical education WFME global standards for quality improvement, the 2015 revision. Available at: http://wfme.org/standards/pgme/97-final-2015-revision-of-postgraduate-medical-education-standards/file. (Accessed 26 January 2017).

Wolpaw, T., Wolpaw, D., Papp, K., 2003. SNAPPS: a learner-centered model for outpatient education. Acad. Med. 78 (9), 893–898.

继续职业发展
Continuing professional development

第 **5** 章

D. Moore

（译者：赵　丽　朱亚鑫　审校：曲　波）

Chapter 5

趋势

- 继续医学教育（continuing medical education，CME）逐渐被视为继续职业发展（continuing professional development，CPD）。
- 继续职业发展注重提高胜任力和绩效表现，来帮助临床医生为患者提供尽可能最好的照顾。
- 学习活动中的有意练习和专家反馈机会将是继续职业发展的关键部分。

背景

继续职业发展（CPD）是临床医生维持与其职业生涯相关的知识和技能的手段。目前，CPD 与继续医学教育的术语互换使用，但这掩盖了 CPD 更全面的特点。多年来，CME 一直被认为是临床医生为了与时俱进而参加的正式教育活动。CPD 的范围更为全面。它不仅包括 CME 课程等正式的教育活动，还包括非正式的和偶发的学习活动。非正式的学习活动通常由学习者控制和计划。医院"huddle"就是一个例子。偶发学习是一些其他活动的副产品，大多数时候临床医生没有意识到他们已经学到了新的东西。然而，更重要的是，CPD 要求临床医生参与监测和反思专业表现的过程，找出改善专业实践差距的机会。参与正式和非正式学习活动，并在实践中进行改变以减少或消除实践差距（Campbell et al.，2010）。

对于课程负责人和课程教师来说，了解临床医生如何进行他们个人的 CPD 工作是非常重要的，这样他们才能更好地设计正式的 CME 课程来满足临床医生的学习需求。最近研究报告中的重要发现指出，描述有效学习活动的特点可以帮助 CME 指导者完成这一点。为说明如何将这些发现应用于 CPD 的学习活动中，本章将使用一个虚构的医生学习者 Ima Lerner 医生来探究 CPD 过程。

"既然信息无处不在，那么简单信息交换的价值就相对较低，取而代之的是共享的智慧和参与到与实践相关的解决问题的机会中，这已经成为关键。"

McMahon，*2016*

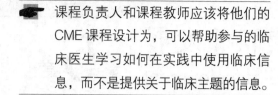 课程负责人和课程教师应该将他们的 CME 课程设计为，可以帮助参与的临床医生学习如何在实践中使用临床信息，而不是提供关于临床主题的信息。

 "临床医生掌握自己的学习计划是职业成长的关键点。我今天需要学习什么？"

McMahon，2016

临床医生如何学习

Lerner 是社区中的一名全科医生。她已经在一个中等规模的多专业团队执业了大约 10 年。将 Lerner 如何组织她的 CPD 工作描述为五个阶段会有帮助：识别改进的机会、选择学习作为一种策略、参与学习、尝试所学到的东西、将所学的知识融入实践（Moore，2008；Moore et al.，2009）。

识别改进的机会

一般而言，Lerner 医生认为她正在为所有的患者尽可能提供最好的照顾，有时她会感到她的一组患者，例如 2 型糖尿病患者，其结局可能有些"不正确"。经过一番反思之后，她开始觉得自己应该做些不同的事情，但并不确定应该做些什么（Schon，1983）。她开始意识到，她正在做的事和她所能做的事之间有差距，这让她感到不舒服，这种感觉被称为认知失调。像许多其他的临床医生一样，Lerner 医生想要做些什么来消除这种不愉快的感觉，即她可能没有为自己的患者提供最好的照顾。在与几位同事交谈之后，她决定花一些时间研究是否有新的方法来管理 2 型糖尿病患者。

 "反思自己的实践（表现）的能力是终生自主学习的关键。"

Kaufman & Mann，2014

查找学习资源

为了探究管理 2 型糖尿病患者的方法，她开始使用 PubMed 进行文献检索。她检索"2 型糖尿病管理"，得到 16 000 多条文献。检索"2 型糖尿病的全面管理"，她得到了约 550 条文献。她意识到自己没有时间对所有文献进行整理并阅读，决定探究一个循证决策支持网站。在那里，她发现了从一些研究结果中综合得到的关于管理 2 型糖尿病患者的信息。

她对自己发现的大量信息感到不知所措，决定与更资深的同事——一位内分泌学家进行交谈，以获得关于 2 型糖尿病患者管理的指导。他提出了几个患者管理策略供她考虑，并推荐最近发表的 3 篇文章，他认为这些文献将会进入下一版糖尿病临床实践指南。此外，他还提到，在国家层面，作为改善 2 型糖尿病医护工作的一部分，全国糖尿病协会将在一些地方，包括当地的一家医院里，组织为期 1 天的 2 型糖尿病课程。这将很快公布，他建议她可以考虑参加。

Lerner 医生决定，除了管理 2 型糖尿病患者的临床信息之外，她还需要有关共同决策的信息，以及帮助她了解她的 2 型糖尿病患者的病情为什么没有按照她预期改善的信息。当她看到即将举办的糖尿病课程将包括 2 型糖尿病患者管理以及共同决策时如释重负。课程将在 3 个月后举办。

权衡课程的收益和成本，以及家庭和举办课程那天她的其他责任，她认为收益超出成本，所以她报名参加了课程。

参与学习

像 Lerner 医生那样，临床医生的学习方式既有非正式的，也有正式的。在这种情况下，她决定参加一个正式的课程，但她也会参加正式课程前后的各种非正式学习活动。她可能阅读了她在 PubMed 检索出的一些文章，或者决策支持网站上的一些综述性的文章。她可能会继续与那位内分泌学家以及其他同事进行交流。她将继续参加病例研讨和其他定期举行的会议。但她认为，花一整天时间专注于糖尿病管理课程将帮助她化解管理 2 型糖尿病患者时的不安。

课程负责人和课程教师参与 CME 活动，因为他们认识到其专业领域有了新的发展，或者意识到他们在专业领域内提供的患者医疗并不是最优的。目前，课程负责人和课程教师的目标主要是提供信息，来帮助临床医生与时俱进。这些更新的信息通常包括授课者的研究总结，这与听众中的临床医生学习者的实践需求可能相关，也可能无关。临床医生学习者通常会利用这些信息在实践中照顾患者。然而，没有得到最好可能的医疗服务的患者报告显示，对于这些新信息的预期转达与传授并没有正在发生。

现在 CPD 越来越强调临床医生学习者在他们的实践中如何使用新学到的知识。部分由于对"更新的"方法有效性的担心，部分是因为 CPD 认证要求的改变，学习者基于证据的胜任力发展，以及帮助他们在实践中运用新的胜任力来改善患者的健康

状况已逐渐成为新的关注热点（Regnier et al.，2005；Institute of Medicine，2010）。

同时，在学习科学和 CPD 研究中也有重大发现，认为如果学习活动具备某些特征，就可以提高临床医生的技能，促进患者的健康（Cervero & Gaines，2015；Davis & Galbraith，2009；Mayer，2010；Bransford et al.，2000；Knox，2016）。将这些发现应用于医生作为其继续职业发展一部分的学习活动中，将更有可能将所学知识应用到实践中，并有助于改善对患者的医疗。对这些调查结果的描述如下。

"CME 活动更具互动性、使用更多的方法、多方面接触、时间更长、更关注医生认为重要的结果，从而带来更积极的结果。"

Cervero & Gaines，2015

考虑临床参与者的已有知识和经验

与大多数学习者一样，临床医生学习者带着在专业实践、正式课程和非正式学习中获得的知识、信念、态度和行为方式进入学习活动。为了使学习活动更有效，课程必须建立在已有的知识和经验基础之上，解决参与者认知和实践之间的差距，以及他们应该掌握什么、应该做什么。例如，了解临床医生参与管理 2 型糖尿病患者的已有知识和经验，将有助于课程规划者理解临床参与者知道什么、做了什么和他们应该知道什么、能做什么之间的差距。换句话说，他们能够开始了解临床医生参与管理 2 型糖尿病患者的专业实践差距。许多临床医生参加 CME 活动时，对自身

的专业实践的差距只有一个模糊的认识。课程负责人和课程教师的新角色之一是帮助临床参与者更充分地认识到他们的差距是什么。

　课程负责人和课程教师应该认识到，临床参与者在正式学习活动中可能处于 CPD 过程的早期阶段，他们应该努力帮助这些临床医生明确他们基于实践的学习需求。

在为临床医生设计课程计划时，使用了"需求评估"，探寻潜在参与者的已有知识和专长。调查结果过于笼统，无法帮助课程组织者确定在学习活动中应包含的具体内容。课程组织者在未真正了解潜在参与者基于实践的学习需求的情况下，被迫选择课程内容。自我报告调查没有为计划提供有用的数据，部分原因是临床医生（或任何人）很难准确地评价自己的表现（Davis et al.，2006）。

调查的另一种方法可以是要求临床参与者在学习活动开始时，就真实案例情境进行小组讨论。这些情境可以设计为考量他们对 2 型糖尿病模拟病人评价和管理的策略能力。每个患者案例情境都有一个故事主线，为学习者带来特定学习结果。它是一系列学习活动，涉及复杂的决策和解决问题的策略、智能推理和批判性思维。传达给学习者的是有限的信息，而他们必须参与调查学习过程，解决案例的核心问题（Alinier，2011）。最初，情境可以用来确定参与的临床医生的已有知识和经验。他们在情境中的工作结果可以与临床实践指南和（或）最近的临床研究相比较。这种策略有助于辨别专业实践差距，为临床医生易于接受并学会如何提高自己的表现创造教学时机。在临床医生参加 CME 课程前，也应告诉他们情境，以取得类似效果。

> "当与解决和理解现实生活中的问题和实践相关时，学习会得到强化。"
> *Kaufman & Mann*，2014

这种方法需要 CPD 课程负责人和课程教师按照与系列讲座不同的方法来准备课程。2 型糖尿病课程是以情境为基础的，因此需要大量的情境来反映 2 型糖尿病的各种临床表现。此外，情境需要具有一定的灵活性，以便它们能够动态地适应临床医生学习者的行为或要求（Alinier，2011）。

关注对于临床参与者而言重要的结果

最近的研究表明，CPD 中的成功学习活动是那些能提高临床医生表现和改善患者健康状况的学习活动，并关注临床参与者认为重要的结果（Cervero & Gaines，2015）。大多数临床医生参加学习活动的目的是获得知识，并提高他们认为需要的、能为患者提供尽可能最好医疗服务的技能。对于 2 型糖尿病课程，临床参与者认为，临床表现和患者健康状况是重要的结果。将课程与临床医生学习者的目标结合起来，将激发并促进临床医生的学习。课程负责人和课程教师应选择关注这些结果的主题和内容。

如果能获得每一位临床参与者的实践经验信息，将有助于课程负责人了解临床医生参与者的专业实践差距，并帮助他们确定课程内容。虽然越来越多的诊所和医院为医生提供"显示板"，总结他们在指定关键领域的表现（Dowding et al., 2015），但目前这些信息还不能被普遍获得。为了解临床参与者已有的知识和经验而开发的情境，可以帮助课程负责人和课程教师明确重要的结果是什么，并提供一个可以了解临床医生对课程期望的框架。

积极响应临床参与者的期望

临床医生参加了为期一天的糖尿病课程，是因为他们希望获得知识，提高他们认为需要的、能为患者提供尽可能最好服务的技能。情境练习显现了专业表现的差距、教学中的教学要点，课程负责人和课程教师应与临床医生学习者进行讨论，以进一步明确教学要点和他们具体的学习需求。建立交互式议程可以有效地让临床医生学习者表达学习期望，同时使得学习活动与期望达成一致（Knox, 2016）。

 "大量的证据表明，当教师关注学习者在学习任务中秉持的知识和信念，并将这些信息作为新的教学起点，在教学中监控学生不断变化的观念时，学习效果会得到加强。"

Bransford et al., 2000

 课程负责人和课程教师应该规划他们的学习活动，以便他们能够适应学习活动中可能出现的基于实践的学习需求。

多种方法和多方面接触的交互作用

目前，课程负责人和课程教师一直在关注临床医生参与的活动，这些活动使他们易于学习他们需要了解和做的事情，以便向患者提供尽可能最好的照顾。接着，他们应该涉足临床医生参与的活动中，这些活动使他们能够为患者提供尽可能最好的照顾。最近的研究表明，多种方法和多方面接触的交互作用与 CPD 中有效的学习活动相关联（Cervero & Gaines, 2015; Knox, 2016）。此外，最近的脑功能成像研究表明，真实的、基于问题的、情境式的互动学习任务，会引发更深的精细认知过程，对所涉及材料产生更深层次的理解（Dalgarno et al., 2009）。

学习活动中的交互作用和多重方法意味着给临床医生学习者提供了多种机会，使其能够与其他学习者以及课程教师一起参与课程内容，并在实践中应用。一种方法是使用组合技术：演示、示例、实践、反馈（Moore et al., 2009）。但是，从"练习"开始重新排列这些技术的顺序，可能更适合情境学习所需的基于探究的学习。

练习通常被认为是为了提高或保持一个人的熟练程度而反复地进行一项活动或技能的实践。活动或技能可以在一个情境中予以描述，根据情境可以开展一系列的学习活动，以解决管理 2 型糖尿病患者的多方面问题。在他们对每一个情境中学习者表现的评价（反馈）中，课程教师可以使用粉笔对话（chalk-talks）（陈述）和案例描述（最佳实践的例子）来帮助学习者正确理解他们在所做的工作中，哪些是正确的、哪些是部分正确并需要补充的、哪些是不正确的、哪些是遗漏的。

鼓励课程教师在为临床医生学习者设

计学习活动时，采用"脚手架"（Reiser & Tabak，2014）。脚手架是帮助个人解决问题，执行仅凭个人努力无法解决的任务或者目标的一个过程。它向学习者提供基于需求的帮助，并随着他们胜任力的提高而减少帮助。脚手架是对一种结构的隐喻，它起到帮助学习者达到目标的作用，当不再被需要时，就将它一点一点地移除，就像放置在正在建造的建筑物中的一个实际的脚手架，当建筑物接近完工时被拆除。

> 课程负责人和课程教师应从较容易的情境开始组织实践和反馈会议，并逐步增加复杂性、逐步减少用于决策的信息。

为了熟练管理2型糖尿病患者，临床医生学习者必须掌握技能元素，在多种情况下进行实践，并知道在何时应用所学的知识。最终，这些学习活动的目的是能够在临床实践中使用在教育环境中学习的知识（转化）。深层概念性知识能够实现这种转化。深层概念性知识是陈述性知识（知道要做什么）和程序性知识（知道如何做）与条件性知识（知道什么时候做、为什么要做）的结合。在学习活动的不同环境中，为临床医生提供使用陈述性和程序性知识的实践机会，使他们能够发展其所需要转化的条件性知识。

更长的课程时间

采用必要的多样教育方法和接触以实现精通掌握，所需的课程时间比传统形式的CME活动所分配的课程时间要长（Cervero & Gaines，2015）。为临床医生学

习者提供多方面接触，提供了一个机会，可以在多种情况下练习提高胜任力，这有助于提高将胜任力转化为实践的能力。情境应该用于此目的。

有意练习和专家反馈也很重要。有意练习有四个组成部分。第一，学习者必须有学习积极性，并努力提高行为表现。第二，任务的设计应该考虑到学习者的已有知识，以便在一段简短的指导之后能正确理解任务。第三，学习者应该得到即时的信息反馈，了解自己的行为表现结果。第四，学习者应重复执行相同或相似的任务。有意练习和专家反馈的目标是帮助临床医生学习者认识当前的胜任力，设想他们需要做什么来达到预期的胜任力（Ericsson，2004）。

> 课程负责人和课程教师应减少在CME课程中主题的数量，同时在一两个主题上增加时间，以便学习者能够体验到课程内容的多方面接触（multiple exposures），有机会进行实践，并且获得对其表现的反馈。

这将使临床医生更有可能将所学付诸实践。

支持性的学习环境

为了使CPD的学习活动有效，必须有一个支持性的学习环境。支持性的学习环境是以学习者为中心的、知识为中心的、评价为中心的和社区为中心的（Bransford et al.，2000）。CPD的支持性学习环境是以学习者为中心的，允许学习者在学习活动中带入已有知识，并与拟学习内容联系起来。基于情境的探究性学习方式，要求像

Lerner 这样的临床医生利用已有知识，在以社区为中心的学习环境中，与其他参与者进行讨论，从而帮助临床医生学习者阐明他们的已有知识，同时在讨论中查找自身的差距并进行填补。以知识为中心的学习环境使学习者在适当的环境中可以得到所需资源。比如 Lerner 医生可以在线获取知识、在环境中获取材料、在以社区为中心的学习环境中向其他有相关经验的参与者获取信息。在支持性学习环境中，采取形成性评价以帮助学习者取得进步。例如，在讨论中，Lerner 医生可以提供 2 型糖尿病患者管理的建议，而这一建议错误地应用了她在线检索时查到的实践指南。来自小组内的教师或其他成员的反馈可以指出错误，并帮助她纠正理解、强化知识。在其他情况下，反馈可以加强正确的认识。在以社区为中心的学习环境中，学习者感到抓住新的学习机会、给予和采取积极的评论是很适宜的。小组工作将是 CPD 学习活动的重要组成部分，创建一个支持性的学习环境对其成功将至关重要。课程中产生的情感支持、社会和智力氛围与临床医生学习者参与学习活动的积极性有直接的关系。

尝试所学知识

开始的时候，对于新知识和新技能的学习，Lerner 医生感到不那么轻松。Lerner 医生开始尝试将在课程中所学内容，在回到实践后继续尝试。当她完成情境阶段的学习后，她变得更有技巧和自信。课程中的情境练习是她尝试所学内容的一个重要开端。她能够进行尝试，从课程教师那里得到反馈，并做出改变来提高她的表现。

当她参与更多的情境时，凭着新学的技能和知识，她变得更加自信和轻松。当她对新技能和知识感到足够轻松时，这一阶段就结束了，而这也成为了习惯。

结合所学知识

在最后阶段，Lerner 医生将所学内容整合到日常工作，它将成为她在遇到临床问题时所做工作的一部分。她将在多次"尝试"后"反思实践"（Schon，1983），而且如果所学新内容是有效的，她将继续把新知识和技能结合于实践，并成功地应用于工作。

在这个阶段，Lerner 医生产生的问题可能包括但不限于以下内容：在将所学内容运用到实践中时，我需要哪些不同的做法？我怎样才能把所学内容变成实践的一部分？哪些工作惯例必须改变？哪些新流程必须引进？工作人员需要哪些培训？哪些工作是我必须为患者做的？

如果她在前一阶段没有这样做，在这个阶段中，Lerner 医生必须确保工作惯例和程序不仅包括所学内容，同时也包括如何将所学付诸实践。最重要的是，她需要用所学内容对工作人员进行培训。

虽然在情境中练习发展技巧时所产生的认知烙印一开始是比较强的，使她能够在管理 2 型糖尿病患者时获得并应用她所学到的知识，但它的力量可能随着时间的推移，在大量有其他诉求患者的环境中逐渐消失。课程负责人和课程教师可以采取几种方法提供帮助。采取提醒的方法可以增强认知烙印的信号强度。图表提醒和每月电子邮件情境相结合可能是最有效的。

在某些情况下，可以建立实践社区以强化患者管理策略，同时鼓励对其有效性的持续思考（Parboosingh，2002）。

评价与评估

至少有三类利益相关者有兴趣知道参加为期2天的2型糖尿病课程的临床医生是否改变了他们的表现，帮助改善了其糖尿病患者的健康状况。他们还想知道参加这门课程是否是他们行为改变的一个因素。这三类利益相关者分别为：支持这次课程的全国糖尿病协会的领导、Lerner医生所在机构的医疗管理层以及课程负责人和课程教师。

然而，获得关于课程有效性的数据将是一个挑战。两个近期的系统综述表明，CME有效性的证据受到评估方法有效性和可靠性证据不足的限制。最近的一项研究报道，对CME效果的评估超过对临床医生的满意度的调查，这是不常见的（Tian et al.，2007）。

随机对照试验被认为是研究的金标准。但对随机对照试验的严格要求可能超出了大多数希望评价医生的学习以及学习影响的机构的能力（Sullivan，2011）。准实验方法可能更加可行。准实验设计的一个例子是单组前后设计。虽然这是一个相对薄弱的研究性设计，但它可能是评估CPD最可行的方法（Shadish et al.，2002）。它将临床医生学习者的结果数据与基准数据进行比较。在CPD的学习活动中，数据收集的第二个和后续的采集点偶尔会伴有承诺改变练习（Shershneva et al.，2010）。在承诺改变练习中，学习活动参与者应予以声明，即作为学习的结果，应做出他们所提出的改变。描述他们做出改变的信息的要求，并周期性地发送给学习者。这样，形成性评价就扩展到学习活动之外。

小结

本章通过持续职业发展的五个阶段，追溯了Ima Lerner医生的学习活动，展示了她作为一个学习者与课程负责人和课程教师之间的互动。近期的学习科学和CPD研究结果所揭示变化的影响是深刻的。再加上整个医疗领域发生的其他变化，这些挑战似乎太艰巨，以至于无法进行。负责帮助临床医生继续职业发展的人，需要花时间来反思和认识合作的重要性。如果一切都在变化，就让我们一起行动吧（Shershneva et al.，2008）。就像美国医疗改善研究所的三重目标：改善患者就医感受（包括质量和满意度）；改善人口健康状况；降低人均医疗费用。这三重目标可以作为共同努力的组织原则。

参考文献

Alinier, G., 2011. Developing high-fidelity healthcare simulation scenarios: a guide for educators and professionals. Simul. Gaming 42 (1), 9–26.

Bransford, J.D., Brown, A.L., Cocking, R.R., 2000. How people learn: Brain, mind, experience, and school. National Academy Press, Washington DC.

Campbell, C., Silver, I., Sherbino, J., et al., 2010. Competency-based continuing professional development. Med. Teach. 32 (8), 657–662.

Cervero, R.M., Gaines, J.K., 2015. The impact of CME on physician performance and patient health outcomes: an updated synthesis of systematic reviews. J. Contin. Educ. Health Prof. 35 (2), 131–138.

Dalgarno, B., Kennedy, G., Bennett, S., Using brain imaging to explore interactivity and cognition in multiledia learning environments, Paper presented at: 21st Annual Conference of the Australian Computer-Human Interaction Special Interest group (CHISIG) of the Human Factors and Ergonomics Society of Australia, New York, NY 2009, Human Factors and Ergonomics Society of Australia, pp. 405–409.

Davis, D., Galbraith, R., 2009. Continuing medical education effect on practice performance: effectiveness of continuing medical education: American College of chest physicians evidence-based educational guidelines. Chest 135 (3 Suppl.), 42S–48S.

Davis, D.A., Mazmanian, P.E., Fordis, M., et al., 2006. Accuracy of physician self-assessment compared with observed measures of competence: a systematic review. JAMA 296 (9), 1094–1102.

Dowding, D., Randell, R., Gardner, P., et al., 2015. Dashboards for improving patient care: review of the literature. Int. J. Med. Inform. 84 (2), 87–100.

Ericsson, K.A., 2004. Deliberate practice and the acquisition and maintenance of expert performance in medicine and related domains. Acad. Med. 79 (10 Suppl.), S70–S81.

Institute of Medicine (IOM), 2008. Knowing what works in health care: A roadmap for the nation. National Academies Press, Washington, DC.

Institute of Medicine (IOM), 2010. Redesigning Continuing Education in the Health Professions. The National Academies Press, Washington DC.

Kaufman, D.M., Mann, K.V., 2014. Teaching and learning in medical education: How theory can inform practice. In: Swanwick, T. (Ed.), Understanding Medical Education: Evidence, Theory, and Practice. Malden, Wiley Blackwell, Massachusetts, pp. 7–29.

Knox, A.B., 2016. Improving Professional Learning: Twelve Strategies to Enhance Performance. Stylus Publishing, Sterling, Virginia.

Mayer, R.E., 2010. Applying the science of learning to medical education. Med. Educ. 44, 543–549.

McMahon, G.T., 2016. What do I need to learn today?– The evolution of CME. N. Engl. J. Med. 374 (15), 1403–1406.

Moore, D.E. Jr., 2008. How physicians learn and how to design learning experiences for them: An approach based on an interpretive review of the evidence. In: Hager, M. (Ed.), Continuing Education in the Health Professions: Improving Healthcare through Lifelong Learning. Josiah Macy Foundation, New York, pp. 30–62.

Moore, D.E. Jr., Green, J.S., Gallis, H.A., 2009. Achieving desired results and improved outcomes by integrating planning and assessment throughout a learning activity. J. Contin. Educ. Health Prof. 29 (1), 5–18.

Parboosingh, J.T., 2002. Physician communities of practice: where learning and practice are inseparable. J. Contin. Educ. Health Prof. 22 (4), 230–236.

Regnier, K., Kopelow, M., Lane, D., Alden, E., 2005. Accreditation for learning and change: quality and improvement as the outcome. J. Contin. Educ. Health Prof. 25 (3), 174–182.

Reiser, B.J., Tabak, I., 2014. Scaffolding. In: Sawyer, R.K. (Ed.), The Cambridge Handbook of the Learning Sciences. Cambridge University Press, New York, NY, pp. 44–62.

Schon, D., 1983. The Reflective Practitioner: How Professionals Think in Action. Basic Books, New York.

Shadish, W.R., Cook, T.D., Campbell, D.T., 2002. Experimental and Quasi-experimental Designs for Generalized Causal Inference. Houghton-Mifflin, Boston, Massachusetts.

Shershneva, M.B., Mullikin, E.A., Loose, A.S., Olson, C.A., 2008. Learning to collaborate: a case study of performance improvement CME. J. Contin. Educ. Health Prof. 28 (3), 140–147.

Shershneva, M.B., Wang, M.F., Lindeman, G.C., et al., 2010. Commitment to practice change: an evaluator's perspective. Eval. Health Prof. 33 (3), 256–275.

Sullivan, G.M., 2011. Getting off the gold standard: randomized controlled trials and educational research. J Grad Med Educ 3 (3), 285–289.

Tian, J., Atkinson, N.L., Portnoy, B., Gold, R.S., 2007. A systematic review of evaluation in formal continuing medical education. J. Contin. Educ. Health Prof. 27 (1), 16–27.

第6章 隐性课程
The hidden curriculum

F. W. Hafferty , E. H. Gaufberg

Chapter 6

（译者：朱亚鑫 赵 阳 审校：曲 波）

趋势

- 隐性课程（hidden curriculum，HC）是所有医学学习环境中无处不在的一个部分。
- 区别于正式的、意向性的教学，隐性课程是在训练中通过一系列非正式的、潜移默化学到的其他课程获得的。
- 它既有正向作用也有负向作用。
- 它不可以被清除（eliminated），但是可以被管理（managed）
- 角色榜样（role modelling）是隐性课程传递信息的一个主要途径。
- 隐性课程是一种重要的社会力量，因此在职业认同形成中起到重要的作用。
- 隐性课程在学生不当对待（student mistreatment）（大部分是负面的）中起重要作用。

 "真正的发现之旅不在于寻找新的景观，而在于有新的视角。"

Marcel Proust

隐性课程（HC）由探索教育生活连续性

和脱节性的理论组成。从最基本的层面来看，隐性课程理论强调了教师想要（通过正式课程）教授什么与学习者从正式课程中学到什么之间的潜在差距或脱节部分；所有的这些都发生在一个强调背景环境和相互联系、相互依存的系统框架内。一些关键的影响因素包括：教育方法（如何传递内容）、相关情境（教师和学生之间的互动，包括权力和等级等因素）、物理环境（空间、布局、噪声）以及组织文化和团队价值理念等。在这个概念平台基础上，隐性课程理论也认识到，大部分社会生活（包括在教育环境中发生的事情）都在"雷达监测之外"，因为日常生活中，不管是教育还是其他方面，都是常规化的，也被认为是理所当然的。同样地，隐性课程的理念基础就是意识到：在医学生职业社会化和身份认同的形成过程中文化和相关亚文化的作用，这是对医学学习和医学实践的补充。

 "我们（教师）的教学远远超过我们所知道的。我们所说的每一个字、我们所做的每一个动作、每一次我们选择沉默或不采取行动、每一个笑容、每一次责备、每一声叹息，都是隐性课程中的一堂课。"

Gofton & Regehr，2006

任何参透、解读，并最终对隐性课程产生影响的尝试，都是从剖析正式的课程开始的，这也许会持续下去，至少当权者是这样认为的。以此为基础，我们可以继续探索"还有可能发生什么"。官方和非官方、正式和非正式、意向和感知之间的空间变成我们的基本工作领域。在做这项工作时，重要的是要记住，隐性课程不是一个被发现、整理，然后归入标注了"已完成的项目"中的东西。在正式和有意向的课程中总是存在对应的隐性部分。环境通常也产生影响。总是有看不见的、未识别的、不受重视或者不被认可的因素影响着我们的社会生活。总有一些事情成为常规而被认为是理所当然的，以至于随着时间的推移，逐渐被人们所忽视。有目的的探究可能会发现并有意识地解决这些影响中的一部分，然而发现是无止境的，解决的方法也不是恒久不变的。最后，隐性课程系统的观点需要我们认识到，任何环境和情境的变化都会产生一系列新的动态变化，并产生新的影响，这些反过来会帮助我们构建社会生活中正式部分和隐性部分之间新的（整体的）关系集合。

历史背景

隐性课程理论在社会学和教育学两个学科领域有着深厚的概念根源。例如，哲学家和教育改革家 John Dewey 就"附带学习"（collateral learning）的重要性、"间接课堂教学相对于直接课堂教学的重要性"进行了论述，认为与正式或意向性的课程计划相比，伴随学校和课堂生活的附带学习对学习者有更深远的影响。虽然 Dewey 可能没有使用"隐性"这个术语，但他明确地关注到了学习中的偶然性、非计划性、未注意的和未意识到的层面。

社会学也有一套自己的概念体系，特别是在区分社会生活的正式和非正式方面形成的成型理论。例如，社会学区分了经常在非正式层面上发挥作用的社会规范和已制定的法律的不同。此外，社会学认识到，在许多情况下，相对于法律来说，规范对社会实践的影响更为深远：想一下张贴在道路或公路上的限速牌（正式的）与非正式的可接受驾驶速度界限之间的差别，以此来管理司机和执法者的行为。联结社会学（joining sociology）在区分工作的正式和非正式方面具有丰富的历史，形成关于商业、管理研究、组织科学等方面的大量学术文献，这其中就包括"在工作"进行隐性学习的重要作用。

20 世纪 90 年代以来，医学教育文献中不断有文章将隐性课程作为考查医学培训的概念性工具。主题包括职业素养、伦理指导、教师发展、性别问题、评价政策、身份认同的形成和社会化、终结性评价、反馈、资源配置、文化能力、模块化轮转对学生发展的影响、纵向培训、案例研究中传递的信息、国际医学毕业生培训、劳动力问题、医学生的专业（二级学科）选择、专业群体间的关系、科学研究中的隐性课程、模拟以及隐性课程的测量工具等。这个概念已经被广泛使用在从麻醉学到外科各医学专业、从医学院校到住院医师培训再到继续医学教育以及如人文关怀等相关概念的各项事务中（Martimianakis et al., 2015）。隐性课程在 50 多个国家被用来审视教育问题。

定义和隐喻

"隐性课程是以角色榜样、机构领导、同伴或者其他练习等方式，来隐性地进行教授……"
Fryer-Edwards，2002

尽管有很多关于隐性课程的文献，但是在某些情况下，这些文献可能会混淆一些属于或不属于隐性课程框架下的内容。在接下来的部分，以及随后的例子中，我们试图理清专业术语上的混乱。

定义

正式的课程是指规定的和意向性的课程，也就是学校或老师所说的教学。正式课程至少包括两个层面。第一个层面是正式认定的：以书面形式（课程目录、网站、教学大纲）或由教师口头提出。第二个层面是意向性的：教师/学校打算教授或传递给学生什么。

通过正式课程之外的工作，我们会很快地接触到学习的非正式方面的各种区别和衍生。这些层面可能是隐性的、间接的、非正式的、非意向性的，或者是参与者看不到的。它们的共同之处在于，既不是正式宣布的，也不是意向性的。

教育工作者往往采用简单的二分法来区分正式课程和教育环境中可能发生的"其他一切"。当这样做时，有些人使用"隐性"这个词作为正式课程之外其他事情的主标签。其他人可能将"隐性"或"非正式"作为同义词来使用。从本质上来讲，

这种方法没有任何错误，只要所有人（调查者、对象和读者）明白，在后一类别中被强加的内容的结构特征和影响往往与正式课程完全不同。例如，缺失课程（null curriculum）涵盖了教师教授、重点强调和展现以外的学生学习内容。以福尔摩斯的一个案例作为类比，该案件是发生在一个夜晚的谋杀案，以下是发生谋杀案件时，关于狗的表现的选段：

格雷戈里（伦敦警察厅探长）："你还有什么要提醒我注意的吗？"
福尔摩斯："我比较好奇夜晚狗的反应。"
格雷戈里："狗在当晚没什么反应。"
福尔摩斯："这正是我觉得奇怪的地方。"
Sir Arthur Conan Doyle，1892

尽管有些学生确实从那些教师未强调或未评估/测评的方面得到了很多收获，但是这与学生隐性获得的非正式规则相比，是一种截然不同的学习方式，例如，如何与"困难的患者"进行交流，如何在上午查房中呈现出最好的状态，如何在工作中适应不同的医疗环境。

在基本的分析层面上，我们主张使用一个基本的四分类方法（正式的、非正式的、隐性的、缺失的）去探索隐性课程。除了正式的学习以外，重要的学习发生于工作场所（作为非正式课程的一个来源）以及不那么明显和不容易发现的来源，如组织文化（作为隐性课程的一个来源）中的联系和互动等。实际的课程可能是相似的，但重要的是，要始终区分被广泛分享和公开承认的非正式规范，与不太明显或较少被参与者认可的影响这两者之间的概

念区别。

隐喻

 "毫无疑问，有一个看不见的世界。问题是，离市中心有多远，以及会开放到多晚。"
Woody Allen，1972

尽管定义不同，但对于我们理解学习环境（learning environments，LEs）中发生的各种学习类型和来源至关重要，不过这些不同之间的界限也可能并不是十分明确。由于学习的流动性和神秘性，这种情况更是如此：在一个时间点，影响可能被掩盖起来，而在另一个时间点被具体化，久而久之，在有意识的思考和审查之下，这些新的正式规则的影响逐渐减退。由于这些原因，用隐喻来形象地说明隐性课程，可以相当自由地提出一些新的方法，并来思考对学习形成的巨大影响。因此，我们可以用一个关于冰山的常见隐喻，以冰山在海平面上可见的与海平面下不可见的部分来提醒自己，教育生活中不可见的方面可能比那些浮于表面的更重要。再者，我们可以用物理学的另类现实（alternative realities）或者用这个事实：宇宙中的大多数由某种物质（暗物质）组成，观察者看不见这种物质，因此必须用间接方法确定其存在，来接受物理学方面更令人费解的隐喻。关于大部分组织生命是由无形的或隐性的力量所塑造的说法，听起来可能有些夸张，直到人们意识到有许多科学研究领域根植于类似的争论之中。毕竟，我们知道大多数交流是非语言的，大约 80% 的

心理过程是在无意识的层面上发生的，大约 80% 的结果归于 20% 的原因（如 Pareto 的 80-20 原则）。这些现实至少让我们停下来思考，学生学到的东西中有多少是完全来自我们的意向性课程。

应用：探索 / 评价隐性课程

 "……医学职业素养教育（professionalism education）的主要障碍就是医学教育者不专业的行为，它受到早已建立的学术权威（academic authority）等级制度的保护。学生感受不到这种保护……"
Brainard & Brislen，2007

将隐性课程应用于学生学习和教师发展不是一件容易或无风险的事。这需要花费相当多的时间和精力，因为它与"纯粹的"教学模式是相反的（学生被视为空空的血管，热切地等待着被老师灌输知识、技能、行为和价值观），从隐性课程的角度来提出问题既可能令人不安，又会引起抵触。尽管如此，通过探讨自己学习环境中正式的方面和非正式的方面之间的相互影响，可以更加深入地了解在医学院的学习是如何受所有机构都身处其中的更广泛的社会文化环境的影响（Hafferty et al., 2015）。在本节中，我们概述了探索学习环境的非正式方面的实践方法。这是将我们打算教的内容与学员实际学的内容联系起来的一个必要步骤。

1. 开始（getting started）：学习者（教师和学生）应该熟悉整体概念框架以及关

键术语（例如正式的、非正式的、隐性的、缺失的）。意识到这一现象，并确保学习环境中的其他人也意识到并公开讨论，这一做法是解决方案的重要组成部分。帮助学习者适应教育环境中非意向性学习的情况，例如，你可能会要求学生确定发生在以下常见场景中的信息或学习要点：

a. 你（三年级的医学生）被要求做各种非医疗任务，比如为团队成员订餐。

b. 你的主治医师大部分时间都工作到很晚。她经常错过家庭事件，最近她错过伴侣的生日。工作到很晚的住院医师被誉为"英雄"或"冠军"。

c. 你的住院医师宣布你负责的 16 岁的患者因囊性纤维化而死亡，坐下来与你一起对事件进行反思，并对患者进行哀悼。

d. 你的主治医师在患者面前与查房小组公开讨论患者的诊断和不良预后，而没有考虑到患者，或者询问他是否有任何问题。

e. 你在轮转中的成绩主要取决于你多选题内容的考试分数。

f. 你注意到一个病态肥胖的患者经常被团队中的实习医生和住院医师称作河马。

g. 你注意到住院医师或主治医师从未询问过性行为史。

另外一个有助于突出正式课程和非正式课程之间差异的练习是要求学习者识别出"我不应该在医学院校学到但却学到了的前十件事"（Dosani，2010）。同样，要求教师和学生发现和反思他们在各种学习环境中起到的（同伴或者其他）榜样作用，来审视他们自己对教育环境的贡献。

2. 参与者-观察者调查：学习者可以扮演一个业余的医学文化人类学家（Harvard

Macy Faculty，2011）。基本人种学方法中的简要概述在这里会很有用，如绘制教育空间地图、收集资料的客观方法等。可以要求学员描述人们是如何打扮自己的、他们配备的工具、如何自我介绍、在群体中站或坐的位置、谁先发言及用何种语言，或是医疗团队中不同成员的角色设定。可以要求教师做同样的练习。对比这两组的结果会很有启发。这种方法可以用在临床前和临床环境中。在临床前环境中，可以探讨在不同的学习环境中教师和学生的相对参与情况（如通话时间）。此外，可以检查笔记本电脑或手持设备等技术的使用情况、出勤率、迟到情况和课前课后的讨论内容等。在临床环境下，如查房，志愿者可以大致记录下用在患者社交/情感需求上的时间与其他话题上的时间的差异，其他话题如医疗保险和其他"事务方面"的考虑、展示幽默感、开玩笑或者与患者无关的谈话等。要求学员以第三者的视角，写下人种学观察结果，就好像他们是局外人，被分配去观察一个陌生的新世界，这样有助于培养"隐性课程视角"。

3. 分享隐性课程中的故事

a. 提供时间和空间计划表，免除附带责任，对学生的经历进行分享、倾听和反馈。使用人文学科（艺术、诗歌、文学、电影）作为切入点，为学习者分享个人经历提供零距离和安全表达的机会。这种反馈的机会是职业发展中的一个重要方面，可能会消除许多医学生情绪压抑经历的负面影响，最终可能有助于防止道德滑坡（ethical erosion）。

b. 下列介绍的这个写作练习已经在

一所医学院被证明有效（Gaufberg et al.，2010）。介绍隐性课程的概念，让学生写下简短的反馈性文章，在文中讲述一个隐性课程案例，并对其进行反馈。在这个过程中，可以要求学生扮演前文所述的参与者-观察者 / "医学文化人类学家"的角色。可以用这些案例展开讨论。经学生同意并且 / 或者隐去案例中的身份信息，可以将案例作为向教学环境（会诊、研讨会）中的教师或其他人进行反馈的一种形式，并提供讨论的机会。把这些案例以剧本的形式进行戏剧化表演，会是一个非常有感染力的开端（Bell et al.，2010）。从更大范围来说，非正式课程中人文案例的分享（肯定式探询）可以作为影响机构进行积极改变的有效手段（Suchman et al.，2004）。

c. 通过让学生收集和分享他们教师讲述的关于医学实践和（或）作为医生的生活故事，让学生探索社会学家口中的医学"口述文化"。努力解读这些故事中蕴含的潜在文化、道德和规范性信息。

4. 聚焦关注并反思变通方法。变通方法是在正式或者"正确"的方法被视为无效、失常、过时或者不适合的情况下，为了完成工作而采用的非正式或未经批准的方法。变通方法可能应用在课堂上、门诊部或病房里。虽然没有关于变通方法的书面行为手册，但是新人会很快就知道他们在完成工作当中扮演的关键角色。他们也会知道执行这些书本之外行为的正确和错误方法。要求学生举出一个他们参与过的或者观察到的变通方法的例子。并提问："你是如何知道这种特殊变通方法规则的（观察、角色榜样、内部线索）？"鼓励学生探讨为什么我们有变通方法，特别是在面对高度结构化的工作环境时。

5. 关注微小的道德挑战。一些作者和教育工作者认为，与教授他们在作为成熟的临床医生时将要面临的道德挑战相比，关注日常微小的道德挑战（可以在患者身上"练习"吗？如果我的住院医师让我篡改图表，我该怎么办？听到这种没人性的笑话我应该笑吗？）更适合医学生的发展。微小的道德挑战通常发生在评估层面，学生认为他们决定的过程或结果可能会对成绩产生影响。各种在线论坛如 professionalformation.org 允许学生分享和提出问题，来协作解决挑战。

6. 把注意力转向缺失课程。检查教学目标和（或）内容，并留意可能遗漏的部分。检查你的正式课程设置，并探讨"遗漏的主题"如何向教师和学生传达"在医生关注的范围内"或者"不在医生关注的范围内"方面的信息。相应地，你没有讨论或教授的，而你的患者可能关注的是什么内容？这些类型的练习会特别难。毕竟，一个人怎么能够知道什么时候遗漏了内容？尽管如此，解读遗漏的内容对改变一个人将来如何做事有深远影响。

7. 检查和评估你的物理环境。与学校的其他组织目的（如管理或研究）相比，你的学校将多少空间以及哪种空间专用于临床学习？以授课为主而缺少小组学习空间的学校很可能注重说教式学习过程，而不注重互动式学习过程。学生和教师的奖励情况如何？如果发放奖励，你会将奖励张贴在哪儿？把奖励张贴在人流量大的区域的学校和贴在后走廊的学校有着本质意义上的区别。在临床学习环境中，布局有利于以患者为中心的人际沟通吗？还是设计时考虑方便教师或电脑设备？有时有价值的手工艺藏品在平淡无奇的地方。经过几天的课程，一位临床医生认真地清点了他在日常工作中用到的药品、医疗器械公司的品牌产品（Hafferty & O'Donnell，2015），当他看到"新发现"物品的数量和密度时，尤其是那些一直"藏"在他办公室里的物品，他感到非常惊讶。

学生不当对待：从隐性课程视角进行的一个案例研究

虽然适用于隐性课程分析的主题很广泛，但是由于以下几个原因，我们选择了学生不当对待这个主题。在一个理想的医疗培训环境中，不存在不当对待。没有医学院正式宣布对学生不当对待是他们的正式课程或意向性课程中的一部分。然而显而易见的是，这种特别的现象给我们的解释带来了一些挑战。首先，虽然不当对待未被正式声明，但是我们必须接受有意发生学生不当对待这件事情的可能性。其次，即使不存在这种伎俩，还是有一系列的其他解释，包括忍受一些既没有声明过也不是蓄意的事件（不当对待）。在这里，我们认为不当对待分为正式接受和默认接受，以及一种更加普遍的可能性，那就是我们既不正式接受也不默认接受，而是对由教师（正式形式的控制学习环境的人）视为实现特定教学目的所必需的"对待"是否会构成不当对待而形成的分歧。因此，隐性课程（HC）方法要求我们接受一些教学实践的可能性，具体来说苏格拉底式教学

法（包括其表现形式）可能被一方（如教师）视为是有益的，而被另一方（如学员）视为是打击信心、不尊重别人、欺侮或是虐待别人的。将后者的框架描述成"错误的"或是"幼稚的"，这理所当然是当权者的特权，但却忽视了隐性课程的要点。让教师们误认为这些声明是不正确的或是误导的只会强化这种看法。相应地，即使真诚地接受了不当对待的声明，也不代表它是真实的。事实上不当对待是社会的产物，因此受环境和文化的很大影响，并不会自动给任何声明赋予权利。尽管如此，无论事实或观点如何，隐性课程都要求作为有争议的领域的学习环境，必须进行"修整"。这种"修整"可能涉及对于教学实践的结构和目的存在争议的以学生为目标的教育，或者可能涉及有争议的实践本身（或者一些理念的组合与重新设计）。无论最终决定是什么，以学习者为基础的教育理念认为当他们在不当对待的条件下工作时，不会有助于健康学习环境的形成。

尽管有支持和反对，令人信服的隐性课程分析的关键在于，要求我们摆脱将学生不当对待作为个体关系互动的方式，去考虑能够产生、强调或保持不当对待行为（作为非正式的手段独立于人际交往之外）的组织自身，这包括其结构和进程。一些人可能认为没完没了的说教式演讲或是被剥夺了解释（权利）的单调枯燥展示，成为机构不当对待的例子。我们对此表示同意。反过来，这种以结构化为基础的不当对待行为的出现，特别是在监测以外存在的程度，使得常规问责和补救更加困难。

这些给我们带来了最后几个解读隐性

课程的要点。正如声明不当对待不代表存在不当对待，没有声明不当对待不意味着学习环境中不存在不当对待。最后，隐性课程方法要求我们对手头的问题进行深入彻底的探讨。不当对待与什么有关？——我们必须要问。如果我们的回答是行为不当对待与"学习"有关，那么我们就会提出一系列有趣的挑战，包括：许多普遍接受的教学实践，如高利害的测试、特殊成绩评估政策的可能性，或者稀缺资源，如身份地位（班级排名、首席住院医生）的竞争可能会阻碍或歪曲已经正式确立的学习目标。毕竟，学习环境不应该是没有压力的。确定某些类型的压力源在什么时间用什么方法对某些类型的学习（尤其是我们提到的成人学习）是必需的，与被认为是多余的或者适得其反的解构和补救实践一样，都是隐性课程方法的特征。

最后，对不当对待进行任何隐性课程的剖析，都必须研究学习环境中存在不当问题的全部范围。虽然有多种途径，我们在这里只强调两个：①关于不公平对待的研究／学术；②本科和研究生医学教育水平的培训项目评估／认证。在第一个例子中，我们可能会探讨具有研究特权会形成某种不正当对待，忽视其他人，从而把前者作为"值得我们关注"，而把后者视为不值得关注，甚至可能形成不当对待。在认证的情况下，当出现不当对待时，认证机构如何对培训项目负责？如果认证机构将不当对待定位为仅限于人际间的动态关系，例如在行政层面上，项目本身将如何看待不当对待？反过来，教师，其次是学员，也将被卷入一系列的价值意义之中。在这里，组织性的不当对待现象不被重视，因而仍然没有得到解决。在权力和影响力方面，认证机构可以（而且确实可以）为其他人设定意义。

最终，不当对待不是 Potter Stewart 法官所说的"我看到它我就会知道"的现象（例如，什么是色情？）。当一个人不依赖于兴趣并以有利于他们利益的方式来界定现实人们的主张，而是系统地看待不当对待的存在和不存在时，才会更好地了解这一现象。

小结

 "隐性课程的相关流程（relational processes）确保了其内容的永久性。"
Haidet & Stein，*2006*

虽然没有一个单一的主题可以包含上面涉及的所有概念和框架，但有一些值得最终评论的细节。第一，隐性课程是一种多功能的工具。这个概念可以广泛应用于医学教育领域。医学院校对教师和学生的教育要比他们通常认为的或想要获得的多得多。同样，教师和学生不断地相互作用、相互影响，为医学教育和医疗实践的正式、非正式和隐性课程提供了源泉。第二，隐性课程在教育环境中是持续不断的和无处不在的存在。没有隐性课程就没有学习环境，其影响可能是关键的，也可能是相对不重要的，但它始终存在。第三，隐性课程普遍存在，不管医生们在不同的国家接受过什么样的训练，无论什么构成了共同的价值观，我们都可以看到一个真实的和国家化的"医疗文化"，隐性课程都通过国家特色和培训项目交织于其中。第四，与隐性课程共同作用的是一种反思行为，这是一种教学反馈的形式。同样重要的是批判性地评价我们学习环境的结构和动态，因为它提供了课程内容。第五，隐性课程具有相关性。隐性课程，就像社交生活一样，建立在内部和周围，由参与者之间以及参与者与周围环境之间的关系所滋养。第六，这种类似于学徒的模式强调了临床训练，以及将学习者融入工作场所的相应需求，形成了一个特别成熟的隐性课程学习环境。第七，与此相关的是以医学生和医学院校的教师为对象实施隐性课程改革的趋势，却忽视了组织、机构和社会政治关系如何帮助塑造正在讨论的问题情境。隐性课程从根本上来说，是探究所陈述与所接受之间的差异，但它最终是关于情境和一个更大的关系整体内的一些"部分"。无论"表面"看起来像什么，隐性课程都是情境背后与其相关的部分。

参考文献

Bell, S.K., Wideroff, M., Gaufberg, E., 2010. Student voices in readers' theater: exploring communication in the hidden curriculum. Patient Educ. Couns. 80 (3), 354–357.

Brainard, A.H., Brislen, H.C., 2007. Viewpoint: learning professionalism: a view from the trenches. Acad. Med. 82 (11), 1010–1014.

Dosani, N., The top 10 things I learned in medical school (but wasn't supposed to!): Plenary Session: The hidden curriculum exposed: perspectives of learners and educators, Canada, May 4, 2010, St. John's Newfoundland.

Fryer-Edwards, K., 2002. Addressing the hidden curriculum in scientific research. Am. J. Bioeth. 2, 58–59.

Gaufberg, E., Batalden, M., Sands, R., Bell, S., 2010. The hidden curriculum: what can we learn from third-year medical student narrative reflections? Acad.Med. 85 (11), 1709–1711.

Gofton, W., Regehr, G., 2006. What we don't know we are teaching: unveiling the hidden curriculum. Clin. Orthop. Relat. Res. 449, 20–27.

Hafferty, F.W., Gaufberg, E.H., O'Donnell, J.F., 2015. The role of the hidden curriculum in "on doctoring" courses. AMA J. Ethics 17, 130–139.

Hafferty, F.W., O'Donnell, J.F. (Eds.), 2015. The Hidden Curriculum in Health Professions Education. University Press of New England (Dartmouth College Press), Lebanon, NH.

Haidet, P., Stein, H.F., 2006. The role of the student-teacher relationship in the formation of physicians: the hidden curriculum as process. J. Gen. Intern. Med. 21 (Suppl. 1), S16–S20.

Harvard Macy Faculty, 2011. Learning to Look: A Hidden Curriculum Exercise. Harvard Macy Institute, Boston, MA.

Martimianakis, M.A., Michalec, B., Lam, J., et al., 2015. Humanism, the hidden curriculum, and educational reform: a scoping review and thematic analysis. Acad. Med. 90, S5–S13.

Suchman, A.L., Williamson, P.R., Litzelman, D.K., et al., 2004. The relationship-centered care initiative discovery team: toward an informal curriculum that teaches professionalism: transforming the social environment of a medical school. J. Gen. Intern. Med. 19 (5 Pt 2), 501–504.

第2篇
学习情境
Learning situations

<table>
<tr><td>第 **7** 章</td><td># 授课
Lectures</td></tr>
<tr><td>*Chapter 7*</td><td>W. B. Jeffries , K. N. Huggett , J. L. Szarek
（译者：刘晓萌　审校：谢阿娜　王维民）</td></tr>
</table>

趋势

- 增进对授课的理解，把授课视为知识建构的过程。
- 加强对新知识加工编码和保持（retention）过程的理解。
- 将授课视为主动学习的过程。
- 制订授课计划时，考虑到通过录音学习的学生。
- 在授课前开始学习，以便在课堂上对所有知识有更好的运用和理解。

医学教学中的授课

 "授课：通常是以教学为目的，围绕特定主题在听众面前进行的讲述。"
《牛津英语词典》

授课是一种广泛用于医学教育中的教学方法，几乎一成不变地持续了数百年。随着神经生物学对于人类学习研究的深入理解和新教学方法的运用，以及数字技术对人们交流方式的改变，大量授课的观点受到质疑。授课的效果取决于教师的专业知识和学生的课堂参与度。本章旨在总结授课成败的原因，提供合理授课的办法，以强化学生主动学习行为，提升学习效果。

 "授课就是一个人喋喋不休，而其他人昏昏入睡。"
佚名

授课作为主要学习方式的利与弊

授课可能是一种有效的学习手段，多数师生认为授课是知识获取过程中不可或缺的一部分。学生喜欢当面授课而不是通过录音学习，这是不足为奇的（Bligh，2000）。毋庸置疑，在传授知识方面，授课具有和其他方法同样好的效果。因为授课可以为终结性评价提供指导，复习课堂笔记是准备考试的高效率方法，所以，学生们常常喜欢授课的方式。Svinicki 和 McKeachie（2013）提出了若干能有效发挥授课优势的方法（框 7.1）。

框 7.1　授课的有效用法（改编自 Svinicki & McKeachie，2013 和 Jeffries，2014）

- 呈现最新信息。
- 从大量信息中总结、提炼信息。
- 通过为学生提供学习引导和概念框架的方式，帮助学生为有效的主动学习做好准备。
- 聚焦于关键概念、核心原则或观点。

授课作为医学教育中课程学习的主要方式，其运用受到教师个体和教学方法两个限制因素的影响。在教师个体限制因素上，表达技巧、自信心、学科知识、教学经验和教学投入等有很大的差异。教师上述方面的不足，会影响学生的学习效果、学习热情和学生对教师的认同。对于教师而言，这些不足会让教师对授课产生恐惧心理、缺乏成就感和得到负面的评教结果。因此，理想的授课非常重要，本章将重点阐述授课中出现的问题。

教学方法的限制更加难以逾越。尽管授课被认为是一种快速且高效传递知识的方法，然而大量证据表明，在培养技能、态度和高水平知识运用方面，授课不是最理想的教学方法。应该认识到，尽管良好的授课对医学教育而言依然十分重要，但其他教学方法对于满足高水平、多样化健康服务需求而言，常常可能会更好。

☞ 在授课之前，需要确保授课是最佳教学方式，能让学生达到最佳的预期效果。有时，另一种改良方法有可能更好。

在授课中学习

建构主义学习理论提供了一个理解在授课中如何获得知识的有用框架（Torre et al.，2006，医学教育相关学习理论综述）。建构主义学习理论认为，学习者通过新旧知识经验的相互作用来丰富和调整自己的知识经验。在授课过程中，学生必须将课堂中呈现的新知识纳入已有的认知结构中，获得新的意义（与以前的知识经验整合），并将其存储起来。因此，在这种理念下，教师的角色是呈现新的学习材料，供学习者根据既有经验进行吸收。教师需要聚焦于吸引学生注意力，鼓励学生参与，强化学生对新知识的理解和记忆，设计有效的课堂组织模式。

注意力的把握

授课只有在学生认真听讲的情况下，才有效果。不幸的是，在 1 小时的授课中，学生注意力在课程开始后几分钟就急剧下降，直至他感觉到本次课快结束时才开始恢复（Bligh，2000）。维持学生注意力的元素包括唤醒（arousal）和动机（motivation）。唤醒是指针对学习者总体的激励水平，而动机则是指向特定目标的学习者激励（Bligh，2000）。唤醒可通过各种刺激（如授课风格、学习活动、视听材料）和环境因素，如座位、温度、光等来维持。教师可以通过创造有利于唤醒的环境来提高听者注意力。如果不努力去主动激发，听者注意力维持时间不会超过 10 ～ 15 分钟（Jeffries，2014）。框 7.2 给出了提高学生注意力的方法。

动机是维持注意力的重要因素。医学生的内在学习动机分即时性（为了即将到来的考试，渴望理解和参与，渴望获取知识）和长远性（和他们的医学生涯有关）两种。因此，如果学生理解学习材料对于课程及考试的重要性以及与医学生涯的相关性，则有助于提升其学习动机。教师应该清晰地概述课程目标、课程考核与国家指定的综合考试以及公共健康之间的关联。没什么像"这个会考"这句话更能提高学

框 7.2　提升授课注意力的技巧

- 改变学习材料视觉表现方式（包括图片、表格等）。不用小字号字体或过微弱的光。避免连续使用多张相同的幻灯片。
- 调整语速和语调。单一音调必然乏味。不要读幻灯片，而是把它们当作生动描述和内容的提纲。
- 授课期间，适当休息。久坐会降低注意力。暂停 1 分钟，让学生站起来舒展或者短暂活动一下。
- 增加新意（介绍一位患者，做一个示范，看一段视频等）。这会重新让注意力达到新的水平，促进新知识的吸收和保持。
- 创造合适的学习环境。限制干扰性噪声、谈话和不必要的教学设备使用。不当的光线、座位、空气流通和温度都会影响注意力。饭后和傍晚授课，学生容易走神，需要付出更多的努力来维持学生注意力。

生的注意力。

增进互动

互动可提升学生的积极性和注意力。学生对积极互动的教师反响良好。教师可通过对课堂主题的知识和热情的展示，来直接与学生互动。学生对授课组织良好、专业、将所学内容和实践相关联的教师，反响最好。学生们也喜欢教师将先前的课程与当前课程内容联系起来（Onwuegbuzie et al.，2007）。

教师通过自我介绍、阐明课程的主题与目标关联性的方式来开启课程。课堂的组织应该是清晰的，并留有提问和总结的时间。教师可以充分使用教室空间，适时走下讲台，与学生直接互动，使用眼神交流，捕捉并判断学生的兴趣和热情。使用视听材料来讲述引人入胜的故事，介绍有效的记忆方法，提出有争议的问题。为

了保证学生不感到疑惑或课上走神，教师需要定时问些可以通过即时教学反馈系统（audience response system）或者手势回答的小问题。幽默感可以提高注意力，但要注意文化和代沟等敏感问题。只有故事和笑话与当前主题相关时，才能够提升教学效果；有趣但与所讲授内容无关，则影响课堂上相关知识的学习（Mayer et al.，2008）。最后，以总结重要知识点来结束授课。结束后留出一定的时间，供学生提问和教师回答问题。

> 在课程开始前提前来到教室与学生交流，熟悉教室环境和教学设备，确保视听材料能够正常使用。

促进知识保持

知识保持（retention）是对知识的有效编码（通过教学、研究、反思、意义重构）和提取（在考试中测试）的过程。本章聚焦教师可控、有助于知识保持的三个实践要素：内容密度和节奏、做笔记和知识提取练习（retrieval practice）。

教师常犯的错误是授课中对内容密度安排不合理。在 1 小时的课堂中塞入 80～90 张幻灯片的尝试注定会失败。失败的原因是教师没有做好充分的准备，要么在课堂上增加了太多的主题，要么就是包含了太多无关的细节。这种情况下，学生难以分清知识的重点，只能获得表面的知识，或者根本放弃对课程的学习。结果削弱了学生信息认知处理和自身知识的构建能力。

内容过多会导致节奏不当。教师要在

讲课中成功地吸引学生的注意力，激发学生参与，课程内容的呈现就应该是能使学生从短时记忆转化为长时记忆，或者能使学生产生新的涵义的方式。如果节奏太快，学生就会因为干扰而不知所措，学习行为也将停止。相反，如果节奏太慢，学生则会因为失去兴趣或注意力分散而停止学习。因此，教师需要把内容材料量拿捏得"恰到好处"。开始时，每张幻灯片的讲授不超过 2～3 分钟，并及时提出问题，进行总结。在进行课程评价以不断地改进授课质量时，节奏是一个重要的考虑因素。

> 👉 教师最常见的错误是提供过多的信息。应该通过列举几个典型案例来阐述重点。

不当的课堂节奏会影响记笔记。记笔记可以促进知识保持（Bligh，2000），这为教师提供了一个促进教学的机会。课堂节奏应该慢一些，让学生能有效地记笔记。教师要紧紧围绕大纲，通过举例子、总结和重复等方式来强调重点。给学生有关课程结构、重要图表和其他资料的交互式讲义，让学生在填充信息的过程中主动学习。教师需要观察学生的课堂反应和听讲状态，并询问学生是否需要对所讲问题做进一步讲解。讲到特别的难点时，稍做停顿，以便让学生跟上、反应并提出问题。这个停顿可以产生积极的学习效果，我们将在后面进一步论述。

> 💬 "知识提取不只是存储知识的读出，知识再现本身就能促进学习。"
> *Karpicke & Blunt，2011*

神经认知学研究表明，随堂测验可以增强记忆。通常，保持的概念只是把信息有效地储存在记忆中。然而，很少有人考虑到信息的提取（retrieval）也属于保持的一部分。知识提取练习可以有效通过构建知识、产生重要的学习刺激等强化学习过程（Karpicke & Blunt，2011）。因此，知识提取练习（例如多项选择题测试）可能是超越其他方法、促进学习的有力工具。Jones（1923，Bligh 于 2000 年总结）在其研究中发现即时测试可有效减缓课堂知识的遗忘。基于这些信息，我们建议在每节授课中或结束时，提供知识提取练习。这些练习可以通过简单问答题或者即时教学反馈系统作答的方式完成。框 7.3 总结了一些促进知识保持的方法。

组织讲授

大多数成功的授课都有清晰的组织架构，帮助学习者了解预期学习结果。理想的授课组织架构由所授内容和前后的关联所决定，因此授课首先要确立总的教学目标。医学教育的授课通常可分为四类（Jeffries，2014）：①特定主题信息的呈现（例如降低血压的药物）；②批判性思维能力的发展（例如如何解释血浆电解质数

框 7.3　促进知识保持的技巧

- 控制教学内容量，提供少量的关键知识点。
- 提供文字材料以提升记笔记的有效性。
- 在重要概念的讲解之后适当停留，便于学生消化和提出疑问。
- 在讲课过程中和结束后安排适当的问题用于评价。

值）；③步骤、实验或临床路径的演示（例如肠道疾病的手术方法）；④争论的提出（例如，如何在资源稀缺条件下，优化患者的治疗次序）。

所有的授课类型都应该包括清晰和可衡量的学习目标，以指导授课和评价。

目标代表了授课的另一种组织原则。这些目标反映了学生以前的学习积累和预期的学习成果，可以具体为学生学习完本课以后可观察到的行为（例如"基于患者化验结果，识别常见的电解质异常"）。使用布鲁姆的分类法既有助于创建目标，又有助于测量课堂效果（Krathwohl，2002）。教学目标宜具体，不宜太多。

一旦确立了目标，教师就可以根据内容和适宜的教学方法组织授课。用概念图或其他组织策略，对所有与主题相关的内容进行头脑风暴。这将对四个重要领域有所帮助。

- 识别出与其他课程环节或之前所学内容重叠的部分。在团队教学课程中，确定你的课程内容的开始点和结束点，避免过度重复之前已教的内容。
- 确定学习需要的深度。一些本应收效良好的授课，因为过于探究细节而失去应有的效果。
- 选择如何组织材料。虽然可能已经在团队教学课程中确定，但组织构架必须清晰并反映在讲义中。
- 发现自己理解上的漏洞。给出一份涵盖主题的、非本专业领域内容的阅读清单。阅读课程内容的相关章

节，熟悉学生的学习材料。

妥善解决上述问题后，可有多种方法组织授课。归纳法，是通过总结事例共性，从而进一步描述一般规律。例如，可以引用一个病毒暴发的事例来介绍流行病学和公共卫生的理论。演绎法正好相反，是先介绍一般原则，再用事例说明其应用。无论是哪种情况，真实的事例都会让所授内容更为清晰、生动，增进学生理解并促进知识保持。在任何情况下，要在15分钟注意力时间内讲授知识要点。需要总结要点，提出问题，并安排能够增进学生注意力的学习活动或课间休息，然后再讲授下一个要点。最好提前10分钟结束授课，以预留时间释疑和回答学生问题。

教学资料

视听材料

教师可通过展示教学大纲，阐释数据、表格、介绍患者病理或临床表现的幻灯片，使用即时教学反馈系统等方式增进学生对课程内容的理解。教师最好能够综合运用上述方法来提升学生的注意力。如果使用多媒体设备，请参考以下简单原则：

- 投影时确保幻灯片文字的清晰度。每页不超过4～5个要点。尽可能用最大字号（≥18号）。检查数字是否清晰，字号是否合适。
- 以文字为主的幻灯片，尽量使用浅色背景和深色的字体颜色，以保证展示过程中，PPT不受室内灯光的影响。
- 避免在同一张PPT上格式冲突。

- 理想的节奏是每张幻灯片讲解2～3分钟。
- 纳入教学元素，如视频、示范问题或听众参与等，增强互动。

即时教学反馈系统（audience response system，ARS）

学生可以使用 ARS 在大班课堂中回答多项选择题。系统可在商业上使用专门设备或服务，通过学习者的电脑、平板电脑或电话进行操作。在没有 ARS 的情况下，为学生提供字母卡片进行答题。ARS 可以即时统计答题频率，记录小组答题数据，必要时对答题者进行匿名处理。ARS 可以：

- 收集关于课程内容理解的反馈。如果正确答案频率较低，则表示需要讲者再次阐述问题。
- 向学生提供形成性反馈意见。学生可以关注薄弱环节，为后续或额外学习做准备。
- 为重要或困难的问题提供知识提取练习。
- ARS 加入学生信息程序时，可进行终结性测验。
- 记录出勤率。

教授录制（录音 / 录像）

许多教育机构为学生录制授课内容，供学生下载并在以后学习中使用。课程录制可以是单独的音频，也可以是音频与幻灯片同步或视频。有些教师担心录制课程会影响课堂出勤率或侵犯教师的知识产权。我们承认这些顾虑确实存在，但大多数教师都没有特权拒绝课程录制。根据我们的经验，很多学生会使用录制的课程进行复习，而不是用录制课程代替课堂上课。为了最大化提升学习效果，以下几点需在教师录制播客 / 视频课程时注意：

- 播客（podcasting）。播客只提供音频，学生需要在听课程录音的同时查看幻灯片。为确保学生明白所授内容，教师需要为幻灯片编号并随时说明正在讲解哪张幻灯片的内容。电脑前的学生不能看到你手指的位置或在黑板上写的字。记着要正确地固定并打开麦克风。现场提问无法听到，需要在回答问题之前重复提问内容。
- 视频广播（videocasting）。如果房间里的摄像机捕捉到一张幻灯片，可能会造成分辨率相当大的损失。因此，前面提到的幻灯片易读性指南在这里尤为重要。如果系统只生成带有教师配音的幻灯片，请记住在视频屏幕外发生的事件是看不到的，例如在黑板上写字和在课堂上演示。如要指示幻灯片上某个目标，要使用鼠标，因为在视频捕获过程中，手势或激光笔是看不到的。

课堂上主动学习

 "主动学习是指通过学生的互动参与，动脑（总是）和动手（通常）活动以增进学生对概念的理解（的实践），这些活动可通过与同伴和（或）教师的讨论得到反馈。"

Hake，1998

主动学习是指要求学生完成与课程相关学习任务的过程，比如课前预习阅读、写出关于问题的解决方案、小组讨论。主动学习环节需要学生准备，期望更好的学习结果而不是简单的事实回顾。

最近 225 项关于大学生的科学技术、工程和数学课程的结果荟萃（meta）分析显示，与传统的授课形式相比，主动学习的效果更好（Freeman et al.，2014）。这些令人瞩目的数据显示，主动学习应该补充或取代传统授课。达到这个目的的方法包括将主动学习方法嵌入到传统的授课中，并通过"翻转"课堂来实现以学生为中心。

 "……证据在此，无需再讨论，主动学习胜！"

Maryellen Weimer（*Faculty Focus 3*，2015）

融入方法

将主动学习融入到课堂中，努力将学生从知识的接受者转变为运用者。这为深入学习和增进知识保持创造了强大的动力。如新修订的布鲁姆分类表（框 7.4）所示，在传统授课过程中，由于学生通常是首次接触到学习材料，因此除记忆和理解外，

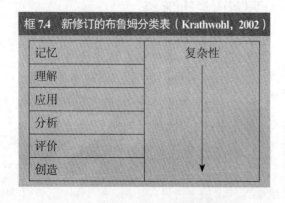

框 7.4　新修订的布鲁姆分类表（Krathwohl, 2002）	
记忆	复杂性
理解	
应用	
分析	
评价	
创造	↓

教师不能期待学生有更大的成就。然而，主动学习训练可以促进应用、分析和评价。这是因为学生在课前或在学习环节中准备了阅读作业或其他学习活动。优化过的授课方式包含各种必要准备，其中包括一些主动学习元素。

笔记核查

另外一种简单的激发主动学习的方式是让学生反思所学内容，如笔记核查。教师可在授课过程中做短暂停顿，用 1 ～ 3 分钟让学生回看所做的笔记，找出需要解释的要点。这种方法在提供休息的同时也激发唤醒。它鼓励学生们快速复习资料，并将其转变为长时记忆。笔记核查可以促进学生对知识的反思。学生们可以判别出容易混淆的关键点（Angelo & Cross，1993），从而进行班级讨论、书面反馈或即兴解释。

低利害书面作业

反思性写作可以帮助学生理清思路，提升写作技巧并丰富讨论。因此，课堂上可以引入一些简单的书面作业来促进学生主动学习（Svinicki & McKeachie，2013）。学生们对概念做简短的解释或基于阅读进行反思，引发后续的讨论或完成高利害的书面作业。这种方法通常被称为"1 分钟作业"（Angelo & Cross，1993）。

思考–结对–分享（think-pair-share）

教师可以通过"思考—结对—分享"的教学策略来激发学生的主动学习。教师在一个重点之后停顿，引入一个应用性问题。学生根据刚刚所学内容并结合前期准

备的资料，独立思考 1 ～ 3 分钟，然后与邻近的同学结对，展开讨论。再后，在更大组的分组讨论中，随机选择配对来分享他们的答案。每一对都要做好回答问题的准备，这样可以增强学生的学习责任。如果学生的答案冲突，教师可以总结出正确的答案；进一步的讨论可以解决悬而未决的问题。"思考—结对—分享"方法可以结合笔记核查，帮助学生理解所学内容中容易混淆和难以理解的知识点。

☞ 学生向他人解释自己的推理，能有效提升其学习效果。小组学习有助于发挥其优势。

临时讨论小组

临时讨论小组是一个大型的"思考—结对—分享"组。临时讨论小组可以自发形成或预先分组，来处理和回答问题。例如，学生可以讨论一个案例，或者提出鉴别诊断和治疗方案。学生可以有时间独立思考，或者立即开始小组工作。小组向更大的群体报告结果，这些结果可以由老师或学生志愿者在黑板上汇总。如所有的小组围绕同一个问题开展工作，则能达到更好的课堂效果。教师总结正确的答案，并提供必要的解释。这种学习方法所衍生的同伴学习法，由 Eric Mazur 提出。在这种方法中，学生完成的概念性问题（或称为概念测试）被插入到授课中，学生小组会在教师引导下，就正确答案达成共识（Fagen et al., 2002）。

课堂游戏

课堂学习性游戏可以在充满活力的、有趣的学习环境中激发更高层次的学习行为。游戏通常会遵循像"危险"（Jeopardy，一种游戏的名称）游戏这样的流行娱乐游戏的形式。免费、易于使用、模拟流行游戏的软件可以在线找到（例如 https：//www.superteachertools.us）。游戏可以团队或个人参与，可以是有奖竞赛。即时教学反馈系统（ARS）在这些游戏中特别有用。授课中引入的游戏最好放在课堂的末尾，以避免其打断授课，同时可选择时机加入测试问题，进行知识提取练习。

对于这种改进的授课方式，常见的批评是减少了课堂内容的讲授时间。事实的确如此，思考—结对—分享练习需要 5 ～ 10 分钟。因此，在保留授课模式的情况下，必须慎重使用这些方法。然而，要记住此时你正在将事实学习转化为深度学习。前者很可能受到授课形式下的注意力缺失的影响，后者却能提高知识保持和学生学习水平。因此，在介绍重要概念时使用主动学习的方法，而在预习任务或家庭作业中安排相关资料学习。

翻转课堂

在翻转课堂模式下，课程的典型授课和家庭作业被颠倒（Educause，2012）。"家庭作业"包括现场学习之前准备的材料。在随后的大班课堂中，主动学习方法将替代传统的授课方法。上述的这些方法按顺序组合在一起，使学生挑战更高水平的学习。

大量研究表明，使用翻转课堂的学生考试成绩较对照组更好。重要的是，几项研究（例如 Freeman et al.，2011）表明，使用翻转课堂后，不及格率降低了 60%。针对翻转课堂满意度的研究也表明，使用者对翻转课堂的态度从模棱两可到一片向好。未来需要研究的是什么主题、什么学生群体得益于哪种主动学习方法。然而，教师们确信翻转课堂会提高学生的参与度和表现。

翻转课堂的最初实施需要教师的大量准备时间，但在随后的几年里准备时间会减少。策划一个翻转课堂包括四个步骤：布置课外作业，课堂活动策划，课堂活动运行和效果评估。

课外作业

课外作业可以包括观看播客或录像，阅读教师指定的文章、讲义或教师提供的其他资料。教师也可以选择在线内容（例如使用 YouTube、可汗学院）供学生学习。把课程目标包含在内非常重要，这样便于学生准备课程。家庭作业应该与目标紧密相连，而不让学生负担过重。考虑减少课堂上的接触时间，让学生有适量时间完成课外作业。如果多个教师使用翻转课堂的方法，学生就有几个课外作业要完成，这一点尤为重要。接触时间减少可以通过增强知识保持和提高学习水平弥补，因为整个课堂时间都致力于主动学习。

> ☛ 对于课外作业，为了让学生对教师、自己和其他同学负责，可使用备好的测试，并将其成绩与最终成绩相关联。

课堂活动策划

如果学生没有做好课堂准备，会导致翻转课堂失败。因此，翻转课堂的一个重要考虑因素是如何让学生对教师、对同学、对自己负责。一个简单且常用的方法是让学生参加学生准备（情况）测试（readiness assurance test，RAT）。在 RAT 中，学生回答几个与他们课程相关的问题并被计入成绩；或者通过让学生提出学习中的难点或者创造一种知识存储矩阵（memory matrix）（Angelo &. Cross，1993）以确保他们完成了作业。学习中的难点可以由教师在课堂上提出来讨论，而知识存储矩阵可以让学生在完成课堂活动后使用。由于小组学习需要每个成员认真准备，因此也可采用同伴互评的方法确保课堂效果。这种方法可以被用作 RAT 的替代或者补充。

这个行为本身包含上面提到的融入方法、课堂测试技巧的适应（Angelo & Cross，1993）或者基于团队的学习。现实中的例子，如病例、实验数据等，具有足够的挑战性，给学生课外学习提供了背景（Jeffries & Huggett，2014）。这种行为通常的思路是让小组内的学生完成特定的任务，同时向其他同学和老师解释理由。无论选择什么样的活动，活动都应该在更高的水平上促进学生的学习，与教学目标保持一致，重要的是与考试相结合。这个活动需要适合课堂时间安排，包括活动汇报（见下文），所以在第一次使用后可能需要调整活动长度。

课堂活动运行

小组学习可以通过与其他同学一起解释和分享信息等方式，促进学生加深对所学知识的理解。因此，翻转课堂需要在课堂上将学生分成几个小组。小组可以自发形成或者通过固定分组模式形成。后者学习效果更好，因为它更能激发小组学习中学生的责任心；学生学习小组可以维持很长一段时间。小组可以被引导来解释其答案背后的逻辑或者寻找问题的其他答案。应该强调，在学习过程中难免出现错误，但错误本身也是学习过程的一部分。教师需要把控好活动时间，确保有足够的时间听取小组汇报。可以使用一个可视指示器（如提示牌）来提醒每组汇报所剩时间。

在完成这些活动后，学生应该给全班解释他们的推理，以提供有效的课堂反馈。教师需回答每个小组提出的问题，或让其他小组讨论。在这一部分活动结束时，教师要强调已经达成的目标，并给予学生学习行为以充分肯定。

> 随机提问一些学生，而不是找学生志愿者回答问题。这可以增强学生学习的责任心。

评估

评估应该包括学生学习效果的测量、学生对学习环节的反馈和教师同行评估。学生学习效果往往是通过终结性评价来衡量的。如果学校有关于使用翻转课堂前后的学生成绩记录，那么可以将二者的成绩进行比较。这样的比较有利于管理者和我们增进对翻转课堂对学生学习成功并无坏处的理解。

学生和教师对学习环节的反馈有助于未来的调整。框 7.5 给出了一些可以应用于学生问卷的问题。

框 7.5　衡量翻转课堂教学成果的代表性问题
使用从 1（非常不同意）到 5（非常同意）的 Likert 量表

- 前期工作适合帮助完成课程活动。
- 课程活动是相关的。
- 课程整合活动具有适当的挑战性。
- 课堂节奏良好。
- 对课程环节的反馈意见具有建设性。

教师对教学环节的批评有益于对授课做出调整。教师完成授课，应即刻考虑课程节奏是否适当，以及课堂活动是否具有足够的挑战性。课程结束后，可针对相关问题做出调整，确保为下一年的活动做好准备。

小结

授课是一种历史悠久的教学方法，在医学教育中依然是最常用的。随着学习和认知理论的深入发展，授课正在演化为一种更有效的教学方法。在课堂上促进学习的关键是有效组织、保持学生的注意力、鼓励参与、促进知识记忆。所有考虑的因素中，重要的是课程内容的密度，它影响授课的节奏和学生记笔记。现在许多研究表明，相对于被动式授课，主动学习方法可有效提升学习效果。通过引入主动学习元素或者用翻转课堂替代传统授课，可以提升授课效果。

参考文献

Angelo, T.A., Cross, K.P., 1993. Classroom Assessment Techniques: a Handbook for College Teachers. Jossey-Bass, San Francisco.

Bligh, D.A., 2000. What's the Use of Lectures? Jossey-Bass, New York.

Educause Learning Initiative. 7 Things you should

know about … Flipped classroom, 2012. https://net.educause.edu/ir/library/pdf/eli7081.pdf. (Accessed 13 February 2016).

Fagen, A.P., Crouch, C.H., Mazur, E., 2002. Peer Instruction: Results from a Range of Classrooms. Phys. Teach. 40, 206–209.

Freeman, S., Haak, D., Wenderoth, M.P., 2011. Increased course structure improves performance in an introductory biology course. CBE Life Sci. Educ. 10 (2), 175–186.

Freeman, S., Eddy, S.L., McDonough, M., et al., 2014. Active learning increases student performance in science, engineering and mathematics. Proc. Natl. Acad. Sci. U.S.A. 111 (23), 8410–8415.

Hake, R.R., 1998. Interactive-engagement versus traditional methods: a six-thousand-student survey of mechanics test data for introductory physics courses. Am. J. Phys. 66, 64–74.

Jeffries, W.B., 2014. Teaching Large Groups. In: Huggett, K.N., Jeffries, W.B. (Eds.), An Introduction to Medical Teaching. Springer, Dordrecht.

Jeffries, W.B., Huggett, K.N., 2014. Flipping the Classroom. In: Huggett, K.N., Jeffries, W.B. (Eds.), An Introduction to Medical Teaching. Springer, Dordrecht.

Karpicke, J.D., Blunt, J.R., 2011. Retrieval practice produces more learning than elaborate studying with concept mapping. Science 331 (6018), 772–775.

Krathwohl, D.R., 2002. A revision of Bloom's Taxonomy: an overview. Theory Pract. 41 (4), 212–218.

Mayer, R.E., Griffith, E., Jurkowitz, I.T.N., Rothman, D., 2008. Increased interestingness of extraneous details in a multimedia science presentation leads to decreased learning. J. Exp. Psychol. Appl. 14 (4), 329–339.

Onwuegbuzie, A.J., Witcher, A.E., Collins, K.M.T., et al., 2007. Students' perceptions of characteristics of effective college teachers; A validity study of a teaching evaluation form using a mixed-methods analysis. Am. Educ. Res. J. 44 (1), 113–160.

Svinicki, M.D., McKeachie, W.J., 2013. McKeachie's Teaching Tips, fourteenth ed. Wadsworth Publishing, Belmont, CA.

Torre, D.M., Daley, B.J., Sebastian, J.L., Elnicki, D.M., 2006. Overview of current learning theories for medical educators APM perspectives. Am. J. Med. 119 (10), 903–907.

小组学习
Learning in small groups

D. Torre, R. M. Conran, S. J. Durning

（译者：仇冠楠　审校：谢阿娜　王维民）

第8章
Chapter 8

趋势

- 临床前和临床阶段小组学习的重要性不断增强。
- 在线学习环境使用增加，小组学习与应用增强。
- 小组学习中自我评价和同伴评价增多。

医学教育者在教学时可以使用一系列学习情境（见第2篇）。小组学习在医学教育中日渐成为一种重要的教学情境。

当下研究开始揭示小组学习对学习成绩产生积极影响的原因（van Blankenstein et al., 2011）。这些研究均以社会行为效益和认知效益作为依据。社会行为效益包含激发学习者动力、提升团队凝聚力、增强教学真实感。认知效益包含促进阐述、加强思考，或是从已有的知识储备和经验阅历中获得启发。例如，社会互赖理论（social interdependence theory，SIT）（Johnson & Johnson, 2009）为小组学习提供了理论框架。它表明学习结果取决于个人和他人的行为表现。积极的相互依赖是该理论的核心，当个人意识到，在小组中只有其他人的目标得以实现，自己的目标才能实现的时候，积极的相互依赖效益便出现了。因此，学生追求的个人学业成果也会有益于整个小组。另一个理论框架讨论的是小组学习中的社会行为效益，它来自于学习本身，也就是说小组成员在学习过程中，也使自己融入团队，成为其中的一员。

另外，情感投入理论（emotional engagement theories）认为教学的真实感能够让学习者更有意义地参与到学习中，从而提高学习能力。相比大班教学，小组学习更能够让学习者获得真实的学习体验。

鼓励读者回顾小组学习的效益，最大限度地激发学生的学习潜能。此外，最近的研究表明，学习情境可以是互补的，例如，小组教学与（大班）授课（见第7章）相结合有助于发挥二者各自潜在的优势。

什么是小组学习?

小组学习是一种更好地优化师生的比例、促进协作学习的教学组织形式。小组学习可用于阐明概念，激发讨论并在相互问答的过程中互相学习。小组学习可以通过分析和阐释大班教学（例如授课）中出现的某个具体问题，为大班教学提供补充。另外，小组学习有助于教师整合多个课程资源。例如，一堂关于胸痛临床分析的小组学习课可以整合解剖学、生理学和病理学的概念。在教学中，小组的规模可以不同，先前的研究表明5～8人的组合最佳。然而，每组学生的数量没有硬性规定。

☞ **每组学生的数量没有硬性规定。**

确定小组规模应关注教学效果，教学效果又与课程目标、学生学习经验和学习内容（例如课程内容的难易程度）密切相关。例如，如果小组规模太小或者内容非常简单易懂，将会限制学生之间的思想交流。因此，在设定小组人数时应该充分考虑并协调这些因素。医学教育者面临的挑战是设定一个合理的小组规模，最大程度地促进学生之间的交流，使学生更好地理解课程内容，达到学习目标。

Newble 和 Cannon（2001）列出了小组教学的三个重要特征：积极参与、有针对性的活动和面对面交流。我们认为，持续贯彻这三个特点对于小组学习效果是至关重要的。

☞ **小组教学的三个显著的特征是：积极参与、有针对性的活动和面对面交流。**

上述研究者发现，如果小组学习缺乏这些特征中的任何一个，教学活动都无法达到预期的效果。例如，积极参与和有针对性的活动是学生在阐述和反思中获得认知效益的关键。学生面对面的阐述和反思问题，有助于强化学习动机和对教学内容的热情投入。实现这三个特征比小组规模更加重要。例如，有效的基于团队的学习（见第19章）可以在教学环境中将大组分成小组，然后利用每个小组的这三个特征。事实上，我们经常将大班授课与小组学习相结合的原因是在典型的大班授课中，积极参与和有针对性的活动是极其困难，甚至是不可能的。

何时进行小组学习？

是否选择小组学习法主要取决于学习的目标，其次是学习内容的难度（学生对学习内容的熟悉程度）。如上所述，如果小组学习环节的教学内容过于简单，那么以上讨论的这三个特征将难以实现。鉴于小组学习是一种资源密集型的教学形式，选择这种教学形式时应该慎重考虑，权衡利弊。

小组学习有很多优势，在本章的开始我们介绍了这种教学形式的一些理论优势。其他的优势还包括：

1. 相比于大班授课，小组学习的指导教师可以更加熟悉学生的知识、技能和经验。因此，在小组学习中，可以根据学生的实际需求给予个性化的指导。当教学内容复杂难懂时，由于学生的知识、技能和经验参差不齐，知识整合存在困难，这时小组学习的优势更为凸显。

2. 小组学习中，教师有更多的机会对学生进行个性化的反馈，这对于学习复杂内容十分关键。

3. 同伴评价和自我反思可以丰富传统上教师主导的反馈体系，从而提升学生的学习体验。

4. 相比于大班授课，学生在小组学习中将有更多机会了解其他同学，在课堂上更加自如地提出问题。课程内容难度越大，这种益处越发凸显（因为学生的知识和专业水平不足）。

学生借此了解成人学习原理是小组学习的另一个潜在优势。这些原理将使他们在日后的职业生涯中受用。例如，提倡学生对自己的学习负责（自主学习或是自我调节；例如，课前适当的准备、课堂上积极提问、课后及时温习），并且鼓励学生使用解决问题和反思问题的技巧。同样，参加小组学习的学生也有机会提高自身交流和沟通技巧，这些对他们将来都大有裨益。小组学习也为教师创造了塑造良好职业素养、尊重不同观点和时间管理的机会。最后，小组学习促进了师生参与，促使教师对基本原理和概念进行深层剖析而非简单重复、转述。相比于大班授课，在小组教学中指导教师要求学生以更有效的方式应用所学内容。因此，学生在小组学习中的挑战在于如何将在大班和书本上所学到的知识加以运用。

以上这些优势的取得需要更多的教师指导教学。因此，美国和其他地方的医学院校通常还有其他的教学形式，如大班授课（面授或者在线学习）和研讨会，他们通过这种大班形式讲授课程内容，而以小组学习的方式强化重要知识点。最后，认知负荷的文献表明简单的内容使用小组学习，会增加无关的（对学习无益的）认知负荷，降低学习效果。因此，制订详细的小组学习目的和目标，有助于提高小组学习的成功率。

> 制订详细的小组学习目的和目标，有助于提高小组学习的成功率。

与何时使用小组学习有关的另外两个问题是：小组学习的形式是什么？采用何种教学方法？

采用哪种小组学习的形式？

小组学习的形式多种多样，包括基于问题的（PBL，见第 18 章）、基于案例的（CBL）和基于团队的学习（TBL，见第 19 章）等，这些内容超出了本章所述的范围。读者可以查阅本书的相关章节。PBL、CBL 和 TBL 三种学习形式的差异主要集中在指导教师所承担的角色。PBL 中，指导教师是一个促进者，并不需要是课程内容领域的专家。CBL 中，指导教师不仅是一个促进者，同时还要在课程结束时做总结性评论，分享他们在课程内容方面的专业知识。TBL 中，指导教师通常既是促进者，又是课程内容领域的专家，并通常发表总结性评论，组织课前或课后的测验。

采用何种教学方法？

多种教学方法可被应用到小组学习中，其中一些包含新技术的支持（框 8.1）。重要的是，最有效的方法通常含有清晰明确的目标，并围绕目标有针对性地开展教学活动。在医学教育中，以案例为主的讨论通常是最为普遍的方式。学生通过阅读、陈述病例，完成包含询问病史、检查内容、建立问题列表、进行鉴别诊断、确认治疗方案等一系列任务。在 CBL 和 TBL 中，分配给指导教师的时间主要是用来阐述教

框8.1 小组教学方法

- 间接接触患者（如纸质病例、DVD 案例、标准化病人）
- 真实患者
- 文献资料（如引发思考的阅读材料）
- 网络材料（如维基百科、博客、讨论栏）
- 角色扮演
- 多重选择和开放式问题
- 预先出好的填空题

学重点并回答学生的问题。在 PBL 中，重点强调回答学生问题，教师可以做出也可以不做出总结性评论。也有一些教学方式，例如"一分钟教师"（one-minute preceptor），在小组临床教学中尤其有效（Neher et al.,1992）。在这一方式中，教师考查学生的掌握情况后给予相应评价或是给学生一个评判并给出改进建议。另一个很有帮助的临床小组教学方式是 SNAPPS（Wolpaw et al.,2009）。在这种方式下，教师要求学生总结学习发现，缩小鉴别诊断范围并对其分析。与此同时，学生可以向教师提出问题，然后选择一个课题自主研究。类似"一分钟教师"，这种教学方法适用于门诊和住院部情境下的小组学习（3～4 人）。

还有一个有助于提升小组学习的教学方法，就是绘制概念图（concept mapping）。绘制概念图可以锻炼学生们团结合作的能力，促进其交流分享，最终以更加积极有效的方式相互学习。诸如此类的方法可以运用于教师和网络平台。

如何有效地进行小组学习

小组学习的准备

准备小组学习与准备其他方式的教学（如大班教学）有很多相似之处。首先，需要明确课程的学习目标。其次，可通过其他课程中已经讨论过的内容来了解学生当下的能力水平。最后，需要知道成功的课程是什么样的。

☞ 知道成功的课程是什么样的。

成功的小组教学首先要确定学习目标，先要回答以下问题："在课程结束的时候，学生将能够学习……"。记住，小组是培养学生展示高阶技能的最佳场所，例如解决问题、反思和临床推理的能力。感兴趣的读者可以查阅关于教学目标构建的资料（Huggett，2010）。其次，成功的小组教学需要了解你的授课对象（学生）和课程。例如，在小组学习中将要讨论的课程内容里，哪些内容是学生已学习过的？哪些话题或是概念对于学生来说特别具有挑战性？再次，熟悉整个小组教学的架构，包括时间、教材、学时，思考完成课程所需的活动和方法。例如，是否需要用上次的案例进行复习？或者是否以多选题及开放式问题开始本次课程？最后，制订教师指导手册对小组教学非常有帮助。教师指导手册将由课程负责人或见实习带教老师提供（如教学重点或学生在课程的其他方面所表现的长项和弱点）。我们认为，作为指导教师，尤其是 CBL、PBL 指导教师，提供教学要点对于提升讨论的效果非常重要。这些也是日后测试和小组讨论的重点。然而，这些要点并不需要占用小组课程中的大部分或是全部时间。事实上，如果给教师提供面面俱到又耗时许久的讨论要点汇总表，可能会将小组学习演变为小讲课和（或）沉闷冗杂的讨论。

引导小组学习

有小组教学经验的指导教师们认为教师的教学风格和小组的动力是重要的因素。指导教师提前花时间备课会提升课程整体的组织效果，推进课程顺利进行。指导教师的态度和行为（语言的或非语言的）是小组教学成功的最重要因素之一（Jaques，2003）。在实际的环节中，关注点应该在学生身上。

一个有效的方法是教师在第一节课时首先介绍自己的角色，然后告诉学生课后遇到问题时如何与其联系。每一个小组因组员和内容的不同而各具特色，因此关心各自小组的动态，与熟知自己教学的强项和不足一样，对于教学活动的成功非常重要。另外，强调以学生为中心的教学理念有助于进行高效的小组学习。在这种理念下，教师应加深对学生的了解，及时给予反馈，帮助学生和小组共同进步。

有效小组学习的实施条件

小组学习的开始至关重要。在有效的课程中，教师会营造学习氛围，提出课程的目的和目标，提供一些可接受和不可接受行为的"基本准则"（如迟到或在课堂上窃窃私语）。这些"基本准则"十分重要，因为仅靠睿智的教师和积极学习的学生参与并不能实现成功的小组学习，还需要与学生讨论，了解他们对课程准备、课程参与和课程评价的预期。研究表明，只有当学生充分了解评价的标准之后，他们才能更好地参与到课堂学习之中。同时，努力

营造合作而非竞争的学习氛围。原因在于竞争的学习氛围缺乏全体学生的广泛参与，往往导致个别学生主导整个课堂。如何平衡竞争的学习氛围和合作的学习氛围对教师是一种挑战。教师在营造合作学习氛围的同时，还需要对学生进行评价。

 "教育的秘诀在于尊重学生。"
Ralph Waldo Emerson

改善这一问题的方法包括将小组的成绩纳入形成性评价，采取有利于学生成功的评价体系，或举行多次小组讨论等（例如，学生可以在所有课程结束后获得成绩，而不是每一门课程结束时）。

在成人学习模式中，教师作为学习辅助者，代替了原先作为讲者的角色。在有效的小组学习中，有时难以区分教师和学生。对于那些在传统授课模式下成长起来的教师，小组教学技巧可能是难以掌握的。所以胜任大班授课但不熟悉小组教学的老师，如果缺乏相应的培训，通常会把小组教学演变成小型的讲课。因此，需要重视和支持教师的教学发展，为教师提供足够的培训和教学支持。

☞ 不要想当然地认为教师在大班教学成功，在小组教学也同样有效。

例如，能进行有效大班授课的教师们可能对于小组教学中需要保持沉默（听学生发言）、预期之外的讨论、在没有讲台和 ppt 的辅助下传授课程有点不适应。关于小组学习的一般准则和方法在框 8.2 中列出。

我们认为，小组教学的教师需要了解

框 8.2 小组学习成功的技巧

- 明确问题和课程目标
- 协调声明：进行阐述和说明，而不是讲课
- 寻求信息（让学生寻找事实）和意见
- 补充信息（补充小组成员的知识缺陷）
- 可行性检验（建议方案的可行性和正确性）
- 对保持沉默、知识缺乏和不确定性有足够的预期
- 营造良好的学习氛围
- 给予学生积极的反馈，并且不要提类似"懂我的意思吗"这种问题
- 无需提供太多的信息（不要给学生讲课，而是鼓励学生持续跟进课堂上提出的问题，从而提高他们的学习能力）
- 探索思维过程：边思考边讨论，帮助学生理解类似临床推理等复杂问题；要求学生描述他们思考的过程，阐述他们运用的概念、做出的假设以及解决问题的方法
- 鼓励组内所有学生参与（防止被某一两个学生独占）
- 实施高阶技能训练（解释，思考，整合，转移）
- 边思考边与同学分享看法（学生可以从倾听他人的观点和想法中获益）
- 强调观点多样性的价值，尊重同伴
- 促进学生互动（加深了解，促进合作）
- 强调如何从不同角度描述一个问题
- 反思回顾，强化教学目的和目标
- 给予时间限制（时间管理技巧）
- 提供定期和及时性反馈
- 提供学习材料，布置教学任务，强调组内信息共享，相互交流
- 创造组内非正式交流的机会（例如社交集会）

一些群体动力理论，尤其是当教学以一种不太理想的方式进行的时候。Scholtes 等（2000）描述了小组学习通常会经历的几个发展阶段，这对小组教学教师会有帮助。后文将概述这四个阶段，每个阶段小组教学教师的角色特征都列在括号中。

形成阶段：多数小组成员感到兴奋和期待，一些则感到焦虑（教师角色：发展关系和建立规则）。

争执阶段：拒绝任务或是抱怨工作量大，相互争论（教师角色：帮助解决问题）。

规范阶段：接受组内其他成员，发展凝聚力；进一步讨论并给予反馈（教师角色：促进合作）。

执行阶段：小组有解决问题的能力，了解小组成员的强项和弱项（教师角色：记录学生的进步，提供反馈）。

小组学习的评估（评价）

小组学习的评价包含两个方面：对小组成员的评价和对教师的评价。评价学生很重要是因为学生的活动是课程的核心，而评价教师很重要是因为有助于帮助教师更好地开展教学活动。无论是对学生还是对教师进行评价，都有助于提升他们的沟通能力（作为团队成员和领导者），这些沟通技巧最终会影响医疗。从项目评估的角度来看，小组评价在很大程度上反映出学习条件（基础设施、教学资源和人力资源）的充足性。

小组教学和参与度评价

在小组学习中，为学习者制订明确的参与标准非常重要，这可能会促进他们的参与。在可能的情况下，邀请学生参与标准的制订，这样有利于提升他们对自身学习和小组成功的责任感。参与标准的范例容易寻找。在制订小组评价标准时，重要的是要给小组教师空间，保持其多样化的教学风格，同时为教师和学生提供清晰明

确的指导，同时避免设置一些终结性评价环节，以免影响学生参与的积极性。学生的自我评价和同伴互评、学生对教师的评价和教师互评都可作为采集小组教学信息的有利工具。

1. 学生的自我评价，尤其是学生之间的同伴互评，有助于避免"磨洋工"现象（social loafing），提高个人的责任意识。学习懈怠使个体在与他人合作时，减少努力，最终阻碍团队目标的实现。通过对小组解决临床或教学问题、完成项目或创建教学课程能力的考核，可以完成对小组学习结果的评估。例如，教师为小组提供一个呼吸困难患者的临床片段，期望学生给出该患者的鉴别诊断，并且解释每一种诊断理由。通过对小组搜寻、分析论证和综合信息、给出诊断结果的能力的评价，完成对小组学习结果的评价。

2. 学生对教师的评价：通过向学生发放调查问卷，评价每位教师的小组教学情况，尤其是教师在小组教学中作为促进者、角色榜样、教学推动者的表现情况。

3. 教师互评是一项特别有帮助的形成性评价方式，却未被充分利用。数据的获取往往是通过教学观摩、填写结构化测评表或是查看先前的课程录像完成。重要的是，教师之间直接观摩（在多种场合观摩）需要有足够的次数才能保障数据的可靠性。然而，这种形成性评价方式需要消除主观的判断，并且以一种教师可接受的方式及时提供。

此外，评估数据需要准确、及时地收集。时间是非常重要的因素，因为在实际教学活动结束很久之后，没有人会再收集这些资料。

最终，通过教学优秀奖的方式嘉奖教学方面表现出色的教师，有助于激励教师，促进教师不断完善教学活动。这些内容超出了本章的范围，读者可以查看相关资料。

鼓励临床教师参与教学应成为所有院校的一致目标。教师（指导者）会因此获益良多。其中最为核心的是提高了他们自己的沟通技巧，最终提高了医疗水平。鼓励临床教师参与到教学过程中也使得学生有机会接触到各类医学领域的专家学者。与不同领域（例如内科与外科）的专家学者接触，可能会影响学生未来的职业选择。

教师参与也为学生们提供并指导了潜在导师人选，学生得以在整个学习阶段都能和教师进行充分的交流。学校可以通过给予经费支持、教学职称认定、继续医学教育学分和学术奖项等途径提高教师参与积极性。除此之外，学校也可以从小组教学中受益，可以将小组教学作为一种招聘手段，招募到乐于与学生互动教学的教师，并将激发学生主动学习作为教师资格认定的标准。

小结

小组学习是一种高效的教学方法。精心设置课程目的和目标，提供可供学生全身心投入的学习材料，明确小组学习的优势，给予学生和教师清晰明确的评价反馈，这些都将最大程度上提升小组学习的效果。教师的态度以及师生关系的融洽程度决定了小组学习的成功与否。理解小组学习的理论框架、熟悉小组学习几个有效的教学技巧可以极大地提高小组学习的效果。

拓展阅读

Huggett, K.N., 2010. Teaching in small groups. In: Jeffries, W.B., Huggett, K. (Eds.), An Introduction to Medical Teaching. Springer, London, pp. 27–39.

Jaques, D., 2003. Teaching small groups. BMJ 326, 492–494.

Johnson, D.W., Johnson, R.T., 2009. An educational psychology success story: social interdependence theory and cooperative learning. Educ. Res. 38 (5), 365–379.

Neher, J.O., Gordon, K.C., Meyer, B., Stevens, N., 1992. A five-step "microskills" model of clinical teaching. J. Am. Board Fam. Pract. 5, 419–424.

Newble, D.I., Cannon, R.A. (Eds.), 2001. A Handbook for Medical Teachers, forth ed. Kluwer Academic Publishers, The Netherlands.

Scholtes, P.R., Joiner, B.L., Joiner, B.J., 2000. The TEAM Handbook. Oriel, Inc, Madison, WI.

van Blankenstein, F.M., Dolmans, D.H.J.M., van der Vleuten, C.P.M., Schmidt, H.G., 2011. Which cognitive processes support learning during small-group discussion? The role of providing explanations and listening to others. Instr. Sci. 39 (2), 189–204.

Wolpaw, T.P., Papp, K.K., Bordage, G., 2009. Using SNAPPS to facilitate the expression of clinical reasoning and uncertainties: a randomized comparison group trial. Acad. Med. 84 (4), 517–524.

在诊疗中学习
Learning with patients：inpatient and outpatient

J. A. Dent，S. Ramani

（译者：李　曼　审校：谢阿娜　王维民）

第9章

趋势

- 床旁教学为临床教师示范、对患者进行整体治疗提供了一个独特的机会。
- 教育策略的运用可帮助学生最大化地使用床旁教学资源。
- 门诊教学值得医学院校和教学医院进一步开发和投入。
- 应采用新的临床评价方法并加强教师发展，以最大化利用住院患者和门诊患者所提供的学习机会。

引言

床旁教学是医学院校教育的核心。医学生因接触患者而受到激励，学着应用基础医学阶段的理论知识，并体现医学的人文精神，体会与科学相伴的艺术。

 "要了解疾病现象，不读书，如同在未知的海上航行；不接触患者，则根本未到海上。"

William Osler

传统教学查房体现了床旁教学观念，

但并非没有缺点。在陌生环境下，学生也许会在学术上感到毫无准备或在学习方法上缺乏经验。与此同时，感受到不恰当的评论、接待不速之客或患者爽约，以及混乱的工作环境可能会使学生感到灰心并降低床旁教学的价值。随着医疗的进步和卫生服务供给模式的变化，门诊医疗和社区医疗日益增加，以致当今的教学医院中适合床旁教学的患者较以前变少了。在本章，我们将床旁教学定义为：有患者在场的教学，包括在病房、门诊教学、临床讨论及供学生练习临床技能的模拟中心所实施的教学。

 "与过去相比，现在更多的医疗在门诊进行，导致住院病房不能完全代表真实的医疗状态，也不是医学生获得基本临床技能和解决基本问题的场所。"

Fincher & Albritton，1993

尽管存在这些挑战，但床旁教学为示范和观察体检、沟通和人际交流技巧，以及医疗的整体方法都提供了最佳的机会。毫无疑问，这一教学形式被认为是最有价值的临床教学方法之一。然而，从20世纪60年代早期开始，床旁教学在医学院校中不断减少（Peters & Ten Cate，2014）。虽然时间限制是一个主要影响因素，但明显地，相对于临床影像和全面检查，临床基本能力被认为是次要的（Ramani & Orlander，2013）。

学习三联体（the "learning triad"）

在特定的临床环境中，传统的临床教学将患者、医学生和医师/带教老师组成了"学习三联体"。在三方互动良好的情况下，这种方法为学生有效学习提供了一个理想的情境。直接接触患者对临床推理、沟通技能、职业态度和同情心的培养是必需的，但需要参与的每一方都做好准备。

 "职业素养、人文精神和沟通等技能最适合床旁教学，并且，熟练掌握临床技能可能最终会减少对检查的过度依赖。"

Ramani & Orlander，2013

患者

课程开始前，患者应被邀请参加，对此，患者有机会拒绝，且没有被强迫感。一些单位还会要求患者签署正式的知情同意书。患者应该充分了解课程的目的和参与者。

上课过程中，师生应主动引导患者参与讨论，并使患者感到受欢迎。根据使用病房教学的模式的不同，不同患者需要参与的时间也不同，但应该考虑患者的需求以及其他医疗工作者和探视者与患者见面的可能。通常，患者乐于接受这种经历并觉得他们对学生的学习有所贡献。

课程结束后，患者可能需要给学生一些简单的反馈。不要忘记感谢患者的参与并向其解释一些可能存在的困惑。

学生

如果学生能在有监督的学习场所中，通过模拟病人练习查体和沟通技巧，预先获得一些经验，则是最好的。对床旁教学，2～5名学生可能是最佳人数。学生应遵守医学院校对于衣着与行为要求的规范。如果没有临床导师陪同，学生需要向工作人员及患者做自我介绍并说明来意。

在教学过程中，学生们可能会对陌生的环境、接近其他医疗保健人员及向患者提问私人问题抱有恐惧心理。他们可能对自己的基础知识和临床能力缺乏信心，害怕上级医师的批评。这样，有些学生会回避参与，而其他学生会独享与患者和带教老师交谈的机会。带教老师需要注意这些行为，提供一个融洽的学习环境，减轻焦虑，并确保所有学生都有机会参与。

课程结束后，记着简单回顾，给学生提问时间并解释不理解的问题。

带教老师

在所有临床环境下，床旁教学的带教老师可以是高年资医生、低年资医生、护士或同学。准备工作对于成功的床旁教学至关重要，可能包括提高临床技能、建立教育目标、提前安排好患者，并准备应对可能出现的不可预测的事件（Cox，1993）。

有助于做好临床教学的医师 / 教师的 7 种角色：

- 医学专家
- 沟通者
- 协作者
- 管理者
- 健康倡导者
- 专家学者
- 职业人

恰当的知识

有经验的临床教师能够很快地判断患者的诊断、需求以及学生的理解程度。这种将临床推理和教学推理联系起来的能力让他们能够快速依据学生的需求调整临床教学课程。

有效的临床教师将会应用的 6 个领域的知识（Irby，1992）：

- **医学知识**：将患者的临床问题与基础科学、临床科学和临床经验的背景知识结合起来。
- **患者知识**：从患者既往经验中熟悉疾病情况。
- **背景知识**：了解患者的社会背景和其所处的治疗阶段。
- **学生知识**：了解学生当前所处的学习阶段和该阶段的课程要求。
- **教学基本原则知识，包括：**
  - 通过指出学习过程的相关性让学生参与其中。
  - 提问，将患者作为解决问题式教学的范例。
  - 指出话题与其他学习情境的联系，来吸引学生的注意。

  - 将所展示的病例与课程其他内容进行广泛的联系。
  - 通过回答个性化问题和单独辅导来满足个性化需求。
  - 挑选具有现实性和选择性的病例。
  - 通过评判病例报告、演讲和考试技巧的方式对学生进行反馈。
- **基于病例的教学知识**：将患者作为某种临床疾病的代表进行介绍的能力。讨论病例的细节并介绍相关知识和经验，以便获得对这类情况更为普遍的评论。

恰当的技能

在病房或门诊环境下向学生进行临床操作的演示，带教老师应能使用临床技能中心中所教授的统一方法，避免向低年级学生展示不恰当的"窍门"。在详细说明如何恰当使用的情况下，可以教给高年级学生一些验证可行的窍门。

恰当的态度

不管带教老师是否意识到态度的重要性，带教老师对于学生们来说都是重要的楷模，所以带教老师展示出恰当的知识、技能和态度是非常重要的（Cruess et al.，2008）。

 "热情是教师的基本特征。"
Rees，1987

临床教学（病房、诊所、临床讨论或模拟中心）带教老师必须准时到达，向学生进行自我介绍并表现出对这次课程的热情。这阶段的负面印象会直接影响学生的态度和课程的效果。带教老师应该表现出专业性，并与患者和学生进行适当的互动。

课程结束后，回顾反思该教学活动并找出不足之处。

床旁教学的教育策略

虽然有效的床旁教学模式已经被专门描述为病房教学和门诊教学，但是许多教育原则和策略可以适用于不同的临床环境。本节将介绍一些已建立的模型。

病房学习策略

COX 环

一种关联的双环模型（Cox，1993）被用于说明如何使学生从每一次与患者的接触中获得最大的学习效果。

"经验环"包括学生的准备和汇报，以确保他们知道将要看到的内容和学习的机会。在开始前，应该指导学生，使他们理解课程目的和要达到的目标。应为学生提供关于患者状况的所有警示或提醒，并考查学生基本的理解水平。接下来是与患者互动的临床过程，可能包括病史采集、体格检查、讨论病情和思考治疗方案。

在离开患者后，当收集到的信息经过整理和解释，澄清所有发现和困惑后，经验环结束。经验环使得花在患者身上的时间发挥最大价值。

"解释环"始于反思，这时应该鼓励学生根据过去的经历思考现在的临床互动内容。鼓励学生根据其学习阶段，与以往的学习经验相结合，基于不同水平的临床经验，进一步解释说明（互动内容）。最终组合成了工作经验，为接触下一个患者做准备（图 .9.1）。

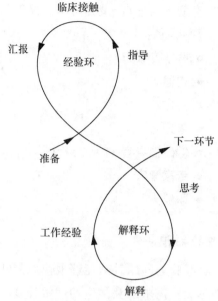

图 9.1　经验环和解释环
（根据 Cox 1993 重新绘制，有改动）

☞ 改善床旁教学对教师的 12 条建议（Ramani，2003）：

1. 准备：复习自己的技能、学习者的需求及课程。

2. 计划：为课程活动和目标创建一个路线图。

3. 定位：在课程教学计划中明确学习者的定位。

4. 介绍：介绍在场的所有人，包括患者!

5. 互动：示范医生–患者的互动。

6. 观察：观察学生如何互动。

7. 指导：提供指导。

8. 总结：告诉学生被教了什么。

9. 答疑：提问时间和解释环节。

10. 反馈：留出时间为学生提供积极的、建设性的反馈。

11. 回顾：从你的角度看，哪里做得好，哪里做得不好。

12. 准备：准备你的下一个床旁教学课程。

"MIPLAN"

Stickrath 等描述了有效床旁教学的"三步模型"（Stickrath et al.，2013）：

- M：教师与学生之间的见面，以便熟悉彼此，设立目标，明确期望。
- I：5 个床旁教学行为。
  - 介绍：向患者介绍团队并将患者引入日程安排
  - 当前：专注地倾听
  - 观察：观察患者和整个团队的参与
  - 打断：尽量减少打断
  - 独立思考：鼓励临床推理
- PLAN[①]：床旁汇报后的教学法则。
  - 医疗（patient care）：解释临床发现、角色示范
  - 学生的问题（learners' questions）：回答问题
  - 主治医生的日程（attending's agenda）：教学点，参照相关的文献
  - 下一步（next steps）：指导、反馈，进一步学习的问题

门诊学习策略

设计、有步骤的安排是学生在门诊任何场所实现学习机会最大化的关键（Dent，2005）。以下介绍 SNAPPS 和学生微技能两个主要模型。

以学生为中心的方法

学生按照 SNAPPS 的要求，按照设定的方法，给他们的指导教师上交一份报告，这是鼓励提问和解答的方式（Wolpaw et al.，2003）。

S：总结（summarise）病史和体检发现

N：不断缩小（narrow）鉴别诊断范围

A：通过比较可能性分析（analyze）诊断

P：与教师探讨（probe）问题

P：规划（plan）患者治疗方案

S：选择（select）一个病例进行自主学习

学生微技能

Lipsky 等提出学生如何在门诊前及门诊后采取主动，以促进自己的学习（Lipsky et al.，1999）。

门诊医疗情境中，学生提高学习能力的 12 个技能：

1. 清楚课程的学习目标
2. 与指导老师分享他们的临床经验
3. 确定临床地点
4. 了解临床状况与条件
5. 回顾病例报告或总结
6. 准备做出诊断和提出治疗方案
7. 解释得出结论的理由
8. 寻求自我评估的机会
9. 从指导老师那里获得反馈
10. 总结学习经验
11. 反思学习内容
12. 找到进一步学习的问题

基于 Lipsky et al.，1999

---

① PLAN 指以下 4 个法则的英文首字母组合——译者注

适用于所有临床环境的教育策略

基于结果的教育

尽管许多临床课程的教育目标在不同程度上由学生在病房或门诊轮转中所经历，但这些目标也涵盖了所有预期结果（图 9.2）。例如：

- 临床技能：病史采集与体格检查
- 交流技能
- 临床推理
- 实践操作：静脉穿刺等
- 患者检查和治疗：要求实验室检查
- 数据阐述和提取
- 专业技能
- 融会贯通的技巧
- 态度和伦理

（见第 15 章 基于结果的教育）

框 9.1 临床教师的教学策略

计划
- 指导学生
- 创建一个积极的学习环境
- 提前选择患者
- 使学生做好准备

教学
- 运用临床病例进行教学
- 利用实际问题来评价学生
- 邀请高水平学生参与教学
- 使用"疾病脚本"和"教学脚本"

评估及反思
- 评估学生
- 提供反馈
- 促进自评和自主学习

所有这些方面都可以在与患者的单独交流中而不是在纯粹的理论课堂上见到。应该鼓励学生在规划个人学习时，进一步练习临床技能。

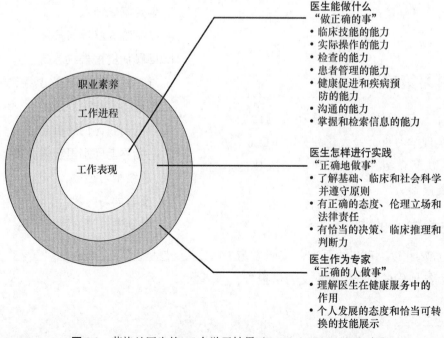

图 9.2 苏格兰医生的 12 个学习结果（Simpson et al.，2002）

学习与绩效的省时策略

Irby 和 Wilkerson 提出了时间有限情况下的教学策略（Irby & Wilkerson，2008）（框 9.1）。

结构化手册

结构化手册有助于学生整理在门诊及病房学习中获得的知识，从而容易确认可获得的教育机会。手册应该指导学生如何在课程结束后继续学习。一个基于苏格兰医生学习结果的 EPITOMISE 手册被用于指导学生学习，要求学生在每一个学习结果要点下记录自身经历，并反思可辨别和满足的深入学习需求（Dent & Davis，1995）。在真实临床环境及临床教学中，尤其是病房环境，适合学生学习临床问题的患者种类常常发生变化，教学是机会性的。因此，手册可以用来评估学生经历的临床状况，并发现遗漏的内容。但其主要用途应是帮助学生回顾临床经历，并为阶段性的导师检查、指导和反馈提供重点。

基于任务的学习

病房实习或门诊轮转的课程通常都会列出一张清单，说明要完成的任务以及要观察和执行的操作。这个清单应提供给学生，他们对任何任务的熟练程度可以被记录在他们的临床记录本上。这些任务包括：

- 参与主治医生的医疗讨论
- 问诊并查体
- 与放射科医师一起读新 X 线片
- 观察低年资医生或者高年资医生完成的具体的病房和门诊操作

在以后的学习中，可以围绕每个任务增加新任务。

基于问题的学习

患者的抱怨可以被用作基于问题学习的切入点，其中可以整合基础医学和临床科学。如果可能，可以邀请患者参与讨论，与学生直接交流。患者的参与对于所有课程往往能够倍增教育价值。

学习指导

在学习指导中可以列出在病房或门诊需要见到的情况，以及记录每种情况要达到的学习要点。

案例学习

Peltier 等提出的"聚焦脚本"（focus scripts）可用于促进病史采集和体检技能的学习（Peltier et al.，2007）。类似地，使用患者的就医过程作为范例，可以指导学生通过一系列的门诊医疗经历追踪一个患者，了解患者从临床检查和术前评估到日间手术科室及随访门诊的全过程（Hanna & Dent，2006）。这一策略也可以有效地应用于病房环境。

医院病房学习机会——管理病房学习的模式

学徒式 / 跟随低年资医师的模式

在即将工作的科室里跟随低年资医生几周已经成为英国医学院校中最后一年培养的学习要求。对于初级医生来说，基于任务的学习和职业素养的培养机会是非常丰富的。

大查房

在一些国家很常见，这种由高级医师

带队的查房或示教室讨论通常包含有高年资医师、进修医师、低年资医师和其他医疗专业人员。

医疗查房

这对于医生和学生来说都是一种挑战性的活动。很少有时间进行按部就班的教学、观察学生表现或反馈。对于临床医生来说，需要根据查房时其他人的经验和年资，从不同水平上解释相关处理决定。直接教学的时间可能很少，但是上文提到的高效教学策略在该环境下应该有效。

教学查房

在教学查房中，学生通过接触少数经过选择的患者，获得引出体征及了解病史的机会。在床旁，导师可以通过不同的方式来引导：

- 演示者模式：临床带教老师向学生展示病史和体检的各个方面。
- 教师模式：临床带教老师站在一旁，轮流对每个学生采集病史和体格检查做出评价。
- 观察者模式：临床带教老师观察一个或一对学生对患者长时间的病史采集或体检，在学生讨论其发现和临床分析后对他们进行反馈。
- 汇报模式：学生在没有指导的情况下采集病史和体检，接下来在其他地方向带教老师汇报病例并得到对内容的反馈。

临床讨论会

医疗专业小组对诊断和治疗问题进行讨论。学生有机会看到针对复杂病例的多方面的处理措施和一系列的专业意见。

教学病房

这是专门为教学建的病房，目的是给学生提供患者管理及跨专业团队合作相关的技能训练和知识掌握的机会（Reeves et al.，2002）。

门诊教学机会

应在何时进行门诊教学？

病房可能不再有足够的临床常见病患者供学生学习，门诊则可以提供给各阶段的本科生一系列适宜的临床机会。经验不足的学生可以在门诊教学中心（ambulatory care teaching centre，ACTC）的环境中掌握沟通和体检技能。那些缺乏经验、仍在提升沟通技能和体格检查技能的学生可以在ACTC这种专门的教学环境中进行练习。这为学生从临床技能中心的模拟病人和人体模型上练习，再到门诊每天繁忙环境中的接触真实患者，提供了铺垫。

在临床学习的后期，学生具有更多的临床经验，可能更合适定期在日常门诊学习。在这种情况下，学生通常可以作为临床团队的一部分，以学徒的身份学习。

传统场所

一名学生加入一位临床医生的诊室跟随医生是相对直接的方法，但依据学生的临床经历，可以采用各种模式。

坐诊模式

一对一的教学很受欢迎，学生可以通

过与临床医生坐在一起观察患者问诊，从而学习自信地与临床医生和患者交流，但是他们可能没有机会独立看病。不太自信的学生在这种环境下可能会感到脆弱并需要给予鼓励，高年级学生可能能够更充分地发挥作用。

学徒模式 / 平行就诊模式

少量高年级学生可以单独或者在别人的指导下诊治患者。这是积极的学生–患者间互动，可以强化学习。在别人的注视下，一些学生可能觉得羞涩，但如果能有一个单独的房间，便可以毫无约束地对患者进行问诊或体格检查，之后再向带教老师汇报病例。Walters 等发现，乡村全科医生在这种模式下指导医学生，整个就诊时间并没有增加（Walters et al.，2008）。

汇报模式

在没有别人指导的情况下，学生对患者实施诊治，然后在规定的时间向上级医师汇报患者的情况。学生们有时间和空间按照自己的节奏进行患者问诊和体检。同时，临床医师也可以专心地看门诊的其他患者。

> 选择使用何种教学模式，取决于有多少可供使用的病房、有多少可以帮助临床教学的教师。在临床中，不要担心改变模式会改变学生和你自己的课程。

当有更多人参与到你的临床教学中时，其他模式也可能有效。

观摩模式

通常，诊室里会有学生围在带教老师的旁边，试图观察患者的情况并倾听老师的问诊。与患者和医生的交互是有限的，并且患者也会被这一大群学生吓坏。医生与患者的互动也可能会受到制约。这时，一本可以指导学生自学的学习指南 / 手册可能是有帮助的。

重复模式

学生坐在医生旁边，并观察对一个患者的完整诊疗过程。然后，学生独立或者以成对的形式轮流将患者带到另一间病房，根据他们自己的节奏复习部分问诊或体格检查。

督导模式

如果有多间病房可用，学生们可分成小组，在不同的房间单独问诊患者。一段时间后，带教老师会依次进入房间，听取学生对于问诊的报告。学生有时间和空间按照他们自己的节奏对患者进行问诊和体格检查，并且可以从对其个人表现的反馈中受益。

其他场所

在临床研究室、放射科、日间手术室、透析室以及临床候诊区，与其他医疗专业人士一起，也可以找到门诊教学机会。

创新性场所

门诊教学中心（ACTC）

这一特定教学区域为利用门诊患者进行教学提供了一个设计好的计划。门诊教学中心（Dent et al.，2001）可以为学生提供一个便于学习有关问题，并接触与其学习阶段相匹配的患者和临床指导教师的机会。与普通门诊不同，这个安全的环境帮助学生摆脱尴尬和时间约束，轻松地专注于问诊和体检。

通常，在志愿患者的参与下，对教学有兴趣的临床医师可以在 ACTC 中任教。学生可以在不同的临床导师间轮转，这些导师可以指导不同的教学活动，如病史采集、体格检查或者操作。

补充材料，如选定患者的病例记录、化验报告、X 线片或者基础医学的复习资料等均有助于学生整合学习。病史采集和体检的视频资料提供了有用的学习资源。

整合门诊教学项目

为了让四年级的学生有机会看到选定的志愿患者不同器官系统的临床症状，新西兰但尼丁的奥塔哥（Otago）大学建设了门诊医疗教学资源。学生们很乐于在一个友好的环境中，度过精心设计而结构化的教学时间（Latta et al.，2013）。

在门诊，开展教学活动需要：

适宜的场所

创新性教学场所的创建

热心员工的合作

教与学的结构化方法

教师发展项目

建立一个患者库

基于团队的教学方法（主治医师、护士、相关的医疗专业人士等）

床旁教学的评价

床旁技能的评价可以通过书面材料的检查进行（Denton et al.，2006）。

- 导师可以单独检查书面手册或者电

子手册，但若与学生共同进行，对于形成性评价将更有价值。

- 可以用一个表单来监督课程中完成的任务，但需要用描述语来指导评估者更精确地评估学生取得的能力水平。

- 反思日记对学生的复习和反思很有价值，而且有助于发现他们学习中的遗漏。

除此之外，可以正式地评估学生的临床技能（见第 35 章），但由于住院和门诊的时间限制，这可能很困难。

- 小型临床演练评估（Mini CEX）（Norcini et al.，2003）。对临床技能的多个短小、集中的评估及反馈，为大量评估者所应用。

- 临床操作技能评估（DOPS）（Norcini & Burch，2007）。通过一个结构化的评分表及反馈，可以仔细地评估学生 / 实习生的各种操作技能。

- 学生的微技能（Lipsky et al.，1999）。学生在整个临床课程中主动寻求自评机会和反馈。

教师发展

有效教学七要素：

- 知识
- 有条理而又清晰的思路
- 热情
- 团队教学能力
- 临床指导能力
- 临床胜任力
- 具有榜样性的职业素养

Irby et al.，1991

临床教学给患者诊疗带来不同的视角，这对于学生的学习非常可贵。有时学生们不会为教学环节做任何特别的准备，也可能不知道在某一课程阶段所学的课程如何与他们的临床经验相吻合。由于在一所医学院校内，体检方法可能并没有标准化，教师的体检方法也有所区别。自信的学生通过观察一系列临床体检方法受益，而自信心较弱的学生会对这种不一致性感到困惑。理想情况下，应该对教师进行辅导，使其熟悉临床技能中心中教授的体检方法及学生在临床课程不同阶段所要求的专业水平。

需要开设正式的教师发展课程，来帮助那些对医学院校课程、学生学习需求不熟悉或者在临床医疗环境中教学的教师。也可以用简单的指导性小册子进行现场指导和建议（Dent & Davis，2008）。

培训临床医师教学角色的重要性已经被反复强调。Ramani 和 Leinster（Ramani & Leinster，2008）已经将这一模型应用到临床环境中的教师身上（表 9.1）。

小结

作为临床学习的传统空间的病房已经不再是临床教学的主要场所，因为病房里的患者越来越少，而且病情通常都比较严重。把教学的重心转移到门诊环境中，为学生与患者的沟通开辟了新的途径，也称为"床旁教学"。病房教学和门诊教学的教育目标是不同的，但二者互相协同与补充。

以下因素可以促进病房和门诊教学合理组合：

- 有可用的临床场所及基于案例的讨论
- 发展新型的教学场所，例如模拟病房或门诊教学中心
- 有步骤和程序的教和学的方法
- 建立用于教学练习的志愿患者库
- 教师发展项目
- 利用不同学科背景的医师，建立基于团队的临床教学方法

病房教学和门诊教学为学生学习提供了难得的机会，但均带有其自身的挑战。为了充分利用一切临床场所，患者、学生和带教老师均需要进行适当的准备并理解教育目标。可以用多种策略来计划和组织临床教学，用多种模式来管理各种环境下的学生-患者互动，以使其优势最大化。最后，可以利用各种教学风格为学生提供广

表 9-1 培训临床医师的教学角色

临床教师的任务（做正确的事情）	教学方法（正确地做事）	成为专业的教师（正确的人做事）
高效的教学	表现出对教学和学生的热情	征求教学反馈
病房教学	理解与临床教学相关的学习原则	对教学优势与不足进行自我反思
门诊教学	对不同水平的学生使用合适的教学策略	寻求教学方面的职业发展
床旁教学		指导并寻求指导
在临床环境中对学生工作的评估	知道并使用有效的反馈原则	参与教学研究
提供反馈	示范好的、专业的行为，包括循证医疗	
	抓取预期外的教学瞬间	

泛的学习机会。

 "一个好的医师是平易近人、和蔼可亲的，应该具有上帝的力量、圣人的耐心和学生的幽默。"

Lowry，1987

参考文献

Cox, K., 1993. Planning bedside teaching–2. Preparation before entering the wards. Med. J. Aust. 158 (5), 355–495.

Cruess, S.R., Cruess, R.L., Steinert, Y., 2008. Role modelling–making the most of a powerful teaching strategy. BMJ 336 (7646), 718–721.

Dent, J.A., 2005. AMEE Guide No 26: clinical teaching in ambulatory care settings: making the most of learning opportunities with outpatients. Med. Teach. 2794, 302–315.

Dent, J.A., Angell-Preece, H.M., Ball, H.M., Ker, J.S., 2001. Using the Ambulatory Care Teaching Centre to develop opportunities for integrated learning. Med. Teach. 23 (2), 171–175.

Dent, J.A., Davis, M.H., 1995. Role of ambulatory care for student-patient interaction: the EPITOME model. Med. Educ. 29 (1), 58–60.

Dent, J.A., Davis, M.H., 2008. "Getting Started…" A Practical Guide for Clinical Tutors. University of Dundee, Centre for Medical Education, Dundee.

Denton, G.D., Demott, C., Pangaro, L.N., Hemmer, P.A., 2006. Narrative review: use of student-generated logbooks in undergraduate medical education. Teach. Learn. Med. 18 (2), 153–164.

Hanna, A., Dent, J.A., 2006. Developing teaching opportunities in a day surgery unit. Clin. Teach. 3 (3), 180–184.

Irby, D.M., Ramsay, P.G., Gillmore, G.M., Schaad, D., 1991. Characteristics of effective clinical teachers of ambulatory care medicine. Acad. Med. 66 (1), 54–55.

Irby, D.M., 1992. How attending physicians make instructional decisions when conducting teaching rounds. Acad. Med. 67 (10), 630–638.

Irby, D.M., Wilkerson, L., 2008. Teaching when time is limited. BMJ 336 (7640), 384–387.

Latta, L., Tordoff, D., Manning, P., Dent, J., 2013. Enhancing clinical skill development through an Ambulatory Medicine Teaching Programme: an evaluation study. Med. Teach. 35 (8), 648–654.

Lipsky, M., Taylor, C., Schnuth, R., 1999. Microskills for students: twelve tips for improving learning in the ambulatory setting. Med. Teach. 21 (5), 469–472.

Norcini, J., Burch, V., 2007. Workplace-based assessment as an educational tool: AMEE Guide No. 31. Med. Teach. 29 (9), 855–871.

Norcini, J.J., Blank, L.L., Duffy, F.D., Fortna, G.S., 2003. The mini-CEX: a method for assessing clinical skills. Ann. Intern. Med. 138 (6), 476–481.

Peltier, D., Regan-Smith, M., Wofford, J., et al., 2007. Teaching focused histories and physical exams in ambulatory care: a multi-institutional randomized trial. Teach. Learn. Med. 19 (3), 244–250.

Peters, M., Ten Cate, O., 2014. Bedside teaching in medical education: a literature review. Perspect Med. Educ. 3 (2), 76–88.

Ramani, S., 2003. Twelve tips to improve bedside teaching. Med. Teach. 25 (2), 112–115.

Ramani, S., Leinster, S., 2008. AMEE Guide no. 34: teaching in the clinical environment. Med. Teach. 30 (4), 347–364.

Ramani, S., Orlander, J.D., 2013. Human dimensions in bedside teaching: focus group discussions of teachers and learners. Teach. Learn. Med. 25 (4), 312–318.

Reeves, S., Freeth, D., Mccrorie, P., Perry, D., 2002. It teaches you what to expect in future …': interprofessional learning on a training ward for medical, nursing, occupational therapy and physiotherapy students. Med. Educ. 36 (4), 337–344.

Simpson, J.G., Furnace, J., Crosby, J., et al., 2002. The Scottish doctor - leaning outcomes for the medical undergraduate in Scotland: a foundation for competent and reflective practitioners. Med. Teach. 14, 136–143.

Stickrath, C., Aagaard, E., Anderson, M., 2013. MiPLAN: a learner-centered model for bedside teaching in today's academic medical centers. Acad. Med. 88 (3), 322–327.

Walters, L., Worley, P., Prideaux, D., Lange, K., 2008. Do consultations in rural general practice take more time when practitioners are precepting medical students? Med. Educ. 42 (1), 69–73.

Wolpaw, T.M., Wolpaw, D.R., Papp, K.K., 2003. SNAPPS: a learner-centered model for outpatient education. Acad. Med. 78 (9), 893–898.

社区学习
Learning in the community

I. D. Couper , P. S. Worley

（译者：刘　理　审校：谢阿娜　王维民）

第 10 章

趋势

- 为未分科患者，特别是社区患者提供医疗服务，是学生学习临床推理并将理论和临床实践相结合的基础。
- 学习情境很重要。我们需要创造多元化的情境，包括提供给毕业生实习的社区环境。基于社区的医学教育随着情境的不同，实施也会有很大不同。
- 早期接触社区提供了建构性的学习基础。
- 学生在全学程或者整年的课程中，持续接触同一个社区是有益的，这有助于建立学生、患者和医生之间积极的教学关系。
- 与社区间的互惠性参与，是培养学生社会责任感的重要环节。
- 利益相关者之间的一种"共生"的合作方式促进了基于社区的医学教育。
- 课程的重点放在"学"而不是"教"，可以加强基于社区的医学教育。

引言

医学院一直在积极寻找培养下一代医生的新场所。这受如下四个因素的驱动：全球医学教育需求的扩大、对三级医院的压力（空间有限而不能容纳更多的学生）、实现人才培养目标面临的挑战、培养能胜任各级医疗系统工作的高质量医学毕业生的挑战。对许多学校来说，基于社区的医学教育即为一种解决方案。

什么是基于社区的医学教育？

基于社区的医学教育（community-based medical education，CBME）指在三级或大型二级医院之外进行的医学教育。CBME的课程计划基于当地社区的医疗需求而制订，同时为毕业生将来在该社区工作做准备。近年来，"社区参与式医学教育"一词被用于描述社区定向和CBME的组合，此外，社区的成员们也越来越积极地参与到政策制订、实施与医学教育项目评估中来（Strasser et al.，2015）。

可能有人持不同意见，认为三级医院也"在社区"。在全球范围内，卫生系统发展三级医院的主要目的是高效配合医疗的高新技术并达到高标准。如此就形成了一个体系，这个体系通过审计和同行评价而实现内部责任制度的完善。三级医院并不对任何一个特定的社区负责，因为患者来自许多不同的、通常距离很远的社区。CBME 重点在于患者去三级医院之前和从三级医院出院后的社区医护。通常在这个阶段，患者会有未解决的问题或是同时被发现出现了多种问题。

在初级医疗中讨论 CBME 时，理解专业术语"初级医疗"（primary care）和"初级卫生保健"（primary healthcare，PHC）之间的区别非常重要。初级医疗是指社区成员与卫生系统的首次接触，通常不需要转诊。PHC 关注实施卫生保健的理念，它强调要在社区中解决初级的健康问题，提供健康促进、预防、治疗、康复与姑息疗护等服务。同时，PHC 提出依靠各部门之间的合作来实现健康的途径，并提倡"消费者"积极参与到卫生保健的规划中。大多数 CBME 课程计划都是基于 PHC 的理念，在初级医疗的环境中设置的，但是也有可能不具备这两个要素。例如，在一家私人精神病专科诊所进行轮转，其主要目的是学习高级的精神疗法。

CBME 通常的实践环境包括：

- 全科医疗机构 / 家庭医疗诊所
- 乡村 / 社区卫生中心
- 专科诊所，咨询诊所
- 患者家里
- 学校
- 工厂
- 农场
- 社区集市
- 购物中心

CBME 的目标

 "CBE 为学生提供机会，使他们能够越来越多地参与到健康问题中，并随着他们能力的增长，规划和提供健康服务。CBE 在面对真实健康问题的背景下，以创造性的方法参与社区活动。同时，学习在医院和社区环境中都适用的基本态度和技能。"

Mennin & Mennin，2006

在提供不同种类的社区相关学习经验的过程中，涉及各种各样的机制（Ellaway et al.，2016）。CBME 的设置与结构主要是由所授课程特定内容的目的所决定的。大部分 CBME 项目的主要目的在于帮助学生在乡村或水平落后的地区工作，帮助他们获得高质量初级医疗服务的能力。然而，还有很多针对临床前期和临床的目标可以借此实现。

临床前目标

CBME 已经应用于流行病学、预防医学、公共卫生原理、社区发展、疾病的社会影响、初级卫生医疗方法、医疗团队等许多方面的学习，也可以帮助学生理解患者如何与卫生系统互动。它也普遍应用于学习基本的临床技能，特别是交流技能，以及在初级医疗医生的指导下学习多种专业发展技能。

后面这些目标虽然也可以在三级医院实现，但却常常在社区完成，因为对此特别感兴趣又承担着这方面教学任务的教师常常是初级保健医生。

临床目标

临床 CBME 课程的教学目标可分为四类，其中前三类以医院作为培训地点，第四类以社区作为主要地点。

学习全科 / 家庭医学

初级医疗、全科医学、家庭医学轮转是临床 CBME 最常见的组成，见于大多数现代医学课程。它的课程安排可以集中在较短的、分散的时间里，也可以在一个学期、一年或更长时间内，连续每周一天或半天时间来学习。两种方式的优缺点详见表 10.1。

无论选择哪种模式，精心设置轮转、实践和社区学习计划都是非常必要的。尤其学生首次接触时，可能还要加强对相关临床技能和当地社区卫生机构服务的指导。在轮转期间还可增加一些有意义的作业，如进行家访、绘制当地资源或医疗设施的生态图、与社区组织或支持团队见面或访问当地其他卫生从业人员。有机会汇报并反思自身的经验对于巩固学生的学习

表 10.1　全科医学或初级卫生保健中的 CBME

CBME 类型	优点	缺点
短期独立模式（CBME 被安排在单独的时间完成）	浸入式体验	需要解决学生的食宿
	使学生完全专注于全科医疗	学生在不同时间体验会有很大差异
	时间容易安排	学校和公共假期对此有较大负面影响
	紧密的指导关系	对医疗收入或看病时间有负面影响
	学生"有像假期一样好"的全新感受	教学人员会感到疲劳
	可以利用乡村和偏远地区	
	实践前后易于评估和考核	
持续轮转模式（CBME 被分散到其他学科的轮转中间断完成）	能长期跟踪特殊患者	可能会对填鸭式的轮转产生抵触
	能见到医疗实践中季节变化的影响	频繁交通耗费的费用和时间使可选的场所有限
	通常不需要解决学生的食宿	学生可能认为与同时学习的医院科室相比并不重要
	能与医院其他学科的学习进行整合	教学人员因时间延长而失去教学兴趣、离去或感到不舒服
	通过长期的实践，学生可以成为特殊的角色	医院里同时学习的各种内容常常影响评估
	每周只有一次，对医疗收入影响较小	
	时间延长能减少教学人员的疲劳	

和进行课程考核也都是很有帮助的。这些与本科阶段和研究生阶段的学习都是相关的。

学习全科或家庭医学之外的其他专业

这种类型的 CBME 有许多好的案例。在南非的比勒陀利亚大学（University of Pretoria），学生需要花费 7 周的时间在社区轮转，专门学习产科技能。除了这些本科生学习模式外，传统上在医院里进行的研究生阶段的学习，如儿科学、精神病学和内科学，正在强化 CBME 的学习经验，为他们的住院医师阶段做适当的准备，以适应当前与未来的医疗实践。又如，在英国，位于社区的医院已成为乡村诊治中心（rural diagnostic and treatment centres，RDTCs），许多医疗活动以门诊为基础开展。这些中心可以为学生提供门诊咨询、临床调研和日间门诊与手术的机会。在RDTC 里，一个 4 周的临床结构化的课程能为学生提供丰富的门诊与社区医疗经验（Dent et al., 2001；Dent et al., 2007）。

学习初级医疗

这种模式中，主要学习场所仍然在三级医院，而社区轮转能弥补课程目标与医院背景不匹配导致的课程中的鸿沟。初级医疗的重点是初级卫生保健、社区实习、团队照护和社区工作。初级医疗能整合不同学科的学习，整合临床实践与公共卫生，整合跨专业的和多学科的学习。

位于约翰内斯堡的威特沃特斯兰德大学（University of the Witwatersrand）的"整合初级医疗"模式就是这样一个例子。学生在初级医疗门诊和社区医院完成 6 周的轮转，利用在专科学习（如内科到公共卫生）中学到的知识和技能，对各类患者、他们的家人和社区进行综合性的服务。该整合项目由主修学科的代表进行考核，以进一步明确初级卫生保健的重要性。

同时学习多个学科

在这一类学习中，无论是持续 1 年还是整个训练全程，整个课程的学习都是以社区实践作为基础的。这可能是整个医学院校的定位或者也是一个学生小组的选择。前者如南非的瓦尔特·西苏卢大学（Walter Sisulu University）、澳大利亚的伍伦贡大学（University of Wollongong）、菲律宾的阿图里奥赞博加大学（Ateneo de Zamboanga University）和加拿大北安大略医学院（Northern Ontario School of Medicine）。后者如澳大利亚的弗林德斯大学（Flinders University）的"弗林德斯农村社区同步课程（parallel rural community curriculum，PRCC）"，该模式被许多澳大利亚医学院校所采用。

这个概念利用了初级医疗中多样性的患者基础，并已在城镇与乡村中实施。这种情形在乡村社区特别受欢迎有两个原因：教育机会和卫生政策议程。

在许多国家，乡村医疗有广泛的患者基础，并且较少转诊。临床医生能够更多地在初级保健、急诊、产科、住院患者的医疗中发挥重要作用。因此，对于乡村医疗教师来说，通过初步诊断、调查、初步治疗（包括住院患者）和进一步治疗等给予学生连续接触医疗的机会，相对更容易实现。

这种扩展的轮转与大量学生选择乡村医疗作为自己的职业是有联系的，因此被政府部门作为一项乡村医疗劳动力的重要长期策略，在财政上予以支持。对弗林德斯经验的评估表明，CBME 培养模式下的学生比在医院中学习的学生学业表现要更好，且获取了实践所需的技能与个人品质（Worley et al.，2004；Couper &Worley，2010）。非洲的经验也支持 CBME 能提供"情境化学习，通过让学生获取在当地社区中所需的能力与价值，解决医疗人员稀缺的问题"（Mariam et al.，2014）。

基于弗林德斯的经验，结合住院患者和门诊患者的经验，对扩展的 CBME 和多家三级医院轮转之间进行了比较，总结结果详见表 10.2。

成功 CBME 的实践原则

尽管 CBME 的倡导者总是用充满激情的言语谈论它的优点，但有经验的改革者会恰当地指出成功并不是必然的，出现低质量的 CBME 也是有可能的。即使在一些成功的项目中，随着时间的推移，出现的持续性的问题和大量机构的质量控制问题都是巨大的挑战，这些在一开始就应该认识到。例如在非洲，CBME 最主要的挑战在四个方面：教师的短缺问题（无论是在绝对数量还是对其感兴趣的教师数量方面）、基础设施不足与后勤保障不利问题、学生数量与学习态度问题、呆板和混乱的课程设置问题（Mariam et al.，2014）。这些都需要解决。

根据此前对于 CBME 文献的分析，结合作者在 CBME 发展与管理方面的经验，形成了对成功至关重要的四种关键关系的认识（Worley，2002）。

医患关系

让学生以一种有意义的方式参与到医

表 10.2 扩展的 CBME 和三级医院轮转的比较

教育因素	三级医院连续轮转	扩展的 CBME
疾病谱	经过多级筛选的患者；病情很重或病情复杂	更多的机会接触到常见临床情况；不同的疾病严重程度和复杂程度
接触患者	看到病情的断面而不是全部，患者的病情处于相似的阶段	持续的，看到改善／复发／进一步治疗决策
在患者治疗中的作用	被动的；学生会觉得乏味，学生们在一个病房掌握了诊疗常规，他们就会轮转到其他病房，换成其他带教老师	主动的；在一个诊室跟随同一个医生，随着时间延长可以使参与的安全性增高
学生的态度	把病房的时间当作"学习"	把实践的时间当成"工作"
学习专科技能的渠道	面对面，容易组织	可能通过进修、网络资源或视频会议教学
专业技能的发展	仅从临床环境和角色中见到带教医师	在临床、社会及家庭背景和角色中见到带教医师
教学委派	资深专业教师把大量的教学委托给年轻教师	初级卫生保健的教师把部分教学交给住院医师和来访专家
未来实践的模式	在高技术、高成本环境中学习	在低技术、低成本环境中学习

患互动中，在任何情况下都是医学教育的关键。虽然初级医疗体系强调医患关系的重要性，但在 CBME 中需要给予明确的关注，以使学生们成功地融入到这种互动中。这并非必然，需要得到许可，做出计划，学生之前要有充分的准备。还需要注意与非博士的临床医生建立有效的工作关系。在许多情况下，特别是在非洲，这些人是医学生的主要临床指导者。

由于临床 CBME 通常在较为封闭的一线诊室里进行，因此如果以强化临床医生工作和患者满意度方式进行结构化设计，则成功和维系下去的可能性会更大。患者同意是关键的第一步。如果学生教学被看作诊室里的常态而非偶然，这个问题处理起来会更容易。也就是说，诊所被认为是一个教学场所。在那里，学生们将成为医疗团队的一员。

患者对学生参与社区环境的满意度评价非常积极。患者似乎对他们的医生具有大学教师的"地位"有特别的关注，他们也能认识到这对培养下一代医生很重要，他们对于学生付出的额外时间和关注表示赞赏。在乡村 CBME 背景下，患者可能会认为这有机会为所在社区招募有潜力的未来医生。

教学需要时间，安排教学时要尽力使教学对就诊患者数量的负面影响最小。如果不是这样，医生可能会决定中止学生的参与，或者要求获得有效的经济赔偿，或者让学生只是单纯地被动观察，这些都是不可取的。扩展的 CBME 的项目经验显示，学生有可能通过参与患者部分治疗而提高实践能力（Walters et al., 2008）。学生的实践能力会随着实践时间的增加而提高。同时，学生并不能无止境地参与患者治疗，因为他们还需要更多时间来学习更多的患者案例。

学生如何才能以一种有意义和有帮助的方式融入其中呢？下面的这些实践建议是有用的。

- 确保有可供学生使用的单独诊室。
- 在不减少患者总数的情况下，修改预约时间表，这样患者可以以同时配对的方式预约，一个给学生，另一个给医生。医生先看自己的患者，然后去另一个房间看学生的患者。
- 鼓励学生看过的患者，在该生诊疗时间进行复诊。
- 在实习地点，为学生提供一个可以上网的安静学习区域。
- 给学生配备移动电话或者呼叫器，以便在下班后和紧急情况下也能联系到他们。
- 允许学生选择实习地点。
- 在学生选择和配对时要考虑到整体条件与实践情况。
- 为当地的导师提供培训及学术认可。
- 聘用一个专门的管理者，为每个学生安排和协调多个学习地点和学期。
- 鼓励学术人员在选定用于教学的社区从事临床工作。

在丰富的资源环境中，以上这些建议比较容易实现。这些建议为所有 CBME 项目提供了实用的原则，其中许多建议都可以用最少的资源去实现。许多手段可以作为诊室学习的辅助工具，例如学习手册、自评或互评任务、技能目录和特殊活动要求（如家访、与其他专家一起工作、陪伴有需求的患者、参与支持团体或参加当地的卫生服务会议）。成功地实现这些内容的基础是学生能自主学习，学生可以根据明确的目标来灵活地满足自己的需要。这不是简单的资源限制环境下的具有成本效益的策略，而是一种高效的学习方式。指派合适的导师也是这种学习方式能够获得成功的关键。

> "在乡村社区实习的学生要比在城市医院实习的学生多看 1 倍的患者，且操作实践的机会是后者的 6 倍，结果是大多数学生都确信他们的教育经历比城市的学生更好。"
>
> *Worley et al.，2000*

大学–卫生服务机构的关系

现在很多高等医学教育中心，大学的研究和教育事务与卫生服务目标之间存在着相当的冲突。在 CBME 层面遇到的挑战是：使医学生的参与能增强两个组织的目标，并能在二者之间建立一种共生的关系。

怎样才能实现？卫生服务获得了什么？

将医学教育融入卫生服务中，可以看作对其服务质量的认可。大学可能给卫生服务机构带来教育的要求和专业的评审，也能间接改进对患者医疗服务的质量控制和同行评价机制，从而进一步证实其作为教学中心的较高地位。学生的存在对当地卫生服务人员来说也是一种有力的激励，他们因此更能感受到新的工作意义。

学生除了为患者提供医疗服务以外，还能够为卫生服务机构做出贡献。学生应

该求教于卫生服务的管理者，也应被视为能帮助管理者实现某些目标的人。在卫生服务管理者的指导下，学生可以开展卫生设施检查、质量促进项目、设备与资源报表和类似的学生活动等，这些活动能够促进卫生服务的发展，同时能够让管理者，而不仅是临床医师看到学生们的作用。除此之外，这些活动能促使学生在地方社区与多元团队的环境下，为卫生服务系统做出贡献，并增强他们对卫生服务系统现状进行评价的能力，这是 21 世纪医学教育的重要组成部分（Frenk et al.，2010）。大学和卫生服务机构之间可以建立一个正式的协议，明确双方如何平衡服务供给、教学要求和社区需求三者的关系。

大学如何受益？

卫生服务机构除了能为大学提供宝贵的临床教学机会之外，其社区环境还能开辟出临床和卫生服务研究的新途径，引入基金来共同承担这项工作。当改革者试图鼓励高等院校参与基于社区的项目时，这种想法可能很重要。

大学和社区也都能从共享资源中受益。例如，基于提高临床经验的需求，社区环境中的老师和学生要求获得的最新、最广的信息资源，可以通过互联网、大学图书馆、访问学者讲座，以及特制的电子资源或视频教学获取。同样的资源可以被卫生服务机构有效利用，这可能会促进双方共同投资建设所需的基础设施。

课程建设与学生选拔权的共享增强了临床医师与社区间的承诺与责任意识，这使学生更深刻地理解社会与环境因素在疾病发生和预防中的作用（Dreyer et al.，

2015)。

政府-社区关系

尊重社区卫生需求，通过当地倡议与政府政策，强调这些需求是当代医学教育的重要方面。CBME 能为这种学习提供极好的机会。国家政府政策与地方社区对卫生服务优先的认知之间经常存在冲突，CBME 包括帮助学生理解这些冲突。

支持 CBME 成功的一个更重要观念就是让大学出现在当地社区中，从而将国家政府政策和当地社区需求相结合。第一个机制是通过有针对性的研究。医学生可以参与到由当地发起的研究中，促进当地理解和实践的变革，尤其是将这些研究作为他们临床前学习的一部分。例如了解葡萄园工人的职业卫生风险，或了解改善当地化学浸渍蚊帐吸收的因素。这些研究同样可以提供数据，通过这些数据可以获得进一步的政府资金资源。

第二，学生通过参与社区工作，会"敏感"地意识到缺医少药地区的健康需求，内容可能涉及国家优先项目在本地的实施，如疫苗接种、环境卫生、食品卫生监督、产前保健以及农业安全，这是在社区中生活的最好的善举。

第三，CBME 作为地域性医疗招聘平台，十分有效，借此可以把地方劳动力需求和国家劳动力政策有力地协同起来。这既是获取更多国家教育基金的一个方式，也是社区持久参与的驱动力；然而这并不是一定的，只有在学生积极参与的情况下才有效。如果当地社区和潜在的政府出资人都有主人翁意识和参与 CBME 项目的意愿，

并在其中有正式的角色，则将加强该效果。上述内容可以通过参加咨询委员会、参与学生选择、社区团体的社会推介、为学生提供住宿或交通补贴支持等方式来实现。

考虑到这些潜在的好处，大学努力收集合适的劳动力数据并维护好学生职业生涯的纵向数据库是非常重要的。如果学生能从"他们自己的"社区获得一种归属感、被认可感，并理解相关政府政策方案，他们就能成为充满热情、思路清晰的社区倡导者，并且从群体层面的学习看到立竿见影的效果。

在试图提供充满社会责任的医学教育时，许多医学院校认识到这一政府-社区关系。卫生公平网络培训（THEnet：www.thenetcommunity.org）是一个由创新的医学院校组成的小组，这些学校致力于此方法，并设计了一个评估框架以指导实施（详见第 48 章 医学教师和社会责任）。作为一种有效的长期劳动力再分配策略，基于社区的医学教育可以为地方社区优先权与国家政策之间提供一个结合点。

个人-职业关系

大多数的 CBME 实施中，还要考虑的最后一个关系就是医生的个人价值观和偏好与职业期待之间的冲突。在初级医疗环境中接受教育，学生会花相对较多的时间和带教老师在一起，这有利于发展有效的师生关系，教师从而可以帮助学生从职业规范方面分析其个人价值观，但是这需要师生双方的自愿。一种良好的师生关系在学生离开后还能持续，并能影响他们未来的职业选择。

许多临床教育者关注传统的医学院校教育在人文价值方面的缺失。扩展的 CBME 呈现的连续性已经在弥补这种缺失，比如强化了诸如同理心和利他等重要的价值观。纵向整合式见习联盟（Consortium for Longitudinal Integrated Clerkships, CLIC, www.dicmecled.com）正是致力于医学教育连续性而建立的医学院校网络，正在世界各地采用各种不同的方法实施（Worley et al.，2016）。

CBME 对学生们来说也是一个绝佳的机会，他们可以从进一步的职业责任（如社区健康教育）和医生如何影响社区中的家庭及社会生活两个方面观察医生的作用。如果学生住在社区里，这将是一个最好的学习方法。因此，为学生找一个住处非常重要，它能增强学习的效果。就这一点而言，课程设计者应该注意到数量日益增加的已婚已育的学生，社区的体验可能被全家用来衡量毕业后在这个社区生活和工作的利弊，但这也会增加较大的开支。

Sen Gupta 等（2009）阐述了 CBME 成功的三个基本要素：学生住宿与教学空间、有责任心的临床教师和合适的病例数。另外还有一个很重要的因素是学生的安全。这可能需要教育学生注意出行安全、人身安全（社区中暴力可能是一个明显的问题）、预防传染性疾病（如 HIV），帮助学生应对相对隔离、文化差异和初次离家产生的不适应。学生必须十分清楚保险所覆盖的范围及需要他们履行的义务。学生有时会有身体不舒服，或者有家庭或社会危机，除了寻求老师的帮助，他们还需要有其他的受助途径。这些资源在事先应该安排好，且给予学生书面或口头的说明。

那些支持学生个人和职业发展的 CBME 专家与管理者们会发现，学生不仅在实习期获得了专业的知识技能，还有机会获得情感能力，并发现其自身因体验而有所改变。

小结

CBME 已成为医学教育中越来越受欢迎的方法。它的应用反映了基于社区的医疗实践在 21 世纪卫生体系中日益增加的重要性。根据不同的课程目标，有多种形式的 CBME，很多课程都是在医学教育研究基础之上逐渐发展起来的。

把医学教育从高等教育中心转移到社区中，涉及体制的转变，需要领导战略和大量资源。CBME 并不是传统医学教育的廉价替代品。考虑到较低的生师比，以及远程支持学生的成本，如学生和专家的住宿、交通以及信息和通讯成本，在社区开展教学可能需要投入额外的时间和人力。无论 CBME 采取何种形式，从患者、教师和学生处获取反馈进行评估非常重要。这些评估结果也许令人惊喜（Dent et al.，2001），也会有助于优化项目以便未来使用。

显然，对于 CBME，我们迫切需要更深入的研究，希望本章中列出的这些原则能帮助改革者避免重大失误，有更大可能性获得利益相关方的积极反馈。以问题为契机，创造性地探索实践解决方案，方可实现成功转变。网络机构，如 TUH、THEnet 和 CLIC 可以组织论坛，交流想法和支持变革。通过网络和 CLIC 定期的国际会议，了解 CBME 的新动向，将使你受到鼓舞和充满活力。

　　在培养学生的"脑"知识（专业知识）的同时，还需花足够的精力培养其"心"知识（情感体验）。

 "在美国及其以外的领域，医学教育政策建议者与领导者们在寻求关注成本效益和以可持续的方式增加医生供给的方法，提供更适合社区需求的临床培训，并让新培训出的医生能在临床上和地理上缺医少药的地区分布均衡。很明显，他们很喜欢基于社区医学教育的模式及其优点。"

Farnsworth et al.，2012

参考文献

Couper, I.D., Worley, P.S., 2010. Meeting the challenges of training more medical students: lessons from Flinders University's distributed medical education program. Medical Journal of Australia 193 (1), 34–36.

Dent, J.A., Angell-Preece, H.M., Ball, H.M.-L., Ker, J.S., 2001. Using the ambulatory care teaching centre to develop opportunities for integrated learning. Med. Teach. 23 (2), 171–175.

Dent, J., Skene, S., Nathwani, D., et al., 2007. Design, implementation and evaluation of a medical education programme using the ambulatory diagnostic and treatment centre. Med. Teach. 29 (4), 341–345.

Dreyer, A., Couper, I., Bailey, R., et al., 2015. Identifying approaches and tools for evaluating community-based medical education programmes in Africa. Afr. J. Health Prof. Educ. 7 (1 Suppl. 1), 134–139.

Ellaway, R.H., O'Gorman, L., Strasser, R., et al., 2016. A critical hybrid realist-outcomes systematic review of relationships between medical education programmes and communities: BEME Guide No. 35. Med. Teach. 38 (3), 229–245.

Farnsworth, T.J., et al., 2012. Community-based distributive medical education: advantaging society.

Med. Educ. Online 17, 8432.

Frenk, J., Chen, L., Bhutta, Z.A., et al., 2010. Health professionals for a new century: transforming education to strengthen health systems in an interdependent world. Lancet 376 (9756), 1923–1958.

Mariam, D.H., Sagay, A.S., Arubaku, W., et al., 2014. Community-based education programs in Africa: faculty experience within the Medical Education Partnership Initiative (MEPI) network. Acad. Med. 89 (8 Suppl.), S50–S54.

Mennin, S., Mennin, R., 2006. Community Based Medical Education. Clin. Teach. 392, 90–96.

Sen Gupta, T.K., Murray, R.B., Beaton, N.S., et al., 2009. A tale of three hospitals: solving learning and workforce needs together. Med. J. Aust. 191 (2), 105–109.

Strasser, R., Worley, P., Cristobal, F., et al., 2015. Putting Communities in the Driving Seat: the Realities of Community Engaged Medical Education. Acad. Med. 90 (11), 1466–1470.

Walters, L., Worley, P., Prideaux, D., Lange, K., 2008. Do consultations in general practice take more time when practitioners are precepting medical students? Med. Educ. 42 (1), 69–73.

Worley, P.S., Prideaux, D.J., Strasser, R.P., et al., 2000. Why we should teach undergraduate medical students in rural communities. Med. J. Aust. 172 (12), 615–617.

Worley, P., 2002. Relationships: a new way to analyse community-based medical education? (Part one). Educ. Health 15 (2), 117–128.

Worley, P., Esterman, A., Prideaux, D., 2004. Cohort study of examination performance of undergraduate medical students learning in community settings. BMJ 328 (7433), 207–209.

Worley, P., Couper, I., Strasser, R., et al., 2016. A typology of longitudinal integrated clerkships. Med. Educ. 50 (9), 922–932.

拓展阅读

Hays, R., 2007. Community-oriented medical education. Teach. Teach. Educ. 23 (3), 286–293.

Hunt, J.B., Bonham, C., Jones, L., 2011. Understanding the goals of service learning and community-based medical education: a systematic review. Acad. Med. 86 (2), 246–251.

Maley, M., Worley, P., Dent, J., 2009. Using rural and remote settings in the undergraduate medical curriculum: AMEE Guide No. 47. Med. Teach. 31 (11), 969–983.

乡村和边远地区学习
Learning in rural and remote locations

第 **11** 章

Chapter 11

J. Rourke , L. Rourke

（译者：刘　程　审校：蔡景一　王维民）

趋势

- 认识到乡村医疗实践可以为医学生、进修生、住院医师提供一个极佳的学习环境。
- 在越来越多的医学院校里，在校学生应有乡村医疗的学习经历。
- 在创新型的医学院校中，为医学生和进修生/住院医师开发纵向深入的乡村医疗实践学习活动。

☞ 在乡村或边远地区学习的经历非常重要，有时会改变人生。

引言

对于基于社区的医学教育，乡村或边远地区是一个非常理想的场所，可以在这个环境中培养学生适用于各种医疗环境的知识、技能和态度。本章中，"医学学习者"包括学生、进修生和住院医师。

随着对乡村或边远地区医疗实践的机遇与挑战的认识，一些医学学习者选择在乡村或边远地区执业，同时，随着医学院校越来越强调社会责任，为地方和最需要的领域培训医师，越来越多的医学学习者

在其教育的不同阶段，在乡村地区接受了"分散的医学教育模式"的训练（Curran & Rourke，2004；Rourke et al.，2005；Eley et al.，2008；Norris et al.，2009；Maley et al.，2010；Rourke，2010；Wong et al.，2010；Rourke，2011；Crampton et al.，2013；Bosco & Oandasan，2015）。这包括纵向整合式临床见习（longitudinal integrated clinical clerkships，LICs），即在乡村医学实践中，由乡村医生作为主要教师完成主体的临床学习（详见第12章　纵向整合式见习中的学习）。

大量文献表明，在不同学习阶段，乡村环境下的医学学习者比城市的学习者，在医学考试成绩、行为表现等方面更加优秀，且他们有更高的学生满意度，能感受到更积极的学习氛围（Bianchi，et al.，2008；Crampton，et al.，2013；Denz-Penhey & Murdoch，2010；Hirsh et al.，2012；Power et al.，2006；Schauer & Schieve，2006；Waters et al.，2006；Barrett et al.，2011）。虽然还需要更多的研究，但这可能会有助于医学生在临床实践中免受医学伦理方面的指责（Norris et al.，2009；Poncelet et al.，2009）。

乡村医疗培训倾向于为乡村全科医生或家庭医生提供机会。高级医师与其他的乡村医护专业人员多参与到医学教师的

工作中来（在医学文献中常被称为指导教师）。许多乡村医师都是天生充满热情的教师，具备丰富的临床技能，建立了良好的"社区-患者-医师"的紧密关系，应对患者医疗服务的多方面挑战。作为一个指导老师，他们体会到自身的价值，既丰富了他们自身的职业成就，也对医学教师和学习者的关系大有裨益。

一项关于需求分析的研究发现："大多数乡村医疗指导教师不清楚如何使其所授的内容与整体的课程计划相适应；作为一个临床教师，他们的角色定位也并不清晰……医学本科生则不太理解此阶段的学习目标"（Baker et al., 2003）。乡村教师如果对教育计划有更清晰的了解，这些问题也许能得到解决。

> 持续、积极的乡村或边远地区的教与学经验将良好的计划和优秀的学习环境与感兴趣的学习者和热情的教师结合在一起。

本章主要根据以下实践框架（Rourke & Rourke, 1996）展开论述：

- 学习者到来之前
- 入学第一天
- 轮转期间
- 评价与总结

学习者到来之前

> 为了保证乡村学习/教学活动的顺利完成，在学习者到达之前，需要好的计划和相关准备。

指导教师的准备、项目支持、事先安排好的医生办公室及其管理人员、同事的参与、医院和医疗卫生机构的帮助以及社区合作伙伴的支持等都是乡村医学实践成功的必要组成部分。而有效的沟通交流则对每一步而言都十分有必要。

项目支持与指导教师准备

> 对医学学习者的教学类似于从事医疗实践：无论一个人有多么丰富的经验，他总是有更多的东西要学习。

在乡村地区，成功的教学和学习需要广泛的支持和与负责学习者的项目专员进行交流。理想情况下，乡村医学教师应是乡村医学教育体系的一部分，应参与教师发展活动，提升其教学技能。优质的教育项目也提供多种教师发展项目，将该区域的乡村医学教师聚集起来，共同分享信息、完成规划。针对乡村教学的互动式教师工作坊，对乡村医生而言是一个非常有帮助且愉快的学习机会。

在世界各地，乡村医师协会（rural doctor associations）在提供工作坊与开发学习资源上已处于领先地位。此外，一些医学组织和大学医学院已经开始通过远程教育、网络学习和其他创新性方式提供教师发展和继续医学教育，这些方式都是乡村医学教师的理想选择（Bosco & Oandasan, 2015；Chater et al., 2014；Delver et al., 2014；McCarthy et al., 2016；Rourke, 2011；Wong et al., 2010）。

信息技术的发展使得乡村地区能够获得医学院校的教学与临床资源。乡村的医学学习者和教师能够参加相关远程教育机会和临床查房。

项目支持应包括开发网站，通过面对面的或讨论的方式，了解乡村医疗实践，处理关注的问题。

☛ 应该对学习者、乡村医学教师和项目的角色与责任有十分清晰的理解。

许多乡村医学教师接受大量的学习者，这意味着他们要面对不同学习者的知识、技能和学习预期目标。学习项目应该给学习者和乡村教师提供清晰的信息，阐明学习目标和预期 / 要求的评估结果。

此外，项目管理部门应以信函或其他形式告知乡村医学教师学习者应该遵守的规章。在学习者到达乡村之前，应该与当地的医学教师就需要重点关注的问题进行充分沟通，尤其是可能增加患者安全和乡村教师医疗实践风险的因素。

应在轮转开始之前明确用于学习者的差旅、食宿、信息技术等方面的财政支持。

乡村医学教师是非常宝贵的教师资源，无论在学术上还是经费上都应该给予积极的肯定与支持。过去，对于乡村医学教师的经费支持严重不足。需要认识到，在繁重的乡村医疗工作下所进行的教学活动需要大量的时间保证，其必然以牺牲工资薪酬和个人时间为代价。

精心准备的医生办公室和员工

☛ 积极和支持性的办公室员工是愉快和成功实践的关键。他们的参与对乡村学习和教学经历同样重要。

当把学习者融入到实践中时，让员工参与计划如何最好地利用办公室空间、如何组织学习安排以及如何处理与患者的交流，这些都是非常有帮助的。理想情况下，不仅要有适用于学习者的足够的诊室，而且要有单独的复习和学习空间，配置高速互联网接口。

重要的是，所有教学相关人员需要了解学习者的技能水平、角色和责任，以及懂得如何引导学生参与到患者治疗和其他医疗活动中。员工可以对教学效果发挥显著的促进作用，如协助选择和为学生介绍最适合的患者，及时回应学习者和患者的相关问题。员工和患者可以是学生学习过程的具有重要价值的反馈来源。

☛ 准备一个学习手册可以加强学习准备和计划的效果，学习手册是学习者准备和学习的重要指南。

实用的学习手册内容应当包括社区的基本情况（包括气候、旅行信息、社区资源、社交和娱乐休闲场所分布）、学习期间的食宿安排、实践活动安排（包括进度表、科室和主要联系人）、需要与其他医生和相关卫生保健人员一起参加的社区和医院的学习活动以及一些如办公室规章制度、电子医疗记录和相关礼仪规范等。

理想情况下，学习手册可以和其他相关资料一起上传到网络，使学习者在到来之前即可了解。

主要指导教师 / 乡村医学教师和参与的同事

☛ 有一个主要的指导教师或乡村医学教师是十分重要的，他主要负责项目的组织、指引、管理与学生评估，持续地与项目进行沟通。

乡村教师的协调作用对长期的乡村实习来说显得非常重要。

过去，学习者在乡村教学轮转时往往只跟随一位指导教师。进入21世纪，越来越多的乡村医师与关系密切的一小组同事或是一个诊治小组在社区或诊所共同开展诊疗活动。在这种情况下，可能会有一位或多位乡村医师定期承担主要指导教师的工作。

其他同事的参与带来了不同教师在知识、技能和态度方面的多种经验。这也提供了一个机会，使经验丰富的乡村教师帮助同事也成为医学教师。需要关注对同事所做的选择与承担的角色，以保证学生能获得积极的学习体验。

医院及医疗卫生机构的帮助

对于许多乡村的全科医师/家庭医师，就基于医院的医疗卫生保健来讲，与他们的城市同行们相比更加活跃。与之相类似的是，乡村的专科医师可能会比城市的同行提供更全面的服务。这也显著地拓宽和加强了学习者在乡村医疗轮转中的实践机会。

与许多城市医生相比，乡村社区的医生和相关卫生专业人员沟通更顺畅，尤其是在邻近的乡村社区医院工作时更是如此。因此，这可能是医学院校跨学科团队进行医疗实践活动的理想模式。这些团队成员还能为乡村医学学习者提供更有价值的学习机会，并提供有效的反馈。

在轮转开始前，乡村医学教师应该制订一套合适的规范，概述不同阶段学习者学习活动的水平和管理要求，这一规范应得到医院医疗咨询委员会的批准通过。医院管理部门、工作人员和当地医疗卫生组织机构以及配套的培训计划对支持这一过程是非常有帮助的。

社区合作伙伴

乡村社区越来越多地看到乡村医学学习者的价值，他们作为潜在的未来应聘者，将有助于建立稳定的长期的医师人力资源。

越来越多的证据表明，乡村实习能起到积极的效果，尤其是能为学习者、指导教师和社区提供更多持续性的连续社区参与（Crampton et al.，2013；Denz-Penhey & Murdoch，2010，Hirsh et al.，2012）。许多乡村社区热情接待医学学习者并鼓励他们参与到社交和娱乐活动中，进而激发他们对未来在本社区或其他乡村社区从事医疗实践的兴趣。乡村社区的正面引导能够有效缓解学习者可能存在的孤独感，同时也减轻了乡村医学教师在活动组织方面的压力。

学习者到来之前，所有参与者——包括培训项目专员、同事、医疗卫生机构和社区方面的人员——进行持续不断的沟通，将为良好的学习环境铺平道路。

入学第一天

主要指导教师/乡村医学教师应该在入学第一天专门抽出时间，欢迎并指引学习者。

第一天对于树立积极的印象、建立明确的角色和期望是至关重要的。在第一天或稍后，应该安排专门的时间，让乡村教师和学习者建立相互期望的角色和职责（通常称为学习合同）。理想的情况下，学习者除课程目标之外，还会同时制订个人目标。同样重要的是讨论学习者的潜在问题、关注或预计学习者的缺席。医师办公室成员、医院、社区相关工作人员也应该在新生指导中发挥重要作用。在接待处或检查室张贴介绍学习者的通告，并由教师签名，有助于加强学习者与患者的联系。学习者应慢慢进入患者的医护过程，逐渐增加，以避免在乡村医疗开始时让学习者感到过大的信息和责任的负担。学习者应开始逐步参与到患者的治疗过程中，以避免学生在轮转开始时因大量信息和重大责任而无法适应。

轮转期间

☞ 当学习活动围绕着患者医疗进行时，乡村医学教师就承担着双重角色：既要完成患者的诊疗，又要开展有效的教学活动。

将学习者加入医疗实践过程需要做好计划和灵活的日程安排，兼顾医疗需求和优化学习或教学设计。在实践进行中及每天结束时，需要留出时间进行讨论、总结。临床教学的时间-效率策略将在本书另行描述。

☞ 获得学生评价较高的社区指导教师或乡村医学教师的 6 个特质：

1. 欢迎学习者成为社区实践的合法参与者。
2. 在医疗与教学中以学习者为中心。
3. 定期让学生参与到自我反馈中，

以了解他们的进步。

4. 帮助学习者在与患者的日常接触中发现学习机会。
5. 运用反馈帮助学生成长，而不仅仅评价学生表现。
6. 创造让学习者感到舒适的环境，能够练习新的临床技能。

摘自 *Manyon et al.*，2003

学习者对医疗实践活动的作用和贡献取决于其自身的受教育程度以及知识、技能和态度水平。随着学习者逐渐展现的对医疗的胜任力及担当，他们教育水平期待的范围内的责任水平可能在增加，这种教育水平与"分级责任"的概念保持一致。提供持续性的医疗服务是乡村患者医疗和教与学的重要组成部分，因此，学习者应参与对诊治患者的随访工作。这些医疗活动可能发生在不同的场所，具体包括医生办公室、医院、疗养院和患者家中。也可能会跟随专科医生/顾问医师、相关的检查和治疗人员等对患者进行随访，尤其在纵向整合式临床见习中会遇到。

乡村医疗是开展以患者为中心的病例讨论式学习理想的模式（Stewart et al.，2014）。

☞ 《加拿大医学教育定位》（CanMEDS）角色描述了理想医生所应具备的 7 个方面：医学专家、沟通者、合作者、领导者/管理者、健康倡导者、学者和职业人（Frank et al.，2015）。这一角色定位为家庭医学做了修订（Tannenbaum et al.，2009）。

学习者在乡村环境下可以看到 CanMEDS

中的这些角色是如何在日常医学实践中得到整合的（框 11.1）。

建议专门留出时间对一些问题进行更广泛的讨论，如小型社区的医患关系和社会关系等。学习者可以观察到，在乡村社区，专业和区分化是如何让依然独立的乡村医学教师与患者医疗责任和社会关系结合在一起的。对所有患者保持客观和适当的医护标准是必要的。无论是在乡村还是在城市，如何设定适当和灵活的个人/职业界限，如何保持工作与生活的平衡，以及如何培养韧性，在所有的环境中都是有价值的技能（Rourke & Rourke，2014）。

许多乡村医学教师也会承担当地的领导角色，乡村社区作为一个较小的社会缩影，往往为乡村医师提供了发挥作用的机会，不仅是对患者个体，也可能是对当地的卫生系统、社区或超越社区范畴都做出"不凡"的成绩。理想状态下，学习者不仅可以见证这一倡导及领导力，而且同样可以参与其中。

☞ 乡村医学教师绝不应该低估这种角色的作用以及他们对于学习者的指导关系。

框 11.1　CanMEDS 角色可以适应乡村学习的目标要求

医学专家/临床决策者："知晓并做正确的事！"

- 确定乡村/社区医疗实践所需的知识和技能，指出与城市医疗活动的不同
- 认识局限性并能恰当地利用相关资源
- 充分考虑乡村/社区环境的局限性及相关背景，展示对患者基于伦理和循证医学的诊断和治疗能力
- 确定同行评议、评审和其他评价实践及乡村/社区患者医疗的方法

沟通者："良好的沟通是成功的基础"

- 从乡村/社区患者的文化背景和地理环境，找出医疗中存在的特殊困难及挑战
- 展示与患者之间良好的交流和沟通能力
- 作为乡村/社区医疗卫生组织的成员、协调者和领导者，展示与组织内所有成员之间有效沟通的能力

合作者："与他人合作"

- 识别和利用当地的社区资源、支持项目、远程相关资源和临床支持网络
- 与当地家庭医生、高级医师、医疗技术卫生人员以及三级医院的专科医师建立良好的合作关系
- 了解将患者从小诊所转入三级诊疗中心的最佳时机及有效方式

领导者/管理者："成为高效的领导者"

- 与他人共建高质量的乡村医疗卫生体系
- 认识和开展适用于乡村社区的有效的医疗实践活动
- 识别与判断在当地、区域和三级医疗中心开展调查和诊治的益处和风险

健康倡导者："你能使你的社区有所不同！"

- 找出存在的、潜在的和所需的资源来满足患者和社区的个性化需求
- 为患者和社区倡导适合、可行的乡村医疗保健
- 积极参与社区健康问题的决策

学者："是的，你可以成为一名乡村学者"

- 养成自主学习、终生学习的习惯，包括运用远程教育，不断更新与乡村/社区医疗相关的知识和技能
- 开展和参与基于社区的健康研究

职业/个人发展："心系自己、你的伴侣和孩子"

- 直面乡村/社区医疗活动及其生活带来的挑战和成就感
- 找到能平衡个人、家庭和职业需求的方法，劳逸结合，避免职业倦怠
- 采取积极的态度，与患者、医务人员、管理部门及同事建立良好的工作关系

（改编自 Rourke & Frank 2005 和 Frank et al. 2015）

乡村医学教师对自身职业和个人生活的满意度，对学习者的影响是显而易见的。乡村教学机构医生人手不足，医学教师临床负担过重，是很大的挑战。与此相类似，乡村教师同家庭医师、高级医师以及医疗卫生相关工作人员合作，其效果也是非常明显的。

☞ 对乡村医疗实践生活是充满热情还是令人失望，会直接影响学习者对乡村医疗活动的看法和未来的职业规划。

学习者同样可以通过引导讨论和报告，对教学／学习活动发挥积极作用，讨论或报告可以围绕学习者、医生、管理人员、其他卫生工作人员、患者和（或）社区都感兴趣或认为非常重要的问题。

观察／示范／反馈

☞ 教师直接观察学生、示范临床技能以及提供有效的反馈是无可替代的。

在轮转开始阶段，直接观察学生能够使教师清楚地了解学习者的知识、技能和态度，而这对于确定学习者的临床训练层次是至关重要的。直接观察有助于学习者和教师确定学生的优势以及需要改进之处，进而避免高估或低估学习者的能力及需求。乡村医疗实践中，一对一指导的教学模式为及时评价和学习进步提供了非常理想的模式。日常非正式的讨论、鼓励与建议应成为乡村医疗轮转中不可或缺的部分。

学习者和教师都能通过重复的直接观察来了解学生的进步情况。有些项目会提供录像设备以辅助教师进行直接观察。这是很有用的教学工具，但需要额外考虑患者隐私、可接受度以及知情同意。

对于音乐家、运动员等来说，促进专业技能发展的过程往往为教师对流程和技能进行示范，随着学习者的反复模拟训练，帮助其快速掌握并达到熟练的程度。

提供有效反馈是医学教师的一项核心技能，这通常需要有效的教师培训。

❝❞ "应重视反馈，因为学习者往往会忽视其重要性。"
Osmum & Parr，2011

☞ 最有帮助和有价值的反馈是经常的、及时的、具体的和建设性的。

修订后的 Pendleton 守则提供了一个适用于乡村医疗环境的可用的框架（Pendleton et al.，1984）（框 11.2）。

为乡村学习者提供反馈和评价可能是独特的机遇，也是挑战。乡村医疗环境中，师生关系较为密切，且学习者人数较少，这为深入了解学习者优势和不足提供了机会，这在大规模的培训中是很难实现的。有针对性的反馈对于学习者的未来发展是

框 11.2　修订后的 Pendleton 守则（用于直接观察或者录像回看）

1. **澄清（clarify）**
   要求学习者根据需要对信息和感受进行澄清
2. **先确定好的方面（good points first）**
   询问学习者哪些方面做得好
   告知学习者你观察到的做得好的方面
3. **需要改善的方面（areas to improve）**
   让学习者找出遇到的困难和如何改进
   对改进措施提出具体的建议
4. **建设性的总结（constructive summary）**
   共同完成建设性的总结

（引自 Pendleton et al.，1984）

非常重要的。然而，这种情境下给出负面反馈非常困难，其中原因包括：当地教学师资很少、远程教育项目不足、乡村教师和学习者间社会联系不够。由于职业-个体患者之间的界限，需要乡村教师具备一定技能，包括区别差异和认识教师与学习者之间的能力。在这些情况下，项目支持对于乡村教师是至关重要的。

评价与总结

除了贯穿轮转全程中经常性的随机反馈之外，还应在轮转中及结束后专门留出时间，完成正式的评价，评价应围绕轮转目标展开。CanMEDS 医生角色提供了一个内容广泛的学习目标与评估的框架，其中重点强调医生应具备的与乡村医疗实践相关的广泛的、重要的知识、技能和态度（框 11.1）。

乡村医学教育评价应该有多方面的投入，也应该是多向的。与学习者医疗实践有关的患者、管理人员和其他卫生工作人员能提供很有价值的多元反馈，用于形成性和终结性评价（Davis et al.，2006）。

乡村医学教师应该理解"形成性评价"和"终结性评价"之间的区别。形成性评价是过程中的，旨在指导"教"和形成未来的"学"。终结性评价是对学习者的评价，在轮转结束时进行。

> 轮转中期的形成性评价为学习者及主要指导教师提供了一个机会，来讨论取得的进步、存在的问题和下一步轮转计划。

轮转中期的形成性评价有助于设定一个阶段，这使得轮转结束后的终结性评价不至于来得那么突然。如果学习者在轮转中期评价中出现明显的学习困难，就应该审视项目，更好地规划剩余的轮转时间或加以补救。在纵向整合式临床见习中，学习者需要经历多种常规的过程评价，这可被认为是多种形式的轮转中期评价，对于学生优化学习经历至关重要。

终结性评价应该在学习者轮转结束离开前完成。这个评价应当对其主要内容进行清晰的概括与讨论。纸质版或电子版的评价结果应尽快反馈给项目部门，以便优化学习者未来的培训计划。

医学教师在对学生进行评价的同时，也应接受学生的评价。考虑到可能会影响未来的培训或就业，学习者往往不愿意提供关于指导教师或轮转过程的直接负面反馈。基于上述原因，学习者对于培训部门的指导教师的评价往往是匿名的，参与评价的学习者人数也应达到 3 人及以上。除了对教师进行评价之外，还应对乡村医疗实践的其他方面进行评价，如食宿、社会 /社区交流、信息技术和项目支持等。

备受困扰的学习者

学习者会患病和出现情绪问题。在乡村医疗轮转过程中，学习者来到新的环境，需要承担新的责任和角色，同时又远离了亲密朋友和家人，所以疾病和情绪问题会加重。少数学习者可能在乡村社区中很难找到有相似兴趣、经历或文化习俗的交流者（Steinert & Walsh，2006）。尽管乡村轮转的一对一模式会使学习者得到更多的关注，但它同时也可能会导致学习者同教师、管理人员或其他工作人员产生矛盾。孤独可能是一个明显的问题，建议在同一地方安排 2 名学习者。这种方式方便为学习者提供锻炼领导能力和教学能力的机会，尤其是对于处于不同教育阶段的学习者更是如此。

教师和项目部门应当尽量帮助那些饱受疾病困扰、心理压力较大的学习者，为他们提供及时和适当的医疗服务，需要时给予心理咨询。乡村教师的同情和支持十分重要，此时，乡村医学教师应尽可能避免以医生或高级医师的身份与学习者交流。这种身份不利于为学生提供其所需的医疗服务或咨询，而且会影响教学 / 学习轮转及后续的评价。当学习者生病时，应该暂停临床轮转，安排休息。有时疾病会影响学习者的医疗能力，特别是有精神疾病时，自杀风险不可忽视。

☞ 对于生病或备受困扰的学习者，医生同事和项目工作人员的帮助是非常重要的。

小结

乡村和边远地区逐渐成为医学教育的重要场所。在学习者到来之前、轮转的第一天、轮转过程中和评价总结时，好的规划和有效的沟通，有助于确保乡村学习实践活动的顺利完成。

在学习者到达之前，乡村医学教师、医生办公室及其管理人员、同事、医院和社区、项目管理部门等做好准备工作和提供支持，是轮转成功的保证。

在入学第一天的欢迎仪式和入学指导后，应按照项目计划，明确每个学习者的目标、学习重点、期望、角色和责任，以及对学习者早期的直接观察，为轮转的进行打下坚实的基础。

轮转期间，制订合理的学习进度表，采用以病例为基础的高效率临床教学，通过示范、观察和反馈促进学习。乡村和边远地区的医疗设施同样可以为学习者提供不同环境的体验。跨专业的医疗团队的实践活动、角色扮演与教师辅导以及社区领导力的培养等，帮助学生认识到个人与职业的界限，并学会平衡各种关系与适应环境。CanMEDS 为医生的教学实践构建了一个总体框架，教师发展是乡村教师获取反馈技能的关键。

评价应该有正式的和非正式的，包括结合轮转目标，进行多渠道和多角度的形成性评价和终结性评价。对于因病或其他原因已经或正处于困扰中的学习者，应积极为其寻求额外的支持和帮助。

引导学习者进入当地乡村医疗实践并担任其乡村医学教师是需要勇气的，但收益也是非常显著的。在实践中我们已经发现，学习者激发我们去实现卓越的医学服务，并不断进行自我提高。学习者的到来也充实了我们的生活，并惠及我们的工作人员、同事、孩子以及整个社区。我们很欣慰地看到，在此期间，学习者在知识、技能和态度方面获得了明显进步。无论最终在乡村还是城市工作，或是成为未来学习者的医学教师，乡村医疗实践和生活体验都将成为优秀医师成长过程中的一个重要阶段，应该感激这份快乐和挑战。

致谢

在此感谢这些年以来，我们的教师、学习者、同事、管理人员和患者们所作出的巨大贡献。

参考文献

Baker, P.G., Dalton, L., Walker, J., 2003. Rural general practitioner preceptors – how can effective undergraduate teaching be supported or improved? Rural Remote Health 3 (1), 107.

Barrett, F.A., Lipsky, S., Lutfiyya, M.N., 2011. The impact of rural training experiences on medical students: a critical review. Acad Med 86, 259–263.

Bianchi, F., Stobbe, K., Eva, K., 2008. Comparing academic performance of medical students in distributed learning sites: the McMaster experience. Med. Teach. 30 (1), 67–71.

Bosco, C., Oandasan, I., 2015. Review of family medicine within rural and remote Canada: education, practice, and policy. The College of Family Physicians of Canada, Ontario.

Chater, A.B., Rourke, J., Couper, I.D., et al. (Eds.), 2014. WONCA Rural Medical Education Guidebook. World Organization of Family Doctors (WONCA) Working Party on Rural Practice. Available at: www.globalfamilydoctor.com.

Crampton, P.E., McLachlan, J.C., Illing, J.C., 2013. A systematic literature review of undergraduate clinical placements in underserved areas. Med. Educ. 47 (10), 969–978.

Curran, V., Rourke, J., 2004. The role of medical education in the recruitment and retention of rural physicians. Med. Teach. 26 (3), 265–272.

Davis, D.A., Mazmanian, P.E., Fordis, M., et al., 2006. Accuracy of physician self-assessment compared with observed measures of competence: a systematic review. JAMA 296 (9), 1094–1102.

Delver, H., Jackson, W., Lee, S., Palacios, M., 2014. FM POD: an evidence-based blended teaching skills program for rural preceptors. Fam. Med. 46 (5), 369–377.

Denz-Penhey, H., Murdoch, J.C., 2010. Is small beautiful? Student performance and perceptions of their experience at larger and smaller sites in rural and remote longitudinal integrated clerkships in the Rural Clinical School of Western Australia. Rural Remote Health 10 (3), 1–7.

Eley, D.S., Young, L., Wilkinson, D., et al., 2008. Coping with increasing numbers of medical students in rural clinical schools: options and opportunities. Med J Aust. 188 (11), 669–671.

Frank, J.R., Snell, L., Sherbino, J. (Eds.), 2015. Can-MEDS 2015 Physician Competency Framework. Royal College of Physicians and Surgeons of Canada, Ontario.

Hirsh, D., Gaufberg, E., Ogur, B., et al., 2012. Educational outcomes of the Harvard Medical School–Cambridge integrated clerkship: a way forward for medical education. Acad Med 87 (5), 643–650.

Maley, M., Worley, P., Dent, J., 2010. Using rural and remote settings in the undergraduate medical curriculum. AMEE Guide 47. Med. Teach. 31 (11), 969–983.

Manyon, A., Shipengrover, J., McGuigan, D., et al., 2003. Defining differences in the instructional styles of community preceptors. Fam. Med. 35 (3), 181–186.

McCarthy, P., Bethune, C., Fitzgerald, S., et al., 2016. Curriculum development of 6for6: Longitudinal research skills program for rural and remote family physicians. Can. Fam. Physician 62 (2), e89–e95.

Norris, T.E., Schaad, D.C., DeWitt, D., et al., 2009. Longitudinal integrated clerkships for medical students: an innovation adopted by medical schools in Australia, Canada, South Africa, and the United States. Acad Med 84 (7), 902–907.

Osmun, W.E., Parr, J., 2011. The occasional teacher. Part 4: feedback and evaluation. Can. J. Rural Med. 16 (3), 96.

Pendleton, D., Schofield, T., Tate, P., Havelock, P., 1984. An approach to learning and teaching. The consultation: an approach to learning and teaching. Oxford University Press, Oxford, pp. 68–72.

Poncelet, A.N., Hauer, K.E., O'Brien, B., 2009. The longitudinal integrated clerkship. Virtual Mentor 11 (11), 864–869.

Power, D.V., Harris, I.B., Swentko, W., et al., 2006. Comparing rural-trained medical students with their peers: performance in a primary care OSCE. Teach. Learn. Med. 18 (3), 196–202.

Rourke, J., 2010. How can medical schools contribute to the education, recruitment and retention of rural physicians in their region? Bull World Health Organ 88 (5), 395–396.

Rourke, J., 2011. Key challenges in rural medical education. Int J Child Health Hum Dev 4 (1), 9–14.

Rourke, J., Frank, J.R., 2005. Implementing the CanMEDS physician roles in rural specialist education: the multi-specialty community training network. Educ. for Health 18 (3), 368–378. Joint issue with Rural and Remote Health 5:406.

Rourke, J., Rourke, L.L., 1996. Practical tips for rural family physicians teaching residents. Can. J. Rural Med. 1 (2), 63–69.

Rourke, J.T.B., Incitti, F., Rourke, L.L., Kennard, M., 2005. Relationship between practice location of Ontario family physicians and their rural background or amount of rural medical education experience. Can. J. Rural Med. 10 (4), 231–239.

Rourke, L., Rourke, J., 2014. Boundaries and balance: managing relationships in rural practice. In: Chater, A.B., Rourke, J., Couper, I.D., Strasser, R.P., Reid, S., et al. (Eds.), WONCA Rural Medical Education Guidebook. World Organization of Family Doctors

(WONCA) Working Party on Rural Practice. Available at: http://www.globalfamilydoctor.com/groups/WorkingParties/RuralPractice/ruralguidebook.aspx. (Accessed 7 January 2017).

Schauer, R.W., Schieve, D., 2006. Performance of medical students in a nontraditional rural clinical programme, 1998–99 through 2003–04. Acad Med 81 (7), 603–607.

Steinert, Y., Walsh, A. (Eds.), 2006. A faculty development program for teachers of international medical graduates. The Association of Faculties of Medicine of Canada Ottawa, Ontario. Available at: https://afmc.ca/timg/default_en.htm. (Accessed 7 January 2017).

Stewart, M., Brown, J.B., Weston, W.W., et al., 2014. Patient-centered medicine: transforming the clinical method, 3rd ed. Radcliffe Publishing Ltd, Oxford.

Tannenbaum, D., Konkin, J., Parsons, E., et al., 2009. CanMEDS-family medicine: a framework of competencies in family medicine. College of Family physicians of Canada. Working Group on Curriculum Review. Available at: http://www.cfpc.ca/ProjectAssets/Templates/Resource.aspx?id=3031. (Accessed 7 January 2017).

Waters, B., Hughes, J., Forbes, K., Wilkinson, D., 2006. Comparative academic performance of medical students in rural and urban clinical settings. Med. Educ. 40 (2), 117–120.

Wong, G., Greenhalgh, T., Pawson, R., 2010. Internet-based medical education: a realist review of what works, for whom and in what circumstances. BMC Med. Educ. 10 (1), 12.

第12章

纵向整合式见习中的学习
Learning in longitudinal integrated clerkships

Chapter 12

D. Hirsh , L. K. Walters

（译者：刘晓萌　审校：蔡景一　王维民）

趋势

- 纵向整合式见习（longitudinal integrated clerkships，LICs）在发达国家的乡村社区和城市的学术型医院快速发展。

- 医学教育专家创造了LICs的方式，将教学和临床进行整合。

- LICs提出了四个要求：结合教育结构与学习理论的科学、防止道德滑坡、改善卫生系统、满足社会需求。

- LICs通过医疗、教师监管以及临床课程三方面的连续，提供了"教育连续性"。

- 在LICs中，奉献精神和责任感是驱使他们学习的动力。

引言

教育领域、卫生系统和政府部门的领导们根据大量的学习者、患者、医疗机构和社会的需求，正在重新构建健康职业教育的前景（Frenk et al., 2010）。现行医学教育体系的培养过程和结果引发重要问题：什么是医学教育的终极目标？医学教育应

该为谁服务？（Hirsh & Worley, 2013）谁来做出决定？

临床医学教育的设计遇到一些实际问题：医学教育如何能够最好地促进学习和保持科学性？将所学理论转化为循证实践的最佳方法是什么？医学生的发展轨迹是什么？医学教育如何支持和促进人文、同理心、文化胜任力、好奇心和探究能力的发展？医学教育如何改善医疗质量和成本、患者安全、医疗资源获取、社会责任和社区参与？何种教育方法和教育结构最适合学生、教师、患者、医疗机构和社会需求？

自1971年纵向整合式见习（LICs）被首次提出以来，其引领者一直期望通过重新构建医学教育模式来解决目前医学教育和卫生服务所面临的极为严峻和核心的问题。LICs的创建者致力于改善临床教学结构，使医学生最大程度地获益，同时解决医疗服务、卫生系统以及人口需求。

LICs的核心概念是，临床教育过程的改革和结果应有利于促进临床医疗的过程和结果。LICs规划者清楚地认识到，该模式本身不是目标——教育和医疗服务的进步才是。因此，LICs是手段，而不是目的。LICs通过制订教育原则服务于个体（学生、教师、患者）、组织（行政事务、机

构）以及社区（集体、地域和文化）的目的（Greenhill & Walters，2014）。倡导 LICs 的高校以及卫生系统的领导明确表示，该模式能够不断提高教学和医疗服务质量。

 "教育和卫生服务改革必须同时推进，这一趋势不可阻挡。"

为了展示 LICs 理念如何指导实践和取得教育成果，本章将回顾 LICs 的定义、历史、基本原理和结构，总结关于 LICs 的研究和文献资料，提出未来的愿景。

定义

在医学教育连续体中，这些基本的教育理念和 LICs 的定义有明显的关联（Hirsh et al.，2007），与医学教育和医疗服务的形成关系密切（Worley et al.，2006）。"第一代" LICs 的定义来自于 2007 年在美国马萨诸塞州的剑桥市举行的国际纵向整合式见习联盟会议。当时，在借鉴了医学文献中所有与 LICs 类似项目的基础上，教育专家和来自已有 LICs 项目的引领者对 LICs 的特征进行了描述。LICs 被定义为临床医学教育的核心要素，医学生应：

1. 跟进并参与患者的综合性医疗过程。
2. 与负责这些患者的临床医师保持不断学习的关系。
3. 达到每年临床核心能力要求，同时通过这些经验的积累，开展跨学科交流。

（Walters et al.，2012）

值得一提的是，会上达成共识的定义中并未对 LICs 的见习时长做明确要求，只是规定了每学年主要的临床核心胜任力要

求。共识会议的负责人认为，多数临床核心内容时间至少要 1 年。因此，LICs 的时长应不少于半学年。这个规定有其教育学依据。实习时间的长短是由学生需要获得多少经验决定的，这些经验将影响他们继续学习和临床实践的能力。我们从大量实践过程和历史资料中获得了丰富的经验。这些经验表明时长最少为 6 个月是比较恰当的，但合理的纵向整合式见习的时长范围仍然有待研究。

回顾 LICs 的历史和基本原理，能够有助于将此定义与新的教学结构模型、结果和未来愿景联系起来。

历史

1971 年，美国明尼苏达州政府认为州立医学院不能充分满足本州劳动力需要。太少的毕业生选择在乡村工作，太少的学生选择那些满足人群健康需求的专业学科。全科医生和家庭医生中的初级卫生保健尤为稀缺，以至于州政府不得不寻找补救措施。为了解决这一问题，教育领导者对一些关于医学教育如何开始的固有观念提出挑战，乡村医生援助项目（rural physician associate program，RPAP）应运而生。

RPAP：

1. 放弃了美国医学院在第三学年进行的传统的科室轮转（traditional block rotations，TBRs），支持单一的多学科融合实践。
2. 将医学生安排在主要教学医院之外的非固定诊所。
3. 将医学生分散到小社区进行生活和

学习，其中一些社区距离市区很远；聘请临床医生作为教师，而不是承担科研任务的学术型医生。

4. 学生主修家庭医学专业而不是传统的学科专业。

5. 确保学生能够接触到不同的急、慢性病患者和有预防服务需求的患者。

RPAP 取得了成功。不论是学习者还是劳动力的产出均显示，该项目实现了大学和州政府的目标（Verby et al.，1991）。在华盛顿、密歇根州、夏威夷、南达科他州和北达科他州，其他的乡村医学生教育计划也在进行。一些项目成为研究型大学的一种教学模式。实施 RPAP 40 年的数据表明，这些项目的结果是令人鼓舞的，达到了学生、机构和社区的目的。

首次实施的城镇 LITs 是在北美洲之外。1993 年，教育工作者在英国剑桥创立了基于社区的剑桥临床课程。这个项目再次证明了在研究型大学开展 LICs 教学的可行性。与以往的做法相似，参与该项目的学生不再进行科室轮转，而是在城市的社区医院门诊进行培训，这一做法取得显著的效果。

以英国剑桥成功的范例为基础，结合美国早期面向乡村的 LICs，1997 年，澳大利亚弗林德斯大学（Flinders University）建立了自己的 LICs 模式。这种模式被称为农村社区同步课程（parallel rural community curriculum，PRCC），它为澳大利亚的 LITs 铺平了道路，成为 LICs 研究的引领者。的确，PRCC 的结果直接支持了澳大利亚政府的劳动力政策，建立了乡村临床学校基金。现在澳大利亚近一半医学院校都在推行 LICs。一些学校，如新南威尔士的伍伦贡大学（University of Wollongong），将 LICs 应用于全校。

在美国两所城市的医学院校，LICs 的快速发展显然是遵循这种模式。2004 年，哈佛大学医学院在马萨诸塞州的剑桥市启动了剑桥整合式见习（cambridge integrated clerkship，CIC）。如同它的名字一样，这种见习模式在英国也流行起来。但与英美两国原有的 LICs 不同的是，这种模式依赖临床专科医生。CIC 的目标并不涉及劳动力问题，而是致力于提高医学生的临床、科研学习能力和专业素养。大量数据和资料研究支持该模型的原理、结构和结果，进一步推动了 LICs 的发展（Hirsh，et al.，2012；Ogur & Hirsh，2009；Ogur et al.，2007；Hirsh et al.，2007）。随后，一批致力于推进临床医学教育的领导者和高级管理人员也加入到了国际纵向整合式见习联盟（Consortium of Longitudinal Integrates Clerkships，CLIC）中。

加州大学旧金山分校创建了第一个 LICs 项目，该项目位于高度专业化、研究密集型的四级医疗中心，这是继剑桥模式之后的又一重大突破。该项目称为"帕纳塞斯山整合学生临床经验"（Parnassus integrated student clinical experience，PISCES），项目扩展了该模型的场地和范围，也显示了在亚专科临床环境中取得的成功（Poncelet et al.，2011）。PISCES 还推动了 LICs 的研究进程，发表的许多论文也进一步阐明了该模式的过程和结果。

此后，美国哥伦比亚大学、北卡罗来纳大学、杜克大学和加拿大阿尔伯塔省、不列颠哥伦比亚省和安大略省的大学以及北美的其他知名院校，陆续将 LICs 模式应用于新的机构并赋予新的教学目标。许多新的 LICs 将卫生系统目标整合到项目中，在提供高水平的临床教育的同时进行管理、领导力和临床实践的培训。

北安大略医学院（Northern Ontario School of Medicine）是北美第一所将 LICs 应用于所有学生的学校。其他医学院也紧随其后。各医学院校也在扩大校内 LICs 的规模，例如，南达科他大学（University of South Dakota）已经将 LICs 应用到了全校；明尼苏达大学创立了基于城市的 LICs 和强化专业的 LICs（例如推进儿科培训）。此外，加州大学旧金山分校（UCSF）在以临床转化和质量闻名的大型医疗系统——著名的凯萨医疗集团建立了一个 LICs 基地。UCSF 还扩展它们的四级医院 LICs，并且增加了乡村项目。2009 年以来，在全球范围内，LICs 发展迅速，知名机构实施 LICs 的数量翻了一番。

基本原理

LICs 是在教育、临床、卫生系统和政府领导密切关注的背景下出现的，它发生在学习理论迅速发展、亟需改善医疗服务的新时代。因此，学习、职业、卫生系统和社会需求构成推动教育转型和 LIC 教学改革的四大要素。

学习的需求

这种需求认为学习理论科学应该为我们的教育结构提供信息。除了教学法，还有教育的实际结构。除了众多阐述了与知识、技能和职业素养培养密切相关的研究领域，实证研究揭示了最能支持学习和知识保持的教育结构和实践（Rohrer & Pashler，2010）。实证研究的两个领域突出了证据的重要性及其与临床教学再设计的联系：间隔学习（spacing learning）和交叉学习（interleaving learning）。

间隔学习会增强学生对知识的保持。"间隔"指的是经常回顾学习过的内容（例如知识点或技能），以达到巩固、反思，甚至"必须忘掉"一些学到的内容的目的。间隔学习推动着 LICs 中的"纵向"概念的发展。"交叉"指的是同时学习多种不同的学习内容，如同时学习多种语言，或同时学习几门不同的课程。交叉学习如同间隔学习一样，能够提高对知识的长期保持水平。交叉学习与间隔学习相互独立且优势互补。交叉学习推动了 LICs 中的"整合"概念的发展。

总之，基本原理、在社会和工作环境中学习，加之纵向学习（间隔学习）和整合学习（交叉学习）理论，构成了教育连续性的原则（Hirsh et al.，2007），支撑了 LICs 的开展。临床场景下的医学教育连续性又引发一系列"次连续性"（sub-continuities）：（患者和其他人群的）医疗连续性、（教师和跨专业团队的）管理连续性、课程的连续性以及同伴教学。更重要的是，这个框架还实现了学习者理想的连续性——推动学习者个人和专业能力增长的核心价值。

由于教育的连续性（图 12.1），学生可以随着时间推移学习（间隔学习）、回顾、重学某种概念或技能，有了重要的形

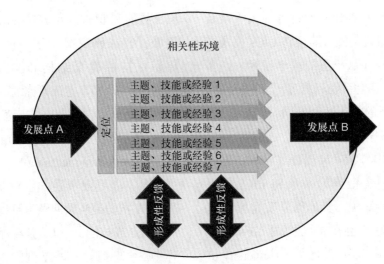

相关性环境

发展点A　定位

主题、技能或经验1
主题、技能或经验2
主题、技能或经验3
主题、技能或经验4
主题、技能或经验5
主题、技能或经验6
主题、技能或经验7

发展点B

形成性反馈　形成性反馈

图 12.1 教育连续性

成性经验。这一模式还提供了同时学习多个概念（交叉学习）。随着时间的推移，重复多源反馈（iterative multisource feedback）及重复自我和群体反思（iterative self and group reflection）也会同时发生。时间因素使得教育关系的本质发生了改变。随着该模型中的时间和关系的持续，学生会有不同的"教师"，并在短时间内接触大量的陌生人（Walters et al.，2011）。每名学生的"教师"都是由同龄人、医师和所有与其工作场所和学习关系相关的人组成的。每名学生的学习轨迹都不一样，教育环境的连续性应该既考虑学生标准化发展，也满足学生个性化需要（Cooke et al.，2010）。

　由于教育的连续性特征，教师们也相应地延长了与学生共处的时间。教师们说："（和学生）共处的时间很重要——这意味着我在教授'我的'学生，而不仅仅是教授'一名'学生。"

职业的需求

教育结构应有意识地实施对隐性课程的影响（见第6章），此事可能会对学生的学习、职业发展或健康产生不利影响（Hirsh，2014；Hirsh et al.，2012）。将学习者、患者、合作者和人群具化或贬低的结构化、默契化和显性化的形式，以显著和微妙的方式威胁着学习和专业实践。当学生受到贬低，或者在学习中被归为匿名、被动或无足轻重的角色时，他们会强烈感知。LICs的引领者探索隐性课程并重构医学教育（体系），以便：①通过最有能力和最专业的教师、临床医生和科学家来指导学生的学习和成长；②在教育结构中学习，通过在医疗过程中扮演有意义的、参与度高的、真实的角色来支持学生的发展（Hirsh&Worley，2013；Hirsh, et al.，2012）。

卫生系统的需求

从个体教师和临床医生到整个科室和

机构，卫生系统都需要转变观念：从"学生是负担"（或旁观者）到"学生是效益"。随着关系和时间的推移，学生应该在质量、安全、沟通、效率和服务等方面提高医疗能力。学生可以在各自工作的科室完成纵向见习，在医疗过程中，可以作为健康倡导者身体力行地体验对患者的医护活动，并尽可能发掘和改善科室或卫生系统的过程。除了（医疗）质量与安全，卫生系统的要求也包含满足患者需求，为患者提供可及的、具有吸引力的医疗卫生服务。卫生保健要求教育能够实时提升对个体和群体的医疗卫生服务水平，这是教育模式的结果。

LICs 设计还能让医学院受益，从而扩大招生，解决医生的劳动力短缺问题。LICs 产生了机会，将学生安置在无法进行传统科室轮转的小型社区中。还为教和学开辟新的教学场所，创造了"任务驱动"的增长，并将卫生系统的需求与社会需求联系起来。

社会的需求

社会的需求强调医学教育应该致力于劳动力和社会需要。LICs 的引领者倡导承担社会责任和社区参与的教育。他们也在积极应对医疗服务水平不足的地区（如城市、乡村、边远地区）、低服务水平的学科和专业（如外科/技术、专科、初级卫生保健以及心理社会）以及服务不足的人群（可能存在服务水平低下或服务良好的地区）等问题。LICs 引领者试图通过构建医学教育结构来解决现行教育系统"产出"的问题。

模式类型

随着 LICs 规模的快速扩大，研究人员正在对其分类进行定义。多个正在研究的项目应该有助于界定"LICs"和"类似LICs 项目"。对其类型的认识应该有助于推动研究工作的进展，明确有效机制（如哪些 LICs 因素对什么学习和专业技能产生影响）、应用对象、产生背景以及原因。更清晰的认识还将扩展至 LICs 和其他教育改革对患者、教师、办公室/机构以及社区影响的理解。随着教育领导者提出了"第二代"LICs 的概念，其研究分类有待进一步阐述。目前，两种 LICs 模式共同秉承了2007 年国际 LIC 联盟达成的共识：全科模式（generalist models）和多专业流动模式（multi-specialty streams models）。

全科模式 LICs

全科模式 LICs 将学生安排在全科医生或家庭医生办公室。在这些环境中，丰富的临床经验能够满足学生的所有学术需求。学生的主要教师是全科医师，他们建立起一个患者队列以供学生进行纵向学习，确保学生在诊疗过程中能够充当真实而有意义的角色。医学生的专业经验可在 LICs 前和（或）LICs 过程中获得。此外，乡村地区的学生也会遇到"进镇"提供临床服务并开展基于案例的小组教学的专家。

在这个模式下，学生是主动的，也是医疗卫生服务团队的成员，同时，能够学习到临床核心技能，实时服务于患者和人群。迄今为止，大多数的全科模式 LICs 是在郊区、乡村地区和边远地区开展的，但该模式实际可以用在任何全科医疗资源丰富的地区。由于学生常常分散到各个社区，从事全科医学实践，因此一些专家也把全科模式 LICs 称为分散浸入模式（dispersed-immersed models）。

 全科医学教师解释道："学生在医疗过程中有很重要的角色，就好像'课程自己走进门'。"

多专业流动模式 LICs

哈佛大学与加州大学旧金山分校的多专业 LICs 采用了不同的结构。在多专业模式中，在同一周内医学生都要在多个门诊科室进行见习，见到不同专业教师的患者。与他们的教师一起，学生们同时建立起不同学科的患者群体。

与全科模式 LICs 一样，在多专业流动模式 LICs 中，教师和学生通过多重因素来共同构建起学生的患者群体：①课程目标（创建一个能够代表课程核心要求的多样化的患者小组，让学生参与其中）；②患者需求（得益于学生纵向干预的慢性病、危重和失能患者）；③实用性（学生能够对其进行随访的患者）；④患者同意。教师和学生需获得患者的口头同意，向患者解释项目内容，设立预期结果。

正如全科模式，在多专业流动模式中，学生也可以跟随某个患者到其他科室（进行见习）。选择的见习专业、每个学科的学生规模以及每周或每 2 周见习的时长均取决于每个学校的培养目标。已经发表的关于哈佛大学和加州大学旧金山分校的模式概括介绍了每周的（见习）时间表（Ogur

et al.，2007；Poncelet et al.，2011）。

全科模式和多专业流动模式 LICs 的功能类似，所以可能会产生类似的结果。每种模式中，学生接受了连续性教育，并与以下建立联系：

- 患者、同学和导师
- 科室与机构环境以及环境中跨专业的合作者
- 课程的核心主题
- 社区

LICs 相关的连续性支持学生的个人和职业发展，这与时间有限、过程间断的传统的科室轮转不同。数据表明，参与 LICs 的学生不仅临床表现优秀，而且更加坚持自己的想法和职业理想。

LICs 的优势

相对于个体的学生、医生和患者而言

多项研究证实了 LICs 对学生个体的价值（Walters et al.，2012）。LICs 的学生考试成绩常常优于进行传统科室轮转的学生。研究反复证实，在不同学科和不同时间，无论在考核内容还是临床检查（包括美国、加拿大国家执业考试以及澳大利亚和其他国家的内部考试）方面，结果均支持该结论（Walters et al.，2012）。

临床教师表示 LICs 的学生与参加传统科室轮转的学生相比，有更好的工作准备预期（Walters et al.，2012）。参与 LICs 的学生在高阶临床技能上表现得更为自信，这些技能包括：处理不确定事件、反思性实践、自我指导、与不同人群的合作以及对医疗健康系统的理解（Walters et al.，2012）。LICs 通过重复反馈（iterative feedback）促进知识和技能的提高，且这种连续性能够满足学生的个性化活动的需求。由医疗实践过程中经验丰富的临床医师严格监管，支持对学生胜任力的全面评估。LICs 的监管和时长应该促进学生进步，并有教师的授权（Hirsh et al.，2014）。

参与 LICs 项目的医生认为作为临床教师的职业生涯更加令人满意（Walters et al.，2011）。随着学生与导师关系的发展，临床医师对医学生的贡献进行评估，报告对教学的满意度较高，并增加学生学习的自主权（Walters et al.，2011）。临床教师见证了经历过 LICs 的学生从边缘角色（如跟患者共享信息，并对患者提供支持）逐渐转向更核心的医师角色（如负责跟患者解释对其病情的管理）。乡村的全科医生对于参加 LICs 表现出强烈的兴趣，因为他们从与学生的接触中，感觉到相比短期的实习，学生可以获得更多的能力，从而被招募进他们的学科。城市的医学专家也认同这种评价。

与 LIC 学生建立良好关系的患者也能得益于双方日益加深的信任和相互尊重。学生们通过情感沟通促进了重要信息的传递，对患者的健康产生了积极影响（Ogur & Hirsh，2009）。患者认为他们有更多的机会从城市 LICs 医学生那里获得医疗服务。此外，患者还认为医学生更容易接触并且会用更多的时间回答他们的问题。患者认为医学生能够通过对患者疾病和治疗的教育改进医疗服务质量。

 LICs 教师注意到患者的问题："我可以有自己的私人医学生吗？"

对于组织而言

医院和患者得益于医学生作为卫生系统的向导和"翻译"，医学生补充卫生系统中的短板（Ogur & Hirsh，2009）。今年晚些时候，LICs 学生都能看到"额外"的患者，从而增加了医生的数量。在随访期间，学生们要求患者进行登记检查，并帮助他们坚持诊疗。学生们将医疗过程扩展到（患者）家中。由于时间和人际关系的建立，医学生的角色延伸了医疗团队的治疗监管范围。

参与 LICs 为个人提供了很多可能性：与医学院合作的状况、住院医师和教师的招聘、用人计划、增强对信息技术的获取（以及医学生对信息化的掌握）、开展研究和改善质量活动的灵感和能力、使临床医生参与传统临床实践之外学术活动的机会、一些项目中对于教学和临床基础设施提供财政支持（Walters et al.，2012）。在以往只能安排少量医学生实习的小医院中，LICs 项目推动其组织变革，促进新的文献讨论的形成和临床质量的提高（Walters et al.，2012）。参与 LICs 的临床医师表示，他们很欣赏这种学习和实践的教育氛围以及丰富的跨专业的工作交流（Greenhill & Walters，2014）。LICs 学生们这种纵向和浸入式学习性质强化了上述优势（Hogenbirk et al.，2015）。

对于社区而言

对于具有社会责任的医学院和大学，LICs 转变推动了社区的参与。通过包括社区成员、领导及政策制订者的机构的参与，教学计划和卫生服务计划可以协同设计，实现共赢。在某些情况下，随之产生的是经济的发展和社会能力的增强，如正规的房屋租赁安排，以及雇用标准化病人（Greenhill & Walters，2014）。

整个大学专门推行 LICs 项目，增加对社区工作的参与，为人群提供健康福利。在社区中，健康问题的社会因素对健康公平有重要影响，LICs 学生比其他同学更有可能将初级卫生保健概念纳入临床实践中（Walters et al.，2012）。参与 LICs 的学生更关注社会公众利益，他们当中的许多人会选择将来在他们学习时的社区就业，提供服务（Walters et al.，2012）。对于见习之后 4～6 年学生的随访显示：LICs 毕业生（50%）参与社会公平和健康宣传教育，是同期参加传统科室轮转的毕业生（23%）的 2 倍（Gaufberg et al.，2014）。

学生医疗技能满足社区对医生的需求，社区就会受益。研究表明，LICs 使学生提升了以患者为中心的临床技能，培养了更好的临床沟通，加深了对疾病的心理社会因素的理解（Walters et al.，2012）。与同期进行传统科室轮转的学生相比，LICs 学生在住院医师及以后的阶段以患者为中心的态度更强烈（Gaufberg et al.，2014）。

在健康保健领域之外参与社区事务，有助于促进学生的公民意识，使学生在社区中形成一种威望。乡村地区的患者注意到学生使社区更加丰富。在实现项目目标时，LICs 学生在远郊地区居住和工作，对其初级保健和其他方面乡村职业生涯的选择产生积极影响。LICs 实习时间越长，对学生们选择乡村就业的影响越大。LICs 也促进了在医疗服务和专业水平较低的地

区留住专业人才，且在城市、乡村、基层医疗和专业要求方面都取得了巨大的成功（Hirsh et al.，2012；Walters et al.，2012）。

LICs 面临的挑战

对学生和教师个体而言

学习的经历并不总是舒适的，LICs 学生往往需要坚定执行自己的培养计划。例如，尽管数据反复证实 LICs 学生的临床经验丰富（超过同期参与传统科室轮转的学生），但 LICs 学生可能会在临床接触中感到差距。如果差距的确存在，这种纵向的设计可以通过学生日志指导后续的医疗教学。项目负责人可能也会告知学生，LICs 和之后的医院实习一样，都是课程的一部分。

在临床见习中，当面对不可预知的挑战和同时面临多个学科时，学生可能会感到压力和不确定性，也可能会奋争，LICs 教师应向学生阐述 LICs 的安排和交叉学习的优势。教师可以详细阐述克服现在学习中困难与迷茫（一种变革的学习理论）后将获得的好处。LICs 教师应该让学生意识到，他们很有可能会经历这种"自知的能力不足"（Greenhill et al.，2015）。有计划和恰当的教师支持、同伴支持以及与 LICs 毕业生建立联系，对 LICs 学生的临床实践是有帮助的（Greenhill et al.，2015）。

如何平衡患者和学生的需求值得关注，课程规划者也应为教师提供这方面专门的培训。尽管研究表明患者乐于让学生参与其诊疗过程，教师也必须严格遵循知情同意和保密原则，尤其是对于那些失能患者

和弱势患者。小的诊所对于让学生遵循保密原则更困难。

教师既要满足临床服务，又要承担教学工作，有时会感到时间紧张。幸运的是，这种紧张状态在 LICs 中很少发生。在 LICs 教学中，每年临床医生不需要多次接收新的学生，随着时间的推移，临床医生与学生之间建立起了协作关系。随着学生临床能力的提升以及对诊所、患者、团队需求的不断了解，LICs 学生也为临床产出做出了一定的贡献，而且没有降低教师的产出（Walters et al.，2012；Walters，2014）。这也符合学生培养和教师发展的目标。

对于组织而言

在一些门诊，有效的教学需要组织临床过程，以适应 LICs 学生。同时 LICs 学生进行咨询服务可以有效地利用临床基础设施和患者预约系统，在指导医师介入前接触患者（Walters，2014）。临床见习的连续性能够使学生参与研讨会、值班。学生评估将被纳入医疗实践的日常业务职责范围。

LICs 需要细致的管理组织，安排学生进入专业科室和咨询的时间表。最初，需要做出医学课程的纵向整合以及实习和教学课程的横向整合的整体规划，耐心操作。有效的领导能力和强大的管理能力，对于 LICs 成功实现转型起至关重要的作用。

对于社区而言

那些在社区的 LICs 学生们认为他们对医学教育作出了贡献，他们期待未来在自己所在的社区拥有一个安全、优质的医疗队伍。这也激发了机构、项目领导者和学

生个体的强烈责任感。即使 LICs 很容易达到学生和医学院校的目标，机构领导人也必须支持现实的社区利益相关者的期望。

未来愿景

LICs 重新定义了教育实践。LICs 对学生、临床医生和患者造成影响的证据是进展良好的（Walters et al.，2012）。学者研究的重心从已解决问题的“研究”（LICs 至少与传统科室轮转一样有效，且在许多领域往往比传统科室轮转更加有效）转到探究 LICs 的过程和原因（Waiters et al.，2012），这让医学教育和医疗卫生服务受益。使用现实主义评价框架的探索性和解释性研究应该更全面地探究实施目的、为了谁和为什么。这一愿景的实现就要求扩展我们对临床教育内部以及医学以外的理解（Hirsh & Worley，2013）。

小结

LICs 通过相关连续性（Hirsh et al.，2007）与间隔和交叉方式来支持学习。在 LICs 中，学生担任的既真实又有意义的角色推动了他们的学习和医疗过程。LICs 的经历使医学生从根本上发生了变化，无论是学生还是教师和患者，在人性化和个人素养方面都有所转变。

在全科模式、多专业模式以及多种医疗服务背景下，LICs 正在蓬勃发展。数十年来，医学教育文献已经论证了 LICs 的成功与产生的影响。LICs 是一种教育力量，能够为学生和教师、患者和医务人员以及医院和社区带来重大的收益。尽管如此，

医学教育工作者也不应该把过去的、现行的以及未来的LICs视为神圣不可改变的。LICs的领导者们认为，临床教育应该持续推进，随着新的教育形势的发展而不断更新，来更好地培养未来社会需要的医生。

参考文献

Cooke, M., Irby, D.M., O'Brien, B., 2010. Educating Physicians: A Call for Reform of Medical School and Residency. Jossey-Bass, Carnegie Foundation for Advancement of Teaching, San Francisco.

Frenk, J., Chen, L., Bhutta, Z.A., et al., 2010. Health professionals for a new century: transforming education to strengthen health systems in an interdependent world. Lancet 376 (9756), 1923–1958.

Greenhill, J., Walters, L., 2014. Longitudinal Integrated Clerkships. Acad. Med. 89 (3), 526.

Greenhill, J., Fielke, K., Richards, J., et al., 2015. Towards an understanding of medical student resilience in longitudinal integrated clerkships. BMC Med. Educ. 15 (137). Available at: http://bmcmededuc.biomedcentral.com/articles/10.1186/s12909-015-0404-4. (Accessed 17 January 2017).

Gaufberg, E., Hirsh, D., Krupat, E., et al., 2014. Into the Future: Patient- Centeredness Endures in Longitudinal Integrated Clerkship Graduates. Med. Educ. 48 (6), 572–582.

Hirsh, D., 2014. Longitudinal integrated clerkships: embracing the hidden curriculum, stemming ethical erosion, transforming medical education. In: Hafferty, F.W., ODonnell, J. (Eds.), The Hidden Curriculum in Health Professions Education. Dartmouth College Press, Hanover.

Hirsh, D.A., Holmboe, E.S., Ten Cate, O., 2014. Time to trust: longitudinal integrated clerkships and entrustable professional activities. Acad. Med. 89 (2), 201–204.

Hirsh, D., Worley, P., 2013. Better learning, better doctors, better community: how transforming clinical education can help repair society. Med. Educ. 47 (9), 942–949.

Hirsh, D., Gaufberg, E., Ogur, B., et al., 2012. Educational outcomes of the harvard medical school-cambridge integrated clerkship: a way forward for medical education. Acad. Med. 87 (5), 1–8.

Hirsh, D., Ogur, B., Thibault, G., Cox, M., 2007. New models of clinical clerkships: "continuity" as an organizing principle for clinical education reform. N. Engl. J. Med. 356 (8), 858–866.

Hogenbirk, J., Robinson, D., Hill, M., et al., 2015. The economic contribution of the Northern Ontario School of Medicine to communities participating in distributed medical education. Can. J. Rural Med. 20 (1), 25–32.

Ogur, B., Hirsh, D., 2009. Learning through longitudinal patient care - narratives from the harvard medical school - cambridge integrated clerkship. Acad. Med. 84 (7), 844–850.

Ogur, B., Hirsh, D., Krupat, E., Bor, D., 2007. The harvard medical school-cambridge integrated clerkship: an innovative model of clinical education. Acad. Med. 82 (4), 397–404.

Poncelet, A.N., Bokser, S., Calton, B., et al., 2011. Development of a longitudinal integrated clerkship at an academic medical centre. Med. Educ. Online 16, 5939.

Rohrer, D., Pashler, H., 2010. Recent research on human learning challenges conventional instructional strategies. Educ. Res. 39 (5), 406–412.

Verby, J.E., Newell, J.P., Andresen, S.A., Swentko, W., 1991. Changing the medical school curriculum to improve access to primary care. JAMA 266 (1), 110–113.

Walters, L., Prideaux, D., Worley, P., Greenhill, J., 2011. Demonstrating the value of longitudinal integrated placements for general practice preceptors. Med. Educ. 45 (5), 455–463.

Walters, L., Greenhill, J., Richards, J., et al., 2012. Outcomes of longitudinal integrated clinical placements for students, clinicians and society. Med. Educ. 46 (11), 1028–1041.

Walters, L., 2014. Parallel consulting in community-based medical education. In: Chater AB RJ, Couper ID, Strasser RP eds. *Wonca Rural Medical Education Guidebook World Organisation of Family Doctors: Wonca Working Party on Rural Practice*. Available from www.globalfamilydoctor.com. (Accessed 14 January 2017).

Worley, P., Prideaux, D., Strasser, R., et al., 2006. Empirical evidence for symbiotic medical education: a comparative analysis of community and tertiary-based programmes. Med. Educ. 40 (2), 109–116.

模拟环境下学习
Learning in a simulated environment

R. Kneebone , D. Nestel , F. Bello

（译者：吴红斌 廖 鹏 审校：蔡景一 王维民）

第 13 章

趋势

- 模拟是一种手段，而不是目的。
- 模拟必须趋向真实，在一定程度上反映临床世界的现实。
- 模拟包含选择、提炼、重现和强化。
- 模拟不需要复杂或者过高的费用，只为有效。
- 模拟技术将会继续快速发展，为基于模拟的培训开放更多的机会
- 模拟可以整合"沟通交流"（临床团队和模拟病人）和技能操作（技术）。

引言

模拟时代已经来临。数十年来，关于模拟是否有效的讨论已经转变为如何引入和实施。最初关注先进技术，模拟被用于麻醉和介入治疗，到现在已经扩展到临床教育的各个层面的模拟。这反映了临床实践模式的改变和早期临床学徒模式的转变。问题已不再是我们是否该使用模拟，而是该如何使用。

然而困惑仍然存在，通过模拟进行的学习通常被认为是需要专用设备和复杂装备的专业领域。模拟经常被认为是一种目的，是把技术程序从临床环境中分离出来，并将其作为一种可独立存在的实践。"模拟中心"和"技能中心"一类的术语使模拟本身成为焦点，而不是模拟什么和为什么模拟。这种与昂贵的设施和高科技的自然联系掩盖了模拟在更简单水平上的广泛应用。尽管成本很高，模拟只能是辅助手段，不能替代在医院环境下和真实患者的学习。

在教育实践中，"技术性"和"非技术性"技能划分是无用的。本章同样不认同这种划分的理念，和整合方法与资源不同，主张模拟学习像授课、研讨会、床旁教学或其他教育方法一样，是一种方法而不是目的。随着临床实践的发展，模拟提供了同步资源支持学习者学习，促进学习者临床经验的增长。

☞ 像其他教育方法一样，模拟可以帮助学生在临床实践中学习。

本章适用于一般的医学读者，而不是模拟专家，也并不是主要针对那些已经受过很好的医学专业训练的人员。本章对当前模拟医学发展的描述，关注的是学习，而不是该章标题中的"环境"。我们认为，

模拟可以在任何地方实施，而不仅仅是在模拟中心。

对于临床医生和医学教育工作者来说，一个挑战是要对模拟进行管理，使之成为常态化手段，无需考虑是否是昂贵的专业设备。因此，我们从基本问题出发，探讨面对临床教育中的挑战，模拟能够提供的解决方案（Kneebone，2010）。

背景

我们将模拟定义为采用设计原则整合医疗与教育的过程。主要的关注点是在临床实践中临床医生和患者、教师和学生之间发生了什么。知识和技能的获得必须建立在信任、诚实和职业素养等关系下，而模拟必须反映这种人际关系。

对专业知识的获得需要持续有意识地练习，通过有效反馈和批评，在学习支持环境中推进教学。模拟具有的暂停、重启和重放临床治疗的特点，为将教育原则应用到临床环境中提供了宝贵的机会。重要的是使学习者体验失败，帮助学习者认识到何时达到或超过胜任力限制。模拟状态下的这种想法在临床真实环境中经常会受到限制和存在危险。

模拟能成功应对这种挑战，将临床诊疗的各个方面（包含了所有的危险和复杂性）移植到一个安全的环境中，在这个环境中，首先满足学习者的教育需求，没有真正的患者会受到伤害。

模拟为学习者提供了在患者安全的环境中演练临床诊疗的机会，使学习者获得提高未来实践能力的有效反馈。

因此，我们认为，模拟本身并不是目的，而是一种支持学习的方式。近年来，重点已经从在独立模型上的"技术"操作，转变到一个综合的模式，包含了复杂人体环境内的相互作用。这需要考虑教育理论能告诉我们人们是如何学习的，尤其是在压力和应激的环境下。

早期的讨论集中在一些实际问题上，比如模拟器或模拟临床场景，现在的争论是如何把模拟融入临床实践中，并确保在临床实践中技术和人文之间的平衡。我们不能把患者看作按照特定规则和程序来执行任务的无生命的个体。每一次与患者或同事的接触都应该是独一无二的。

本章冲击了模拟需要昂贵的仪器设备这一理念。现场模拟的发展，通过将模拟用于临床场景，淡化了医疗和教育之间的界限。我们开发的混合、分布式和顺序模拟能提供更多的可能性。最近，模拟已经被用来作为一种患者和社会共享的封闭实践医疗模式。

作为设计的模拟

模拟可被认为是一个动词，而不是一个名词，是一个活动或方法，而不是一个地点或物理模拟器的组合。被视为一种活动的模拟在于能更加灵活地感知并适应、修改和塑造个体的环境和需求。要做到这一点，一个概念性的框架是必要的。

作为一个主动性过程的构建，模拟涉及以下部分：

选择： 从复杂的世界中选择需要被检查、教授和学习的内容。这需要与临床医生、教育者和患者进行对话。例如，床旁操作（例如给一个术后急性尿潴留的痛苦老年患者插尿管）可能被确定为是需要学习的项目。

提炼：对选择的内容进行提炼，这需要跳出原始状态。需要对医患互动（包括动作技能）和临床学习中的关键目标进行分析。在上例中，插尿管需要综合考虑操作流程（准确和安全地插入导管）和人文关怀（过程中与临床同事一起安慰紧张的患者）。

重现：对提炼后内容重现，这提供了完成一项正在讨论中的任务的机会——在模型上进行实践操作，同时将其作为一个真人进行互动。这可能发生在一个专门的中心或者其他场所。它需要在一个安全但真实的模拟环境中进行临床操作。这样的设置会考虑到临床医生、患者、学习者和教育者的需要，并做到对学习挑战和学习支持的平衡。

强化：是针对这一过程的结果。通过剥离那些不重要的东西（比如在病房里的其他患者或其他真实世界中的复杂因素），学习者可以在学习时间专注于个人学习需求。

☞ 模拟设计的框架由选择、提炼、重现和强化构成。

模拟病人

本节概述模拟病人（simulated patients, SPs）在捕捉临床实践上和在上文描述"重现"中所扮演的关键角色。医疗实践的核心是患者和医疗专业人员之间的沟通。Kneebone（2014）描述了这种关系是如何通过"表达"来调节的：

> "表达"……是一个从字面和隐喻的角度来解读的复杂内容。从这个角度讲，"表达"扩展到包括面部表情、手势、接触和临床干预，它是医学中联系的主要介质。"表达"具有同时传送和接收的功能，且能不断地调节人际间的反应。

通过上述"表达"的概念，替代作为真实患者的模拟病人，在医学教育中发挥着作用。

医学教育中模拟病人的方法和趋势

自 20 世纪 60 年代以来，在医疗和后来的健康职业教育中，出现了 SPs 的报告。第一个有关 SPs 的文件出自美国神经病学家和创新教育家 Barrows（Wallace, 2006）。Barrows 尝试教人们如何展示临床症状，以便让医学院学生做好临床实习准备。然而，他关心的不仅仅是临床症状，更主要的是训练 SPs 如何更好地扮演真实患者。熟练的临床医生都无法检测出这些 SPs 不是真实的患者。尽管最初受到来自同行的阻力，但 Barrows 坚持不懈，现在全球范围已经有了一个成熟的 SPs 产业。在美国和加拿大，有了 SPs 教育专家的角色，他们的主要职责是为医学和其他卫生专业课程，尤其是在评价中，提供 SPs 服务项目。在保持专家原专业角色的同时，许多 SPs 教育工作者正将他们的工作与模拟技术从业者的工作（模拟人、培训师和其他模拟器）相结合。

模拟病人方法中的基本概念

尽管现在人们把 SPs 描述为在医疗场景中扮演患者，并向学习者提供他们被如何对待和疾病经历反馈的人（Nestel & Bearman，2015），但他们的实践范围有很大的不同。SPs 方法是指基于模拟病人实践，以教育或研究为目的的相关学术研究。在本章中，我们使用"SP"中的"P"指代患者，但它也可以很容易指代其他参与者，如亲戚、旁观者、医疗专业人士或者模拟场景中的其他人员。我们同样使用"模拟"（simulated）而不是"标准化"（standardized，在北美常用）来反映我们的理念，即更好地表达 SPs 所扮演的与实际医疗之间的关系。

一种有效的关系是持续的表达或回应，这会使人感觉受到了尊重。当前 SP 方法中需要协调好客观结构化临床考试（objective structured clinical examinations，OSCEs）中 SP 扮演所需要的标准化和呈现的真实医患关系复杂性之间的矛盾。事实上，我们认为 SP 中的个体差异，也反映了临床实践中的不确定性和不可预测性。这让学习者有机会沉浸在基于 SPs 的情境中，反思所发生的事情，并分享来自 SPs 的见解。

临床胜任力论述

国际医学教育的趋势已经影响了 SP 的实践，尤其是对医疗胜任力的关注以及由 Hodges 描述的转变（2012）。在 SP 方法上，行为表现的论述是指能够为学习者提供展现其临床技能的机会（如病史采集、解释一项操作）；在心理测量的胜任力论述中，所有行为都被认为是可测量的，并且是可以量化的。在 OSCE 中，标准化和基于 SP 考站提供了明显的例子。这对 SP 方法影响最深，导致了美国和加拿大使用"标准化"病人一词。标准化通常会减少 OSCE 中站内的交流，使其成为过于简单的提示和反映，这对一些特定的临床行为有效，但不能反映行为之间的真实关系。这与 Barrow 最初的概念不同。作为一种反思，最新的胜任力论述指的是学习者通过从 SPs 中获得的反馈来获得临床接触的意义。这种反馈有利于学习者未来的临床实践。产品的胜任力话语聚焦于质量结果，这来自致力于发展 SP 实践标准的美国标准化病人教育者协会（Association of Standardized Patient Educators）当前的一个项目。这些胜任力论述，每一种均不同程度地存在于当今 SP 的实践中。这些论述极大地影响了模拟病人的工作方式，对其进行思考和回顾是重要的。最后，Bearman 和 Nestel（2015）注意到关于 SP 方法的复杂性论述的出现，这是本章提出的一个主题。

SP 实践的范围

SPs 可以广泛用于基于患者的医疗教学场景中，通过培训，学会描述症状和展现体征，来支持沟通交流、职业素养和患者安全的培养。参与到基于 SPs 的场景中，学习者能够在一个患者安全的环境中体验临床实践的核心组成部分。通常情况下，场景重点是学习者和 SPs 在临床任务中的交流，比如病史采集、协商治疗计划、分享信息等。疾病和其具体临床特征可以被扮演，包括任何影响身体系统和不同年龄患者的急性和慢性疾病。

因为 SPs 的相貌、声音和行为与真实患者相像，所以他们可以通过适当的情境标准帮助学员掌握临床诊断、体格检查、调查、操作、手术和治疗等技能。最近的发展侧重于将 SPs 放在团队模拟中心，实施跨专业协作实践。虽然 SPs 通常在模拟环境中工作，但有时也在实际的临床环境中（"原位"）工作，真实是这个情况的最大优势，学习者期待在这里实践。在实际临床环境中的 SPs 是匿名或未公开的，这里 SP 以神秘的售货员身份在临床场景下工作，在实际的工作场所中对学习者的表现和临床过程做出判断。

混合模拟

SPs 的潜力仍在持续扩大。在真实的临床情境中掌握操作技能是一个很好的例子。我们的团队开创了混合模拟的概念，即放一个模拟器在 SP 旁边，以便进行操作、手术等技能训练（Kneebone & Nestel，2010；Kneebone et al.，2002）。例如，在 SP 的手臂上绑上缝合垫，使学习者能够练习伤口缝合；给 SP 装上模拟手臂让学习者实践建立静脉通道；将一个虚拟模拟装置放在检查床的一侧，SP 躺在旁边，腿放下，学习者可以练习纤维乙状结肠镜检查。窗帘、其他道具和化妆品可在模拟器和 SP 之间营造出一种无缝的感觉。

我们开发这种方法，用来支持学习者在安全和有效的医疗中学习需要整合的复杂技能。混合模拟促进了这种整合，并且

适合大多数患者清醒的临床事件。许多制造商现在都在开发模拟设备以适应混合模拟。其他的例子包括在模拟病人的胸部或腹部播放预先录制的声音。这样的发展扩大了 SPs 的实践范围。

患者的心声

尽管这些都是令人兴奋的进步，但是很多基于 SP 的工作都是临床医生的视角或课程的需要所决定的，而不是患者真实的想法。场景通常被认为是"教师偏见的一面镜子，而不是一个真实患者遭遇的反映"（Nestel & Kneebone，2010）。临床医生通常决定学习目标、设计方案和直接的反馈，无意中忽略了患者的感受和体验（Kassab et al.，2011）。甚至我们描述的这种混合模拟任务也凌驾于患者体验之上。SP 方法为临床实践的复杂性提供了独特的机会，探索了医疗的关系，并在特定的地点和时间聆听学习者和模拟病人的心声。

> 模拟病人是真实患者的替代，也就是说，是从患者的（不是临床医生的）角度来描述和提供反馈。

被授权后，SPs 可以通过以患者的角度而不是临床医生来发挥独特的作用（Powell et al.，2016）。一种策略是患者参与 SP 法的所有阶段，从建立学习目标到评价，以及选择、提炼、重现和强化各阶段。由临床医生、学习者和患者共同构建学习情境，可以确保在了解医疗关系的过程中，所有的观点都是有价值的。尽管不是每次都有这个环节，但它必须要经常发生，以确保学习者能够认识到患者的价值。

另一种策略是根据真实患者的病史来建立学习情境，这种方法常常是通过临床医生的视角进行筛选的（Weldon et al.，2015）。邀请真实患者与模拟病人一起工作，这是一种看似明显但却未被充分利用的手段（Powell et al.，2016）。当然，这种方法也有局限性，包括真实患者的意愿、能力和适宜性（一个使用SPs的重要原因），演员扮演的经历对真实患者的影响（可能冲突的经历）和分享个人信息（个人隐私的问题）。将临床技能的教学定位为更广泛的患者医疗（包括出院计划、随访），提供了更多的以患者为中心的学习途径。

模拟病人的质量

SPs实践的范围从简单到复杂，并且这种扩展的实践范围需要更高水平的专业知识。在一个情境中，对SPs的需求是多种多样的，但通常需要能保持好角色，尤其是做出适当的反应，从而为学习者提供线索或提示。SPs需要能够记住他们注意到的学习者所呈现出的内容，需要明确他们所需要传递的反馈和为什么提供反馈，这些都是反馈的关键部分。此外，SPs还需要注意角色扮演中的情感负荷（emotional load）、情境的重复、与协调人一起工作，以及向学习者提供清晰而有效的反馈。SPs通常需要报告更多的内容，而不仅仅是交流的语言和手势，甚至包括学习者使用的环境或物品，如病历记录的摆放位置、椅子的位置、医疗设备的处理等。这可能需要专业语言来帮助了解医疗关系中的本质。

SPs的角色极其复杂。戏剧性的艺术背景提供了一个坚实的基础，特别是模拟角色的情感方面的处理。此外，对教育原则的深刻理解也是必不可少的。在模拟病人的综合实践中，良好表现和教育经验也是成功的工作所必不可少的。

SPs的功能：角色扮演和反馈

SPs主要承担两方面的功能，分别是角色扮演（重现）和反馈（强化）。对于角色扮演，专注于角色特征发展而不是临床事件本身，是将患者作为一个独立个体来进行关注（Nestel et al.，2015）。SPs被鼓励专注于在临床实景之外展现他们所扮演的患者。因此只有在达到这个目标后才会将SPs的培训置于临床情境中。在这个情境中，通常会结合书面文件、角色准备和预演。在教给SPs模拟临床症状和进行混合模拟时，可能需要考虑一些安全问题。在OSCE中，对SPs的培训需要关注建立做出适当的反应的参数。

有许多方法可以管理学习者的反馈，并且每一种反馈都需要支持。对这些细节的描述超出了本章的范围。这里我们考虑在模拟学习后立即进行的口头反馈。由教学组织者组织的反馈，邀请并授权SPs分享他们的经历。观察者（即其他学习者）对场景的体验可能不同于学习者和SPs，作为场景内的参与者提供了从外部向内部观察的不同体验。承认和尊重这种差异对医疗关系是有特权的。

SPs通常会退出角色来提供反馈。他们会根据自己的体验来进行反馈，并即刻做出决定。学习者和模拟病人之间的关系提供了一种不同于学习者和真实患者间的动态关系。根据学习者的反馈，在模拟学习开始后，他们通常会很快忘记是处于模拟情境下（实际上是处于模拟情境下的）。此平衡可以在任何一个方向上发生变化，在一定程度上取决于场景中所有参与者的承诺，从而将这种体验作为一个学习的机会。

仅仅为学习者在情境中提供练习技能的机会是远远不够的。反馈（如口头的、视听的、评价表）从多个角度（如临床医生、同伴和 SPs）进行，以及学习者对未来实践意义的思考，都是至关重要的。这是前文"表达"中论述的。重要的是分享关于以患者为中心的医疗和相关临床行为的学术研究。然而，必须鼓励 SPs 在他们自己的经历、所扮演的角色以及他们工作的环境中，对这项研究的意义做出解释。

　　通过使用以上描述的概念性的框架，SPs 可以为所有阶段的模拟设计做出贡献，并为学习者提供类似真实患者的体验。

　　模拟的主要特征是情境可以"暂停"，展开医患之间的讨论。学习者可以和 SPs 反映他们的进展，并提出改进的建议，反映参与者不断完善的心声。当情境恢复时，新的想法可以被测试。还可以对时间进行压缩或扩展，以便关注特定要素（请参照下文的"顺序模拟"）。

　　随着 SPs 的工作变得越来越复杂，他们也越来越感觉到压力。在模拟情境和反馈过程中，SPs 可能会承受巨大的压力。模拟病人应该要有一个"脱离角色"的机会——一个明确的策略，以确保他们在每次任务结束时都要从角色中完全走出来。

模拟技术

　　以下讨论模拟的另一个关键部分——模拟技术。模拟技术充分受益于材料科学、虚拟现实（virtual reality，VR）、计算机移动设备和先进的人机对话等的发展。毫无疑问，模拟技术可以在模拟学习的设计中扮演重要的角色，但也存在着技术主导模拟话语的现实危险。因此，重要的是要认识到模拟技术的教育价值并不在于技术多么先进或复杂，而在于它如何能够支持某一特定教育场景的学习结果。因此，对一种特定的模拟技术的功能和局限的清晰的愿景与良好的理解，有助于利用好模拟技术，并在教育和技术之间达到平衡，避免了模拟教学被既得利益的模拟器和模拟技术公司所推动。

　　模拟技术的一个关键用途是使模拟设计过程中拟定的内容通过模拟器的开发予以重现（见上），这里模拟器被定义为用于演练某些临床实践的设备。我们认定三种主要类型的模拟器：实体模型、VR 模拟器和混合模拟器。

　　虽然模拟技术得益于许多其他领域的快速发展，但是它的真正价值必须是它能多大程度地支持预期的学习效果。

实体模型

　　实体或台式模型广泛应用于本科和毕业后的早期培训（Bradley，2006）。实体模型也被称为部分任务训练器，它们被用于特定技能、考试或操作，允许新手反复练习。由各种塑料、硅和其他材料制造，它们的目的是提供在外观和感觉上类似于真实生活中的组织和器官。模拟临床操作过程，包括静脉穿刺、穿刺置管、插尿管、基本缝合、肠和血管吻合、疝修补以及其他常见的外科手术和体格检查。

近年来，在模型制造者、设计师和医学教育者之间的材料科学和交叉学科方面的进步，制造出了在视觉和触觉上极其逼真、功能复杂且可定制的台式模型。与其他类型的模拟器相比，实体模型相对便宜。然而，主要缺点是固定单一的解剖部位、模型磨损和撕裂，以及缺乏用于形成性和终结性评价的设备。此外，这些模型大多数是在脱离临床环境中单独使用的，这可能导致学习方式的过度简化。

VR 模拟器

VR 技术在许多非医学领域得到很好的应用，如航空、军事和核工业领域（Krummel，1998）。20 世纪 70 年代以来，在航空领域使用 VR 模拟器就被认为是与人操作错误相关的空难发生率降低近 50%的主要原因（Levin，2004）。

在过去的 20 年里，VR 被广泛用于重现外科手术过程，其真实性越来越高，使学习者能够与一个基于计算机的高保真模拟器进行互动（Olasky et al.，2015）。微创操作特别适合看着 2D 屏幕，用合适的设备在远处操作，这代表了标准的微创外科手术。这样的模拟器由一个合适的人机交互机器、一个显示虚拟环境的屏幕、一台进行模拟操作的计算机构成。学习者可以选择不同难度等级的操作、性能指标（如所用时间、运动、错误的产生），而且过程本身可以被自动记录下来。通常在操作之后，不管有没有指导老师操作，设备都会给出基于这些记录的反馈。

VR 模拟器已经开发了好几代。20 世纪 90 年代末，第一代模拟器利用抽象的场景和二维的几何体（如 MIST-VR），通过完成独立的任务（如选、放和浏览）进行基本技能训练。21 世纪 00 年代初，第二代模拟器也关注基本技能，但试图通过更逼真的操作来实现这一目标（如 LapSim）。在 21 世纪 00 年代中期，第三代模拟器允许对整个过程进行模拟，引入一定难度的解剖学变量，进入了精神心理领域，开始包括决策制订（如 LapMentor）。当前的第四代模拟器反映了计算机绘图、设计、界面和可视化方面的进步，同样反映了增强的人体工程学、改善的内容和课程管理以及更好地与模拟临床环境的整合（如VIST-LAB）。它的目标之一是提供特定患者的模拟，让专家在实际操作之前对具有挑战性的案例进行计划和演练。在微创技术继续占据主导地位的同时，可支持的手术和非手术项目的范围已显著扩展（如口腔、内镜、整形外科、神经科、泌尿科、妇科、眼科）。

成本和持续的专业支持是 VR 模拟器的主要缺点之一。它们的设计和发展需要大量的资源，而其广泛应用则需要处理现实、行政、教育和经济等方面的挑战（Olasky et al.，2015）。

混合模拟器

在这一部分中，我们在混合模拟器和

更广泛的混合模拟的概念之间列出了术语的区别（基于已有文献）。混合模拟器是一个带有定制软件和电子/机电设备的实体组合，通过一系列交互式设置支持学习。借助这些混合模拟器，可以很好地和模拟病人一起使用，也有可能支持团队训练。如此便超越了孤立技能的实践，重塑了临床实践情境。

混合模拟器包括能够提供触觉、听觉和视觉刺激的全人模拟（如 LaerdalSimMan、CAE METIman）。这样的模拟器提供了一系列病理生理变量，并且可以对药物使用做出反应，并对一系列的干预措施提供即时反馈。模拟人经常被用于麻醉训练，在其他领域的使用也变得越来越普遍。它们可能会被用在一个专门的教育设施中，也可以在这个领域中使用。全身模拟允许基本操作练习，也可以给学生提供身临其境的临床实践的机会进行鉴别诊断、管理技巧、沟通、组织和多项任务处理等。

混合模拟器也涵盖内镜检查、血管和泌尿科介入治疗（如 EndoVR、EndoSIM、VIST-C、URO MENTOR），将真实的界面（内镜、导管/导线、膀胱镜）和 VR 展示结合起来。这样的模拟器能够模拟一系列的诊断和治疗干预措施。在不同难度水平上，允许初、中级学习者通过重复练习获得基本操作技能。通过生命体征显示、血流动力学波形以及患者生理反应来增强决策制订。在每个操作之后，相关性能指标都会被记录和呈现出来。同时也会提供病理状态和技术挑战水平。

随着技术的不断进步，混合模拟器和VR 模拟器正在融合，提供更广泛的功能、

更多操作的选择、更为复杂的界面和图像逼真的图形渲染，以及沉浸式场景中更全面的整合。

 模拟器的范围从简单的实体模型到高度复杂的模拟人和 VR 计算机系统。

当前和未来趋势

自第一个公认的医学模拟器问世以来，模拟技术已经取得了巨大的进步。计算能力的增强伴随了制图、光学、传感器技术、可触摸人-机界面、移动技术和材料科学的发展。促进快速原型和 beta 测试的统一软件开发平台和软件组件的重新利用正在出现。所有的这些，再加上 3D 打印的广泛可用性和成本效益，在医学成像、仪器仪表、诊断和介入等领域中不断取得的进展，如此形成一种新的范例，即模拟技术以连续和协调的方式支持各阶段医疗卫生的训练和实践。会诊、专家诊断、术前规划、术中指导、术后恢复、出院、重回社区及社区医疗现在都可以考虑。

可以期待实体模型在真实性和功能性方面的进一步改进，如智能台式模型利用传感器和驱动技术来提供实时反馈、重现生理行为、支持更复杂交互。实体模型和高级软件模拟之间的集成将继续，模糊了模拟器类型之间的界限。与此同时，软件开发将向从游戏行业借鉴，形成更强大、更统一的开发平台。将在"模拟 APP 商店"的基础上，推出更具成本效益的 VR模拟开发模型，借此，模拟用户下载模拟器 APP 应用程序，然后在一个通用的智能模拟平台上进行定制和执行，这将会导致

更灵活、更便宜的模拟器的出现。

☛ 期待模拟技术的进一步发展，预计将使模拟价格更经济、应用更广泛。

21 世纪的模拟

上面的讨论概述了两种不同的模拟方法。历史上，这些都是沿着不同的路线发展的。我们认为，通过调整优化这些传统，可以获得很多的好处。除了我们在上面描述的混合模拟的概念之外，下面的例子突出了这种可能性。

分布式模拟（distributed simulation） 制造出一个可携带、相对低价和"足够真实"的临床环境（Kneebone et al., 2010; Kassab et al., 2011）。医疗的空间环境是由轻便的背景构成的，通常是用充气围墙围出咨询室、病房、手术室或重症监护室。在此，医生们一起工作，模拟真实医疗的过程，使用真的临床设备处理"患者"（SPs、实体模型或混合模拟），很有真实感。这种"最小且必需的组合"允许最适宜的细节选择，同时，可对选择的部分进行适当的调整。

顺序模拟（sequential simulation） 突破单个项目来模拟医疗中的程序，突出了临床路径中元素之间的联系（Powell et al., 2016; Weldon et al., 2015）。通过串联一系列的"场景"（例如患者在家中、在社区医生的诊室、在救护车上、在医院病房、在手术室或重症监护室），数天或数周的临床诊疗过程可以浓缩到半小时或更少。除了在卫生系统的特定部分中训练技能之外，还可以进行重复的演练和检查。

分布式和顺序模拟的结合为临床医生提供了让他们与患者、护理人员和普通工作者进行接触的机会（Kneebone et al., 审稿中）。通过邀请非临床医生利用模拟的手段观察、参与并询问治疗路径，医疗卫生专业人员可以拓宽他们的视角，获得有价值的见解（Tang et al., 2013）。

整合的操作训练设备（integrated procedure performance instrument，IPPI）通过在临床场景中加入不可预测性内容，克服了OSCE 模式评估的一些局限性（如学习中，对于规定程序的过度公式化的处理方法）（Kneebone et al., 2006）。一系列的站点整合了人文和技术的挑战（例如，给一个视觉障碍患者建立静脉通道，或者给愤怒暴躁的患者做肌内注射），通过 SPs 和临床观察人员的结构化反馈，可以帮助学习者进行自我批评和反思。

小结

模拟是当代临床医学教育的核心，它的作用将会不断扩大。然而，模拟常常被等同于昂贵的高科技设备，由一个有利可图的行业主导。这一章挑战了对成本、复杂性和专业技能的看法。在许多情况下，模拟是一种可在任何地方进行的活动，并不依赖于复杂或昂贵的设备。

当然，在许多情况下，复杂的设备是必不可少的。模拟及其技术在侵入性操作训练及其评价方面有着至关重要的作用。随着科学和临床实践变得越来越复杂，对于安全使用专业技术的需求越来越大。重要的是，新兴技术的出现，必然伴随着学习如何安全且良好地操作。技术上的进步提供了巨大的潜力，尤其是对需要通过接触或触摸的"不便查看"的操作的学习，如直肠或阴道检查更是如此。触觉模拟技术的快速发展，为多感官学习提供了新的途径。

然而，少数人对高科技的强调，可能会掩盖大多数人对模拟的益处的认识。本章认为，通过简单的方法可以实现很多事情——如通过利用现有资源进行想象、横向思考，通过抵制来自商业界的压力，协调成本和价值的关系等。SPs 在创建人类医疗框架方面的作用至关重要。从笔者的工作显示，令人吃惊的是，许多事情可以通过很简单的过程得以实现。

将模拟医学作为一种教育方式，而不是作为某一类固定产品，这也就意味着模拟医学是作为一种学习的手段，而不是目的。我们可以发挥患者、临床医生以及所有教和学的人的创造性。借此，我们可以确保教育和临床实践之间的关系仍然是我们所做的每一件事的中心。

参考文献

Bearman, M., Nestel, D., 2015. The future of simulated patient methodology. In: Nestel, D., Bearman, M. (Eds.), Simulated Patient Methodology: Theory, Evidence and Practice. Wiley Blackwell, West Sussex.

Bradley, P., 2006. The history of simulation in medical education and possible future directions. Med. Educ. 40 (3), 254–262.

Hodges, B., 2012. The Shifting Discourses of Simulation. In: Hodges, B., Lingard, L. (Eds.), The Question of Competence: Reconsidering Medical Education in the Twenty-First Century. Cornell University Press, New York, pp. 14–41.

Kassab, E., Tun, J.K., Arora, S., et al., 2011. "Blowing up the Barriers" in surgical training: exploring and validating the concept of distributed simulation. Ann. Surg. 254 (6), 1059–1065.

Kneebone, R., 2010. Simulation, safety and surgery. Qual. Saf. Health Care 19 (Suppl. 3), i47–i52.

Kneebone, R., 2014. Escaping Babel: the surgical voice. Lancet 384 (9949), 1179–1180.

Kneebone, R., Arora, S., King, D., et al., 2010. Distributed simulation – accessible immersive training. Med. Teach. 32 (1), 65–70.

Kneebone, R., Kidd, J., Nestel, D., et al., 2002. An innovative model for teaching and learning clinical procedures. Med. Educ. 36 (7), 628–634.

Kneebone, R., Nestel, D., 2010. Learning and teaching clinical procedures. In: Dornan, S.E. (Ed.), Medical Education: Theory and Practice. Elsevier.

Kneebone, R., Nestel, D., Yadollahi, F., et al., 2006. Assessing procedural skills in context: exploring the feasibility of an Integrated Procedural Performance Instrument (IPPI). Med. Educ. 40 (11), 1105–1114.

Kneebone, R., Weldon, S., Bello, F., Engaging patients and clinicians through simulation: rebalancing the dynamics of care. Advances in Simulation, In review.

Krummel, T., 1998. Surgical simulation and virtual reality: the coming revolution. Ann. Surg. 228, 635–637.

Levin, A., Fewer crashes caused by pilots, in USA Today (Online). 2004). USA Today (Online), March 2nd, p 2. p. 2.

Nestel, D., Bearman, M., 2015. Introduction to simulated patient methodology. In: Nestel, D., Bearman, M. (Eds.), Simulated Patient Methodology: Theory, Evidence and Practice. Wiley Blackwell, West Sussex.

Nestel, D., Fleishman, C., Bearman, M., 2015. Preparation: Developing scenarios and training for role portrayal. In: Nestel, D., Bearman, M. (Eds.), Simulated Patient Methodology: Theory, Evidence and Practice. Wiley Blackwell, West Sussex, pp. 63–70.

Nestel, D., Kneebone, R., 2010. Authentic patient perspectives in simulations for procedural and surgical skills. Acad. Med. 85 (5), 889–893.

Olasky, J., Sankaranarayanan, G., Seymour, N., et al., 2015. Identifying Opportunities for Virtual Reality Simulation in Surgical Education: A Review of the Proceedings from the Innovation, Design, and Emerging Alliances in Surgery (IDEAS) Conference: VR Surgery. Surg. Innov. 22 (5), 514–521.

Powell, P., Sorefan, Z., Hamilton, S., et al., 2016. Exploring the potential of sequential simulation. Clin Teach 13 (2), 112–118.

Tang, J., Maroothynaden, J., Bello, F., Kneebone, R., 2013. Public engagement through shared immersion: participating in the processes of research. Sci. Commun. 35 (5), 654–666.

Wallace, P., 2006. Coaching Standardized Patients for Use in Assessment of Clinical Competence. Springer, US.

Weldon, S.M., Ralhan, S., Paice, E., et al., 2015.

Sequential Simulation (SqS): an innovative approach to educating GP receptionists about integrated care via a patient journey–a mixed methods approach. BMC Fam. Pract. 16 (1), 109.

拓展阅读

Dudley, F., 2012. The Simulated Patient Handbook: A Comprehensive Guide for Facilitators and Simulated Patients. Radcliffe Publishing Ltd, London.

Nestel, D., Bearman, M. (Eds.), 2015. Simulated Patient Methodology: Theory, Evidence and Practice. Wiley Blackwell, West Sussex.

Victorian Simulated Patient Network www.vspn .edu.au.

Association of Standardized Patient Educators www. aspeducators.org. (Accessed 9 January 2017).

远程教育
Distance education

J. Grant , A. Zachariah

（译者：仇冠楠　凡玉杰　审校：蔡景一　王维民）

第 **14** 章

Chapter 14

趋势

- 现行的医学教育是分散式的学习体系，学校在开展教学活动的过程中需要借助各类医院和社区环境。在教学实践中，远程学习则为这种教学模式提供质量上的保障和管理上的延伸。

- 随着越来越多的社区导向学校的建立，远程学习为教学管理开辟了一条重要途径，同时为来自各地的学生享有同等的教育机会提供保障。

- 对于毕业后学员和专科培训，远程学习方法为医疗卫生系统内的工作人员培训提供了有效的支持。

在你开始之前……

本章我们希望向你展现远程学习是一种非常丰富的教学方法，尤其适合医学教育。任何远程学习项目的核心内容都是编写专门的手册，从而促使学习者积极思考、寻求新知。手册上应该包含一名医学生需要完成的各种学习经历。

因此，本章介绍的是远程学习手册的一个小范例。你将有机会切身感受到远程教育的全过程，了解远程学习课程的设计，体验各种练习，并获得学习反馈。

让我们开始吧！

课程简介

欢迎参加医学远程学习的短期课程！它由一本学习手册组成，你将花费大约 1 小时来完成学习。

越来越多的医学院校把学生放在社区环境中（Strasser，2016），毕业后学员遍布于城市和偏远社区（Cleland et al.，2012）。在这种环境下，远程学习是最需要和最适宜的教学模式之一。反思当前的医学教育不难发现，广大学生和毕业后学员分布在整个医疗体系，教与学都是分散的。Lea 和 Nicholl（2002）指出："传统高等教育与远程教育之间的界限正在消失，正式与非正式的学习场所之间的区别也在打破"。

或许远程学习只是当前医学教育实践中一种逻辑上的延伸。

学习活动

在这个过程中，你将会发现一些名为"学习活动"的简短练习构成了远程学习中最重要的部分。这些练习帮助你深入思考、理解运用日常所学的知识和概念。同时每一个练习会给你学习的反馈，这对于有效的学习非常必要（Hattie &Timperley，2007）。

目标

学完本课程后，你应该能够：

- 理解"远程学习"的定义，并综合考虑其优点和缺点
- 概述远程教育课程如何为临床医学进行设计
- 判断适合融入医学远程学习课程中的多媒体技术及学习经验
- 描述远程学习的教材结构和学习活动的设计
- 描述远程学习的学生如何得到反馈
- 描述远程学习课程如何开发
- 描述环绕课程（wrap-around course）的含义及其在医学教育中的应用
- 论述远程学习的质量保证

内容

规划学习时间是远程学习的关键技能。表 14.1 将帮助你规划学习时间。

表 14.1

内容	学习时间	页码
1. 什么是远程学习？	3 分钟	131
活动 1. 什么方法可以帮助医学生或医生开展远程学习？	3 分钟	131
活动 2. 医学教育中远程学习的优点和缺点	2 分钟	132
2. 技术和远程学习	3 分钟	133
活动 3. 远程学习的电子材料和印刷材料	3 分钟	133
3. 远程学习的教材结构	3 分钟	134
活动 4. 远程学习的教材特征	5 分钟	134
活动 5. 设计学习活动	5 分钟	135
4. 为学生提供学习反馈	2 分钟	137
5. 课程不同元素的混合	4 分钟	137
6. 管理远程学习中的临床实践	3 分钟	138
活动 6. 远程学习课程中临床实践的设计原则是什么？	3 分钟	138
7. 学生的学习体验	3 分钟	139
8. 管理远程学习	3 分钟	139
9. 远程学习课程的开发	5 分钟	140
10. 远程学习的质量保证	3 分钟	141
活动 7. 远程学习的质量保证	5 分钟	141
11. 结论	2 分钟	142

这本学习手册总的预计学习时间：1 小时

什么是远程学习？

让我们考虑各种可能的办法来帮助人们以远程方式学习医学（表 14.2），尝试以下活动，然后阅读反馈表（表 14.3）。

表 14.2 活动 1

什么方法可以帮助医学生或医生开展远程学习？ **完成时间：3 分钟**

关于用何种方法帮助医学生或医生开展远程学习，请在空白处简略地写出你的见解。在阅读下面的反馈内容之前完成！

表 14.3 反馈（许多人都尝试过这项活动，他们列举的方法如下所示。你可以把他们的方法同你的方法进行比较）

印刷成册的学习手册	DVD	电子邮件
学习包	视频会议	面对面指导
指导手册	CD	网络资源
在线的图书馆资源	电话指导和反馈	网络视频会议
远程医疗	电视	电台节目
社区/临床工作	在线教学	网络课程
读本和教材	住院医师会议/技能实验室	学生小组讨论（直播或线上讨论）
虚拟和模拟的环境，例如虚拟显微镜	教师评分的作业和反馈	评价：计算机考试，纸质化考试，实践考试

　　该活动显示，远程学习包含各种各样的学习经历，可整合成为设计良好的课程。很显然，远程学习和传统学习有许多相同的地方。唯一的区别是远程学习更注重对课程的精心策划、有效整合、全面管理和质量控制。

　　考虑到上述情况，我们应该如何定义远程学习？Grant（2008）将远程学习定义为：自学专门准备的学习资料，通常是纸质的，有时是电子的。以整合后的学习资源、其他学习经历（如面对面的教学和实践活动）、对学习情况的反馈以及为学生提供支持等作为补充。

　　远程学习为学习者提供了一个内容丰富而且有计划的学习体验，不仅保证质量、方便学习，而且有着很好的成本效益。

　　现在，你可以通过尝试活动2（表 14.4）以及阅读反馈（表 14.5）来思考医学远程学习的优缺点。

表 14.4 活动 2

医学教育中远程学习的优点和缺点	完成时间：2分钟

你认为在医学教育中开展远程学习的优点和缺点分别是什么？请在以下空白处简略地写下你的见解。

优点	缺点

表 14.5 反馈

优点	缺点
保证学习过程的教学质量	临床技能的训练需要面对面的培训
对于全职医生或业余时间有限的医生，远程教育尤为有效，是一种拓展知识的很好的学习方式	远程教育课程中应包含指导临床实践的相关课程，同时需要对课程进行精心的设计以保证学生在有限的时间内适应此类学习方式
能够使两类人受益：在边远地区工作和没有机会接受毕业后教育的医生	远程学习需要在一定临床技能基础上提升
成本效益较高，能够有效利用教师时间	

技术和远程学习

尽管许多人将远程学习等同于在线学习，但从活动 1 中你可以发现，技术手段仅仅是提供一种学习方式。如果课程需要、可行性强且成本效益高，那么它就应该被采用。同其他方式相比，技术也仅仅是提供了另一种手段而已。下面的活动（表 14.6）会引导大家思考该问题。

表 14.6 活动 3

远程学习中的电子材料和印刷材料		完成时间：3 分钟	
完成下面的表格，将有助于你正确理解、分析远程学习所采用的电子材料和印刷材料			
电子材料		印刷材料	
优势	不足	优势	不足

反馈

电子材料

你可能会说，电子材料提供丰富的、交互式的视觉图像、即时的反馈、更好的插图、师生交流和更现代的感觉。

但你可能会注意到，电子材料是昂贵的，需要制造、获得硬件、宽带和供电要求；也不可携带；需要打字技能；不便于在材料上随意书写、标注、记笔记，也不便于来回翻阅。它对视力的危害也使其适合休闲娱乐而非学习。其他的是技术层面的问题，人们认为缺乏社区意识和时间限制（Song et al.，2004）。

印刷材料

印刷资料因其视觉效果方面的局限性，似乎比较过时，同时在反馈方面缺乏灵活性，无法提供人际沟通、交流的环境。

但是印刷材料具有以下特点：成本效益较高、更新便捷、使用灵活；不需要附带设备或进行备份；可以在材料上直接标注、记录心得；不需要具备某些技能；可随身携带；是最为人们所熟悉的一种学习介质。教师可以通过这种方式帮助那些无法正常上网的学生。工作繁忙的临床医师则可以把教材拿在手中，一旦有时间就可以进行短暂的学习。

远程学习的教材结构

你应该还记得前面所提到的远程学习的定义，其中特别强调学习资料必须是经过"专门准备"的。接下来的两个活动（表 14.7 ~ 14.9）将引导你对此进行思考。

表 14.7　活动 4	
远程学习的教材特征	完成时间：5 分钟
浏览本章内容，将有别于常规的特征记录下来，从帮助远程学习者的角度出发，这些特征可能会发挥哪些作用？请阐述你的见解。	
特征	作用

表 14.8　反馈。你可能注意到以下内容：

明确的目标、说明、时间安排	确保学习者明确自己的学习任务，并合理规划其学习时间
会话风格	模拟出一种教学指导的氛围
简要介绍	会使学习者产生逐渐进步的感觉，从而不会在学习时因某些部分内容过多而直接略过
清晰的页面布局	使学习者能够清晰地定位不同的表格及其选项
在规定时间内应完成的学习活动	确保学习者能够在适当的时间内主动学习，勤于思考并应用于实践
反馈	通过提供新的信息，使学习者了解其是否完成了学习计划

表 14.9　活动 5

设计学习活动：_____　完成时间：5 分钟

下面的活动来自韦洛尔的克里斯蒂安医学院（Christian Medical College，CMC）的 "HIV 医疗中的团队合作"（Fellowship in HIV Medicine）中的 "呼吸系统疾病和 HIV 感染" 模块。学生可以先阅读材料，然后回答问题：

肺炎

下面的练习将有助于你学习 HIV 感染并发肺炎患者的处理方法

一位 30 岁的女性，5 年前确诊 HIV 感染，3 天前出现急性发热伴寒战、咳嗽、脓血痰。自述右胸刺痛，伴随呼吸加重。

查体：患者急性病容，脉搏 130 次 / 分，呼吸频率 26 次 / 分，体温 39.4℃，伴鼻翼扇动。口腔念珠菌阳性。右侧腋下和肩胛骨下叩诊音减弱，该部位支气管呼吸音可闻及，语音共振增强。

1. 你的临床诊断是什么？

2. 引起感染的可能是什么病原体？

3. 该患者是否需要住院？

4. 你准备马上做哪些检查？

5. 你将采取哪些治疗措施？

现在回答这些问题：

a. 上述促进临床学习的活动，其设计原则是什么？

b. 对于临床课程，除此之外还有哪些可能适用的类型和设计？

无论是印刷材料还是电子材料，归根结底都是为了帮助学习者尽力保持他们的学习兴趣和对学习内容的理解。远程学习的教材必须能够鼓励学习者在不断学习的过程中拥有成就感，同时能够促进学生主动学习，给予反馈，提供"纸质材料中的指导"（Rowntree，1982）。医学的远程学习材料可以用来教授基础科学或临床科学的应用，如模拟临床查房，提供临床的信息，提出并回答问题，鼓励反思和强调学习重点。

现在让我们回到学习活动的设计，其要激发学生主动学习，获得成就感，还能对学生进行有效的反馈。

反馈

a. 促进医学学习中活动设计的特点：

- 活动结合临床常见问题提供适当的临床信息，模拟床旁学习
- 问题设计应结合临床实际，要聚焦重要的学习目标
- 学生事先阅读相关信息，然后将其应用于活动中
- 明确活动完成的时间
- 明确各种练习的目的

b. 与临床课程相适应的远程学习活动包括：

- 提供临床检查、微生物检查结果和 X 线影像
- 按照疾病的进展，及时提供相应的信息
- 开处方
- 设计患者信息表
- 准备当地的指南
- 开展填空、配对、扩展型配对活动
- 为图表贴标签

远程学习模块提供了学生所需的各种资源，完全可以满足自主学习的需要。与此同时，这些模块也可能会被设计为"环绕式（wrap-around）"材料来作为指定教材的补充。这样的模块也要明确说明完成教材学习及相关时间要求。总之，远程学习指南将会列出各种活动及其注释，在使学生习惯于阅读教材的同时，也帮助他们对所学内容进行思考或实践。

☞ 你选择何种学习方式取决于能够获得的材料，例如，由于印度缺乏 HIV 治疗的教材，克里斯蒂安医学院"HIV 医疗中的团队合作"中的远程学习模块是完全独立的，可以进行远程学习。然而，针对新来的低年资医生，我们运用了环绕式（wrap-around）模块作为标准本科教材的补充。

为学生提供学习反馈

学生需要了解他们进步的大小和理解的程度，和所有的学习一样，对于远程学习来说，学习的反馈也是非常重要的。反馈的方法多种多样，有些是你已经经历过的。对学生的反馈可以通过以下方式实现：

- 教材中规定的活动
- 教师评分的作业
- 教师指导
- 学生小组
- 在线支持
- 临床实践和临床工作过程的监督
- 考试评价

反思你所接受的教育，你应该清楚自己是否接受了持续和慎重的点评和指导！

课程不同元素的混合

从之前已完成的活动可以看出，远程教育由多种丰富的活动组成。它不仅仅是一种传递媒介。然而，这些丰富的活动也带来了一些问题，即如何更好地整合资源及学习活动以避免过程中学生的无序与低效率。在此，对于传统教育来说，远程学习是混合式学习的一个特例。

☞ 混合式学习（blended learning）采用连贯的设计方法，以及开放式的评价，整合了线下和线上教育的优势，实现有价值的教育目标。Garrison & Vaughan，2008

成功的关键非常简单：

- 提供所有学习资源，以便学生们需要时能够及时获取。举例来说，如果晚上学生们可能在家中学习，那么就不要要求他们获取患者的病历！
- 使用中心学习指导：举例来说，这可以是远程学习课程的印刷材料，或者是纸质的或在手持设备上显示的带有时间进度和学习资源的课程图。
- 在中心指导材料中，对可使用的资源或需完成的活动都应给予明确说明，以确保学生能够合理完成相关要求。
- 在教材中使用清晰的图标来显示可用资源的类型。例如：

引导学生阅读一定的材料，然后返回学习手册。

 接下来，引导学生观看与患者谈话相关的 CD 资料。

 最后，提供给学生相关的患者记录并要求学生阅读病史。

管理远程学习中的临床实践

远程学习能够支持各地的临床实践。这可能包括：

- 带有支持材料的远程学习手册
- 覆盖学习内容的纸质或是电子的课程图
- 需要在线提交给指导教师或同伴小组进行评定的反思文件夹
- 与临床实践相关的结构化准备和反思练习与项目
- 形成性评价
- 与课程图关联的正在进行的临床评价和反馈
- 临床实践的质量控制，包括对教师的支持

认真思考，开始下一个学习活动（表 14.10）。

表 14.10 活动 6	
远程学习课程中临床实践的设计原则是什么？	完成时间：3 分钟
想一想，为了帮助学生完成临床实践，远程学习的材料在设计上可能需要遵循哪些原则？	

反馈

我们认为下面的元素是重要的：

- 临床学习的目标应该清晰
- 学生应该接触临床常见问题
- 应通过病例记录、学习手册和形成性评价来总体把握学生临床实践的参与程度和相应的技能水平
- 学生在学习过程中应承担适度的、对于学习必需的临床责任
- 课程应最大程度地使用可用的临床经验
- 远程学习指南应使学生适应临床实践并对此进行反思。临床教师或指导教师应知晓远程学习的内容，恰当地支持学生

在一些课程中，临床实践是集中安排的。对克里斯蒂安医学院"HIV 医疗中的团队合作"课程来说，学生们在中心训练单位有跨年度的 5 周三阶段的临床实践。这些实践的目的在于提高学生技能和增强临

床责任。通过完成当地机构的临床医疗项目，学生也能够提高他们的临床技能。在其他的课程中，学生也会按照所在学校或者当地指导老师的要求，承担临床工作，临床实践的档案袋或课程图可能会对学生有所帮助。

学生的学习体验

远程学习的学生可以获得各种各样的体验，就像它们对传统课程的学生一样。两者之间的区别是中心学习指南，它可能是组织的工具：

- 学习特别准备的课程材料
- 进行学习活动并掌握学生的理解程度
- 查阅网络或光盘类的学习资源
- 与同伴进行在线会议
- 参加非同步的在线学习小组（有教师指导）
- 参加同步的在线"专家"活动
- 通过电话或网络接受教师指导
- 在虚拟的临床环境中开展工作
- 通过练习使学生适应临床工作并进行总结和反思
- 完成指导教师布置的电子作业，接受和讨论反馈意见
- 与指导教师讨论课程进展和内容的整合情况

这些活动看起来可能类似于传统的课程活动，然而其主要的差别在于组织的程度、远程学习的核心教材、相关材料的类型、学生接受的支持和反馈的数量。远程学习能强化学习体验，毕竟包括教师支持在内的每一个细节都经过精心的策划和安排。

管理远程学习

看到这里我们已经很清楚，远程学习课程已将认真设计的原则同完善管理的理念有机结合。我们需要确保以下目标的实现：课程的所有部分都能正常运转并被及时利用；所有的学生都能在不同的学习阶段取得应有的进步；教师可以得到及时的帮助；学生能够积极主动地参与学习活动。完成上述目标需要建立学习管理系统。学习管理系统可以是基于纸质文件的，但是往往通过中心化的基于计算机的系统来实现。它提供如下功能：

- 学生注册

- 学生记录
- 教师记录，包含评估和反馈
- 课程表
- 学习资源
- 评价
- 评价记录
- 信息发布
- 学生和教师的交流记录
- 评估和监测的有关数据

如果可靠的技术尚不能提供，上述功能同样可以通过高效的管理办公室来实现。无论采用什么系统，也不管技术的高低，课程都是一样的：跟踪课程开发和实施的管理系统，学生进步和教师活动是远程学习成功的基础（Grant，2015）。

远程学习的课程开发（表 14.11）

表 14.11 远程学习课程需要经过非常认真的设计和开发，经过以下步骤：	
需求评价	确定目标人群所需要的内容及层次
可行性研究	课程在设计上必须综合考虑可获得的经费、工作人员、基础设施和开展的时机，以保证教学和学习活动的顺利进行
多学科的课程开发小组	课程开发小组应包括远程学习、课程内容设计、评价三方面的专家，同时应有专人负责管理整个过程
应完成三轮设计草案并进行两轮检验	为确保学生的课程学习活动尽可能有效，需完成以下阶段的工作：列出课程所有部分的内容提纲，通过课程开发小组组内讨论完成第一轮设计草案，然后通过"模拟"学生完成教学活动的时间和内容安排形成第二轮草案。在准备第三轮草案和形成终稿之前，都要有一位咨询小组外的课程内容专家的评审
设计临床实践	认真设计医疗实践活动，以便在当地医疗中心或主要的培训中心实施
安排指导教师并进行培训	应对教师进行培训，使他们能够通过下列途径帮助学生： ● 课程内容和结构 ● 给予学生书面或口头的反馈 ● 临床管理 ● 项目指导 ● 网络辅导 ● 关注学习困难的学生 ● 学生评价

表 14.11 远程学习课程需要经过非常认真的设计和开发，经过以下步骤：（续表）	
安排学生并进行相关培训	所有学生在开始前需要了解以下信息： ● 课程结构和内容 ● 怎样获取和利用课程内容以及相关资源 ● 时间安排 ● 与其他学生的沟通以及教师支持渠道 ● 评价体系 ● 期望得到何种反馈 ● 作为学习者应承担的责任
设计评价方法	设计制订所有评价、项目工作以及最终测验的指导手册，同时确定合格标准
评估和监测方法	运用合适的方法完成信息采集是至关重要的，因为它可以及时发现问题并促进远程课程内容的完善
课程维护小组完成课程监测和内容更新	课程一旦开始运行，需要有专人来完成下列工作：监测课程执行情况、教师活动以及学生所取得的进步；监测评价方法的信度和效度；决定何时需要更新课程内容

远程学习的质量保证

质量保证是所有远程学习成功的基础，尝试下面的活动（表 14.12）。

表 14.12 活动 7	
远程学习的质量保证	完成时间：5 分钟
本活动将帮助你回顾本课程中学习到的所有内容，同时重点讨论非常重要的问题：质量	
回顾整个课程可以发现，远程学习课程设计、开发的要素往往是质量保证策略的重要组成部分。看看你是否可以列出所有的要素	

反馈

你可能已经注意到下面的质量保证活动。

在课程开发过程中：

● 需求评价和可行性研究

● 认真进行课程设计、开发，确保相关和有用

● 以小组的名义反馈给课程设计者

- 检验草案提供的课程材料
- 尝试课程活动以收集反馈材料
- 对课程进行外部评价

关于指导教师：

- 当地师资准备
- 对教学活动进行长期监测，并为教师提供持续性的帮助

关于学习者：

- 安排学习者并进行相关培训
- 为学习者提供帮助、反馈（当地的、中心的）

关于课程：

- 从多个方面进行评估和监测，包括课程的使用情况、教师活动、学生进步、评价过程及其结果
- 根据需要更新课程

结论

在这个较短的远程学习课程中，我们已尽力使你认识到在医学教育中发展远程学习方法的可能性。它与已经存在的混合式学习差别不大。远程学习可能会被用于小规模的本科生临床教学、完整的毕业后培训项目，甚至是医学院校的全部课程。CMC 的 HIV 课程的例子已经证实：远程教育不仅可以培训医生，同样也能够增强社区层面的临床服务。

无论你使用何种媒体技术，你都可以将在本课程中学习到的原则应用于课程开发和设计方面——因为这些原则都是共通的。我们希望你能喜欢本章。

参考文献

Cleland, J., Johnston, P.W., Walker, L., Needham, G., 2012. Attracting healthcare professionals to remote and rural medicine: learning from doctors in training in the north of Scotland. Med. Teach. 34 (7), e476–e482.

Garrison, D.R., Vaughan, N.D., 2008. Blended Learning in Higher Education: Framework, Principles, and Guidelines. Jossey-Bass, San Francisco.

Grant, J., 2008. Using open and distance learning to develop clinical reasoning skills. In: Higgs, J., Jones, M.A., Loftus, S., Christensen, N. (Eds.), Clinical Reasoning in the Health Professions. Elsevier, New York.

Grant, J., 2015. Distance learning in medical education. In: Bhuiyan, P.S., Rege, N.N., Supe, A. (Eds.), The Art of Teaching Medical Students. Elsevier, New Delhi.

Hattie, J., Timperley, H., 2007. The power of feedback. Rev. Educ. Res. 77 (1), 81–112.

Lea, M., Nicoll, K. (Eds.), 2002. Distributed learning: Social and cultural approaches to learning. Routledge, London.

Rowntree, D., 1982. Educational Technology in Curriculum Development. Harper & Row., London.

Song, L., Singleton, E.S., Hill, J.R., Myung, H.K., 2004. Improving Online learning: student perceptions of useful and challenging characteristics. Internet High. Educ. 7 (1), 59–70.

Strasser, R., 2016. Students learning medicine in general practice in Canada and Australia. Aust. Fam. Physician 45 (1-2), 22–25.

拓展阅读

Lentell, H., Perraton, H. (Eds.), 2003. Policy for Open and Distance Learning: World Review of Distance Education and Open Learning, vol. 4. Routledge, Abingdon.

Mills, R., Tait, A. (Eds.), 2002. Rethinking Learner Support in Distance Education: Change and Continuity in an International Context. Routledge, Abingdon.

Salmon, G., 2004. *E-moderating*. The Key to Online Teaching and Learning. Routledge, Abingdon.

第 **3** 篇

教育策略和技术

Educational strategies and technologies

基于结果的教育
Outcome-based education

Chapter 15

E. S. Holmboe, R. M. Harden

（译者：常 实 吴 蓓 杨 舸 审校：陶立坚）

趋势

- 为适应患者和大众不断增长与改变的医疗保健需求，基于结果的医学教育方法被越来越多地采用。
- 建立基于结果或基于胜任力的教育是现今课程计划的重要特点。
- "里程碑"（milestones）和可信赖的专业行为（EPAs）已越来越多地用于帮助实施基于结果的教育。

从过程到结果的转变

基于结果的教育的理念较早以前就已经提出。McGaghie 等曾在世界卫生组织刊物中提出过将基于结果的教育应用于医学教育的设想（McGaghie & Lipson，1978）。在之后的数年中，政策制订者们开始认识到在 20 世纪末众多重要报告中出现的医疗保健系统中的不良质量和安全问题（IOM，2001；Frenk et al.，2010）。在过去的 20 年中，对一名医生的胜任力和能力的思考和讨论已有很大的改变。事实上，向基于结果的教育的转变是过去 10 年或 20 年中医

学教育最有意义的发展，这比教育策略的改变［如基于问题的学习（problem-based learning）］、教学方法的改变（如使用新学习技术）、评价方法的改变（包括使用档案袋）都更为关键。尽管这些都非常重要，但是归根结底，它们都只是达成目标的方式，最主要的仍然是教育经历的结果——医生所获得的能力。

一名教师帮助其学生学习的最有效方法之一，就是在课程的第一天与他们讨论预期的学习结果。

医生的培养目标和与之相关的学习结果是在第 2 章所述"课程开发中的 10 个问题"中要回答的前两个问题（确认需求和构建学习结果）。只有将这两个问题具体化之后，我们才能考虑课程的内容、教学和学习方法、教育策略以及评价学生的方法（图 15.1）。

现在教育工作者的态度已经有了一种转变：从以过程为重心，即认为教育方法是最重要的，转向以结果为重心，即认为毕业生的能力和态度是最重要的。这就是基于结果的教育（outcome-based

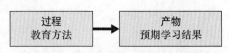

图 15.1 OBE 中由过程向产物的转变

education，OBE）的本质。而使用模拟器和在线学习、基于团队和跨专业课程学习，以及如 OSCE 和小型临床评估演练（mini-CEX）的评价方法均有其重要性，并将会在本书的其他章节中详述。但是，这些方法和技术对教育项目的作用均要以预期学习结果为导向。

 "神箭手因其射中靶子而非因其箭而闻名。"

Thomas Fuller

转向 OBE 的趋势

在现今国际上，OBE 正处于课程发展的领先水平。英国医学总会（GMC）对医学院的指南《明日医生》，也将其重点从 1993 年的强调整合、基于问题的学习及滥用大班授课，转变为 2003 年与 2009 年的强调在完成本科生课程时预期取得的学习结果。

 "为了与当前的教育理论和研究一致，我们（英国医学总会）已采用基于结果的模型。这确定了在医学课程结束时将达到的目标和如何进行评价。"

Rubin & Franchi-Chirstopher，*2002*

在 2013 年和 2014 年的欧洲医学教育协会的会议上，有越来越多研究者和教育家就这一问题进行发表和展示，而在新加坡举行的第四届亚太医学教育会议中，OBE 直接成为其主题。

美国医学院校协会（AAMC）则以 2014 年施行的住院医师核心可信赖的专业行为

（CEPAERs）倡议（Englander，2014）更进一步推行基于结果的医学教育。美国的住院医师培训项目主任们感到十分失望，因为许多医学院毕业生并没有为住院医师项目做好充分准备。这一方案在一定程度上是对这种状况的回应。由加拿大皇家医师学院发布的加拿大对医学专家的教育定位（CanMEDS）的推荐意见，以及美国毕业后医学教育认证委员会（ACGME）的胜任力领域确定了毕业后教育的预期学习结果。最后，欧洲医学教育协会（AMEE）和国际胜任力导向医学教育（International Competency-based Medical Education，ICBME）组织在 2016 年举办了一次国际峰会，以了解目前就基于胜任力的医学教育和 OBE 的发展和创新情况。最终，数目众多的"里程碑"（milestones）和可信赖的专业行为正是 OBE 从其原则和理念向普遍执行转变的信号。

 "教育一定要基于所服务人群的健康需求……基于胜任力的教育则是为医生们更好地准备其实践的一种方法，而这一实践则是以毕业后结果能力的导向以及围绕社会和患者需求所要求的胜任力所展开的。"

Carraccio et al.，*2015*

为什么要向 OBE 转变?

OBE 并不是缺乏教育基础的一时狂热。尽管对这一方法也有过反对的声音，但 OBE 目前位于教育思想的中心位置是有充分理由的。以下是采用 OBE 的理由。

关注医疗保健的质量和胜任力被忽略的领域

已有来自世界卫生组织（WHO）、经济合作与发展组织（OECD）和联邦基金会（CMWF）的多份报告中提到，在全世界范围内，医疗卫生服务的品质和安全间存在着持续性的差距（Mossialos et al.，2015）。在医疗保健服务中，亦出现大量不合理的偏差。同时，在美国医学研究所（IOM）的报告及英国的不良事件中[①]未导致不良结果的不当事件，均有高比例的可避免医疗过失的记录（IOM，2001；Shaw et al.，2005）。而这就使政策制订者们关注到了医学教育事业，因为医学教育事业可以使卫生工作者更好地为 21 世纪的医疗实践做好准备，而这正是上述问题的解决方法之一。

对一个教育项目的预期学习结果的思考可以使人对教学内容的有效性进行反思，因而可以发现一些可能被遗漏或忽视的地方，包括临床沟通技能、临床推理、决策能力、自我评价、品质与安全提高技能、跨学科团队协作、创造性、患者安全与社会职责，而这些都是临床医生重要的能力。为了达到这个目的，我们需要明确学生毕业时应掌握的能力，并依靠课程的学习来培养他们，这一点应该得到确认（Crosson et al.，2011）。

过大信息量的问题

几乎每两年，医学和医学科学的发展就会将人类原有的知识量翻倍，这明显引发了医学课程问题。尽管课程的时长几乎保持一致，但是我们所期待学生们学习的知识量却明显增多了。我们不再能对学生们说："我并不能准确地告诉大家我期待大家在课上学到什么；大家做好自己的事情就可以了。"我们需要从更广泛的范围中更清晰地指出学习目标。

学生学习过程的评价和教育的连续性

本科生、毕业后和继续教育阶段间无缝衔接的需要目前已经被接受，而这之中所暗含的是对学生或学员预期学习结果的清晰展示，比如在其进入下一阶段前所要求掌握的临床沟通技能、开具处方能力或临床操作能力。

在学习者完成培训项目的每一个阶段，包括 4、5 或 6 年的本科生课程时，也需要有对其所取得的成果的清晰要求。针对每一个学习结果的进展情况，使用图表对之进行记录将有所帮助（图 15.2）。

学习结果也对涉及不同阶段之间医学教育的持续性提供了蓝本。

学生在每一个结果中的进展可以从不同方面看待（Harden，2007）：

- 增加宽度，如扩展新的论题或不同的实践背景
- 增加困难度，如更高标准或深入的考量
- 增加对医疗实践的适用性和应用性，如从理论向实践的转变和将所

---

① *near-miss reporting*，an incident without injury to person or damage to property，avoidable incidents，常用于描述医疗事件——译者注

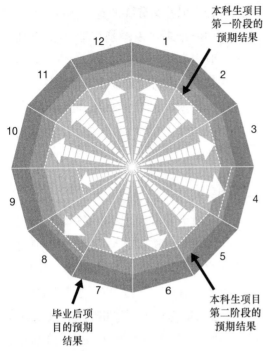

本科生项目第一阶段的预期结果

本科生项目第二阶段的预期结果

毕业后项目的预期结果

图 15.2 第一阶段学生与其相对应的 12 个学习结果的进度表。每一个结果的预期进展分别由其第一、第二、毕业后学习阶段项目的最内层、中层、最外层的靶点表示［已获得 Harden RM 许可：Learning outcomes as a tool to assess progression，*Medical Teacher* 29（7）：682，2007］

学与医生的工作进行整合

● 增加熟练度，如进行更加高效的工作而较少出现错误和需要较少的监督

以学生为中心和个性化学习

"当我们谈到个性化时……我们所说的是希望教育项目满足学生或住院医师的学习需要，并为他们提供符合不同背景、学习水平和学习进度的教育经历，而非当前这种'一刀切'的方法。"

Cooke et al.，*2010*

如第 2 章和第 44 章所述，现在有向以学生为中心的教育和独立学习（independent learning）转变的趋势。如果期望学生也能对其学习负责的话，则需要教师和学生都对所要求的学习结果有清晰的认识。在卡耐基教学促进基金会的报告（Carnegie Foundation for the Advancement of Teaching Report，Educating Physicians）中指出，学习结果的标准化和学习过程的个性化是医学教育的四大目标之一（Cooke et al.，2010）。Cooke 等人指出，清楚地解释学习结果可以提高教育效率，根据每位学习者的需求制订个性化教育，并尽可能减少学员的培训时长。同时，以学生为中心也要求通过专注于对学习进行目标设置、反馈收集行为、自我激励和自我管理，来帮助学员参与到对其学习的管理中。

个人责任

不同的参与者，包括学生、教师、医疗工作者、社会大众和政府目前都期待能对教育项目的出口——学习结果有清晰的解释。将教育项目视为一种培训重点并不确定的"神奇的神秘旅行"已不再合适了，而这一点在资源有限的财政紧缩时期则显得尤为重要。

"（我们）需要对培训的终点和胜任力的培养有清晰的定义。"
Calman，*2000*

对学习结果的清晰解释对于支持目前在学术标准上的强调，以及医学院教育项目认证都十分重要。而学习结果对于通过如 ASPIRE-to-excellence 项目（www.aspire-to-excellence.org）对医学院的优秀教育成果进行认可也非常重要。

OBE 的实行

学习结果和指导目标

OBE 会对学习结果进行确定、阐述并就其所有相关问题进行沟通。认识到需要为学习者提供有关学习终点和学习过程这一点并不陌生。在 20 世纪 60 年代，Mager 曾在推动使用指导目标时问道：如果一个人并不知道他的目的地是哪里，那他怎么决定如何到达目的地呢？学习结果与指导目标的五大重要区别为（Harden，2002）：

- 学习结果如果设置恰当，则会是直观和易于掌握的，并易于应用在课程计划、教学、学习和评价中。
- 学习结果是一种广义陈述，常围绕着包含 8 ～ 12 个更高阶的学习结果的框架来设计。
- 学习结果认可知识、技能和态度在真正的临床实践中的相互作用和整

合，以及其分离的真实性。

- 学习结果代表的是在学习结束时将取得和进行评价的内容，而不仅仅是愿望和所计划要获取的内容。
- 这种逆向设计（design-down）的方法鼓励教师和学生有共同的目标结果。

结果框架

学习结果通常表现为一个框架中一组公认的区域，而这些区域则代表了期望医生具有的能力。基于胜任力的教育与基于结果的教育有许多异曲同工之妙，而胜任力框架也可能与结果框架相似（Albanese et al.，2008）。被苏格兰医生采用的 Dundee 三环模型（Dundee three-circle model）（图 15.3）则是结果框架的一个例子，这一模型包括了以下内容：

1. 最内层环（做正确的事情）：技术胜任力——一名医生所应该能够做的事情，被分成 7 个区域，比如临

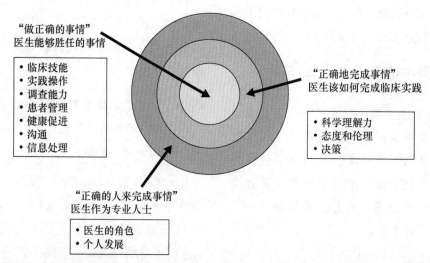

图 15.3　苏格兰医生模型（Scottish Doctor）中的 Dundee 三环框架，包括 12 项学习结果区域（Scottish Deans's Medical Curriculum Group：The Scotish Doctor，2008，AMEE，Dundee）

床沟通技能、实践技能和操作。

2. **中间层环（正确地完成事情）**：智力、情绪和分析胜任力——一名医生如何处理其临床实践。这包括了对于基础科学和临床科学的理解、合适的态度、恰当的判断和决策。

3. **最外层环（正确的人来完成事情）**：个人智慧——一名作为专业人士的医生，包括了医生的角色和医生个人的发展。

全球医学教育最低要求（global minimum essential requirements，GMER）规范也使用了相似的框架（Schwarz & Wojtczak，2002）。ACGME 则定义了对所有学科的医生培训均适用的六大胜任力（Leach，2004）。这些都与图 15.4 中的苏格兰医生学习结果模型（Scottish Doctor outcomes）相关。而最近更新和修订的加拿大对医学专家的教育的定位（CanMEDS）的框架，则以医生

的六大角色为基础：医学专家、沟通者、合作者、领导者、健康倡议者、专业学者（Frank et al.，2015）。结果或胜任力框架中的每一个主要区域都可以更细节化。

选择或准备结果框架

当第一次设定了一组学习结果后，对于框架的使用有以下几种情况：

- 采用上文提到的已存在的框架。
- 对已存在的框架进行修改，以适用于教育项目的特定需求。
- 设计新的框架。任何新的框架都应该根据框 15.1 中所描述的结果框架标准进行核对。

OBE 的实施

实施 OBE 的重要步骤之一就是确定用于实施 OBE 的框架。如前所述，已有许多国家选择使用胜任力模型来具体执

苏格兰医生模型学习结果		ACGME结果项目					
		a 患者照顾	b 医学知识	c 以实践为基础的学习和提高	d 人际沟通	e 专业精神	f 基于系统的实践
A	1 临床技能						
	2 实践操作						
	3 患者调查						
	4 患者管理						
	5 健康促进和疾病预防						
	6 沟通						
	7 信息处理						
B	8 科学基础						
	9 态度与伦理						
	10 决策						
C	11 卫生系统中的医生角色						
	12 个人发展						

图 15.4 ACGME 及苏格兰医生学习结果模型

框 15.1　结果及胜任力框架的标准

- 对使用者来说，框架清晰、直观。
- 该框架可反映已被接受和定义的胜任力区域。
- 教育项目的愿景和任务都可由所选取的区域反映。
- 结果区域的数量是可控的（常为 6 ～ 12 个）。
- 该框架支持在每一个区域中的结果的发展。
- 该框架显示出了不同结果间的关系。

行 OBE。胜任力是用于描述首要结果的重要机制。然而，实现胜任力目标却是有挑战性的，而这就催生了平行概念（parallel concepts）、里程碑（milestones）和可信赖专业活动的产生。里程碑提供了不同程度发展连续体的胜任力和子胜任力的叙述性描述。简单来说，里程碑所描述的是在相关的临床胜任力方面所期望学习者能够取得的在技术、知识和行为上的表现水平。里程碑设计了可观察行为和其他将学习者

培养为医生的框架（图 15.5）。而现在，ACGME 则在美国将里程碑作为认证的一部分（Holmboe et al.，2015）。

可信赖的专业行为（EPAs）的概念最先在荷兰出现，并首先在妇产科助理医师（physician assistant）的培训中得到应用。如最近由 Ten Cate 所定义的：

"可信赖的专业行为（EPAs）是专业实践的单元，可定义为当学员获得充分的特定胜任力后，可以信赖学员们在没有指导下完成的任务或职责。可信赖的专业行为（EPAs）的过程和结果是可以独立执行、观察、衡量的，因此，是可适用于可信赖的决策的。"

Ten Cate et al.，2016

这是学员可被"信赖"的活动，可信赖专业行为（EPAs）应该是专业核心的代

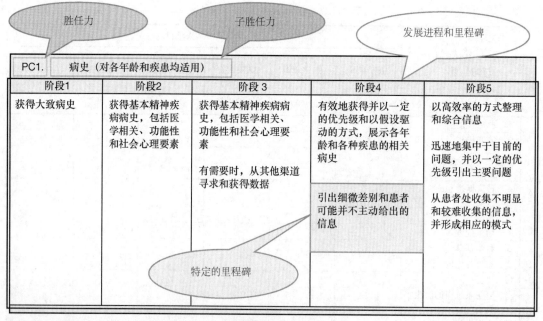

图 15.5　ACGME 专科里程碑的示例模板，该模板中描述了毕业后培训项目的五个发展阶段（已获得 ACGME 许可）

表。简单来说，EPAs 所描述的是某一位专科医师在其住院医师或专科医师培训结束后可以独立完成的事情。使用里程碑作为"结构单元"来建立定义了专科核心活动的可信赖专业行为（EPAs），并将此作为一种用于定义培训项目更加整体化结果的方法，这已经在许多国家的许多专科中变得越来越流行。里程碑和可信赖专业行为（EPAs）可以指导项目和课程的评估（Ten Cate et al.，2015）。

基于结果的课程

在 OBE 中，关于教学和学习方法、课程内容、教育策略、评价、教育环境甚至是学生选拔的决定，都应该以特定的学习结果为基础（Harden et al.，1999a）（图 15.6）。现在，许多关于 OBE 的注意力则集中在具体化的学习结果，而较少集中在如何具体实施 OBE。OBE 有两项要求。第一是学习结果应被清楚地定义和展现，第二则是与课程相关的决定均应以特定的学习结果为基础。只有当以上两个要求均满足时，

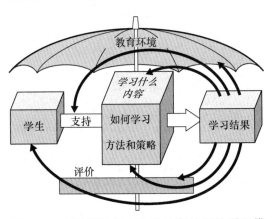

图 15.6　在课程计划中注重教育结果的课程模型［已获 Harden et al. 的许可：An introduction to outcome-based education, *Medical Teacher* 21（1）：7-14，1999a］

才能推断这一项目是基于结果的（Spady，1994）。不要使用学习结果作为课程或学习项目的表面形式。学习结果需要对教师或学员所做的决定产生影响。

一个标准的基于结果的设计次序的第一步就是对课程的出口学习结果进行具体化，下一步则是从这些出口结果中导出不同课程阶段的结果。然后就应该设计一个将每一阶段学习结果与学习机会和评价关联起来的蓝图。胜任力、里程碑和 EPAs 的结合可辅助这些最初的步骤。而这一过程在课程的每一阶段、课程的所有单元和每个单元的学习活动中可以重复进行。在这个"自上而下"的过程中，每一阶段、每门课程、每个单元和每次学习活动的结果都应该与出口结果联系起来并有助于出口结果的达成。

 "教师们应该知晓并且可容易获得他们课程的书面学习结果，这样他们才能规划教学策略和方法。"
Subha Ramani，2006

在 OBE 中需要注意的是，确保所有学生都能够掌握学习结果确实是教师的责任，同时每个学生完成学习结果可能有不同的方式。

OBE 的误区

如果 OBE 存在问题，往往并不在于其原理，而在于在实践中是如何执行 OBE 的。

对于 OBE，人们有许多错误认知和理解：

- 有一些教师担心 OBE 更加在意细节而会忽略大方向。然而，这种想

法或许会是可信的，但是随着20世纪60年代的目标转变，OBE则开始关注胜任力和元胜任力（meta-competence）的广义衡量标准（Harden et al.，1999b；Frank et al.，2010）。

- 一些教师认为OBE是一种威胁，会侵害他们的自由度和自主权。但恰恰相反的是，OBE并不会强行规定教学方法：正是公认学习结果的存在，使得教师有能力建立他们认为可以帮助学生获得所要求的学习结果的项目。

"在解放学习者的胜任力框架和禁止他们'扩展学习'之间是有着明确的分界线的。"
Dornan，2010

- 还有其他人认为OBE忽略了医学教育中逐渐向以学生为中心的学习（student-centered learning）的转变趋势。恰恰相反，在OBE中，学生是"主动体"，是能够对他们的学习担负起更多而不是更少责任的个体。在OBE中，教师和学习者可以围绕课程和评价形成一种共同合作的关系（Holmboe & Batalden，2015）。
- 还有一些教师担心OBE是关于最低限度胜任力的，但事实并不是这样的。如Brown能力体系（Smith & Dollase，1999）中所述，学习结果可以就不同掌握水平进行具体化。同时，在不同教育系统里使用的里程碑也定义了所期望达到的表现水平和发展水平。

小结

OBE是医学教育的重要发展，是对现今医学教育所面临挑战的回应，同时还提供了许多优势。对于学习结果的陈述，常通过胜任力、里程碑和可信赖专业行为，为帮助记录学生在不同教育阶段的进步和成长提供了一种新的描述和表达，并且也可帮助他们识别适合其个人需求的学习项目。

只有当确定了学习旅程的终点，我们才能确定到达目的地的最佳路线。

学习结果需要通过使用适合的结果框架来进行具体细化。既可以采用目前已存在的框架，也可以建立新的框架。使用结果框架为每一门课程和每一次学习经历设定结果。而关于课程内容、教学方法、教育策略和评价的决定，都应该与达成共识的学习结果相关。

参考文献

Albanese, M.A., Mejicano, G., Mullan, P., et al., 2008. Defining characteristics of educational competencies. Med. Educ. 42 (3), 248–255.

Calman, K.C., 2000. Postgraduate specialist training and continuing professional development. Med. Teach. 22 (5), 448–451.

Carraccio, C., Englander, R., Van Melle, E., et al.; International Competency-Based Medical Education Collaborators, 2015. Advancing Competency-Based Medical Education: A Charter for Clinician-Educators. Acad. Med. [Epub ahead of print].

Cooke, M., Irby, D.M., O'Brien, B.C., 2010. Educating Physicians: A Call for Reform of Medical Schools and Residency. Jossey-Bass, San Francisco.

Crosson, F.J., Leu, J., Roemer, B.M., Ross, M.N., 2011. Gaps In residency training should be addressed to better prepare doctors for a twenty-first-century delivery system. Health Aff. 30 (11), 1–7.

Englander, R., Core Entrustable Professional Activities for Entering Residency. Association of American Medical Colleges. 2014.

Frank, J.R., Snell, L.S., Cate, O.T., et al., 2010. Competency-based medical education: theory to practice. Med. Teach. 32 (8), 638–645.

Frank, J.R., Snell, L., Sherbino, J., 2015. CanMEDS 2015 Physician Competency Framework. Royal College of Physicians and Surgeons of Canada, Ottawa.

Frenk, J., Chen, L., Bhutta, Z.A., et al., 2010. Health professionals for a new century: transforming education to strengthen health systems in an interdependent world. Lancet 376 (9756), 1923–1958.

Harden, R.M., 2002. Learning outcomes and instructional objectives: is there a difference? Med. Teach. 24 (2), 151–155.

Harden, R.M., 2007. Learning outcomes as a tool to assess progression. Med. Teach. 29 (7), 678–682.

Harden, R.M., Crosby, J.R., Davis, M.H., 1999a. An introduction to outcome-based education. Med. Teach. 21 (1), 7–14.

Harden, R.M., Crosby, J.R., Davis, M.H., Friedman, M., 1999b. From competency to meta-competency: a model for the specification of learning outcomes. Med. Teach. 21 (6), 546–552.

Holmboe, E.S., Batalden, P., 2015. Achieving the desired transformation: thoughts on next steps for outcomes-based medical education. Acad. Med. 90 (9), 1215–1223.

Holmboe, E.S., Yamazaki, K., Edgar, L., et al., 2015. Reflections on the first 2 years of milestone implementation. J. Grad. Med. Educ. 7 (3), 506–511.

Institute of Medicine, 2001. Crossing the Quality Chasm: A New Health System for the Twenty-first Century. National Academies Press, Washington, DC.

Leach, D.C., 2004. A model for GME: shifting from process to outcomes. A progress report from the Accreditation Council for Graduate Medical Education. Med. Educ. 38 (1), 12–14.

McGaghie, W.C., Lipson, L., Competency-based curriculum development in medical education: An introduction: World Health Organization Geneva. 1978.

Mossialos, E., Wenzl, M., Osborn, R., Anderson, C., 2015. International profiles of health care systems, 2014: Australia, Canada, Denmark, England, France, Germany, Italy, Japan, The Netherlands, New Zealand, Norway, Singapore, Sweden, Switzerland, and the United States. The Commonwealth Fund: New York. (Retrieved August 11, 2015). Available from: www.commonwealthfund.org/publications/fund-reports/2015/jan/international-profiles-2014.

Schwarz, M.R., Wojtczak, A., 2002. Global minimum essential requirements: a road towards competency-oriented medical education. Med. Teach. 24 (2), 125–129.

Shaw, R., Drever, F., Hughes, H., et al., 2005. Adverse events and near miss reporting in the NHS. Qual. Saf. Health Care 14 (4), 279–283.

Smith, S.R., Dollase, R., 1999. Planning, implementing and evaluating a competency-based curriculum. Med. Teach. 21 (1), 15–22.

Spady, W.G., 1994. Outcome-Based Education: Critical Issues and Answers. The American Association of School Administrators, Arlington, VA.

Ten Cate, O., Chen, H.C., Hoff, R.G., et al., 2015. Curriculum development for the workplace using Entrustable Professional Activities (EPAs): AMEE Guide No. 99. Med. Teach. 37 (11), 983–1002.

Ten Cate, O., Hart, D., Ankel, F., et al.; International Competency-Based Medical Education Collaborators, 2016. Entrustment Decision Making in Clinical Training. Acad. Med. 91 (2), 191–198.

第 16 章

整合学习
Integrated learning

R. C. Bandaranayake

（译者：常 实 吴 蓓 朱怡凡 审校：陶立坚）

趋势

- 持续注重在本科生医学课程中的整合学习。
- 鼓励"工学结合"，特别是在社区和医院中。
- 医学生有更多的机会与其他医学专业的学生联合，以进行跨专业学习。

引言

在过去的 20 年中，许多与本科生医学教育相关的国内和国际机构都倡导医学院校促进整合学习。1998 年澳大利亚医学协会（Australian Medical Council）、2011 年海湾合作委员会医学院院长委员会（Gulf Cooperation Council Medical Colleges Deans Committee）、2003 年世界医学教育联合会（World Federation for Medical Education）、2009 年英国医学总会（General Medical Council in the United Kingdom）和 2010 年美加医学院医学教育联络委员会（Liaison Committee on Medical Education for Medical Schools in the United States and Canada）都在其用于促进医学教育发展的指南和标准中强调了对整合学习的需要。

 "课程将形成平衡学习机会与整合基础和临床科学的学习体系，让学生将理论与实践相结合。"
英国医学总会，*2009*

本章以指导本科医学教师如何在学生中具体进行这一值得尝试的实践活动为重点。首先会介绍与整合学习相关的定义和术语，以及不同类型的整合学习，然后将就其合理性和具体实践策略进行阐述。在本章最后，将就整合学习实践的障碍和其在学生评价体系中的重要作用进行讨论。

几个概念

整合（integration），在《韦氏百科全书》中的定义是"结合或协调各分散的部分，以形成和谐有机的整体"。但是，对于医学教师来说，需要注意的是"部分"和"整体"是两个相对的概念，因为某一水平上的"整体"可能是另一更大"整体"的一部分。例如，身体的某些结构，如集合管和亨氏袢组成了肾单位，而肾单位则是肾的一部分，肾同时又是泌尿系统的一部分，而泌尿系统则是更大的整体，即人体的一部分。整合的重要标准则是联合不同的部分以让整体得以正常地运转。任何由相关成分组成的系统，与其他系统相联合以确保该系统亦可正确运转。在前述的例子中，肾单位是一个"系统"，而肾单位必须要与其他部分联合以保证其正常运转，正如泌尿系统的其他部分也必须要与其他部分相结合以完成其重要功能。若只是将没有联系的不同部分综合起来，则不能产生一个有机的整体。整合学习则是学习者可以将其所学到的不同"部分"以一种有意义（与以往学习相关的）和相关（与未来应用相关的）的方式联系起来的能力（Bandaranayake，2011）。

> **""** "（在教学中）并不是总要将数个单元综合成一个整体。事实上，从学生的角度看，由数个单元组合成的学科更倾向于成为离散的、独立的和不相关的学习经历。"
>
> *Capehart*，1958

学习的整合要学习者对此有所想法，因为每个学习者对什么是有意义的或者相关的概念是不同的。而教师在促进整合学习中的角色则是协助学生形成部分与部分之间的联系。整合教学是通过多种方法在学生中促进整合学习的行为，而这一点将在本章的后半部分内容进行讨论。作为一名教师，我们的目标应该是让学生可以在自己的学习中进行整合，而不仅仅是让他们接受别人的整合学习结果。

☞ 教师要通过帮助学生形成概念和学习单元之间的联系来促进其进行整合学习。

"横向整合"和"垂直整合"的概念，不同的作者都提出过。在本章中，横向整合是指对在同一水平上学习到的概念、原则和现实信息在不同学科中进行整体学习的过程；垂直整合是指在不同课程水平中学习的学科间的联系。因此，正常结构和功能间的联系是横向整合，然而正常结构和功能与异常状态及其临床效应间的联系则是垂直整合。基于问题的整合是同时获得横向和垂直整合的一种方法，这种方法通过让学生参与临床和社区（医疗）问题，来学习如何解决这些问题。

一个新近的概念是"工学结合"（work-integrated learning），这一概念是指为学生提供在未来才会参与到的实际工作中的学习机会，包括临床和社区实习。基于社区的整合与此相类似，即学生以社区为基地进行学习，并且参与到社区相关的活动中。"多学科整合"指的是为学生安排两个或两个以上医学相关专业的学习经历，以使学生可以更加合作性地为患者和社区提供医疗健康服务。

整合学习的原理

已经确定了两个主要学习方法：与被动获取知识相关的表面学习方法，以及与主动理解所学知识相关的深度学习方法。深度学习方法对于医学专业教育显然是更加合适的，因为医学专业的学生需要将所学知识应用到在实践中所遇到的新情况中。只有当充分地理解了基本信息和原则后，才能完成这样的实际应用。对知识的理解是搜寻不同要素之间联系的前提，因此整合学习与深度学习之间存在着内在联系。

同时，整合学习也与创造性思维互补，因为创造性具有确定多个看起来毫无关联的要素之间联系的特性。一个第一次学习黄疸的学生，通过理解，可能可以解释溶血性黄疸的病理机制。而有了创造性思维，这位学生可能就可以将对溶血性黄疸的理解与胆道系统的解剖结构相结合，来解释梗阻性黄疸。

垂直整合学习提高了学习者的主观能动性，因为学习者是将其所学与未来实践联系在一起的。同时，垂直整合学习也增强了长期学习记忆，因为学习者马上将新学习到的知识和概念与临床和社区实践联系在一起。专业实践则需要实践者可以从不同的资源和学科中进行知识的联系。因此，整合学习比起传统的以学科为基础的学习，可以使实践者（医生）更好地为其未来实践做好准备。

整合学习减少了课程中内容的重复。当对某一器官的结构和功能进行整体学习，而非在不同时间进行学习时，就不会需要在学习某一内容的时候再重复另一已学过的内容。这是非常重要的，因为知识是以指数形式增长的，而相对于知识的增长，学习知识的时间是有限的。学会整合知识可以让主动学习的学习者使用可帮助他们知识增长的学习方法，而这种方法甚至在他们从医学院毕业后也可以继续使用。

在一个学习者可以应用他们所学知识的学习环境中，学习才会被认为是相关的，并且才可以持续更长的时间。这就是以社区为基础的整合或工学结合的学习策略的原理。

> "注重课堂知识与个人关注问题的相关性，可以使学生进行有显著意义的整合。"
> *Mayhew，1958*

整合学习策略

自从1952年美国凯斯西储大学医学院（Case Western Reserve）首先开始了课程的整合学习后，许多课程已经从传统的基于学科的课程转向基于器官系统（organ-systems-based）的课程，尤其是在临床前阶段的学习中。在许多医学院中，对这部分课程的管理已经从科室的管理向多学科委员会变化，而多学科委员会常常是基于器官系统的。这种组织和结构上的改变使得医学教师可以更容易帮助医学生进行整合学习，也使得医学生更容易以一种整合的方式进行学习。然而，组织上的变化从本质上并不能保证学生进行了整合学习，或教师协助了学生进行整合学习。对于某一学科的专家来说，在进行整合课程教学的过程中，仍然有可能只进行其对应学科的教学，而没有解释这门学科如何可以与其他的学科进行联系。同时，对于学生来说，也有可能只进行某一学科的自我学习，特别是在那种以学科为基础的考试体系中。

另一方面，基于学科课程中的教师，仍然可以通过向学生展示各个学科之间是如何相联系的，来协助学生进行整合学习。比如，Nagaiah等人（2014）描述了一种基于案例的学习策略，这种策略可以促进第一年医学生以一种垂直整合的方式完成生物化学的学习。Zhang和Fenderson（2014）

则描述了解剖课程中的尸体解剖实践是如何为进入临床前的医学生提供记录和与同学讨论病理发现的机会的，而通过这种学习方式，也提升了学生的整合学习能力。基础科学的教师，即使在其自己的学科中，也可以注重学科间的联系，比如联系组织胚胎发育学科和解剖案例中的成人结构。如前所述，部分和整体是相对的概念，学科的教师至少应该在其学科中协助学生完成联系。学习者根据在现实生活中的实践而更有"整体性"，那么学习者所进行的学习就是更加整合的。

> 甚至在基于学科的课程中，教师也应该通过向学生展示各个学科之间是如何相联系的，以协助学生促进整合学习。

不论所教授的课程类型如何，教师的角色都是协助学生建立所学习要素间的联系，而这些要素可以是在同一时间或不同时间学习到的、由学生本人或由其他人所教，只要这些要素可以综合成一个有意义的整体。教师在协助整合学习中扮演着重要的角色（Bandaranayake，2013）。首先，医学教师需要更正学生的"学习是知识的累积"这一理念，应该鼓励学生在同一话题或学习单元的不同成分之间寻找联系，而这种寻找联系的方法也可以让学生用于解决现实世界的问题。教师可以通过提供他们所教授的内容和其他教师所教授的内容之间的联系，来向学生提供如何建立联系的模板。其次，教师可以通过合适的课程设计协助整合学习。专注于传授学习内容的教师并不能充分地为学生提供在自我学习中确定其知识联系的机会。带有未解答问题的授课、基于学生所学的解决问题的练习和促使学生应用其技能的作业任务，都是鼓励学生发现和建立要素间联系的有效方法。

> "在课堂上以整合性行为作为例子的教师，可能会成功地让他的学生以他的行为为理想目标，采用他的行为。"
> *Krathwohl，1958*

> 鼓励学生通过回答授课中未解答的问题、完成解决问题的练习和要求他们应用其所学的作业任务，在自我学习中建立各个要素之间的联系。

建立概念图是训练学生整合知识的有效方法。概念图是一种展示关于特定内容各个要素间联系的图表方法。我们应该鼓励学生在自我学习中画出这类概念图。在建立各个要素间联系的智力活动中，学生能够更有效地学习。Prideaux 和 Ash（2013）更深入地扩展了这一概念，以帮助教师通过将重要概念放在中心位置、相关内容放在其周围来设计整合课程，这种方法可以让学生看到一门课程中不同要素之间的联系。

促进整合学习情景的重要性也在先前强调过。学习情景，比如临床或社区环境，决定了学生在实践中能够回想起所学内容的程度。情景特定性指的是学习情景与知识应用情景的相似性（Regehr & Norman，1996）。这种相似性影响了学习者在应用知识时对知识的提取。在之前的文章中（Bandaranyake，2011）也指出了学习的"心理环境"的重要性。心理环境指的是学习时的智能情景。如果某种情景与当时学习时的智能情景相似或尽可能地相近，则有利于对所学知识的记忆和提取。而实践者应用其所学的智能情景则是解决问题的其中一步。医生的日常工作可以看作一系列解决问题的实践活动。如果医学生是在一种解决问题的环境中进行学习的，那么就有利于他们对知识的提取和回想。这就是为什么基于问题的学习（problem-based learning，PBL）是促进整合学习的有效方式。

> "在基于问题的学习中促进整合的一个因素就是，学生是在与其将来职业生活中应用知识环境类似的'心理环境'中进行学习的。"
>
> *Bandaranayake，2011*

在大多数医学院，PBL 课程都是在临床前课程中进行的，然而在临床阶段，解决问题则是学习的主要方法。实行这一方法的原因之一是，学生在教学医院所进行的实习轮转的多样性，无法在临床期间为所有学生提供统一的临床经历。Harden 等人（2000）曾指出了整合学习，包括 PBL，与临床实习之间的矛盾。在实际情况中，学科间的临床实习是很难重叠的，除了在有限的领域以外，比如神经外科和神经内科团队间的神经科大查房。

有许多医学院已经采用了许多不同的方法，在保持临床实习完整性这一基本但不可避免的特性的情况下来解决这种矛盾。其中一种方法就是对基于案例学习（CBL）的审慎使用，这一方法已在阿拉伯联合酋长国的阿曼海湾医科大学（Gulf Medical University）得以使用（Thomas & Ashok

Raj，2012）。在临床前课程的器官系统整合教学之后，在医院进行实习的学生可在下午以小组形式讨论与特定主体相关的临床案例（如胸痛），而学习的目的则是提高学生的诊断技能。随后则会有一大组讨论，专业人士（即住院医师或医生）会参与到特定主题的讨论中，以进一步巩固学生的诊断技能。

Harden 等（2000）倡导使用基于任务的学习（TBL），在这种学习中，学生对通过处理临床任务来进行整合学习负有更大的责任，而每一个任务都会满足其重要性、相关性和将基础科学与临床知识联系起来以及促进普遍临床胜任力的能力要求。对腹痛患者的处置就是处理这种任务的一个例子。医学生有机会从不同的临床实习角度看待这类任务。

一些医学院采用基于社区的临床实习以鼓励在临床实习中进行整合学习。这种策略的一个极端例子是在澳大利亚弗林德斯大学医学院（School of Medicine，Flinders University）所进行的偏远社区课程。在这个课程中，学生会在偏远地区的全科诊所和医院中进行 1 年的实习（Prideaux & Ash，2013）。

在现实世界的医疗服务中，团队是以一个整体来运作的，而这个整体对团队成员的角色都有清晰的认识。多专业整合的重点是使得团队中的每一个成员都在进行医疗服务的过程中熟悉自己的角色，并且在共同工作中提高自身能力。这种多专业学习发生的环境要反映出医疗服务中的现实情况。如果希望能够成功地完成多专业整合，来自不同医学专业的教师要能够作为教学团队成员做好充分的准备。更重要的是，多专业教学的目标和内容要与团队中的所有成员都有所相关。

 当进行多专业学习的计划时，教师应该创造出可以反映与多种医学专业相关的医疗服务相应的真实环境和学习任务。

整合学习的阻碍

已有事实表明，即使是医学院的部门结构，或基于学科来组织的课程都不应该妨碍学生进行整合学习。然而，某些学科的教师持有的"领地"想法无疑是阻碍整合学习的主要因素。在这些教师进行本科教学时，他们似乎忘记或忽视了大多数医学院的主要目标，这个目标就是培养医生的基本能力，然而这些教师则像培养其同专业毕业生一样进行教学。通过分析一系列协助医学院将基于学科的课程向整合课程转变的经验，研究者得出结论：促进这一成功转变的要素，是主导这一转变，拥有执行整合教学活动的能力，以整合式的方式来评价学生（Bandaranayake，2011）。只要课程的决定权仍在有这种"边界心态"的个人或部门，整合的尝试就将会受挫。学科间的决策主体对于整合课程的成功执行是十分重要的。然而，认可整合学习价值的教师，是可以在其学科内执行这种整合教学方法来培养整合学习者的。最终，最重要的不是课程是否进行了整合，而是是否培养了学习者可在未来实践中进行整合学习的能力。若有对整合学习改变的阻力，有所顾虑的教师可以采用适宜程度的

整合学习，如 Harden 所叙述的"整合阶梯"（integration ladder）（图 16.1；Harden，2000）。

 "我们的任务不是向学生传达所有知识的整合观点，而是让学生自己设法做到整合知识。"
Dressel，1958

 不论医学院组织或课程结构如何，教师都应该采用与预期教学情况相适应的整合教学水平。

1999 年欧洲医学教育所提出的 Bologna 宣言中提出的"Ba-Ma"模型，具化了三阶段的学位次序，即学士学位水平、硕士学位水平和博士学位水平，但这一次序则被某些人认为是对基础和临床科学整合产物的反对（Cumming，2010）。Cumming 指出解决这种批评意见的方法就是保留每一阶段的基

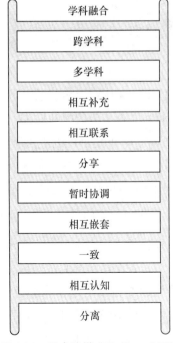

图 16.1　整合阶梯（Harden，2000）

本医学特性，确保在教学、学习和评价过程中同时促进横向和垂直整合。同时，整合的程度并不是教育的结构决定的，而是由教师和学生所进行的教育活动所决定的。

整合式学生评价

以整合式教学，但却基于学科对学生进行评价，这样是不可能培养出整合学习者的。实施整合课程的医学院经常不能认识到学生评价在促进学习中的重要地位。在某些情况下，官僚主义的流程，比如在期末考试时坚持由更高年资的人基于学科进行评分，阻碍了学生进行整合学习。而在另一些情况下，医学院则因为这种流程而放弃了整合教育的尝试。

在准备考试过程中，学生所经历的或更高年级的学生们所经历的考试的性质对学生有重要的影响。如果考试是基于学科的，那么学生则会以基于学科的方式来准备考试，而这与培养整合学习的目标背道而驰。如果学生是以整合的方式在学习基础医学科学，那么评价的方法就应该测试学生是否可以将其所学相互联系起来；如果重视科学在临床情景中的应用，测试题目应该要衡量学生是否可以应用所学知识，而非学生是否可以回忆或复制这些实际知识；如果以解决问题为目标的话，那么学生就应该在评价过程中面对一些相应的问题。

☛ 如果要促进整合学习，一张考卷不能仅仅是各个学科的测试题目，而应该是可以衡量学生是否能够通过理解、应用或解决问题而将各个学科的概念相互联系起来的独立测试题目。

整合考试题目的建立使得学科间团队的形成必不可少。教师需要有充足的时间建立相应的考试题目并通过讨论进行改进。要形成整合测试题目的题库，使得达到其从长远看来易于管理这一目的，仍需要做很多的努力。

整合测试题目可以有或没有标准答案。客观结构化操作考试（OSPE）和客观结构化临床考试（OSCE）也可以由学科间团队以整合的方式纳入评价中。长病例临床考试有其整合性能力，但其采样方法不佳的缺点导致了在医学院评价体系中逐渐被废用。这个问题可以由如临床实践考试直接观察法（direct observation clinical encounter examination, DOCEE）之类的技术来解决。DOCEE 与 OSCE 相似，但是减少了站点数目，并增加了相应站点的时间。整合的 OSPE/OSCE 站点如下所示。而其他类型的整合测试题目可在 Bandaranayake 论文（2011）中找到。

整合 OSCE/OSPE 站点示例（内容取自 Bandaranayake，2011，p.86）

A 部分：检查所提供的病理标本。

1. 标本所取自的器官名称。

2. 请描述该标本的大体状况，并指出其不正常的特点。

3. 请根据标本给出你的诊断结论，并根据标本的不正常特点阐述你给出的诊断结论的原因。

4. 请写出该患者在死亡前可能表现的主要临床症状和体征。

B 部分：采用器官组织切片来制作病理学幻灯片。

5. 请写下支持或不支持你的诊断的病理学特征。

这一站将宏观方面的病理学、组织病理学和临床特征联系起来。

小结

整合学习的重要因素是能够联系不同但是相关领域的能力。教师的目的应该是培养能够完成整合学习的学习者，而不是总教授给他们已经整合好的学习材料。教师可以通过适当的例子阐释如何能够完成这种整合学习，并且布置相应的作业任务以培养学生的整合学习能力。尽管在课程结构和组织上已经完成了整合内容的课程会更容易地培养整合学习能力，但是在基于学科的课程中，教师也可以在其学科教学内促进学生的整合学习能力。而本章也着重于整合式学生评价在培养整合学习者中的重要性。

参考文献

Bandaranayake, R.C., 2011. The Integrated Medical Curriculum. Radcliffe, London, p. 2, 53, 83-86, 111-124.

Bandaranayake, R.C., 2013. Study skills. In: Walsh, K. (Ed.), Oxford Textbook of Medical Education. Oxford University Press, Oxford, pp. 250–251.

Capehart, B.E., 1958. Illustrative courses and programs in selected secondary schools. In: Henry, N.B. (Ed.), The Integration of Educational Experiences, 57th Yearbook of the National Society for the Study of Education, Part III. University of Chicago Press., Chicago, IL, Chapter X, p. 199.

Cumming, A., 2010. The Bologna process, medical education and integrated learning. Med. Teach. 32 (4), 316–318.

Dressel, P.L., 1958. The meaning and significance of integration. In: Henry, N.B. (Ed.), The Integration of Educational Experiences, op. cit. Chapter I p. 5.

General Medical Council, 2009. Tomorrow's Doctors: Outcomes and Standards for Undergraduate Medical Education. General Medical Council, London. Section 101.

Harden, R.M., 2000. The integration ladder: a tool for curriculum planning and evaluation. Med. Educ. 34 (7), 551–557.

Harden, R.M., Crosby, J., Davies, M.H., et al., 2000. Task-based learning: the answer to integration and problem-based learning in the clinical years. Med. Educ. 34 (5), 391–397.

Krathwohl, D.R., 1958. The psychological bases for integration. In: Henry, N.B. (Ed.), The Integration of Educational Experiences, op. cit. Chapter III p. 54.

Mayhew, L.B., 1958. Illustrative courses and programs in colleges and universities. In: Henry, N.B. (Ed.), The Integration of Educational Experiences, op. cit. Chapter XI p. 222.

Nagaiah, B.H., Gowda, V.B.S., Jeyachristy, S.A., Maung, T.M., 2014. Motivating first year medical students to learn biochemistry by case based learning. Int. J. Biochem. Res. 5 (7), 461–464.

Prideaux, D., Ash, J.K., 2013. Integrated learning. In: Dent, J.A., Harden, R.M. (Eds.), A Practical Guide for Medical Teachers, fourth ed. Elsevier, London, pp. 183–189.

Regehr, G., Norman, G.R., 1996. Issues in cognitive psychology; implications for professional education. Acad. Med. 71 (9), 988–1001.

Thomas, I.N., Ashok Raj, G., 2012. Implementing a learner centered curriculum using a novel educational strategy in the hospital. Med. Sci. Educ. (IAMSE) 22 (45), 313.

Zhang, G., Fenderson, B.A., 2014. Pathology encountered during cadaver dissection provides an opportunity for integrated learning and critical thinking. Austin J. Anat. 1 (5), 1027–1029.

第 17 章

跨专业教育
Interprofessional education

J. E. Thistlethwaite，P. H. Vlasses

（译者：常 实 吴 蓓 朱怡凡 审校：陶立坚）

趋势

- 针对健康和社会关怀相关专业的学生及医疗卫生工作者的跨专业教育正在全世界范围内变得更加普及。
- 医学院的教师发展也更强调跨专业教育能力。
- 跨专业学习结果和能力已被许多国家纳入其注册和认证要求。

定义

"跨专业"是指学生和实践者（practitioners）在教育和培训过程中均在同一目标下学习和工作。这包含了对话与协商、共识与妥协、理解与尊重。世界卫生组织基于跨专业教育发展中心（CAIPE）的工作，将跨专业教育（interprofessional education，IPE）定义为"来自两个或多个专业的学生相互或共同学习，通过有效合作来改善患者健康"。同时，世界卫生组织将跨专业合作实践（interprofessional collaborative practice，IPCP）定义为"来自不同专业背景的多个医疗服务工作者通过与患者及其家庭、护工以及社区共同协作，以实现最

高质量的卫生服务"（WHO，2010）。作为跨专业教育的目标，合作或合作性实践目前已与团队协作成为普遍使用的术语。

☞ 跨专业教育定义中的"来自""相互"和"共同"这些词是非常重要的，因为这些词汇表明，跨专业学习应该是交互和公平的。

❝❞ "跨专业合作是'维持学生、工作者、患者或客户、家庭、社区之间关系的以提供最佳医疗效果的过程'。"

The Canadian Interprofessional Health Collaborative，2010

历史

跨专业教育的历史可以追溯到50年以前。从20世纪60年代至今，包括多种卫生专业学生共同参与的教育模式已在澳大利亚、英国和美国等国家开展（Barr，2014）。美国医学研究所首先在1972年提倡在医学专业中开展跨专业教育，并在其随后的多份报告中重申了对跨专业教育的需求。但这些早期倡议活动都由于缺少持续的跨专业人才及资金支持而难以持久，这也从侧面反映出将跨专业教育融入课程

建设以及学术研究中的必要性。

跨专业教育的原理

目前，提供医疗服务越来越需要多方合作。这一过程包括了分工明确的团队，或是较为松散的合作。由于医学知识不断增长，医疗工作者往往专攻某些较窄的领域，而患者又是在初级、二级和三级不同医院间流动，因此跨专业合作显得越来越必要。除此之外，由于人口老龄化，慢性和复杂疾病的发病率也正在升高，医疗工作者很难独立满足每个患者及其家庭和社区的所有需求和期望。在针对患者的安全性调查和公开调查中发现，医疗和社会关怀人员之间的不良沟通，往往是造成患者产生不良结局的原因。这一事实也推进了跨专业教育发展的政策发展（Thistlelthwaite，2012）。

2010 年 Lancet 委员会提出，卫生专业人员的教育要与现实需求的变化统一步伐。该委员会由世界一流的医学教育者组成，以制订医学教育的未来规划为目标。尽管由于他们并没有提到跨专业教育所取得的成果而导致了一定的争议，但是文章中强调了医学教育需要更注重跨专业教育。同时，他们建议当前应该打破医学教育的专业分类（professional silos），运用基于团队的学习方法，使学生毕业后能更好地与团队一起提供医疗服务（Frenk et al.，2010）。同年，世界卫生组织也发表了跨专业教育的行动倡议框架，该框架被纳入了全球卫生议程（WHO，2010）。

 "……我们提倡一种基于跨国、跨专业及具有远见性和灵活度高的核心能力，以更好地服务个体和群体。"
Frenk et al.，2010，p. 1945

课程开发

我们认为，跨专业教育组织工作的复杂性往往也是阻碍其创新开发的原因。成功的课程开发要求在学校和临床工作中充分调动教育者和临床医师的热情及主观能动性。跨专业课程方法的四维设计模型如下（Lee et al.，2013）（表 17.1）。

第一个维度是确认医疗卫生的现实需求，或者说是驱动教育改革的主要原因。这需要考虑全球卫生的紧迫性、教育理论、当地情况以及认证基本要求等。由于认证标准没有对跨专业教育做出要求，因此成为了众多学校不把跨专业教育纳入医学专业课的借口。但目前，美国、澳大利亚等许多国家和医学健康机构都把跨专业能力和标准加入了认证指标（示例见表 17.2）。

表 17.1 跨专业教育课程开发的四维框架（改编自 Lee et al.，2013）

维度	描述
1.确认医疗卫生的需求	课程需要考虑全球卫生、教育改革和当地需求
2.定义和理解满足需求所需的胜任力	为改善医疗卫生服务的教育期望；对专业的要求
3.教学、学习和评价	与第一、第二维度相适应的教育内容
4.参与机构的支持	将当地机构组织工作纳入课程设计的考虑范畴

表 17.2 医学教育认证标准示例

国家	机构	年份	标准
澳大利亚	AMC	2012	4.8 描述并尊重其他医疗卫生专业的角色和技能；有可作为一个跨专业团队成员进行有效学习和工作的能力
英国	GMC	2009	22. 可以在多专业团队内有效学习、与同事合作，进行信息沟通和提供医疗服务，灵活地、适应性地解决问题
美国 / 加拿大	LCME	2013	7.9. 跨专业合作性能力：可在团队中协作，为患者提供医疗服务，团队包括来自其他学科的卫生专业人员

AMC：澳大利亚医学会；GMC：英国医学总会；LCME：医学教育联络委员会

不同的专业通常会有不同的标准要求，但它们所表达的内容往往相似。专家们需要提出一系列可适用于不同专业的胜任力或者教育培养目标。这一点可参考下述的框架之一。

 "为强化卫生专业间的合作，并为大众提供更好的整合医疗服务，几个国家（美国）主导认证的机构已经宣布形成了医学专业认证联盟（Health Professions Accreditors Collaborative, HPAC）。美国医学专业认证联盟的成员包括：

- 美国药学教育认证委员会（Accreditation Council for Pharmacy Education, ACPE）
- 美国高等护理教育委员会（Commission on Collegiate Nursing Education, CCNE）
- 美国牙医认证委员会（Commission on Dental Accreditation, CODA）
- 美国骨科学院认证委员会（Commission on Osteopathic College Accreditation, COCA）
- 美国公共卫生教育委员会（Council on Education for Public Health, CEPH）
- 医学教育联络委员会（Liaison Committee for Medical Education, LCME）

HPAC 主要关注跨专业教育（IPE）的发展，并探索参与合作项目的机会。就跨专业教育的相关问题与各方沟通，以更好地让学生参与到跨专业合作实践中来。"

Press release, *HPAC*, *2014*

一旦明确了医疗卫生的现实需求，第二个维度则是团队如何理解跨专业实践所需要的胜任力。这种胜任力将是学生在教育过程中所需要掌握的。无论是在认证前还是认证后，继续职业发展（CPD）的专业认证标准应涵盖上述能力要求。通常定义的学习结果有六大主要领域：团队合作、沟通、角色和责任的理解、伦理、患者、学习与反思（Thislethwaite & Moran, 2010）。在第三个维度中，教学活动和评价需要与胜任力培养目标和结果相联系。教学活动的可行性依赖于对以下因素的慎重考虑：学生的数目及其专业、哪些活动是必修和哪些是选修的、教学的时间点（早期、晚期或是培养方案的全过程）、教学课时、地点（如教室、诊所、病房或模拟实验室）、评价的方法及时间、引导者及其培训、时间表的协调、预算等。

 "跨专业教育的框架包括跨专业教育合作（interprofessional education collaborative，IPEC）、加拿大跨专业卫生合作（Canadian interprofessional-health collaborative，CIHC）和 Curtin 跨专业能力框架（Curtin interprofessional capability framework）。"

Thislethwaite et al.，2014

学习活动

第三个维度注重教与学活动和评价。通常，跨专业教育课程会涉及来自不同专业的学生，这些学生会利用 1 周或更多时间就确定好的题目进行全日制的学习。如果要达到跨专业教育的目的，那么学习就应该是互动式而非是说教式的；跨专业学习活动应清晰明了。螺旋式的课程设置可使学生在最初阶段就通过团队合作、案例学习和在线学习进行跨专业学习，而在后期学习中，则有更多的临床和模拟学习经历。所有医疗卫生专业的学生都要进行临床轮转。通过临床教学将学生集中起来进行尽可能真实的团队学习。除此之外，也有可能基于 Swedish 模型和纵向整合式见习（LICs）建立培训病房，这两种方式都可以提供跨专业教育和由学生管理的跨专业诊所（student-run interprofessional clinics，SRCs）。而对于需要多久的临床轮转学生才能体会到自己是团队的一部分，目前仍没有统一意见

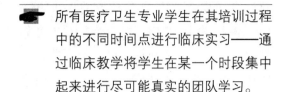（Thistlethwaite，2015）。

所有医疗卫生专业学生在其培训过程中的不同时间点进行临床实习——通过临床教学将学生在某一个时段集中起来进行尽可能真实的团队学习。

成人学习理论建议，学习者应该有目的明确的学习经历。因此在 IPE 中，学生应参与到真正的临床和基于团队的任务中。其中最主要的问题应该是关注学生通过临床观察、科室文化和榜样效应这些隐性课程真正学到了什么。一些学生可能没有在临床学习中看到跨专业团队合作。这是由于团队合作不像他们所学的模式那样明显，或该科室不存在团队合作。这种负面经历可能会导致学生对跨专业合作的必要性产生疑问。在所有跨专业教学活动后，学生都应汇报所见、所学。要给予学生一定的时间来讨论他们所观察到的团队合作的类型和不足，并且鼓励学生反思在已经接触到的学习环境中，应该如何有效地促进团队合作更好地进行。

教育者需要确保学生在其培养项目中都能接触到跨专业实践；学生们可以在医院或基层诊所参与多学科团队会议，与手术部门一同工作，被分配到运行良好的或支持学生运营的当地诊所。

评价

 因为跨专业教育是互动式、合作的学习过程，因此理想情况下，评价应该是基于团队的。

在明确了学生所需具备的胜任力后，教育者应建立一套稳定易行的评价方法用于衡量学生的胜任力水平。团队合作的评价十分具有挑战性，因为对团队合作的评价需要在学生完成团队协作任务时进行。这些评价可以在模拟情景或临床环境下完成。评价可以包括汇报展示、多专业合作模拟、基于团队的客观结构化临床评估（team-based objective structured clinical evaluation，T-OSCE）及准备患者治疗方案过程中基于团队的临床活动。教师需要决定这些任务是否由团队集体负责，是否让团队中所有学生都获得相同的分数，或是否根据每个人在各自小组中的表现进行独立评价，或者可能还包括组员间的互评。然而，由于学生参与跨专业团队课程不多，有时仅通过课上观察团队合作来对其进行评价可能会有些困难。考核学生团队协作能力可能采取特定的项目，如模拟教学或T-OSCE。这种"团队合作"看上去与实际临床任务相似，如处理心搏骤停等紧急临床事件。然而在临床中，团队合作需要花时间来组建、磨合，以达到最佳的表现。

> "结果、教学和评价的一致性应依据建构主义学习理论和教学设计理念，确保学习以学生为中心，而其意义在于学生的学习经历。"
> *Biggs & Tang，2007*

其他的考虑要素包括：时间，选择打分制还是终结性评价，所涉及的专业，评价者是否需要与学生来自同一专业，需要对哪一种能力进行观察、反馈和评价，评价对学生的影响等。

终结性评价比形成性评价更具有不确定性，因为不同的专业认证对于评级、测试类型都有不同的要求，并且可能会要求学生由相同专业的成员进行评价。档案袋法包含了教学过程的反思和学生所取得的成果证据，在评价方面是一种有效的方法，但是对于它的可靠性和可行性仍有疑问。全方位反馈（multisource feedback，MSF）包括了许多与学生有所接触的医生和患者的反馈，该方法是对认证后（post-qualification）的医生最有价值的评价方式。

> 当设计跨专业活动时，需要建立评价和研究计划，并且考虑后期如果发布这些结果是否受到伦理方面的限制。

> "评价的原因是要对'提供医疗服务资源的区域、国家部门、研究和资助者、消费者和基金会等负责'。"
> *Reeves et al.，2010*

认证后

继续职业发展（CPD）在传统意义上是聚焦于单个临床工作者。而最近，继续职业发展策略性地将通过团队学习关注与弥补医疗保健过程中质量和安全性的不足纳入了考量范围。例如，美国已建立一套独特的认证模型以激励基于团队的继续职业发展（http://jointaccreditation.org/）。

> 跨专业继续教育的联合认证™
> "联合认证：促进健康卫生服务中的跨专业合作实践（IPCP）所涉及的跨专业继续教育（IPCE）活动；建立了教育者提供继续教育的标准

'源于医疗服务团队并服务于医疗服务团队'；向医学、药学和护理学等各种相关专业提供一个统一的申请过程和一组统一的认证标准的组织机构，为继续教育活动提供自动认证的机会。这一成果获得了美国医学继续教育认证协会（ACCME）、美国药学教育认证协会（ACPE）及美国护士资质中心（ANCC）的褒奖。"

Vlasses，2015

跨专业教育的有效性和影响

目前为止，关于跨专业教育的研究集中在参加者的态度和对跨专业教育特定课程、模拟和实践经历学习前后的变化。少量文献则提出了关于跨专业教育有效性的证据。在衡量跨专业教育项目中衍生了多样化的方法和工具，但这些方法和工具并没有对项目评估框架进行明确的解释说明（Blue et al.，2015）。

针对跨专业教育有效性的评价方法是观察其是否可达到跨专业合作实践，并且跨专业合作实践是否可以最终提高对患者的医疗水平。考科蓝协作组织的综述指出基于实践的跨专业合作实践可以提高医疗卫生的过程和结局，但是由于研究少、样本量小、概念和测量协作性不一致，以及干预和情景的差异性等局限，目前很难得出跨专业合作实践的主要要素与跨专业教育有效性相关性的结论。在确认了目前没有模型能够有效地将各个必要成分联合起来以指导跨专业教育在合作性实践和患者结局后，美国医学研究所（IOM）建立了

概念模型，包括教育—实践连续体，联结学习、卫生与系统结果，以及主要促进因素和干扰因素（IOM，2015）。

跨专业教育的教师发展

在基于团队的医疗卫生服务中，来自传统医学教育的工作者需要有针对性地进行跨专业教育的教师发展，以使其成为有效的教育者。通过检索众多的数据来源，在框 17.1 中列出了有效的跨专业教育的特点。TeamSTEPPS 是用于优化在医疗卫生服务系统中团队表现的循证式框架，这一框架已被纳入许多北美的教师发展项目（http://www.ahrq.gov/professionals/education/curriculum-tools/teamstepps/instructor/essentials/pocketguide/html#frame）。多伦多大学也提出了一套用于支持教师跨专业教育发展的资源（http://www.ipe.utoronto.ca/continuing-professional-devlopment）。

迎接挑战

在过去的数年中，发展有效的跨专业

框 17.1　有效跨专业教育者的特点

- 与团队合作理论和团队建设相关的能力
- 在医疗卫生团队中工作的经历——具备跨专业工作经历者更为理想
- 合作性实践的经历和促进同事合作的能力
- 知晓对其他成员的专业角色和责任
- 知晓专业边缘问题及关于模糊化专业角色的问题
- 对专业社会化过程的理解和这个过程对跨专业互动的影响
- 协商和处理矛盾的能力
- 关于跨专业教育证据的知识

教育和实践面临许多挑战和障碍。这些因素包括：

- 拒绝教学改革 / 证明有效性的证据是什么？
- 缺乏领导力（行政和管理）
- 密集的课程
- 几乎没有资金激励
- 所在学校内专业项目间的隔离
- 缺乏认证要求的压力
- 将跨专业教育作为课程理念的"附加"而非必要改变

参与机构的支持是四维框架的最后一个维度。在面临或正在解决这些挑战的组织中，我们可以观察到一些普遍的影响因素，例如大学和卫生系统领导层对跨专业教育和实践的承诺、受到激励的成功者（motivated champions）、合作性跨专业课程的发展和充足的资源。此外，我们倡导对跨专业教育的认可、奖学金及教育工作者晋升和任期的激励机制，以鼓励教师发展并提高跨专业教育的地位。

"获得学生和教师的支持、认可与合作十分激励人心，这也让我们有了同时作为学习者和教学者的机会。这使我意识到了存在于不同专业间的一些错误认识以及单一专业的局限性。"

医学生，*WHO, 2010*

小结

现代医疗工作者间的合作越来越受到重视，现代医疗卫生和社会关怀服务不断改变的特点极大地促进了跨专业教育的发展。有越来越多的证据证明了共同学习和工作的有效性。明确的跨专业教学目标非常重要，而且该目标要和相应的教学活动以及评价一致。认证后的学习最好根据已制订的相关要求进行。师资队伍的建设是成功的关键。由于跨专业教育仍需深入研究，因此应针对考虑到的问题开展严格细致的调查。实现成功的跨专业教育虽具有挑战性，但同时也是有价值的，这将帮助我们与其他专业的同事分享观念与经历。

参考文献

Barr, H., 2014. Leading the way. In: Forman, D., Jones, M., Thistlethwaite, J.E. (Eds.), Leadership Development for Interprofessional Education and Collaborative Practice. Palgrave, Basingstoke, pp. 15–25.

Biggs, J.B., Tang, C., 2007. Teaching for Quality Learning at University: What the Student Does, 3rd ed. McGraw-Hill/Society for Research in Higher Education and Open University, Maidenhead.

Blue, A.V., Chesluk, B.J., Conforti, L.N., Holmboe, E.S., 2015. Assessment and evaluation in interprofessional education: exploring the field. J. Allied Health 44 (2), 73–82.

Canadian Interprofessional Health Collaborative. A national interprofessional competency framework, 2010. Available at: http://www.cihc.ca/files/CIHC_IPCompetencies_Feb1210.pdf. (Accessed 1 January 2017).

Frenk, J., Chen, L., Butta, Z.A., et al., 2010. Health professionals for a new century: transforming education to strengthen health systems in an interdependent world. Lancet 376 (9756), 1923–1958.

HPAC. New Health Professions Accreditors Collaborative Forms to Stimulate Interprofessional Engagement. Available at http://acpe-accredit.org/pdf/HPAC_PressRelease12152014.pdf. (Accessed 1 January 2017).

IOM (Institute of Medicine), 2015. Measuring the Impact of Interprofessional Education on Collaborative Practice and Patient Outcomes. The National Academies Press, Washington, DC.

Lee, A., Steketee, C., Rogers, G., Moran, M., 2013. Towards a theoretical framework for curriculum development in health professional education. Focus Health Prof. Educ. 14 (3), 70–83.

Reeves, S., Lewin, S., Espin, S., Zwarenstein, M., 2010.

Interprofessional Teamwork for Health and Social Care. Blackwell Publishing, Oxford.

Thistlethwaite, J.E., 2012. Interprofessional education: a review of context, learning and the research agenda. Med. Educ. 46 (1), 58–70.

Thistlethwaite, J.E., 2015. Assessment of interprofessional teamwork: an international perspective. In: Forman, D., Jones, M., Thistlethwaite, J.E. (Eds.), Leadership Development for Interprofessional Education and Collaborative Practice. Palgrave, Basingstoke, pp. 135–152.

Thistlethwaite, J.E., Forman, D., Rogers, G., et al., 2014. Interprofessional education competencies and frameworks in health: a comparative analysis. Acad. Med. 89 (6), 869–875.

Thistlethwaite, J.E., Moran, M., 2010. Learning outcomes for interprofessional education (IPE): literature review and synthesis. J. Interprof. Care 24 (5), 503–513.

Vlasses, P.H. Leadership Interviews, 2015. Available at http://jointaccreditation.org/videos. (Accessed 1 January 2017).

World Health Organization (WHO), 2010. Framework for Action on Interprofessional Education and Collaborative Practice. WHO, Geneva.

第 18 章

基于问题的学习
Problem–based learning

M. S. Wilkes , M. Srinivasan
（译者：常 实 吴 蓓 朱怡凡 审校：陶立坚）

趋势

- 基于问题的学习（problem-based learning，PBL）是一种被广泛接受的小组学习形式，旨在促进积极学习、解决问题、团队合作和终生学习。
- 无须使用单一的或被严格界定的小组学习方法，教师可以选择最适合学生需要、发展阶段和情境/内容的指导方法。
- 教师现在拥有多种教育方法以促进学生的参与度。其他方法包括基于案例的学习、基于团队的学习、诊断推理研讨会、标准化病人互动、程序模拟、团队模拟、运用信息学的混合技术与小组学习。

PBL 概述

PBL 的形式

 "PBL 法旨在为学生提供解决问题的实际体验。"

简单来说，PBL 是一种以学生为中心的学习方法，依赖于精心构建的问题（通常是典型案例，有一定的临床挑战性）来刺激学习小组进行自主探究的方法。在 PBL 过程中，学生需要和团队一起在整合知识、理论和实践的过程中解决问题。PBL 中，问题解决的过程是安排有序的，并要求所有团队成员都作出贡献。

 "PBL 中，学生在团队中独立寻找信息、解决问题。"

在过去的半个世纪里，PBL 在世界各地的教育中被广泛使用——从小学到职业技术院校到研究生院。在医学教育上，PBL 的整合形式以及构成十分多样化。PBL 可以只在某些课程中使用，或仅在医学院的某些年级学生中使用，也可作为医学院全部核心课程的教育模式。混杂模式包括 PBL 结合案例学习（CBL）或结合模拟医学训练。

创建 PBL 课程：系统视角

 "尽管在传授大量信息时 PBL 效率较低，但它是鼓励学生解决问题和团队合作的优秀方式。"

在大多数国家，医学教育的总课程时

间是固定的，学生的每周课时有限。以课堂教育为基础的培养模式在过渡到 PBL 模式时，通常会直接削减约 40% 的课时来让学生有时间独立学习课程内容。课堂时间主要用于解决问题和学生主导的讨论。在引入新的 PBL 课程时，常常会针对哪些课程内容将被"削减"以开展 PBL 课程来进行艰难的协商与讨论。当然，将 PBL 课程纳入选修课（因而不受固定学时限制）或是加入新培养方案的教学设计就较容易规划。

设计和执行 PBL 课程需要占用教师大量的时间，因此教育管理部门应该为开展 PBL 提供充分的奖励（薪酬和时间）以开发 PBL 课程、培训教师、实施课程和评价结果。PBL 的 6 ~ 10 名学生组成的小组至少需要一名教师。鉴于低生师比和持续性发展的需要，应该有一个负责教学的高层管理者来确保充足的资源配置和教学人员的参与。教师培训应该把重点放在使教师了解如何协助学习小组（必要时进行干预）、如何促进安全的学习环境、如何掌握课程内容、如何在 PBL 中评价学生表现等方面。教师培训的时间应被纳入 PBL 的规划中。

> 考虑 PBL 是否是实现教育学习目标的正确指导形式。

一旦课程时间和资源得到确保，PBL 课程就可按标准流程进行设计，如 David Kern 的六阶段模型。经过适当的需求评估和利益相关者分析后，教师应明确通过 PBL 课程希望达到的能力、学习目标和阶段目标。一定要高度关注 PBL 是否是达到该学习目标的正确方法。在这个阶段，利益相关者的投入对学生、教师和组织的需求能否得到满足至关重要。

> "独立学习的过程和学习结果一样重要，因为它是终生学习的关键。"

在前期，教师应该确定他们将评价 PBL 哪方面的结果。评价 PBL 的过程应包括团队合作和个人对团队 / 学习氛围的贡献度，以及独立学习能力。评价 PBL 的表现应包括探索 PBL 问题的解决方案，或学生对问题解决的能力的自我感知、动机或特定内容。明确内容和结果对于 PBL 课程的开发和评价至关重要。

撰写 PBL 案例

在设计 PBL 案例之前，有必要确定预期的学习结果。同时应注意融入课程中的其他活动，以强化和深入围绕 PBL 目标的学习。许多学校都乐意分享他们的课程材料，包括 PBL 案例。这样，设计者在适当的归类后就无需从头设计新的案例了。

> PBL 的案例应难度适中：既不太容易（枯燥）也不会太有挑战性（有挫败感）。

一个精心构建的 PBL 案例可使一个自我管理的学习团队有组织地解决问题。问题应当符合学生的发展阶段——不要太容易（导致无聊）或者太有挑战性（导致挫折）。教师需要记住，学生应该自己搭建相应的问题处理框架，而不是使用预先给定的方法。因此，即使建立在已有的知识体系上，学习和整合内容仍需要较长的时间。医学教育中，PBL 案例可由任何相关的素材（新闻报道、政策白皮书、数据 / 图像 / 图表、真实或模拟病人互动、剪辑的视频、剪辑的电影、照片、实验数据等）触发。

例如，为早期临床前学生设计临床或基础科学案例时，教师可能会使用一个问题明确且直接的视频片段，比如一个咳嗽的成年人，或者用一个标准化病人来扮演一个患有哮喘的孩子的母亲。根据时间的情况，也将其他因素（如临床、社会、流行病学、伦理、法律或行为因素）纳入案例中。

案例可以分阶段展开，以模拟临床情景。例如，在案例的第一幕中，母亲可能会把孩子带到门诊，对孩子的成长没有遵循标准生长曲线表达担忧。学生将探索发育迟缓的原因，并形成自己的方法来深入探究这个问题。随着时间的推移，教师可提供更多的临床（或既往史）信息——允许学生深入了解医疗保健的差异以及经济、生活状况、性别与健康之间的关联等。学生应主动获得解决问题所需的资源（在线资源、咨询专家、视频、临床数据、影像学资料等）。

对于正在展开的 PBL 案例中的每一幕，教师应该设计引导问题和活动以促进小组活动。根据学生的能力水平、问题专业程度而不同。

- "儿童发育迟缓的主要原因是什么？"（初学者）
- "你会如何解释该发育曲线？"（二、三年级学生）
- "结果的假阳性和假阴性的可能性有多大？"（二、三年级学生）

- "在这一阶段你会做什么诊断性检查？为什么？"（高年级学生）
- "什么重要的体格检查结果将增加或降低你对患者的临床干预决定？"（高年级学生）

案例设计好后，应由内容专家进行审查，以提高准确性和相关性。采用计划—执行—研究—行动（plan-do-study-act, PDSA）循环的方法，设计者应根据教师和学生的反馈对案例进行修改。

PBL 小组的运转

PBL 团队常常是由 6 ～ 10 个学生组成的。一个过于庞大的 PBL 小组并不利于所有学生的参与，而一个过于小范围的小组又可能无法让足够数量的学生来参与讨论以完成学习目标，或者不能保证有足够不同的观点来确保有理有据的讨论。学生小组可以只由医学生组成，也可以由跨专业学生（护理、药学、兽医学、社工学、口腔医学等）组成，学习小组的成员可以从课程的目标和合作的角度进行考虑和选择。

进行 PBL 的经典方法是根据设计好的角色分工进行。在轮转时，小组中的学生会分配到不同的角色和任务：主席或主持人、记录员、网络信息搜索员和参与者。小组主持人负责引导小组进行学习过程和讨论，以确保每个成员都有参与的机会，确保在讨论中不是"一家之言"，同时还要提醒讨论时间和保证成员们专注于讨论中。记录员的任务则是记录工作任务、所使用的资源和由小组成员所提出的观点。而网络信息搜索员则负责确保资源的高质量。

所有参与者都要主动地参与到讨论中，并承担特定的任务以完成案例的讨论。

通常来说，PBL 使用的是以下这种已有多年历史的方法：

1. 案例展示（通常以纸质形式展示，有时可以使用视频、音频、患者数据或患者的书信、电话等）。

2. 确定疑难和重要问题，以及进行调查的方法。

3. 分成不同的学习事项 / 任务并且搜集信息。

4. 自主学习（"个人学习"）。

5. 向小组汇报和分享学习结果。

6. 产生假设。

7. 整合知识。

8. 评价小组学习过程和成果。

当小组确定了其学习问题后，小组成员通常会对解决问题的方法进行头脑风暴。就目前情况来说，小组所知道的信息有哪些？不知道的信息有哪些？可以用于解决问题的潜在方法有哪些？然后小组就会找出潜在的解决方法并提出假设。主持人要确保每个小组成员都参与到讨论中，并且鼓励补充问题和调查。在这个过程中，记录员就会梳理小组目前的问题和事项。小组会规划其学习目标，并将特定的学习目标分配到个人。在经过一段时间的个人学习后，小组成员碰面以搜集和讨论各自的结果。个人学习的时间可以从 20 分钟到数天不等。在一个表现很好的小组中，讨论是深入和主动的。小组中每一个人都会学习他人的长处，并且提出问题。接下来，小组就会改进其假设，尝试其他可能性，并且最终就其问题得出最佳结论。但表现不佳的小组可能会需要有观察力的教师通过启发性提问以重新引导小组讨论。

👉 给予充足的时间来解决 PBL 问题。

如果学生并不熟悉这种学习模式，那他们将会需要进行 PBL 小组协助培训。这种培训可以是提前观看 PBL 课堂（现场 / 录像），也可以观摩 PBL 过程，还可以通过 PBL 导师的指导和反馈来实现。

作为 PBL 导师的教师

在 PBL 中，教师被称为"导师"，在 PBL 中承担着独特的角色。导师并不需要是内容专家，而应该是一个小组讨论的协调者。其目的就是保证小组的讨论切题。比如，如果小组的讨论偏离了讨论任务或者有所阻碍，导师就应该提示学生考虑其他的可能性。导师的责任是确保小组在一个方向正确的积极的环境中进行学习。比如，导师应该有处理干扰者、消极成员或组内矛盾的能力，但导师只有在小组成员无法独立处理时才会出面处理。传统的 PBL 课程要求导师在一般情况下保持沉默，观察小组的动力，并且仅在小组动力遇到问题时才进行干预。在一个运行良好的 PBL 小组中，导师可能只有在讨论结束时才需要向学生展示大多数的案例。

👉 在 PBL 课堂中，学生要承担领导的角色并且探索相关的话题。教师仅仅应该在学生感到困惑时对错误认识进行澄清。

导师可以通过苏格拉底式的问题激发学生的好奇心，比如"你目前对……的处理方法是什么？"或"你可能忽略了什么信息？"或"如果患者来自不同的文化背景，你的方法会有什么改变呢？"如果学生问了导师与内容相关的问题，导师应该鼓励学生回到团队中对这一问题进行思考，并且鼓励小组用创造性的方法解决问题。当学生偏离了讨论话题时，导师无需直接干预，因为就 PBL 的本质来说，这些分歧也是探索性学习的一部分，并且会使得学生自我改进、提高观察力和自我调节能力。

👉 导师应该将问题返回给学生，而不是直接回答问题。

很多教师对 PBL 并不适应，因为教师们都习惯作为讨论的主导者，与他人分享观点和解释。同时，他们也习惯了更正错误，而没有太多作为学习小组协调者的经验。对于学生而言，他们或许不理解为什么教师知道答案却不直接提供指导或更正信息。因此，针对教师的协调培训对 PBL 就尤为重要，培训也包括鼓励协调学生自主解决问题。此时，"沉默"往往是最好的教学工具。

评价 PBL 课堂的结果

通常来说，PBL 评价包括由导师或同学对小组进程的客观评价，而不是标准化或书面测试成绩。学习者结果包括学生的参与、角色/任务的完成度、主动性的自我评价或自我效能感。团队结果可能包括团队合作的程度、矛盾的处理、对资源的利用、对临床问题的思考、案例的最终决定或项目展示等。导师的表现可由学生评价（或由教师自我评价），包括其是否给予

学生适宜学习的环境、是否在必要时给予了协助、是否干扰课程的进展、是否给予了与课程目标一致的适当指导等。如果以评分或者小组的最终讨论结果对导师进行评价（而不仅仅是过程），那么案例作者就应该建立一套特定的指南或者流程来进行评价。

关于 PBL 的争论

支持纯 PBL 的学者认为 PBL 是与现实生活相呼应的。在临床实践中，并不总能得到问题的答案，并且模棱两可也是学习过程的一部分。起初，教师并不愿意相信学生可以独立解决问题。但目前普遍一致的意见则是，当学生根据期望进行了适当准备后，他们会更加享受和喜欢 PBL 课堂，并且会意识到他们正在学习与临床相关的知识。学生们认为进行良好的 PBL 课程可以整合学习主题，特别是整合基础科学和临床实践。用小组过程的 Tuckman（1965）模型，表现良好的学习小组可以自我管理。但只有较少的研究数据支持 PBL 促进了解决临床问题的能力，提高了学生主动性或者有助于学生在全国评价性考试中的成绩。同时，也有人担心 PBL 过程的统一性导致对学生评价的一致性。正如其他需要投入较多资源的小组学习方法一样，教师需要证明在 PBL 中所投入的时间和资源是有意义的。

PBL 课程的结果

在过去的半个世纪中，PBL 及其演变类型已经在全世界许多医学院中得以实践

并获得了不同的结果。导致结果差异性的因素包括课程设计者的经验，学生的年龄、经历、准备是否充分，学校投入是否充足，以及评价的方法等。许多学生的自我报告都表示相较传统教学法而言，他们更倾向于 PBL 这种学习方法。并且也有研究证明 PBL 可以提高团队合作、领导力和解决问题的技能。PBL 的重点是在解决问题，而非获取知识。普遍来说，PBL 与传统授课/讨论的教学模式效果相当（而非更优）。成功的 PBL 可以培养学生在临床工作中更好的团队合作和解决问题能力。PBL 的参与者并不一定在标准化的书面测试中表现得更好，这说明 PBL 就国家考试而言并不是更好的学习方式。也有人认为，学生在 PBL 课程中对整体内容的学习相对较少，因而不得不自学与考试相关的内容（通过补习班或参考书）。学生同时表示仅通过自己查找的资料（阅读材料、网上搜索、录像），无法确定信息的可靠性。因此，学生在与小组之外的同学讨论案例的时候，他们通常讨论哪个小组是正确的，以及哪些数据或参考文献更加准确。

使用 PBL 法的原因

理论上，小组学习尤其是 PBL，较传统教学课程有许多优点。

1. PBL 已在全世界广泛使用，用于多个专业，并且已被学生、教师和医学院普遍接受。

2. PBL 案例模拟了现实生活环境下的临床情景，增强了学生对不确定情况的耐受性和促进学生为问题寻找答案的能力。

3. 案例的模板和典型案例在许多资源中都可以找到（比如 MedEdPortal 及一些大学），这使得从传统课程向 PBL 小组课程的转变更加容易。

4. 学生更倾向于主动积极的学习方式，包括 PBL。

5. 表现良好的 PBL 小组会成为能自我引导、自我管理的可靠团队，促进了学生的合作能力。

6. 如果给予一定的支持，PBL 可以使学生成为主动的、充满好奇心的终生学习者。

7. PBL 提高了对终生学习而言十分重要的能力（团队合作、寻找信息、成为一个有效沟通者和整合信息以解决问题等）。

小组学习的普遍劣势

尽管 PBL 有以上所提及的优势，但也存在一定的显著局限性。这些局限性在所有的小组学习方法中都是普遍类似的。比如，小组学习方法需要充足的教师沟通时间（通常是受过培训的教师），需要教师和学生对 PBL 学习过程的专注度，需要适应学习多样性的能力，还需要新的评价方法。对于教师和学生来说，改变并不容易。将课程从传统教学方法向小组学习的改变需要信任、教师时间、教师专业技能（内容/方法），还有以 PBL 形式对导师/学生的培训。由于 PBL 小组学习需要的资源较多，如果没有学校的支持，对于未经过培训的教师则极具挑战。因此课程团队同时需要重新调整教师的回报和激励机制。教学认可度不再基于"讲台上的圣者"（sage on the stage），而是以小组学生的参与度为基础。对学生的评价也需要重新进行仔细的考虑，因为 PBL 的学习结果已从单纯的知识评价转变为对知识、技能、态度、团队合作和行为的综合能力的评价。

PBL 作为学习模式的具体劣势

PBL 课堂可能不是结构化的，因为其要求学生从信息中独立形成思路，而非依赖教师提供的参考文献或者指南。正因为这样，PBL 学习过程从本质上来说是一种探索性的活动，因此它不是高效的学习方式。这些不足使 PBL 作为一种教育方法，无论对于教师还是学生都产生较为明显的结果。

PBL 作为教育方法的相关问题

将学习目标与教育方法相契合

教育任务的最佳结构应该注重用于满足阶段学习目标的主要活动。基于学习阶段或课程学习目标的确定，独立地寻找和整合信息来源可能有针对性，也可能是低效的。除此之外，对决策过程和认知错误的深入理解使得我们对临床推理的理解更加清晰。学生可以利用不同的策略解决临床问题——使用快速的思考过程［心理捷径（启发式）和模式识别］，或更加深思熟虑和分析式的方法。这些策略包括演绎式推理或者自上而下的逻辑（从已知正确的普遍前提继而得出结论）、归纳推理或自下而上的推理（探索前提而尝试得出结论）和反绎推理（abductive reasoning）（产生并测试假说以解释观察到的现象）。如果有效学习和信息应用是主要的学习目标，那么 PBL 可能并不是最好的指导方法，这时就应该考虑其他的教育手段。

外在负荷

医学有着相对明确的知识体系，这其中常常包含了如何在遇到问题时选择最佳的解决方案。纯 PBL 热衷者要求学生独立寻找所有相关信息，并且建立起他们自己的理解，而不为学生提供任何启发性的信息或框架。因为 PBL "搜寻和搜集"的无结构性特点，学生将花费很长的时间搜寻各种未经过滤的信息，而这些信息通常来自网络，也会来自其他的渠道，比如教材。这种低效会让学生感到沮丧，并且特别消耗时间，还会导致错误的信息。

另一种相关的教学模式是基于案例的学习（case-based learning，CBL），这种模式直接减少了外在任务的负荷。CBL 的案例与 PBL 案例可能是相同的，但是作为一种小组学习方法，CBL 与 PBL 是非常不同的。在 CBL 的案例中，教师会向学生提供提前整理好的信息（"这是一些供大家参考的高质量信息来源"），同时也会在学习之前将阅读材料分配给个人。有时，信息可以是主要的数据（一个研究或政策类论文），也可能会是一系列针对案例中患者的特定问题提前准备好的答案。一些人提出课前准备可能会使学习团队的时间用于应用而非探索，因而可以利用这些时间来更深入地讨论手头上的问题。在 PBL 课堂中，学生在没有很多准备的情况下就来参加 PBL 了，而在 CBL 中，学生会提前准备问题的相关讨论。而教师也通常扮演着一个更加积极和更多参与的角色。

多样的课堂经历

尽管发现和探索的过程是很重要的，但对于小组来说，基于其对不同信息来源的理解，也常常会有不同的结论。因此，当学生在倾听其他小组的同学讨论案例结论时就会感到沮丧。学生也会因为不知道哪一个解决方案是较好的和哪一个会是评价测试中的"正确"答案而感到迟疑。

脚手架

脚手架指的是为学生提供适当的指导，使得他们可以通过具有更多知识的个人 / 小组的协助而获得胜任力，且不会感到沮丧。如果课程 / 学习阶段目标是促进学生的好奇心、鼓励团队合作和解决问题，那么 PBL 是一个不错的方法。然而，经典 PBL 模式不允许教师为学生提供任何有意义的指导，那么专业教师的知识就没有得到利用。学生也提出了不知道需要学习多少、应该注重哪些内容的顾虑。进一步来说，在不同发展阶段，学生可能需要获得帮助以理解相关数据，比如实验室结果、影像学和病理报告。总体来说，缺乏脚手架会导致获得临床推理技能的沮丧感和延迟，特别是在培养的早期阶段。

资源利用

教师的专业知识在课堂中没有得到充分利用是对有价值资源的一种浪费，许多 PBL 课程在接受过小组协助培训的非医学专业教师指导的情况下，仍可以进行。为了更好地利用教师的专业知识，PBL 模式鼓励教师在引出小组讨论的见解和想法后提供相关的见解和经验，并且可以向之前提出的一些错误观点提出问题。

学生相关问题

小组运转障碍

在许多小组中，理想状态下的 Tuckman 小组发展过程（形成期、磨合期、规范期、执行期、解散期）可能并不会自然发生。小组成员间会有分歧，可能并不会互相支持，也会有压制小组其他成员的事情出现，或者可能没有足够的能力和成熟度来进行合作。有经验的协助者在这时就需要引导小组回到学习的正轨上，或者要重新分配小组。尽管真正的小组运转障碍是很少发生的，但处理这种情况是需要技能和专业知识的。

学生准备

来参加 PBL 课程的学生往往已经接受了传统的理论教育，他们需要就如何在小组中学习、如何独立学习，以及考试所需要的能力等方面进行重新培训。正因如此，学生通常需要进行 PBL 前培训，从而完全参与到 PBL 中去。

评价与结果

因为 PBL 的重点是团队合作、解决问

题、整合、应用和演绎式或反绎推理，获得某一特定的知识内容常常并不是重点。进行以 PBL 驱动式课程的学生经常需要独立学习或理解课程内容。并且小组的"成功"常常是很难定义的，而为学生（或教师）提供详细和有建设性的反馈又常常被忽略或者完成度不佳。评价的方式也注重学生个人。

导师相关问题

导师们在协助小组学习和提供有效、真实反馈方面需要特别的培训和教育。在小组间存在着很大的多样性，这不仅仅是指学习的结果，同时也指导师的角色扮演情况。在课堂上，一些导师会遵守限制参与的严格规则，然而其他导师可能会非常积极，这就导致了在学生的教育经历上有很大的多样性。同时，还会有其他的导师仍然抵触小组学习这一理念而使用最经典的借口："我们从不这样做，但我们的结果还不错！"

PBL 模式外的主动学习——扩展教师的工具箱

教和学的每一种方式都在医学教育中占有一席之地，包括授课 / 演示。PBL 是除了传统的实验室工作和科学实验外第一个经过良好描述的主动学习模式。在过去的 50 年里，有许多教师尝试了其他的方法以促进针对其特定目标的主动学习模式。这些课程的多模式极大地扩展了教师的"工具箱"，提高了教师用于达到其教育目的方法的灵活性（图 18.1）。

最新的小组主动学习和教学技术包括基于案例的学习、基于团队的学习、促进诊断推理和临床决策的案例会议、模拟培训和团队合作培训。基于案例的学习［比如"学做医生"（doctoring）模式］可使用标准化病人，通过完成精心设计的剧本以确保展示特定的临床问题，并且在一个安全的环境中进行解决，即学生不可避免所犯的错误并不会伤害到真正的患者。有时也会利用表现出真实阳性体征的"真正患者"扮演角色。加入非临床教师（特别是心理学家以及护士和社工）可以增强学生的学习效果，并可以开阔医学生和住院医师的视野。相似地，外行人的角色也十分重要。这些外行人可以作为观察员、评论者甚至是老师。另一个方法就是基于团队的学习（TBL），其确保了来参加课程前学生已经对其内容有了一定的准备，并且乐意参与到团队学习中。而这一方法的评价结构也让学生们有责任感地以团队为单位进行合作，在组间则会营造一种友善竞争的氛围。尽管所有的小组和主动学习模式都可以建立纵向的挑战和项目，纵向小组项目却是基于团队学习的核心特点。除此之外，所有的小组学习模式都可以更大程度地促进和管理学生的身心健康、自我照顾和顺应能力。表 18.1 列出了一些适用于小组学习的主动学习模式。

小结

PBL 是小组自我引导学习的众多方法之一。这种方法增强了医学教育中的团队合作和解决问题的能力。不论使用哪一种

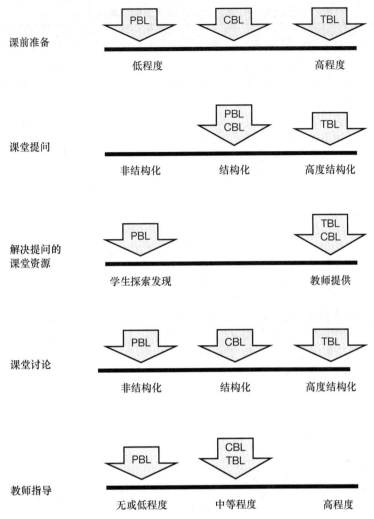

图 18.1 基于问题的学习、基于案例的学习和基于团队的学习的比较

小组学习方法，已有许多领域在促进主动发展方面日趋成熟。包括更有趣味的教学材料、科技的运用（如基于互联网的互动式项目、模拟教具、用于反思的档案袋、行动计划、及时的教师反馈等），以及提高评价能力和指导。

由传统的教学模式向自主学习小组模式的转变不仅仅需要新的教学设计，也需要文化上的改变，包括学生选拔的理念、提供更优质资源的制度、对课程教师的支持及改变医学院教师的激励机制等。除此之外，医学院的行政人员需要确保大课不会干扰小组教学。PBL 作为一种获得良好实践效果的指导模式，尤其是在促进终生学习能力方面，将会继续在医学教育中保有一席之地。

表 18.1　教师工具箱：小组主动学习模式分析

	概述	优势	劣势
基于问题的学习	就某一问题进行小组自我指导式学习，寻找新的信息和共同解决问题。通常来说，问题是实际/模拟/纸质/录像的患者案例。导师要保持小组的学习在正轨上，鼓励小组自我管理，并且可以提出探究性问题。课程可以涉及一个或多个 PBL 案例	促进好奇心 鼓励团队合作 促进信息应用 促进终生学习能力 促进领导力 鼓励深入学习 学生较传统教授式课程更加倾向于 PBL 所有学生都主动参与	低效学习 不更正学生的错误 不利用导师的专业知识 不涵盖总体课程中的过多资料 主观结果评价 没有提高标准化测试分数 须对导师和学生进行学习模式培训 需要许多的学习协助 各组间学习并不统一
基于案例的学习	向小组成员提前提供经过整理的信息，而小组成员在参加学习前是经过准备的。课堂上所呈现的问题通常是真实的/模拟的/纸质/录像的患者案例。教师给予更多的探索和提供指导。课程涵盖多个 CBL 案例，而案例通常涵盖多个维度的内容（生物科学、伦理、流行病学、行为学、沟通技能等）	有效学习 经整理的信息 促进好奇心 鼓励讨论和应用 促进信息应用 及时纠正错误认识 鼓励深入理解 学生较 PBL 更倾向于 CBL 所有学生均主动参与	并不涵盖整体课程中的过多内容 主观结果评价 对标准化测试分数没有提高 须以该学习模式培训教师 需要许多的学习协助
基于团队的学习	提前向学生个人提供经整理的信息，并就学习材料对个人进行测验。学生个人在团队学习中进行相同测验内容的学习。团队向班级展示其学习内容并且进行辩论。教师就话题提供小讲课，接着团队就会分配到学习任务以更深入地应用其知识，这一学习任务可持续数个课时，问题的解决方法也会同时展示	有效学习 不涵盖课程中的过多材料 提高所有学生的标准化测试分数，包括表现较好和表现较差的学生 对结果的评估清晰——小组的分数有所反映 标准化测试分数的提高 利用了教师的专业知识 几乎不需要学习协助所有的学生都主动参与	需要花费教师许多时间来建立课程、测验和大型项目 须对教师以该学习模式进行培训 就不同的项目会或不会促进团队合作和解决问题的能力

参考文献

Tuckman, B., 1965. Developmental sequence in small groups. Psychol. Bull. 63, 384–399.

拓展阅读

Barrows, H.S., 1996. Problem Based Learning in Medicine and Beyond: A Brief Overview. New Directions for Teaching and Learning. No 80. Jossey-Bass., pp. p2–p12.

Belland, B.R., French, B.F., Ertmer, P.A., 2009. Validity and problem-based learning research: a review of instruments used to assess intended learning outcomes. IJPBL. 3, 1, 59–89.

Hmelo-Silver, C.E., Barrows, H.S., 2006. Goals and strategies of a problem-based learning faciliator. IJPBL. 1 (1), 21–39.

Freeman, S., Eddy, S.L., McDonough, L., et al., 2014. Active learning increases student performance in science, engineering, and mathematics. Proc. Natl. Acad. Sci. U.S.A. 111 (23), 8410–8415.

Hoffman, K., Hosokawa, M., Blake, R., et al., 2006. Problem-based learning outcomes: ten years of experience at the University of Missouri-Columbia School of Medicine. Acad. Med. 81, 617–625.

Khanova, J., Roth, M.T., Rodgers, J.E., McLaughlin, J.E., 2015. Student experiences across multiple flipped classrooms in a single curriculum. Med. Educ. 49, 1038–1048.

Prince, K.J.A.H., van Mameren, H., Hylkema, N., et al., 2003. Does problem based learning lead to deficiencies in basic science knowledge? An empiric case on anatomy. Med. Educ. 37, 15–21.

Srinivasan, M., Wilkes, M.S., Stevenson, F., et al., 2007. Comparing problem-based learning with case-based learning: effects of a major curricular shift at two institutions. Acad. Med. 82 (1), 74–82.

Wilkes, M.S., Usatine, R., Slavin, S., Hoffman, J.R., 1998. Doctoring: University of California, Los Angeles. Acad. Med. 73 (1), 32–40.

Wood, D.F., 2003. ABC of learning and teaching in medicine: problem based learning. BMJ 326, 328–330.

Wilkes, M.S., Hoffman, J.R., Slavin, S.J., et al., 2013. The next generation of doctoring. Acad. Med. 88 (4), 438–441.

第 19 章

基于团队的学习
Team-based learning

D. Parmelee , A. Hyderi , L. K. Michaelsen

（译者：常 实 谭斯品 罗煦珺 审校：陶立坚）

趋势

- 基于团队的学习（team-based learning, TBL）是一种明晰而有效的"翻转课堂"的学习方式。
- 学习者将需要在以下方面对个人和团队负责：掌握知识、专业化、共同决策、帮助同伴。
- 教师作为学习内容方面的专家，负责提出问题、引发讨论，在学习过程中的适当时机进行澄清。
- TBL 确保了学员对知识的掌握和在实际中的正确运用，形成有效合作团队，以及自主学习。

什么是基于团队的学习（TBL）?

基于团队的学习（TBL）是一种积极的学习指导策略，它通过为学生提供独立工作、团队工作和即时反馈等一系列事件，让学生有机会应用概念性知识。TBL 以学生为中心，能让学生处理一些他们在临床工作中将会遇见的问题。TBL 通过促进人际交往能力、团队精神和同伴反馈等能力的发展，进一步提高医学生的岗位胜任力（Michaelsen et al.，2008a）。

关于 TBL 学术成果的证据越来越多，它在提高学术成果方面也有新的记录（Huggins & Stamatel，2015；Haidet et al.；2014；McCormack & Garvan，2014；Lubeck et al.，2013；Mennenga，2013；Thomas & Bowen，2011）。TBL 起源于商学院的教学，在强调以大班教学等方式教授的商业课程概念予以运用的过程中，TBL 得到了进一步的发展。

基于团队的学习（TBL）是如何运转的?

TBL 的流程强调前瞻性思考，即引导学生逐步思考，获得超越"现在"的思考能力，并不断询问："下一步是什么？" TBL 中学生的学习过程分为以下几个步骤（图 19.1）。

学生的视角

TBL 重复步骤

第 1 步：课前任务安排

课下 / 个人

学生将会收到一张学习活动的列表，这个列表还包含了一系列学习目标，包括较为初级的学习目标，如学生准备情况测

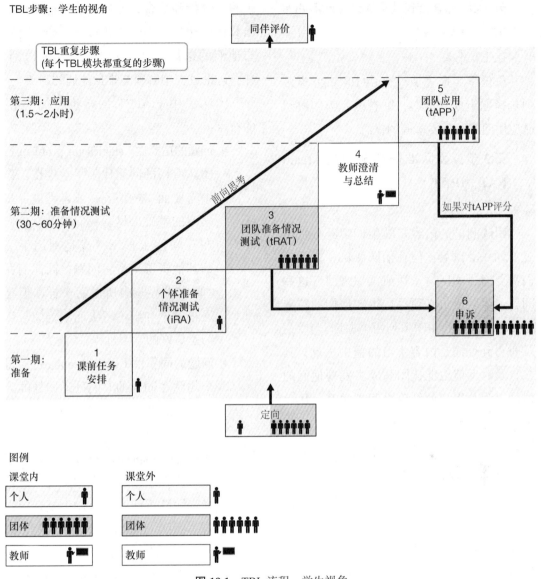

TBL步骤：学生的视角

TBL重复步骤
（每个TBL模块都重复的步骤）

同伴评价

第三期：应用
（1.5～2小时）

5 团队应用（tAPP）

4 教师澄清与总结

前向思考

如果对tAPP评分

第二期：准备情况测试
（30～60分钟）

3 团队准备情况测试（tRAT）

2 个体准备情况测试（iRA）

6 申诉

第一期：准备

1 课前任务安排

定向

图例

课堂内

个人	
团体	
教师	

课堂外

个人	
团体	
教师	

图 19.1 TBL 流程：学生视角

试（readiness assurance test，RAT），以及较为高级的团队应用（team application，tAPP）。在 TBL 的准备阶段，学生们会进行预习。学习方法包括阅读、观看视频、实验、小班辅导和大班授课等。除此之外，一些医学院校已开始使用课前（前期）组织者，他们为学生提供与团队应用（tAPP）相关的高阶学习目标，或提供团队应用问

题的案例。组织者还会安排一些课前任务，要求学生们自己提出自我导向的学习目标，这些自我提出的学习目标可以帮助他们达到 TBL 的高阶学习目标，像团队应用或解决团队应用的案例。课前组织者可以让学生列出他们用于自学的资源，这个资源列表可以由教师课后在质量和证据强度上进行评价。

第2步：个体准备情况测试（individual RAT，iRAT）

课上／个人

每位学生应完成一套由 10 ～ 20 道多项选择题组成的试卷，试卷内容为解决团队应用问题时需要掌握的概念。

第3步：团队准备情况测试（team RAT，tRAT）

课上／团队

团队测试的内容是学生们曾经分别做过的同一套试卷。但在团队测试中，学生们需要通过团队讨论达成共识来回答这些问题。团队成员必须尽快得知他们的答案是否正确，这是由于下列两个原因。其一，及时得到反馈是内容学习的重中之重；其二，及时反馈也能让团队成员发现他们的讨论过程与得出的结论之间的关系，从而进一步促进团队的决策过程。

第4步：教师答疑澄清总结

课上／教师

如果学生在团队准备情况测试（tRAT）过程中遇见了一些难以理解的概念，教师将在这一步进行澄清。当教师的澄清总结结束时，学生应感到信心十足，准备充分，可以进入团队学习中的下一步，在团队应用中解决更复杂的问题。

第5步：团队应用（tAPP）

课上／团队

团队应用是整个 TBL 中最重要的步骤。学生们将会看到一个场景／小插曲，类似于他们在职业生涯中遇到的问题。他们面临的挑战是对信息进行解释、计算、预测、分析和综合，并从一系列选项中作出具体的选择。不同团队接下来会同时宣布他们的选择，参与一场全班性的讨论，并在讨论过程中解释与维护他们的观点。

团队应用（tAPP）的结构遵循"4S"的特点：

- **问题的重要性（significant problem）**：团队应用的问题代表了学生在工作中将要面对的情况，或者是进一步学习的基础。尽管我们鼓励学生们在互联网上搜索，或是利用手头的其他资源来解答问题，同他们在"真实世界"中所做的一样，但是通过讨论和辩论解决问题仍然被认为是最好的学习过程。

- **问题的同质性（same problem）**：每个团队在同样的时间处理同样的问题。理想状况下，不同的团队会做出不一样的决策。

- **明确选择（specific choice）**：每个团队均应在组内讨论中做出明确的选择。团队不应被要求做出复杂的报告。团队的选择应该易于展示，以便所有的团队都能了解。

- **报告的同时性（simultaneous report）**：要求不同团队同时展示他们对特定问题的明确选择。通过这种方式，每个人都可以得到自己在团队决策制订过程中个人观点的及时反馈，并且每个人就团队的决策担负起解释和维护团队决策的义务。

第3A 和（或）第6步：申诉

课上／课下／团队

团队可以要求教师考虑一个比标准答案更好的替代答案。如果他们认为被讨论的问题措辞不好，那么他们就必须改写该问题，直至其清晰可用；如果团队认为他们的选择和教师的"最好选项"一样好，那么他们应提供充足的证据和参考数据来说明。只有进行了撰写申诉这个 TBL 步骤的团队才有资格获得对某个特定问题的奖励。

TBL 非重复性步骤

入门

课下 / 课上 / 个人 / 团队

对于入门这个阶段，学生阅读一篇关于 TBL 的简短文章，或阅读"课程大纲"作为第一个"课前任务安排"。在课堂中，学生们先各自做个体知识准备情况测试（iRAT），然后进行团队准备情况测试（tRAT）和团队应用（tAPP）。

同伴评估

课下 / 个人

每个学生都应评价他的每一个队友对团队的成就以及自身学识进步中做出的贡献。评价过程应该是匿名的，但鼓励团队成员直接互相提供反馈意见。

基于团队的学习（TBL）的课堂是什么样的？

如果您参观一间正在进行 TBL 的教室，您将对教室内学生的行为状况和讨论印象深刻。没有学生会打盹或读新闻。教室十分喧哗，因为大多数时间，学生们都在组里讨论、辩论，甚至是争执，以期达到对问题的共识，最后产生出他们后期要辩护的答案。由于团队成员需要在他们已知和未知的知识上达成一致，他们会自发地进行互相教学。

如果课堂以进行个体准备情况测试（iRAT）作为开端，学生们会到得很早。在大家做题目时，房间将会非常安静。测试时间到点后，学生们会就测试的问题开始热烈的讨论。

学生们使用即时反馈评价技术（immediate feedback assessment technique，IF-AT）表格来回答团队准备情况测试（tRAT）问题。IF-AT 是一种选择题答案卡，各个选项都被一层不透明的薄膜所覆盖。学生们做题时不是用铅笔填满圆圈，而是像刮彩票一样将答案刮开。如果答案是正确的话，刮开得到的矩形框中会有一颗星，提示回答正确。在回答 tRAT 问题时，如果首次选择错误，学生们可以进行第二次尝试，如果答对，也能拿到部分奖励。因此，哪怕他们第一次答错了，他们也会立即重新开始考虑问题，做出另一个选择；由于第二次尝试的风险更高，他们会非常认真地考量。更多关于 IF-AT 表格的内容请访问 Epstein 教育公司的网站（http://www.epsteineducation.com/）。

当所有团队都用 IF-AT 完成了 tRAT 以后，应给出一段时间供全班讨论班级选择的 1～2 个问题（记住，此时许多同伴间的学习和即时反馈已经开始了）。教师此时应选择是否接受多于一个的答案，或是进入申诉流程。教师应确认全班同学均已理解准备情况测试（RATs）中测试过的所有关键概念。在准备 tAPP 时，教师可以就核心概念提供一个简短而概要的说明（教师澄清总结）。

进入团队应用（tAPP）环节时，这个阶段的案例／问题可以装在信封里，然后放在各个团队所在的地方，案例／问题还应该显示在教室的屏幕上或张贴在网站上。团队成员一旦觉得自己已经准备好了，就可以立即开始讨论。每个团队都会开发出自己的流程，针对问题中提供的选项做出最佳决策。教师宣布回答时间并要求各团队同时宣布他们的答案：用于宣布答案的方法包括使用写有选项 A、B、C 等的大张彩色编码卡片，以及观众反应系统的"抢答器"。

接下来，教师会就一个团队的一个具体的选择进行探讨。当学生们充分但不是过度地表达了各自立场之后，教师就可以说明为什么他更青睐某一个选项。教师可能会同意，两个选项由于数据解释的角度不同，其是等价的。如果这个有争议的部分需要计入成绩，那么那些不同意标准答案的团队可以提出申诉。

成功的基于团队的学习（TBL）模块由什么组成？

👉 选择学习活动对于以大班授课作为主要教学法的医学教育者而言是一个挑战。由于供学生学习的内容可以从课本、带有笔记的 PowerPoint 甚至多媒体在线教程中得来，TBL 可以淘汰"信息传递"式的大班授课式教学。通过给学生提供应用练习的"案例"，帮助他们澄清已经知道的内容，学习他们不了解的内容，以便解决后期课堂上产生的问题。

一个成功的 TBL 模块需要大量的思考和精心的计划。首先，应评估教学环境（情境因素）并创建符合课程目标的课程设计。我们建议从 Dee Fink 的整合课程设计开始（Fink，2003），它结合了逆向设计范例（Wiggins & McTighe，1998），具体来说，它是一个三阶段的设计流程，直到明确和有意义的学习目标已经确定、反馈和评价活动也设计完备，才开始教与学活动的规划（图 19.2）。

一旦课程学习目标确定，接下来要确定反馈和评价活动，以了解学生是否已经掌握了这些目标。TBL 是一种评价工具，因为它在教学过程中为教师和学生提供了即时反馈。

在开发 TBL 模块时，你也应该使用逆向设计范例。表 19.1 给出了"下肢"TBL 模块逆向设计表的一个例子。

图 19.3 显示了根据逆向设计流程在课程中你想要使得 TBL 成功的一些步骤。

教师的视角

TBL 重复步骤

第 1 步：情境因素和学习目标

明确重要的情境因素，如学生的既往知识水平。询问自己"我想要学生们学会做什么？"并写出清晰的学习目标。在制

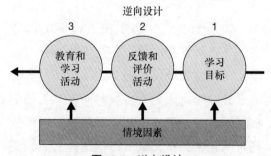

图 19.2　逆向设计

表 19.1　下肢 TBL 模块的逆向设计表：解剖学课程，1 年级学生，基本没有学习过任何下肢相关的知识

1. 学习目标	2. 反馈和评价活动	3. 教学和学习活动
• 明确并说明实验室手册中与下肢有关的所有骨性标志的重要性 • 描述皮肌炎时皮肤的神经支配模式以及由特定神经支配的区域 • 识别和描述与下肢关节相关的结构功能 • 总结下肢的淋巴回流 • 确定并讨论下肢重要的表面解剖特征	• tAPP（评分的） • iRAT、tRAT（评分的）	提前分配任务 • 推荐的教科书的一个章节 • 在线课程（下肢概述，神经肌肉，关节，影像学） • 解剖实验室 教师澄清与总结

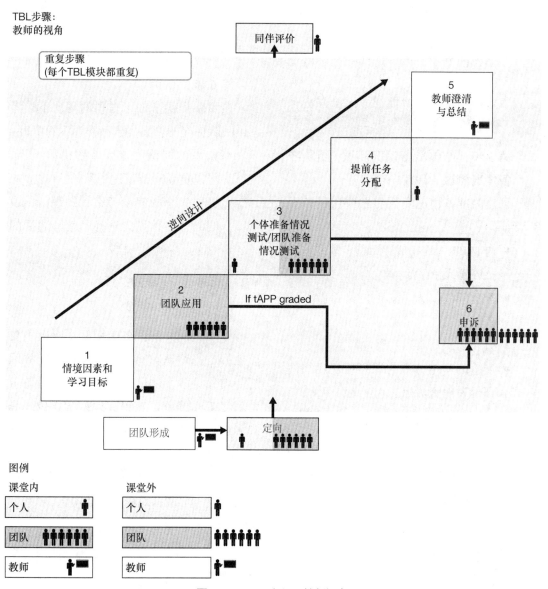

图 19.3　TBL 流程：教师视角

订目标时，应使用如描述、解释、计算、区分、比较和分析等动词。

第2步：团队应用（tAPP）

创建一个满足如下要求的团队应用练习，该练习应该符合下列要求：

- 符合学习目标：需要评价学生是否可以完成你要求的任务。
- 真实可靠。
- 有挑战性：需要依靠团队力量来解决问题。
- 鼓励团队利用批判性评价方法，来解决他们tAPP练习中的一些不确定的问题。掌握批判性评价方法有利于终生学习。

第3步：个体准备情况测试／团队准备情况测试（iRAT/tRAT）

创建的准备情况测试习题应该具备下列特征：

- 与tAPP相辅相成：侧重于掌握解决tAPP问题所需的概念。
- 避免问仅仅为了解他们是否做了这个任务的过于"挑剔"的问题。
- 有利于识别知识差距。
- 产生的学生分数与课程任何终结性评价表现密切相关。

☞ 多项选择题（MCQs）命题时，应注意避免差错。如果它们是很好的问题，并且是tAPP的基础，那么你不必担心题目内容的覆盖面：学生们将会学习它，并能够使用它。

第4步：课前任务分配

选择／开发满足课前任务分配的教学／学习活动（阅读，视频，实验，教程，授课）并满足如下条件：

- 与iRAT/tRAT问题保持一致。
- 有效和充分地覆盖教学内容。
- 鼓励自主学习和终生学习，并运用批判性评估技能来评价资源。

第5步：教师澄清与总结

创建的教师澄清与总结环节应该：

- 能预测／解决知识差距：侧重于学生通常难以理解的概念。
- 支持批判性思维技能的发展。

第6步：申诉

在团队提供了如下材料的情况下，考虑该团队提交的答案优于标准答案的申诉：

- 如果他们认为这个问题措辞不当，可以重新写清楚这个问题。
- 提供一个附有参考文献的理由，说明为什么他们的选择和教师选择的"最佳答案"一样好。

TBL 非重复性步骤

团队形成

将学生们分配至各个团队，永远不要让他们自行组队。将你所认为的"优势因素"均分至各个团队中，例如既往具备卫生部门工作经验、获得其他科学学位、具有多样化的背景等。让整个组队过程足够透明，这样没有学生会对"为什么把我分在这个团队？"产生疑问。在整个课程期间或是整个学期都沿用同样的团队。

入门

为TBL提供一个入门课程，使用一个TBL课程样例来向学生解释：

- 为什么要使用 TBL？
- 它与以前的小组学习经历有何不同？

同伴评价

创建一个符合以下标准的同伴评价：

- 让学生评价每个队友对他们成功和自己学习的贡献。
- 评价同时包含定量部分和定性部分。
- 评价中包含了如何提供有用的反馈的指导方针。

TBL 为什么有效？

以下内容描述了 TBL 有效运转的几大关键因素：

责任心

学生要为课堂学习准备负责。大部分学生对相关学习材料的探索都更加深入。尽管开始的时候，由于一部分成绩取决于学生对课程内容的掌握程度，他们觉得自己应该对自己负责；随着课程的进展，由于学生们想为自己的团队贡献一切力量，他们便开始对队友负责。

即时反馈

TBL 学习的一个关键驱动因素就是对于个人或团队决策的即时而频繁的反馈。

解决真实问题

一旦学生们通过 iRAT/tRAT 掌握了课程内容和关键概念，他们就能解决类似于他们在专业活动中遇到的复杂问题。

与课程内容衔接

学生完全沉浸于课程内容，在课下以"提前任务分配"作为起点，在课上则以讨论课程内容的一系列活动作为重点。TBL 模块的教学过程组件与课程学习目标的契合程度越好，团队应用问题的真实性越高，学生的参与程度就会越高。

学习团队合作

团队应尽可能长时间聚集在一起，因为激励机制明确表明是为了团队的利益而进行合作，学生们将学习如何与同伴进行有效沟通、解决冲突，并将精力集中在手头的任务上。

TBL 可能会出什么问题？

以下列举的这些例子明显是例外情况而非一般规律，TBL 常见的问题有：

1. "学生们厌恶它，因为他们不喜欢为课程做准备。"

解决方法：让学生们为 TBL 做好准备。

必须让学生们为转向 TBL 做好准备，他们必须在课下学习内容，并将其应用于课堂。最快捷的方法之一就是为学生提供一个入门课程，作为 TBL 课程的示例。可以使用以下两种内容来创建示例课程：① TBL 内容（基于简短的 TBL 文章）；② 作为第一个"提前任务分配"的课程大纲（想象学生在第一堂课之前阅读课程的大致内容）。TBL 合作网站（www.nbme.org）有一个链接，名为"学生入门"，其中有如何向学生介绍 TBL 的更多提示。

2. "学生们不喜欢知识准备情况测试（RAT）的题目，和我争论了太久，以至于没有时间进行团队应用的练习。"

解决方法：撰写较好的题目，使用申诉流程。

国家医学考试委员会（NBME）题目写作手册是撰写有效 MCQ 的重要来源，可在其网站（www.nbme.org）下载。

使用申诉流程，使学生能够质疑问题的措辞或内容。

3. **"学生们不喜欢 TBL，因为他们在个体 RAT 中表现不佳，团队的分数也不尽如人意，在开始团队应用之前，大家的情绪都沮丧又不满。"**

解决方法：调节问题的难度。

班级的平均 iRAT 分数应该接近他们在任何课程终结性评价作业中的表现。tRAT 的平均分应该在 80 ～ 90 分。如果平均 iRAT 评分较低，那么要么是问题制订得不好，要么就是这些问题和学生们在课前学到的东西之间没有很好的契合。完善你的"提前任务分配"计划，让学生们清楚地了解知识需要掌握到什么程度，才能通过 iRAT。任何作业如果带有示例问题，将会很有帮助。

4. **"一切都很顺利，直到意识到我们没有时间进行团队应用的练习了；然后所有人都很沮丧。"**

解决方法：减少问题的数量。

确保有足够的时间进行团队应用的练习是非常重要的，准备太多的问题是最常见的错误。准备 2 ～ 4 个如"为什么"和"如何"的真正值得探究、思考和辩论的问题，比花费时间探索更多的内容要好得多。有时，最好将 RAT 与 tAPP 分开几个小时甚至一两天；也可以考虑将 tAPP 分为两个时间段进行。第二个比第一个更具挑战性。

5. **"整个现场一片混乱，因为教室里的座椅是固定的，音响效果十分糟糕，而且也没有空间供团队成员聚集起来。"**

解决方法：采取有效策略更好地组织 TBL 活动。

很少有机构具备完全理想的 TBL 空间，由于它们要么遵守授课为核心的课程设计，教室都是为了讲课而设的"演讲者中心"式，要么建立了较好的 PBL 制度，有许多供小组讨论的小房间，却没有几间大的。关于如何完善 TBL 课堂体验，我们有几点建议：

- 将 TBL 课程分成两组：课堂上需要有空间进行人员聚集，所以如果教室里完全没有空地，可以考虑将学生分成两半后再进行 TBL 课程。

- 要求学生在提问 / 回答问题时站起来：要求学生在讲话时尽量站起来，尽量面对最多的同学。当他们这样做时，其他人几乎总会安静下来。如果他们一直坐着说话，只有很少人能听到他们说的内容，也很少有人会真正注意。教师应重复说出自己的要求和他听到学生所说的内容，以确保班上每个人都听清。

- 开发区分团队和同步报告的系统。找到一些标记系统，以便班级中的每个人都知道各个团队的位置（例如显示团队编号的杆子或旗子），以及什么时候可以同时报告、如何发布答案。用于发布答案的方法包括带有选项 A、B、C 等的大张彩色编码卡片和观众反应系统的"抢答器"。

- 提前包装材料：通过精心包装、准备，使所有 TBL 材料立即可用，减少导致混乱的因素，这包括 IF-AT 表格及关于如何记录个人和团队评分答案的明确说明。理想情况下，教师将为所有材料保密，这意味着没有材料会离开教室。

6. **"学生们从 iRAT、tRAT 中学到了很多，但对团队应用兴致缺乏，因为他们感到这些问题和他们在准备测试中见到的太一致了。"**

解决方法：设计一个有效的团队应用问题。

tAPP 的案例或问题必须是真实的，要非常类似学生在职业生涯中将遇到的问题，而且必须要求他们运用知识和概念来解决。要有创意，如使用患者的视频剪辑描述他的症状。实验室或诊断信息虽然是真实的，但似乎会与患者的其余症状、体征相矛盾。

值得为 TBL 付出努力吗？

设计一个有效又成功的 TBL 模块是十分辛苦的。然而，这种辛劳是非常值得的。个中原因，取决于教师花多少时间提前计划，以及教师是否愿意利用课堂时间来解决问题。TBL 比授课需要更多准备吗？是的。但是在授课的时候，学生真的听懂了课程内容吗？在课程结束时，他们能不能应用所讲的知识？在写授课稿时，有没有考虑过学生是怎么想的？

将课程或教学单元转换为 TBL，将需要教师从重视覆盖教学内容，转变为重视学生对内容的应用，以回答有意义的问题。同时也要求学生放弃对于"填鸭式"课程的期待，学生不能指望只听课就能通过考试，并能在事业上取得成功。

还有一些要考虑的要点如下。

一位教师：传达同样的信息

TBL 只需要一名教师，而且不会失去小班学习的优势。教师并不需要接受过团队学习流程的培训，或是在此方面特别有才干。他只需要是一名某个教学内容方面的专家，并在整个过程中坚持原则。这样，所有参与 TBL 的学生都能获得同样的信息，这在多个小组、多位教师的组合中是很难实现的。

> 应确保你的"教学时刻"简短，并直接回应学生知识方面的差距。TBL 流程将为你提供学生们了解或不了解的课程内容的相关信息。

一间教室：小组无需分散，也无需更多的教师

整个 TBL 应在一间教室里完成。没有必要把学生分开成若干小组，分散在一个或者是多个房间中。教室可能会变得很嘈杂，但这意味着学生们正在分享、学习，并非常积极地参与这个过程。没有必要恳求同事离开他们的实验室 / 临床工作来带教一个小组，这样也就无需担心他们的教学效果。因为这些授课内容完全可以在 TBL 的讨论过程中予以传授。

课上学习：全部学习过程在教室内完成

学生们不必在课外见面就可以准备或完成任何项目。除了作为"提前任务分配"一部分的个人学习之外，一切都在课堂上进行。

个人负责制：拒绝闲逛

采取个人负责制，通过：① iRAT 作为课程成绩的一部分；② tRAT 作为课程成绩的一部分（tAPP 也可以计入）；③同伴评价。以此杜绝学生们在课堂中游手好闲，无所事事。

同时报告：不要展示

学生可以对某些特定的选择和决策予以同时报告，这样就避免了让学生轮流展示调查结果这种大家普遍觉得无聊又浪费时间的报告方式。

教师澄清：即时反馈

当学生们遇到困难或需要新的方向时，教师，也就是内容方面的专家，应适时地分享他的专业知识，以明确问题、解释概念。学生们必须掌握课程内容（事实）和概念，因为他们必须同时应用这两者来解决团队应用中的问题。因此，当他们完成一个 TBL 模块时，他们将会对自身掌握的知识以及如何应用它们充满自信，并且清楚自己不了解的内容，以便在下一次评估之前学习。

自发形成功能性团队：无需团队建设

没有必要指导学生如何团队合作。他们将通过实践来学习。他们作为个人和团队成员的思考都会立即得到反馈，从而形成协作行为。他们致力于增进团队的表现，改善绩效。因此，TBL 中一个功能不佳的团队是非常罕见的。

自主学习和终生学习

TBL 促进了自主学习和终生学习。学生们在准备情况测试中认识到自己的知识差距和缺陷，在团队应用中消除了自身的不确定感。除此之外，他们还培养了评价具体问题的关键技巧，包括搜索答案、评价搜索结果的质量，并将结果应用于团队应用练习中的问题/案例，以作出具体的选择。如果高级组织者能为学生们提供与 tAPP 问题相关联的高阶学习目标，然后在"提前任务分配"中要求学生们生成自己的学习目标，以达到上述标准，这些评价问题的技巧就能得到强化训练。高级组织者可以让学生列出他们用来自学的资源，教师在课后可以评估列表中资源的质量和可靠性。

小结

作为一种提供给教师和学生的令人兴奋的以学习者为中心的教学策略，TBL 为学生定期提供了学习如何与同伴合作的机会。对于使用 TBL 的单个知识模块或整个课程来说，要成功，就必须坚持本章强调的步骤和原则。基于我们在 TBL 方面多年的经验，我们相信，它是医学教育的理想之选，因为它强调责任、决策制订、批判性评价以及与同伴的合作，这些都是医疗卫生专业人员的基本能力。

参考文献

Fink, L.D., 2003. Creating Significant Learning Experiences: An Integrated Approach to Designing College Courses. Jossey-Bass Higher and Adult Education.

Haidet, P., McCormack, W.T., Kubitz, K., 2014. Analysis of the team-based learning literature: TBL comes of age. J. Excell. Coll. Teach. 25 (3&4), 303–333.

Huggins, C.M., Stamatel, J., 2015. An Exploratory Study Comparing the Effectiveness of Lecturing versus Team-based Learning. Teach. Sociol. 43 (3), 227–235.

Lubeck, P., Tschetter, L., Mennenga, H., 2013. Team-based learning: an innovative approach to teaching maternal-newborn nursing care. J. Nurs. Educ. 52 (2), 112–115.

McCormack, W.T., Garvan, C.W., 2014. Team-Based Learning Instruction for Responsible Conduct of Research Positively Impacts Ethical Decision-Making. Account. Res. 21 (1), 34–49.

Mennenga, H.A., 2013. Student engagement and examination performance in a team-based learning course. J. Nurs. Educ. 52 (8), 475–479.

Michaelsen, L.K., Parmelee, D.X., McMahon, K.K., Levine, R.E., 2008a. Team-Based Learning for Health Professions Education: A Guide to Using Small Groups for Improving Learning. Stylus.

Michaelsen, L.K., Sweet, M., Parmelee, D.X., 2008b. Team-Based Learning: Small Group Learning's Next Big Step. New Directions for Teaching and Learning. Jossey Bass.

Thomas, P.A., Bowen, C.W., 2011. A controlled trial of team-based learning in an ambulatory medicine clerkship for medical students. Teach. Learn. Med. 23 (1), 31–36.

Wiggins, G., McTighe, J., 1998. Understanding by Design. Merrill Education/ASCD College Textbook Series.

在线资源

Epstein Educational Enterprises, Immediate Feedback Assessment Technique (IF-AT) form: http://www.epsteineducation.com.

National Board of Medical Examiners (NBME) Item Writing Manual: http://www.nbme.org/publications/item-writing-manual-download.html.

Team-Based Learning Collaborative website: http://www.teambasedlearning.org.

第20章

数字技术的运用
Using digital technologies

R. H. Ellaway

（译者：常　实　谭斯品　马若飞　审校：陶立坚）

趋势

- 数字技术在医学教育中被广泛运用。
- 医学教育工作者在教学中需要熟练掌握选择和使用数字技术。
- 移动技术已成为医学教育的重要媒介。

引言

教育涉及教与学的系统化。其中一个关键组成部分，就是利用各种技术来支持教学。一直以来，医学教育都在不同水平和不同层面上使用多种多样的技术。图书、建筑、摄影和模型，不论过去还是现在，都在塑造医学教育的方向上发挥了关键作用。虽然现代医学教育中采用了很多技术，但当我们提及技术时，大多数时候指的是数字技术。互联互通的计算设备、软件、服务和网络基础设施遍布我们的现代生活。这种对数字技术的特殊关注，原因有很多，其中就包括数字技术的相对新颖性（尽管这已经在逐渐消退）、普遍性和变革性的力量。事实上，今天的医学教育大都需要直接使用数字技术，或者利用含数字技术的方法来展现。

本章将探讨医学教师面临的两个关键挑战：如何将数字技术用于医学教育？如何成为数字时代的医学教师？医学教师需要了解何时以及如何在教学中使用（或是不使用）数字技术，因为技术不仅仅是达到目的的手段，它们改变了我们，也改变了我们寻求的目标。因此，现代医学教师需要认识到数字技术在医学教育中的导向性和破坏性，以及它的许多功能。这一点在当代尤其重要，我们正在培养最后一代能记住互联网前的世界是什么样的医生，他们也同时是第一代将在数字技术主导的环境中学习的医学生，第一代将在数字医学环境中执业的医师。医学教师需要细心地反思和考虑如何使用数字技术以及解决好使用中产生的各种问题。

 "我们正在培养最后一代能记住互联网前的世界是什么样的医生。"

数字技术集

在探索数字技术在医学教育中的应用之前，我们需要列出当代医学教师可以使用的工具和系统集。

- 首先，最重要的是内容：是通过

数字渠道以不同格式（如文本、图像、音频和视频）提供的数据、信息和知识。内容包括通用材料和收藏夹，如维基百科和 YouTube，也包括医学教育专用材料和学习材料，如电子教科书、参考资料（如药典）、面向患者或医生的网站、学习指南、虚拟患者、游戏和数据集。

- 其次，设备是提供人类与数字媒体交互的物理手段。该类别包括通用的设备（如计算机、智能手机和平板电脑）和教育特定的设备（如投影仪、模拟器、照相机、数字听诊器和腹腔镜模拟器）。

- 再下一层技术由工具组成。工具允许人们访问和操作数字内容，并与其他个人或群体互动（如软件、应用程序和运行在设备上的其他服务）。这包括网页浏览器、日程表、书写工具、数据库和电子表格。

- 工具可能是大型系统的一部分。系统包括了通用类（网络、电子邮件、社交媒体）或教育特定类（学习管理系统、测试题库、评估工具）等。这些系统允许个体之间的协作，并与共享资源进行交互。

- 以上所有都依赖于基础设施。虽然这通常不是医学教师需要关心的问题，但是它的缺陷或者崩溃可能严重影响技术的使用，或者使大家不愿意使用数字技术。医学教师至少应该了解其教学环境中的基础设施问题，包括 Wi-Fi 和细胞网络、安全性、电器插座和确认它们的可靠性。

以上这些不同的技术并不是孤立存在的，使用其中之一通常需要使用其他技术。内容需要工具才能被访问，工具需要运行的设备和系统进行交互，而这些都依赖于基础设施。虽然本章的其余部分将重点讨论数字技术在医学教育中的用途和影响，但医学教师应该对这些依赖性有基本的了解，以便能够充分利用当前可用的技术。

在医学教育中使用技术

技术在实际应用之前几乎没有价值。因此，作为医学教师，我们的主要关注点应该是如何最好地利用数字技术来支持医学教育。值得注意的是，大多数技术并没有完全按照他们的设计意图被使用；事实上，对数字技术最有价值的应用往往涉及不同程度的拓展和延伸开发。因此，我们应该利用好数字技术的许多功能，而不是被其预设的用途所限制。

诸如多媒体学习包、播客和视频之类的资源可用于支持课堂教学和独立学习。在线模拟资源、虚拟患者可以用来练习临床决策等技能。教师和学生可以通过广泛的媒体（社交媒体、网络研讨会、维基百科等）在教育活动中进行交流和协作，他们可以通过博客、网页和多媒体站点（如 YouTube）发布他们的工作成果。药物数据库、临床手册和科研文献等参考资料可以很容易地用于课堂或临床教学和独立的学习活动，其活动的结果以及对这些活动的反思，都可以被临床记录系统和档案记载。以网上测验和正式的计算机辅助考试形式存在的数字技术，已被广泛用于形成性和终结性评价。这些评价的结果可以在评价和学习管理系统中进行跟踪和分析。课程地图可用于促进课程规划、发展和跟踪，并可帮助教师和学生将其工作置于更广泛的学习计划中。教师和课程组织者可以利用他们工具中的跟踪和分析功能来监控学生的进度，并确定学生中有哪些需要更多支持和观察。显然，当代医学教育实践的几乎每个方面都涉及数字技术。

这些例子说明了技术可以作为一种中介方式：它们是进行特定活动的媒介。事实上，正因为这种中介作用，使得它们对所支持的活动的核心和结果既必不可少，又依赖使用者本人。因此，虽然医学教师需要了解并具备一些技术设施，但使用技术并不是他们关心的主要问题。技术的使用在很大程度上也取决于用户所扮演的角色。教师使用 PowerPoint 或学习管理系统的方式与学生们截然不同。一些技术几乎完全由教师或课程领导者使用，如跟踪和分析；而其他的技术，如教育应用程序和虚拟患者则几乎完全由学生使用。而且技术的使用并不对称，不是每个人都以同样的方式或相同的程度使用技术。每个班级都会有学生对数字技术不感兴趣，也会有积极使用它们的学生。显然，当代医学教师必须在许多方面灵活地使用数字技术。

为什么要使用数字技术？

虽然使用数字技术有很多方法，但我们应该问自己：为什么要使用技术？使用教育技术是否是医学教学或学习的最佳方式？教育的金标准通常指面对面的个人辅导，很少或根本不涉及技术因素，并且很少有学习理论是以技术为基础的。那么，我们不妨再追问一句：为什么要使用技术？这个问题的一个答案，在于互联网的颠覆本质和与它密切相关的数字技术之中。我们可以列举以下互联网技术的优势和劣势。

指数级的连通性与整合

互联网可以用来整合各种各样的服务和信息，比如 Blackboard 和 Moodle 这样的学习管理系统正在激增。然而，整合也意味着更多的相互依赖，这又会使系统越来越容易受到其中某个组件的错误的影响。

加快行动和反应的速度

互联网可以使通信、处理和访问更快。虽然这意味着任务可以更快地进行，但是留给个人反思自己行为后果的时间越来越少。人们对延迟，或者需要花费若干时间才有进展的事情的容忍度也越来越低。

打破地域和时间界限

互联网可以显著扩大人们的行动范围。例如，地理位置偏远的学生们可以一起学习，不同地点的患者和医生可以通过远程医疗网络连接。这种大范围的在线学习，使得学生更重视面对面的交流。

观察与记录

系统和工具可以跟踪和记录用户几乎所有的操作。这虽然提供了对学习者行为丰富反馈和建模的能力，但它也有可能会减少学习者探索的自主性和表达自己的自由。

这些数字技术的功能改变了我们工作与互动的规则。它们可以帮助教师和学生在记忆、重复、发现、记录以及构建信息和知识方面节省时间和精力；也可以扩大教学和学习的范围，使之超越物理限制（可以照顾到分布在多个地点的更多学生）。它们可以扩大互动，超越时间限制（教学可以是非同步的——当学生方便时开始，而不是为每个人设定一个固定时间）。它们可以组织和连接学生和教师，以支持多种学习活动，它们可以帮助我们审查、记录和追踪教师和学生的行为。如果你需要利用这些优势，那么技术可以成为你活动的推动者。但是，也应该意识到，数字技术虽然拥有诸多优点，它仍然有一些不尽如人意之处。

使用数字技术的一个关键的后果是，教师和学生不再需要密切联系以创造学习机会。的确，在医学教育中设计和使用数字技术，使得教师的角色发生了许多变化。表 20.1 列出了教师在数字技术的不同发展阶段所出现的连续变化。

技术与教学设计

在医学教育中，教师可能会自然而然地使用技术，但更为常见的（也是建议的）方式是设计并规划技术的使用，并将其融入到教学实践中。这体现在一些教学设计的实践中，如"创建有利于学习和行为表现的情境的开发、评估和维护的详细规范"（Richey et al.，2011）。关于技术的设计涉及两个关键领域：设计要使用的东西（工具，材料）和设计要做的事情（活动）。这两个领域都涉及以下教学设计问题（由 Richey et al. 进一步说明，2011）。

你的学生们是什么样的人？什么样的学习过程对他们来说最合适？

同所有其他教学一样，在数字技术方面，想要了解你的学生们的偏好和能力是需要付出一定努力的。例如，与流行的观点相反，并不是所有的年轻人都热衷于使用数字技术。在任何特定的班级或人群中，都可能会有一些学生对使用技术非常感兴趣，而另外一些学生则不然。最好和学生们讨论该如何使用最适合他们的技术，而不是主观臆测他们的偏好和能力。

表 20.1　教师存在的持续性和与其相关的通过技术促进的学习方法

	面对面教学	同步远程教学	非同步远程教学	软件中的教学
位置	教师和学生同时同地使用技术，实施一种"混合式学习"模式	教师和学生同时在线	教师在不同的时间与学生互动	带有教师功能的软件
活动	学习活动是在参与者之间建立起来的，这些参与者同他们使用的人造物品和资源互动不多	学习活动是在参与者之间建立起来的，部分取决于所使用介质的能力和功能	学习活动绝大部分取决于所使用介质的能力和功能	学习活动及其内部的调整范围在很大程度上是预定义的，并在软件中已经编码
示例	在教室活动或普通授课中使用数字信息	通过网络会议、视频会议或虚拟世界进行学习	通过论坛、维基百科或博客来学习	通过自学性质的多媒体教学包或虚拟患者来学习

你工作的学习和行为表现背景如何？

使用数字技术的效果在很大程度上取决于教学背景，医学教育者需要付出许多努力，才能了解和构建好能支持数字技术教学的医学教育环境。这可能涵盖了确保为学生提供足够的 Wi-Fi 和电力设备，设立明确的标准，以区分对技术的适当和不适当使用，以及成为数字技术方面的专家（见本章后面的部分）。

教学将涉及何种内容？如何排列组合？

虽然有很多技术的使用不涉及提供"内容"（如讨论）；许多其他技术的确涉及教学内容，比如幻灯片演示、讲义、教科书、参考资料、视频和音频以及实践练习的道具和资源。设计教学用品时，应借鉴学习理论（如与排序和认知负荷相关的理论）和经验证据，例如 Richard Mayer 的工作（2009）。Mayer 综合了一套"多媒体原则"，以启发多媒体教学设计（框 20.1）。其他应考虑的因素包括测试和确保学习资源的可用性（确保其设计和演示清晰、明确和可访问），并确保版权和其他许可问题得到解决。后者的操作可能特别困难，因此寻求图书馆或其他机构的帮助是可取的，甚至是必需的。

框 20.1 多媒体原则——根据 Mayer（2009）

1. **一致性**：删除任何与手头任务无关的材料。
2. **信号**：添加关于材料组织的线索。
3. **冗余**：图像和描述比图像、描述和文字要好。
4. **空间**：相应的文字和图像应该位于相邻的位置。
5. **时间性**：应该同时呈现相应的文字和图像。
6. **分段**：让用户掌握节奏的分段比单个演示文稿更好。
7. **预培训**：在应用前学习关键概念。
8. **模式**：图像加描述胜于图像加文字。
9. **多媒体**：文字和图片比文字好。
10. **个性化**：使用会话叙事风格比使用正式风格要好。
11. **声音**：人的声音优于机器合成的声音。
12. **图像**：看到说话者的图像，比如"一个正在说话的人的头像"，并不能增进学习。

应该使用怎样的教学和非教学策略？

在你对你的学生、学习的背景及要表达的内容有了一个清晰的认识以后，下一步就是选择和设计学习目标，决定学生如何发展自己的知识、技能和态度。"活动设计"是这一步的核心，因为医学教师需要规定对学生和教师的要求。活动通常基于现有的、老师熟悉的方法，并且应该为特定的学生和学习环境提供所需的学习结果。例如，可以使用论坛进行同伴指导和反馈，而教学视频可以用来帮助知识获取或复习考试。利用或围绕数字技术产生的活动可以有多种形式，本章将不作赘述。

然而，在本书的其他章节中，我们探索了当代医学教育的许多方面，技术在整个过程中都或多或少地被使用。使用技术的一个特别优势是它可以帮助打破传统的医学教育活动的组合，创造新的复合型活动。例如，"翻转课堂"是将课程预先录制好，并放到网上供学生课前学习，这样上课的时间就可以用于讨论和解决问题。我们鼓励医学教师将活动与技术的使用作为某种模式，以创造新颖和有效的教学方式，适应新时代的学习情境（Ellaway & Bates，2015）。

应选用什么样的媒体和传播系统？

这一步主要是选择工具和设备。选择用于不同教育活动的数字技术往往涉及理想与现实之间的妥协。例如，开发定制软件以满足特定教学需要的成本较高，这意味着这种方式很少被医学教师采用（尽管也并非毫无先例）。医学教师通常将备选技术限制在立即可用的那些技术中。大多数学校都有一些在线学习管理系统（learning management system，LMS，又名虚拟学习环境，virtual learning environment，VLE），这些系统能提供文件存储、讨论、日程规划和公告等基本课程功能。目前市面上还有许多其他的通用教育工具和系统（Horton，2006；Clark & Mayer，2008）。例如，许多医学院校都有在线工具来进行组合、评估、记录临床数据和测评。教师也可以使用更通用的工具，如维基百科来进行合作性写作，使用博客来进行回顾性写作，以及采用网络研讨会工具来帮助分布式演讲和小组工作。目前还有专门针对医学教育开发的工具和系统（Ellaway，2007），包括虚拟患者、床旁参考资料（尤其是移动设备）和循序渐进的技能培训视频。医学教师还可以使用可公开访问的系统（尤其是那些免费的系统），例如利用 YouTube 发布视频、SoundCloud 发布音频剪辑、SlideShare 分享演示、Skype 召开视频会议。

如何具体执行设计流程？

这一步主要是关于构建、配置和部署教育活动和它们使用的资源。ADDIE 模型（图 20.1）已经得到教学设计团体的认可，作为指导和构建这个过程的一种方式。首先应分析情境和学生的需要，然后再选择（或设计）将要使用的内容（活动，资源）的种类。下一步则是构建（或开发）和实现设计。最后，应评估所得到的学习结果，这能够促使教师做出改变，有利于改善学习情境（图 20.1）。即使医学教师不创造自己的技术，ADDIE 模型也有利于构建有益于使用数字技术的医学教育。

制订了如何在医学教育中使用数字技术的策略后，我们将继续研究医学教育中有关数字技术使用的一些更具体和新出现的问题。

移动技术

在过去的 10 年中，手机已经发展成具有强大计算能力的智能手机，融合智能手机和笔记本电脑的设计原则，则发展出了平板电脑。智能手表和其他"可穿戴"设备也大大丰富了我们与数字技术互动的方式。移动设备通常比台式机和笔记本电脑更小、更轻，它们的尺寸被设计为轻松地握在手里（而不是放在膝上或桌上），这意味着它们可以用在床旁或其他任何不方便使用大设备的地方。它们也有更广泛的联网能力，可以在很多地方使用。另一个重要的出发点是，它们的工具是以"apps"（应用程序 applications 的缩写）的形式存

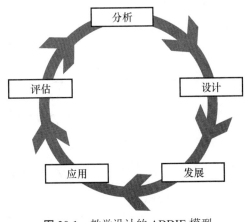

图 20.1　教学设计的 ADDIE 模型

在的，这些应用程序可以通过"app stores"免费或低价获得。移动技术的兴起对医学教育产生了重大的影响，这不仅仅是因为现在大多数（但不是全部）的医学生都能够随时随地使用这些设备，还因为他们有自主选择设备和工具的权利，从而很少或根本没有受到学校或老师的监督。

移动技术在医学教育中有许多应用，包括后勤和个人信息管理、查房内容和参考材料（如药品指南或技能程序视频）、与同伴合作、授课中使用社交媒体或投票，通过短信、电子邮件和其他工具进行"永远在线"的交流，利用移动设备查询电子病历等。但是，使用移动技术的价值取决于使用的情况。我们可以基于 Maslow 的需求层次结构来分析在医学教育中使用移动技术的价值（图 20.2）（Masters et al.，2016）。

为数字健康时代做准备

医生们越来越多地在执业中使用数字技术。的确，数字健康和远程医疗已成为当代医疗服务的核心。正因为数字技术已经成为专业实践的一部分，医学教育也需要做出相应的调整。在这种情况下，技术使用既是医学训练的媒介，也是目标。重要的数字健康技术和系统包括电子健康档案（electronic health records，EHRs）和电子病历（electronic medical records，EMRs）、用于影像学的系统（如图像存档和通信系统，PACS）、实验室及医嘱输入和处方系统、重点照护检验（point-of-care）、决策支持系统和指南、后勤系统（如调度和跟踪）、与患者和同事的通信工具，以及为大众提供信息和支持资源的技术（如公共卫生网站、热线和个人健康档案）。通过将它们用于教育以及实践目的，以上这些系统都可以被教授。例如，可以将电子病历填入 PBL 或是临床技能训练中的案例。这样，使用电子病历管理患者就成为了更广泛的课程体验的一部分。医学教育中技术的应用可以由数字健康胜任力构成。框 20.2 阐述了围绕 CanMEDS 角色组织的研究生医学教育中的核心数字健康胜任力（Ho et al.，2014），它们可以用于将数字技

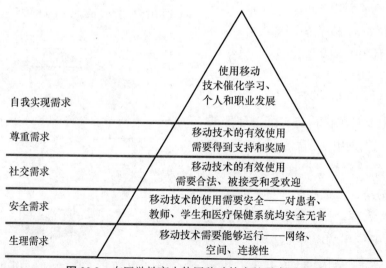

图 20.2 在医学教育中使用移动技术的需求层次图

框 20.2 一些 CanMEDS 研究生医学教育中的数字健康胜任力（Ho et al., 2014）

医学专家:
- 利用信息和通信技术提供以患者为中心的医疗，并为各种不同人群提供专家咨询。
- 利用临床决策支持工具作为临床判断的辅助手段，提供及时、符合循证、安全的干预措施。
- 通过捕捉和分析健康、质量和患者安全性数据来监测和审核个人实践。

沟通者:
- 以符合法律、隐私和法规要求的、准确、完整、及时和可检索的方式记录患者治疗效果和安全信息，为高效的临床决策提供帮助。
- 了解健康信息的捕获、组织、制表和显示将如何影响患者的医疗，如何促进或妨碍信息交流，并影响医疗系统的效率。

合作者:
- 合作开发、推广、使用和评价电子信息和管理系统、流程和资源，以辅助最佳的医疗实践以及提供安全、优质和高效的医疗。
- 与其他医疗卫生专业人员共同分享电子信息，以便整合和优化护理，并改善个人和群体的诊疗效果。

领导者:
- 比较健康信息系统的优点和局限性，并将这些知识应用于患者管理、患者安全、实践管理，以及在自己的实践中及所有临床和专业环境中持续改进医疗质量。

- 理解人机交互问题、组织文化、技术限制以及设备和基础设施故障可能会对患者安全造成负面影响的错误或数据失真。倡导和实施工作场所的危害减免策略。

健康倡导者:
- 在社区环境下的急慢性疾病管理中，采用健康信息来提高医疗质量和拓宽服务覆盖。
- 在决策中使用汇总的医疗信息时，主张平衡个人的隐私权和医疗系统的需求。
- 反对社交媒体中描述的错误医学信息。

学者:
- 利用信息技术来提高知识、技能和判断力，提供符合循证医学的医疗服务。
- 在整个职业生涯中，为自己和他人使用信息技术，组织、维护、评价和不断提高学术资源和健康信息管理技能。

职业素养:
- 采取行动确保技术保护并加强医患关系，对单一和整体患者有益，并以能保持公众对行业信任的方式使用。
- 在使用社交媒体平台和数字技术来记录、传达和回应信息时，应遵守专业义务，遵守法律法规并保持适当的个人界限。
- 遵守有关医疗信息系统中隐私、机密和数据安全的组织、专业公约和法律条文。

术整合到医学教育课程中。

隐性课程与数字技术

很少有人会毫无保留地接受和使用数字技术。因此，在医学教育中使用数字技术的过程中，我们应该考虑到障碍、混合信息、缺失和其他社会性构成的影响。我们可以通过在医学教育中加入技术使用的隐性课程、非正式课程和缺失课程来做到这一点（Ellaway et al., 2013）:

- 使用数字技术的隐性课程体现了影响其机构的期望、政策和文化规范。

这可以包括预期要使用技术的情境（例如 LMS 成为可以访问课程资料的唯一方式），以及技术使用受到限制的情况（例如禁止给授课录像或禁止在考试中使用数字设备）。

- 使用数字技术的非正式课程反映了学生和指导教师之间的个人互动。这可能包括教师特别热衷于使用技术的情况（例如，教师与学生交流应用程序和移动设备的使用技巧），或者教师特别反对使用技术的情况（例如，教师禁止在他们的患者附近使用任何移动设备）。

- 使用数字技术的缺失课程反映了正规课程中技术使用的缺失和遗漏。例如，数字健康教学、数字化职业素养（参见下一节）或者使用数字化工具进行学习和实践的完全缺乏，各自都能构成缺失课程。

这些因素可能会干扰医学教育课程中精心设计的、有意义的技术应用，也可能会混淆技术使用的目标。这意味着使用数字技术的潜在优势可能会减弱，甚至消失。

数字化职业素养

使用社交媒体等工具和系统，使得学生（有时是教师）可以在公共论坛上表达或做出影响自己声誉的事情，这些事也可以同时影响他们的机构和职业声誉。当然，这些影响总有有失偏颇之处，但社交媒体能使这种偏见更为公开迅速地传播。作为回应，一些机构惩罚或禁止围绕医学或医学教育使用社交媒体，但另一些机构却试图采取更积极的态度。我们之前已经将数字化职业素养的原则定义如下：

"数字媒体并不是对医学专业的内在威胁。专业人士应该通过一些能增强对患者的关怀、同情心、利他主义和可信赖性的方式，使用数字媒体来实现积极的目的。专业人士应该意识到，他们与数字媒体的关系的本质是可塑的，他们应该深思熟虑，恪守道德和保持值得依赖的工作能力。"

Ellaway et al.，2015

数字化职业素养具有三个维度：

- **熟练**：数字专业人士应该能够有效和安全地工作，不会不当地使用时间和资源，也能规避不必要的风险和干扰。这包括安全有效地选择和使用技术，适当使用教育和支持资源。

- **声誉**：数字专业人士应该维护自己的声誉，作为其社会信任的基础。专业人士不仅应该在所有场合和时间、在所有媒体上表现出尊重的态度，而且应该避免在任何媒体上披露不适宜的内容。如果发布的是合理的内容，应该能让你在法庭上或在纪律小组面前有底气地为自己辩护。

- **责任**：数字专业人士应对自己的行为负责；应该发展并维持与使用数字媒体相关的积极有效的行为。做出使用数字媒体的积极行为，以作为其他人（包括他们的学生、同龄人和患者）的模范。

医学教师应将数字化职业素养融入课程，融入更广泛的专业训练和评价活动中。应明确地将日常使用技术与素养原则联系起来，并作为模范，为学生和同事展示自身良好的数字化职业素养。

在线医学教师的角色

数字技术在教育中的使用已被广泛地称为"在线学习"（e-learning），尽管它通常由教师而不是学生来定义和主导。因此，它有助于将两种截然不同的做法分开：在线教学（教师的职责）和在线学习（学生的职责）。在线医学教师应选择所使用的技术（并在一定程度上排除故障），并通过数字媒体及其相关技术促进学生活动，评价和鉴定他们的表现。

 "存在两种截然不同的方式：在线教学（教师的职责）和在线学习（学生的职责）。"

在线医学教师还需要决定他们教育技术工作的目标。教育制品越有效，就越能催化和支持更多学生的学习。然而，对于所有的教育者来说，都有一个挑战：最好的学生能抓住给他们的每一个机会，而较差的学生却不能。如果教师的目标是帮助能力较差的学生，那么提供的资源需要符合他们的需求和学习方式。简单地提供教学资源，可能会加大最好和最差的学生之间的差距，而不是缩小这种差距。包含有针对性反馈的测验题往往比丰富的多媒体资源更有帮助，特别是对于一些能力较差的学生，或那些纠结于某些核心概念的人。

至关重要的是，我们应确保医学教师将他们的技术相关活动纳入课程中。如果没有融入课程，那么技术的使用率就可能会很低，这个问题在那些最需要使用技术的人中特别明显。在线教学与项目的目标和成果之间的一致性也十分关键。Biggs（1999）指出："在一致性教学中，整个系统中能维持最大的连续性。"这种一致性应该延伸到在线和离线教学上，如果在线教学和课程的其余部分没有很好的一致性，它就会使学生感到不和谐和困惑，会带来类似隐性课程中关于"什么是重要的？什么是不重要的？"的疑问。而且在线教学并不是孤立于其他方法和技术，而是与其他方法和技术相互作用、相互借鉴，并最终更好地为传统面对面的教学服务。混合式学习（结合传统和新兴媒体及技术的优点）的概念现在已经很好地建立起来了，但它的并行概念——混合式在线学习并没有得到明确。虽然混合式在线学习在很多方面涉及教学，想达到协调的一致性以及做好在线教学与其他方法的融合，最好还是从实践经验中学习。

我们强烈建议那些希望担任在线教学角色的教师寻找机会，亲自体验学生在接收端的感受。这可以通过教师拓展活动体验，或在继续医学教育活动中感受。通过与许多在线教学社区的联系，也有机会学习和发展。我们还需要强调最后一点，也是作为在线学生将体验到的问题，就是没有一项技术是一成不变的。有些变化很快，有些则变化较慢。无论技术如何变化，只关注它的操作技能都是不够的。广泛理解在线教学不再是一个深奥的专业，而成为一个医学教师的核心部分。

在线医学教师还需要理解在线学生的角色和身份。过去十年来，社会（特别是媒体）倾向于认为年轻人的计算技能和能力比老年人高。"数字土著"或"网络一代"等标签已经成为许多学生和教师的流行词（Ellaway & Tworek，2012）。这种说法是有问题的，个中原因有很多。虽然一部分学生对数字生活方式照单全收，但也有一些人并不是这样。每个班级通常会有一些具有较强信息技术能力的学生，而另一些学生则实践能力较差。学生们对自身信息技术能力的评价普遍和实际情况差距较大，他们通常眼高手低，因此情况可能会更加恶化。另一方面，教师则往往妄自菲薄，认为使用技术的风险更大，可能导致教师放弃对数字技术的控制，因为他们觉得学生们更有能力掌握它们（Beetham, McGill & Littlejohn, 2009）。

尽管教育技术能够追踪学生的活动，但学生所做的大部分工作仍然是教师看不见的。例如，在过去几年中，使用社交媒体取代了大学体系中的活动，成为了全球学生的主要社交活动。同样，即时短信使分散的学生群体能够在没有教师教授知识和仔细审查的情况下进行交流。这也包括了不同机构学生之间的互动。在没有相应教师参与的情况下，来自一所学校的教学材料可能正在被另一所学校的学生使用（和重视）。学生们寻找着不被教师监视和评价的场所，也参与到专业网络中。在这个过程中，许多学生即使不是"数字土著"，也成为了"数字游牧民"。

小结

本章并非旨在提供将数字技术用于教育目的的通则，在这方面前人已经有很多精辟的论述。我们的目标是提供一个简介，主要探讨在医学教育中使用数字技术的各种主题和问题。当今的医学教师可以使用前所未有的丰富的教育技术来支持他们的教学。

从实践的角度看，医学教育工作者无论是作为学生，还是作为教师，都需要能够在不同的数字环境中工作。他们需要能够接受这种环境的动态变化，批判性地接收，并选择最能满足其需求的工具和流程。他们还需要了解数字健康和其他聚焦专业相关的数字发展与教育的相互作用。尽管教育技术专家将很可能在数字医学教育中扮演更具战略性和密切的角色，但现在所有的医学教师在某种程度上都是在线医学教师。

 "所有的医学教师都是在线医学教师。"

本章提出了围绕教育活动的一系列概念，使学生和教师不论是共同学习，还是分开工作，都能够更好地利用他们的时间。因此，在医学教育中使用数字技术的最大前景应该是：加强和改进传统模式，而不是简单地淘汰。该书的未来版本将见证这个观点的成败。

参考文献

Beetham, H., McGill, L., Littlejohn, A., 2009. Thriving in the 21st century: Learning Literacies for the Digital Age. Glasgow Caledonian University/JISC, Glasgow.

Biggs, J., 1999. Teaching for Quality Learning. OU Press, UK.

Clark, C.R., Mayer, R.E., 2008. e-Learning and the Science of Instruction. Pfeiffer, San Francisco.

Ellaway, R., 2007. Discipline Based Designs for Learning: The Example of Professional and Vocational Education. In: Beetham, H., Sharpe, R. (Eds.), Design for Learning: rethinking pedagogy for the digital age. Routledge, pp. 153–165.

Ellaway, R., Tworek, J., 2012. The Net Generation Illusion: challenging conformance to social expectations. In: Ferris, S.P. (Ed.), Teaching and Learning with the Net Generation: Concepts and Tools for Reaching Digital Learners.

Ellaway, R.H., Bates, J., 2015. Exploring patterns and pattern languages of medical education. Med. Educ. 49 (12), 1189–1196.

Ellaway, R.H., Coral, J., Topps, D., Topps, M.H., 2015. Exploring digital professionalism. Med. Teach. 37 (9), 844–849.

Ellaway, R.H., Fink, P., Campbell, A., Graves, L., 2013. Left to their own devices: medical learners' use of mobile technologies. Med. Teach. 36 (2), 130–138.

Ho, K., Ellaway, R., Littleford, J., et al. 2014. eHealth competencies for postgraduate medical education: CanMEDS 2015 eHealth Expert Working Group Report. Royal College of Physicians and Surgeons of Canada, Ottawa, ON.

Horton, W., 2006. E-Learning by Design. Pfeiffer, San Francisco.

Masters, K., Ellaway, R.H., Topps, D., et al., 2016. AMEE Guide 105: Mobile technologies in medical education. Med. Teach. 38 (6), 537–549.

Mayer, R., 2009. Multimedia Learning, second ed. Cambridge University Press, New York, NY.

Richey, R.C., Klein, J.D., Tracey, M.W., 2011. The instructional design knowledgebase: theory, research, and practice. Routledge, New York, NY.

拓展阅读

Ellaway, R., Masters, K., 2008. AMEE Guide 32: e-Learning in medical education Part 1: Learning, teaching and assessment. Med. Teach. 30 (5), 455–473.

Masters, K., Ellaway, R., 2008. AMEE Guide 32: e-Learning in medical education Part 2: Technology, management and design. Med. Teach. 30 (5), 474–489.

第21章 教学设计
Instructional design

J. J. G. van Merriënboer

（译者：常　实　谭斯品　任晓磊　审校：陶立坚）

- 设立整合教学目标，采用整体任务方法。
- 教学手段多样化，不断加大多媒体教学的运用。
- 教导学生将所学知识运用到实践工作中去。

引言

学习的手段多种多样。人们可以通过学习范例、实操和练习、别人的引导、阅读书籍、自己摸索、提出和验证假说、答辩、教导别人、做笔记、解决问题、寻找类似问题、信息推演和许多其他方式来学习。学习是人类所有目标导向性活动的基础。人们会积极主动地去做一件事情，并期望能够从中学到知识。学习并不总是一个最优的过程：在学习过程中总会有各种阻碍或者促进的因素出现。教学设计是整个学习过程中的一门分支学科，它一方面是帮助人们学习的教学方法的理论和研究，另一方面是发展完善与执行这些教学方法的过程。有时，教学设计（instructional design，ID）这一术语专指关于教学方法理论和研究的知识，教学系统设计（instructional systems design，ISD）这一术语专指教学方法发展、完善、评估的实践。本章旨在简明地向读者介绍 ISD 及 ID。

👉 教学设计涵盖了理论研究和实践应用。

ADDIE 模型

ISD 模型经典地将教学设计过程分成分析（analysis）、设计（design）、开发（development）、实施（implementation）和评估（evaluation）5 个阶段。在 ADDIE 模型中（图 21.1），评估阶段主要进行终结性评价，形成性评价在各个阶段进行。虽然 ADDIE 模型看上去是一个线性模型，但执行过程并不需要严格按顺序进行。通常，这一模型被重复用来开发有关联的教学单位（迭代）。由于已有相似信息（必要性层面）或后一阶段提供的信息使得前一阶段有必要重新考虑（曲折设计），有些阶段可能被略过。正因如此，最好将其视为一种项目管理工具，来帮助设计者思考需要采用的每一个步骤。此外，ADDIE 模型并不暗示或遵循某种具体的学习理论。不管是否有首选的偏好学习模式，ADDIE 模型都可用于所有的教学设计。

ADDIE 模型（图 21.1）第一阶段，重点在于分析期望达到的学习结果和给定的条件。在条件确定的情况下，主要是对背景环境（如设备情况，时间与金钱，文化，场所例如学校、军营或工作场所等）进行考虑，对目标群体（已有知识、整体的受教育情况、年龄、学习风格、残障情况等）以及对任务和主题（工具及需要达到的目标、执行条件、风险等）进行分析。

☞ 最佳的教学设计取决于预期的学习结果和给定的条件。

ADDIE 模型的第二阶段，将对教学方法进行选择。选择的教学方法要确保在给定的条件下，能够达到预期的教学效果。在选择的过程中，要对教学方法的组织方法（教学是如何组织的？）、传授方法（用哪种媒介进行教学？）及管理方法（教学如何管理及由谁管理？）进行区分。预期

的教学效果和给定的条件决定了最终选择的教学方法。例如，预期教学效果若是记住每块骨骼的名称，记忆术的运用练习是一种合适的教学组织方法，但若预期教学效果是完成一项复杂的外科手术技能，合适的教学组织方法则是在各类特殊状况下的反馈性指导性训练。此外，若是有足够的设备或财力，高保真装置是适合教授复杂外科技巧的方法，但若是设备及财力欠缺，指导性的实习则更为合适。

ADDIE 模型其余的三个阶段为开发、实施、评估过程中使用的方法提供指南。开发是指教学材料的实质构建，例如设立学习任务和目标、教学文本、多媒体教材、授课课件，编写教师指南等。实施指的是将在教学环境中新开发的教学方式应用到实际教学材料的使用当中。评估阶段主要调查预期教学结果是否达到，并回答诸如学生们是否达到了期望学习效果、他们学到了什么、这次教学还可以怎样改进之类的问题。ADDIE 模型中每一个阶段都代表了完整的研究领域，并且都在不断地发展完善。本章后续篇幅将叙述 ID 模型及其模型中的前两个阶段，不再赘述 ISD 模型。

广泛运用的 ID 模型

在各类文章及网站（见 www.instructional design.org，http://thingsorganic.tripod.com/Instructional_Design_Models.htm 等）中已介绍了将近 100 种 ID 模型。不同的 ID 模型可以从以下几个角度体现差别。第一个角度是遵循不同的学习范式而产生的不同 ID 模型，这些学习范式可以体现行为主

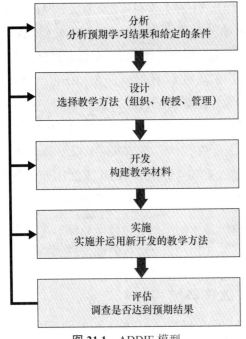

图 21.1 ADDIE 模型

义、认知或社会建构主义的观点。第二种角度（将在下一部分讲述）是基于信息设计、课堂设计及课程设计层面中的差别而产生的不同 ID 模型。第三种角度是关于基于结果模型和整体任务模式。

可以从行为主义、认知或社会建构主义等不同角度来诠释 ADDIE 模型。

基于结果模型

基于结果模型主要关注学习过程中的某个特殊领域，比如认知领域、精神运动领域及情感领域（Anderson & Krathwohl, 2001），这三个领域与知识、技能、态度这三个方面相匹配。在选择的不同领域中，按照不同的学习主题和学习目标来预测预期的教学效果。在这之后，选择不同教学方法来达到每个单独的学习目标。Gagné（1985）在认知领域层面介绍了一种广泛应用的分类方法。这种分类方法区别开了语言信息、智力技能、认知方法、态度及精神运动能力。智力技能是该分类法的核心，共包括下面 5 个亚类：

1. 辨别。
2. 掌握概念。
3. 设定理念。
4. 制订规则。
5. 制订高级别规则。

这种分类法反映了一个事实，即一些智力技能使得其他更高层次的技能得以表现。比如一些规则和程序的运用是使用更高级别规则（比如解决问题能力）的先决条件。如果你教授的是智力技能，教学过程中重要的一点是识别出学习的层次，即

识别出比这项技能更低层次的能力。在教学中，应该从学习层次较低的技能开始，才能成功学习较高级别的技能。

研究者们还引入了很多种不同的目标分类方法。但所有的基于结果模型的共同前提是不同的教学手段、不同的教学目标都能够实现（学习的条件，Gagné, 1985）。我们可以根据不同的教学目标选择最好的教学方法；通过教授一个个单独的教学目标，最终实现全部课程的终极教学目的。例如，教授复杂的技能或是专业能力，每一个教学目标由与之相应的技能组成，把教学目标进行排序，最终就会形成一个部分任务似的教学目标。因此，每次只要教授学生一个或者是数量有限的技能就可以。在后期的实践练习中不断增加新的技能成分，直到教学完成，学员才有机会来演练整个复杂的技能。

基于结果的教学设计模型对于那些不需要相互协调的教学目标非常有效。但在 20 世纪 90 年代早期，教学设计领域的研究者们对于基于结果的教学模型对整合目标的实现提出了质疑（例如 Gagné & Merrill, 1990）。作为一门需要掌握复杂技能和专业知识的学科，医学学科不同领域中有许多交叉，而基于结果的教学方式碎片化，效果也并不好。整体任务模式因其注重任务各方面的协调而为解决这个问题提供了选择。

基于结果的教学模型能够非常有效地实现相对独立的教学目标。

整体任务模式

顾名思义，整体任务模式是针对整

合目标或者复杂学习的。这一模式从整体而非细节的角度进行教学设计（van Merriënboer，1997）。首先，学习过程中复杂的内容和任务并不是割裂开的（例如知识通过授课传授、技能在技能实验室训练、态度在角色体验中锻炼），通过让学生以整体任务的观点来学习，学生的知识、技能以及态度都可以同时得到发展。其次，学习过程中复杂的内容和任务不是缩减为通过报告或者练习就能完成的简单学习单元，而是这些复杂的内容和任务以一种从简单到复杂的整体模式进行教学。因此在整个教学过程中，完整地保留了不同知识单元之间的联系。整体任务模式在完成复杂的教学目标的同时，也充分保留了不同知识单元之间的联系。

整体任务模式的教学设计并非从目标的某个细节开始着手，而是从识别现实生活中一些具有代表性的问题以及需要解决这些问题的相关认知图式（也称作认知任务分析法，cognitive task analysis，CTA；Clark et al.，2012）开始。认知图式是认知和整合知识、技能及态度的结构单元。学生学习过程的能力发展可以被视为认知图式的构建和逐渐自动复杂化的过程。认知图式的构建包括了归纳学习和对知识的进一步细化。学生根据自己在完成各种不同学习任务后获得的具体经验，归纳新的认知图式，并修订自己已有的认知图式。通过将新出现的信息与自己已知的事物关联起来，学生对自己新学到的认知图式进一步细化。

☞ 整体任务模式起步于识别和分析实际日常生活事物中具有代表性的问题。

认知图式的自动化过程包括了知识汇编和拓展过程。通过构建新的认知原则，学生在某种特定条件下做出同样的反应，这就是新知识的积累过程。重复可以帮助学生巩固这些认知原则；每次用到这些认知原则产生了预期的效果，那么在相似的条件下使用这些新构建的认知原则的概率就会增加。认知图式构建也可以帮助学生形成非常规行为（解决问题、推理、决策），而认知图式自动化可以帮助学生形成常规行为。非常规及常规行为的混合对有效处理真实日常任务是有必要的。从设计的观点来看，对逐渐复杂的图式的细化有助于明确一系列由简单到复杂的学习任务。图式的细化同时也有助于辨别具体实施中的非常规行为及常规行为，这样可以在整体任务实施的过程中，在不同方面给学生提供必要信息，并给予反馈及评价。

☞ 通过提供一些有意义、富有内涵的学习任务如问题、项目及案例，可以驱动复杂型学习。

整体任务模式中，通常假定复杂学习以一些有意义的、富有内涵的学习任务来驱动学生学习，这些学习任务通常源于现实生活或工作。这种学习任务通常也被称为"问题"（在基于问题学习模式中）、"案例"（在案例法中）或"项目"（在基于项目学习模式中）等。Van Merriënboer 和 Kirschner（2013）使用通用术语"学习任务"来指代所有帮助学生达到整合目标的任务。Merrill（2013）对比了大量整体任务模式并发现它们都有 5 个"教学的首要原则"，这些原则表明，在下列情况下，学生可以达到有效的学习结果：

1. 学生积极参与解决现实世界的问题。
2. 学生使用现有知识作为新知识的基础。
3. 向学生展示新知识。
4. 学生需要运用新知识。
5. 新知识被整合到学生的生活和工作中。

ID 模型的示例

本部分将从教学信息设计、课堂设计和课程设计三个层面来探讨 3 个 ID 模型的例子。这三个模型都可认为是整体任务模式。

认知负荷理论

现今最广为接受的教学信息理论是 Sweller 的认知负荷理论（cognitive load theory，CLT）（van Merriënboer & Sweller，2010）和 Mayer 的多媒体学习认知理论（Mayer，2010）。这两种理论有很多共同点。本部分将重点叙述认知负荷理论（CLT）。CLT 的中心思想认为在设计教学信息时，必须重点考虑人类的认知结构。认知结构包括非常有限的工作记忆，工作记忆带有视觉 / 空间及听觉 / 语言信息的独立处理单元。这些处理单元可以与相对应的无限长期记忆存在相互作用。认知负荷理论提出了三种不同的认知负荷，这三种负荷依赖于与之相对应的处理单元：

- **内在认知负荷**：内在认知负荷具有完成任务的直接功能，完成任务时，要求在工作记忆中的数个元素进程基本同步。和一个需要协调较少组成性技能构成的任务（比如伤口换药）相比，需要协调多个组成

性技能的任务（比如处理急诊患者）将产生更高的内在认知负荷。

- **外在认知负荷**：这是在内在认知负荷之外的负荷，主要由于较差的教学设计而导致。学生需要在完成学习任务时查阅教材以获取信息（比如查找如何操作一台机械的清单），查阅这一过程本身并不直接有助于学习，因此成为外在负荷。

- **关联认知负荷**：是指与促进图式构建和图式自动化过程相关的负荷。将新信息与已知信息自觉联系在一起并自我解释新信息，即关联认知负荷的过程。

内在、外在及关联认知负荷是可以叠加的。在学习过程中，三种负荷的总和不能超过工作记忆容量可承载的限度。因此，优质设计的教学信息应减少外在认知负荷并减轻关联认知负荷，以不超过认知容量可承载限度，否则认知超载将会对学习发生的过程产生消极影响。CLT 产生的第一套原则旨在减少外在认知负荷。**自由目标原则**建议将传统的学习任务替换为自由目标的任务，为学习者提供一个非特定的目标（例如，对学生说"请提出尽可能多的可以观察到的症状相关的疾病"，而不是问他们"这个患者的症状表明他患了哪种疾病？"）。而传统的学习任务迫使学生确定学习方法，达到特定学习目标，这导致了较高的认知负荷。自由目标的任务使得学生可以从给定的内容通过逻辑推理达到目标，使认知负荷低得多。类似的原则是**工作样例原则**，建议用工作样例代替传统的任务，样例中还包含了一个完整的解决方

案，学习者必须仔细研究（例如让学生修改一个现成的治疗计划，而不是让他们独立创造这样一个计划）。与此相似的还有**完成原则**，建议用完成了一半的任务替代学生必须完成的传统任务（例如，让实习生仔细观摩外科手术，只做一部分手术，而不是让他们独立执行整个操作）。

> ☞ 在我们的认知能力范围之内，精心设计的教学信息可以减少外在认知负荷，提高关联认知负荷。

其他减少外在认知负荷的原则对设计多媒体教学素材尤为重要。**注意力分散原则**建议替换多个来源的信息，用或者分布在空间（空间分散注意力），或者分布在时间（时间分散注意力）的信息，替换一个综合的信息来源（例如，在学生需要的时候及时提供学生操作医疗设备的指示，而不是事先向他们提供信息）。**通道原则**建议用口头文字说明和视觉来源信息（多通道模式）来替代书面说明文本和视觉来源信息（单通道模式，例如在学习消化道工作机制的计算机动画时，给予学生口头解释，而不是在屏幕上给他们书面解释）。**冗余原则**建议用单源信息来源替代多源信息（具有自释性）（例如，向学生提供心脏、肺和身体中的血液流动图，删除这个流程图中的文字说明）。

其他原则旨在优化关联认知负荷。**可变性原则**建议用一系列在现实世界中全方位不同的任务替换一系列具有相似特征的任务（例如，当描述一个特定的临床症状时，使用不同性别、年龄、体质、病史等的患者来对这个症状进行说明）。**背景干涉原理**建议用一系列具有高背景干涉的任务来替换具有低背景干涉的任务（例如，如果学生练习特定外科任务的不同样式时，建议以随机而非模块化的顺序排列这些样式）。**自我解释原理**建议用含有提示的、要求学习者自行解释给定信息的、丰富的任务，来代替单独的例子或任务（例如，对于学习诊断人体心血管系统功能障碍的学生，可以提供一个心脏如何工作的动画提示，动画中间插入提示问题，要求学生自己解释相关机制）。

九段教学法

在课堂设计的层次上，Gagné 的九段教学法（1985）提供了组织课堂的通用指南，它可以在复杂学习中应用于大范围的或综合的目标。表 21.1 总结了 9 个事件和教师的解释性说明，按照通常在课堂中出现的顺序把 9 个事件排列如下。

前 3 个事件让学生们做好学习准备。

表 21.1　Gagné 的九段教学法

事件	具体说明
引起关注	你有没有听说……？
告知学生学习目标	今天我们将要……
刺激既往知识的回忆	两天前我们学会了如何……
呈现知识	现在我将示范如何……
提供指导	这是一个操作指南……
引发表现	现在你自己尝试一下
提供反馈信息	好的，但你需要……
评价表现	现在我们来做一个小测验
促进知识记忆和转化	好的，现在假设你必须在工作中做……

第一，应该通过提出一个有趣或热门的问题，或者就他们感兴趣的话题提出问题，来获得他们的关注。这将有助于为课程打好基础和激励学生。第二，应该明确教学的目标，这样学生才能知道课后他们能够完成什么任务。教师可能会给出一个示范，以便学生能够了解如何应用新知识。第三，应该唤醒学生头脑中的相关知识。通过阐明如何将新知识与他们已经知道的事物联系起来，为他们构建一个能够帮助学习和记忆的框架，或者能让他们就话题展开头脑风暴。

接下来的 4 个事件引导了实际的学习过程。首先介绍新知识，并提供示例或示范。文本、图表、模拟物、图片和口头解释等都可以用来展示新知识。其次，学生需要用新的知识进行练习。通过诱发出学生的一些行为或者是表现，学生可以用新获得的知识完成一些事情，例如，他们能够运用新的知识或新的技能。再次，学生应该得到相应的指导，以便帮助他们成功运用新学习的知识和技能。指导与内容展示不同，因为它的重点是帮助学生学习（例如帮助他们处理新信息）。最后，学生获得信息量丰富的反馈，这些反馈意见能够帮助他们发现自己的弱点，并为进一步改进提供线索。

▶ 新信息的呈现应该总是伴随着指导性的练习和反馈。

最后的 2 个事件标志着课程的结束。首先，应该评价学生的表现，以检查课程是否成功施行，学生是否获得了新的知识和技能。通常，向学生提供他们本人在相关课程中的学习进展是值得尝试的。其次，应该注意加强对所学内容的记忆和转化。有的教师可能会列举出一些学生能应用所获得的知识和技能的类似场景，或者教师让学生们回顾课程，并提出可以应用所获得的知识和技能的新场景，或者让他们在已经转化了的场景中应用知识和技能。

四要素教学设计模型（4C/ID）

在课堂和课程设计层面，四要素教学设计模型（van Merriënboer & Kirschner，2013）是一种常用的整体任务模式，该模型旨在培养复杂技能和岗位胜任力。它为分析现实生活中的任务并将其转化为教育计划的蓝图提供了指南。四要素教学设计模型通常用于设计和开发长达几周到几年的大型教育项目。

4C/ID 模型通常假定，复杂学习的蓝图总是可以由四个基本要素成分组成，这四个要素即学习任务、支持性信息、过程性信息、部分任务实践。这四个要素是以前文所描述的归纳学习、细化加工、规则编译和知识强化这四个学习过程为基础提出来的。学习任务是整个计划的支架。它为学习提供多种体验，明确地以学习的转化为目标。另外三个要素都连接在这个支架上（图 21.2）。

学习任务包括问题、案例研究、项目、情景等（由图中的大圆圈表示）。它们是基于现实生活的真实的整体任务体验，这些体验旨在融合各方面的技能、知识和态度。整体学习任务表现出实践的高度可变性，因为学习不同的体验有利于学习的转化（Maggio et al.，2015）。学习任务按照

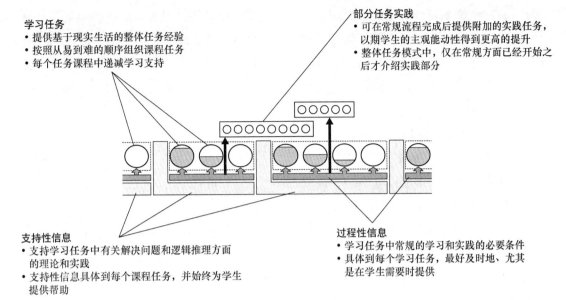

学习任务
- 提供基于现实生活的整体任务经验
- 按照从易到难的顺序组织课程任务
- 每个任务课程中递减学习支持

部分任务实践
- 可在常规流程完成后提供附加的实践任务，以期学生的主观能动性得到更高的提升
- 整体任务模式中，仅在常规方面已经开始之后才介绍实践部分

支持性信息
- 支持学习任务中有关解决问题和逻辑推理方面的理论和实践
- 支持性信息具体到每个课程任务，并始终为学生提供帮助

过程性信息
- 学习任务中常规的学习和实践的必要条件
- 具体到每个学习任务，最好及时地、尤其是在学生需要时提供

图 21.2　四要素教学设计模型简图

从易到难的课程任务顺序排列（由圆圈周围的虚线框表示），每个课程任务中学生得到的支持和指导逐渐减少（由圆圈逐渐减少的灰色填充表示）。通过完成学习任务来进行学习的过程基本就是归纳，即从具体的经验中学习。

　　支持性信息帮助学生完成学习任务的非常规部分，这些部分经常包括解决问题、推理诊断和制订决策（通过连接同等难度的学习任务或任务课程的 L 形框表示）。它解释了一个知识结构域是如何组成的（例如对人体的知识）以及如何最好地解决该结构域的问题（例如系统的鉴别诊断方法）。它是根据任务来针对性设计的，并且总是可供学生使用。在整个学习任务中，支持性信息为学生已经知道的和他们需要知道的内容之间提供了桥梁。通过支持性信息进行学习的基本流程就是规划的过程，即学习如何将新信息与已知信息相关联。

　　支持性信息就是教师们通常所说的"理论"。

　　过程性信息允许学生总是以相同方式完成常规学习任务（图 21.2 中指向学习任务的暗色箭头）。它明确指出了如何执行任务的常规部分（即如何操作的信息），因此最好在学习者需要的时候及时地提供。这可以由教师完成，也可以通过快速参考指南、工作辅助手册或移动应用程序完成。随着学生获得更多的专业知识，常规化的过程性信息迅速失效。从过程性信息进行学习的基本过程是知识的编译，即通过将新信息转化为认知原则来学习。

　　最后，部分任务实践是指例行程序外的额外练习，通过这些部分任务实践（由一系列小圆圈表示），学生可以培养某些特定领域所必需的较高阶的主观能动性。部分任务实践主要用于关键任务方面（例如心肺复苏术、听诊、手术缝合）。部分任务练习只有在整体学习任务中的常规流程开始之后才能开始，它通常会需要大量的重复练习。从部分任务实践中学习的基本过程是一个强化学习的过程，即通过反复练习，获得自动化的常规化技能。

Van Merriënboer 和 Kirschner（2013）描述了10个步骤，详细说明了复杂性的学习中，教学设计人员如何设计出一个高效的、吸引人的教学计划（表21.2）。这4个蓝图元素直接对应着4个设计步骤：设计学习任务（步骤1），设计支持性信息（步骤4），设计过程性信息（步骤7）以及设计部分任务实践（步骤10）。其他6个辅助性的步骤只在必要时执行。包括步骤2——对任务进行排序，即将学习任务按照从简单到复杂的类别组织起来。这确保了学生从事的任务开始时较简单，随后较为平稳地增加复杂性。步骤3——当设定完不同教学任务的教学目标后，规定可接受的行为标准。这种标准在评价学生的表现中是必需的，并为学生在整体任务中表现的各个方面提供有用的反馈。最后，步骤5、6、8和9涉及深入的认知任务分析。

表 21.2　复杂性学习的 10 个步骤

蓝图元素	复杂性学习的 10 个步骤
学习任务	1. 设计学习任务
	2. 学习任务排序
	3. 设定行为目标
支持性信息	4. 设计支持性信息
	5. 分析认知策略
	6. 分析智能模型
过程性信息	7. 设计过程性信息
	8. 分析认知规则
	9. 分析前提知识
部分任务实践	10. 设计部分任务实践

应该指出的是，现实生活中的项目设计从来都不是简单地从第1步走到第10步。和 ADDIE 模型一样，新的发现和决定通常需要教学设计者重新考虑以前的步骤，最终会产生一个曲折的设计流程。

小结

教学设计一方面属于研究和开发教学策略、教学理论的学科，另一方面又属于开发、实施和评价这些教学策略的实践领域。后者也被称为教学系统设计。教学系统设计以 ADDIE 模型为特征，将整个教学设计过程描述为分析、设计、开发、实施和评估这样一个过程。

文献中已经描述了接近100个教学设计模型。基于结果的模型描述了教学目标所需的学习结果，然后为每个目标选择最佳的教学策略。整体任务模式旨在发展复杂的技能或专业能力，它将期许的学习结果综合为一个整合的教学目标，然后选择教学策略，通过学生完成复杂的整体的学习过程而培养专业能力。从教学信息设计、课堂设计、课程设计层面，列举的三种典型的 ID 模型依次是：Sweller 的认知负荷理论模型、Gagné 的九段教学法以及 van Merriënboer 的 4C/ID 模型。

在医学教育领域，为了进一步加快学生从学院到医院的转化，人们对整合式教学目标和基于岗位胜任力课程的兴趣不断增加。此外，随着越来越多医疗模拟、动画和其他在线学习应用程序等媒体的使用，知识的传递手段也愈加多样化。因此，教学设计模式在医学教育领域中的地位也变得越来越重要。

☛ 由于复杂性学习方式和在线学习的普
及，教学设计（ID）模型在医学教育
中的地位越来越重要。

参考文献

Anderson, L.W., Krathwohl, D.R. (Eds.), 2001. A Taxonomy for Learning, Teaching, and Assessing: A Revision of Bloom's Taxonomy of Educational Objectives. Longman, New York.

Clark, R.E., Pugh, C.M., Yates, K.A., et al., 2012. The use of cognitive task analysis to improve instructional descriptions of procedures. J. Surg. Res. 173 (1), e37–e42.

Gagné, R.M., 1985. The Conditions of Learning, fourth ed. Holt, Rinehart & Winston, New York.

Gagné, R.M., Merrill, M.D., 1990. Integrative goals for instructional design. Educ. Tech. Res. 38 (1), 23–30.

Maggio, L.A., ten Cate, O., Irby, D.M., et al., 2015. Designing evidence-based medicine training to optimize the transfer of skills from the classroom to clinical practice: applying the four component instructional design model. Acad. Med. 90 (11), 1457–1461.

Mayer, R.E., 2010. Applying the science of learning to medical education. Med. Educ. 44 (6), 543–549.

Merrill, M.D., 2013. First Principles of Instruction. Pfeiffer, San Francisco, CA.

van Merriënboer, J.J.G., 1997. Training Complex Cognitive Skills. Educational Technology Publications, Englewood Cliffs, NJ.

van Merriënboer, J.J.G., Kirschner, P.A., 2013. Ten Steps to Complex Learning, second ed. Routledge, New York.

van Merriënboer, J.J.G., Sweller, J., 2010. Cognitive load theory in health professions education: design principles and strategies. Med. Educ. 44 (1), 85–93.

课程主题

Curriculum themes

基础科学与课程结果
Basic sciences and curriculum outcomes

W. Pawlina, N. Lachman
（译者：曹博 审校：赵文然）

趋势

- 基础科学课程中，围绕"真实的"临床问题来设计课堂和实验内容能够促进实境学习。
- 应将基础科学作为一种动态的工具，在以团队为基础的情景中，用这一工具提供的方法（包括非技术性方法）解决真实的临床问题。
- 学生要坚持自主学习，并与各专业教师保持伙伴关系，在教师的指导下达到理想的学习结果。

过程的深入理解，基础科学的教育策略要进行变革；因为临床胜任力要适应不断变化的医疗卫生服务模式，在医学课程中，对非技术技能的整合和评价应成为早期课程的重要组成部分。

在医学院校里教授基础科学的三个建议：

- 你们不是在给未来的基础科学家传授基础科学，而是给未来的医生。
- 在教授基础科学的时候，你不仅仅是在教授基础科学内容（……还要教授独立于学科之外的内容）。
- 教授基础科学不应该仅仅是"早餐"（……而是在整个医学课程中，作为一种常规的"饮食"）。

引言

在医疗卫生服务体系和医学教育发生引人注目变革的背景之下，基础科学（basic science）以及基础科学教育者在医学课程中所起的作用也经历了重大的变化。在过去的 20 年间一直存在着这样的争论，即医学院校里的基础科学是否有必要继续存在。经过论证，我们达成共识，基础科学不能再以传统的方式保留在医学课程中。随着医学课程的演进，传统的课程应当让位于新的基础科学授课体系；随着对学习

变化中的医学课程

传统的基础科学的教学模式是灌输式的，随着它的瓦解，如今所面临的挑战是"在一个新的世界教授旧的科目"。就本科教学而言，改变医学教育工作者的角色和责任的力量来自多个方面，包括：

- 医学课程的修订逐步缩减了基础科学的课时比例。
- 采用以学生为中心的、灵活的课程

方案，促进学生的身心健康。

- 转向基于结果的教育，注重学习结果和能力。
- 创新和电子技术的不断涌现。
- 关注医疗卫生服务体系这门科学，强调它是一项系统工程。
- 强调临床转化（从实验室到临床）的研究。
- 强调医疗卫生服务中的价值观、安全、质量和其他可评测的结果。
- 强调基础科学中的跨专业教育（interprofessional education，IPE），两个或两个以上专业的学生一起学习，互相帮助，从而提高合作质量和医疗质量。
- 独立于学科之外的科目，比如职业素养、伦理道德、领导力和团队合作能力。

这些概念曾经是需要新的医学范式（paradigm）来转变的，如今，已经构成了优质医疗卫生服务驱动下课程体系所应具备的基本要素。

"在过去的 20 年里，最初我们把跨专业教育（IPE）当作'奇幻之旅'，现在逐步意识到 IPE 是一项计划周密的活动，这些活动具有清晰和明确的学习结果。"

Harden，2015

因此，教育工作者现在必须培养具有科学能力的毕业生，使他们能够在医疗改革的变化中发挥专业作用。这意味着他们必须实践循证医学，遵循以结果为导向的医疗卫生服务标准，将科学发现转化为临床应用，在跨专业团队中工作，利用电子信息技术，遵守安全和质量标准，以及提供便利的、患者负担得起的、负责任和友善的医疗卫生服务（Srinivasan et al.，2006）。

"理解医学实践的科学基础并利用这些知识为医疗决策服务是医生的一项必要能力。"

Fincher et al.，2009

基础医学科学课程的首要目标是为临床应用提供基本的科学理论和概念。基础科学的传统课程包括解剖学、组织学、生理学、生物化学、微生物学和病理学等。目前基础科学课程还包括遗传学、细胞和分子生物学、流行病学、营养和能量代谢、卫生保健和生物信息学。医学课程已经从Flexner 模式（Abraham Flexner，1910）转变为基础科学课程与相关临床学科相结合的整合模式（如解剖学 / 放射学、免疫学 / 病理学、神经科学 / 精神病学），或者是以器官系统为模块进行的教学。基础科学和临床科室的教师合作完成每个模块，确保学生早期接触临床。

一个有效的基础科学课程所含要素及教师工作分配

- 明确的课程目标（10%）
- 在现代教学技术支持的学习平台上，与批判性思维活动相关的教学内容（60%）
- 对学生表现的形成性反馈（5%）
- 学科之外的内容（10%）
- 知识和技能的评价（5%）
- 对学生在学习上的表现及职业发展方向的终结性反馈（10%）

基础科学课程过去重视知识内容，现在逐步转变为重视结合医学人文艺术（medical arts）的纵向目标整合。这通常称为"全人教育"，它鼓励在学习知识的同时，要注重智力、社交能力、创造力和情感的全面发展。科技为构建综合创新提供了新的平台，但它的使用也带来了许多挑战。在线学习中，整个课程都可以通过网站上的电子内容管理系统来获取。这种非课堂教学的设置给教师带来一个挑战，即在全人教育的过程中，如何将基础科学融入临床医学和职业素养的教学中。教师和学生都要灵活地适应这种迅速变化的教育环境。

基础科学课程的实境学习

教育术语"实境学习"（authentic learning）指的是一类教学指导和学习材料，旨在将学生在课堂上学习的内容和反映医学专业人员在实际工作中遇到的问题及应用联系在一起（Lombardi，2007；Herrington et al.，2014）。在基础科学阶段早期接触"实境学习"，就为一系列特定知识的获得提供了机会，这些"实境"要求学生熟悉临床推理、临床问题的解决，或者使用其他模式，例如，在大体解剖学课中引入临床影像学，在生物化学及生理学中让学生看临床实验室诊断结果，或者在学习遗传学时安排学生去医院访视遗传病患者（Pawlina & Drake，2016）。采用这种方法，在获取知识的同时，也注重学生自我身份认同的建立和团队合作能力的培养（Yardley et al.，2013）。

用于实境学习的基础科学材料应该具有：

- **较高的内在价值：** 所呈现的材料需要与医学领域相关。在过去的10年里，由于基础科学教学时数的减少，教育工作者不得不有选择性地进行教授，并策略性地将重点放在最具临床意义的内容上。

- **较高的工具价值：** 基础科学的内容应该直接有用。近年来，许多解剖学课程为医学生提供超声检查的体验（Pawlina & Drake，2015），这种尝试可以看作具有较高工具价值的、基于技术的教学手段的延伸（Pawlina & Drake，2016）。

- **职业的现实主义：** 即模拟临床环境。例如，虚拟教学应该包括临床病理检验使用的组织学材料。应该充分利用一切模拟中心来探索各种药物和模拟情境的心血管或呼吸作用机制。这样能够培养学生运用临床证据进行鉴别诊断并捍卫自己的立场。

- **可移植性：** 要将概念与技能进行吸收内化。这些概念与技能涉及多种课程要培养的能力（包括非传统的独立于学科之外的技能）。教学的目标是，使学生能运用这些能力，特别是在与其熟悉的学习环境有很大不同的情况下。基础科学知识不应被视为知识的收集和储存，而应该是解决现实问题的动态工具。

主动学习环境

教学方式的另一种转变是被动学习转变为更加主动的学习环境。在主动学习中，学生要学习用新的信息和以前所学的知识构建新知识（McManus，2001）。最常用的主动学习方式是小组讨论［基于问题的学习（problem-based learning，PBL）］、临床情景学习［基于案例的学习（case-based learning，CBL）］、基于团队的学习（team-based learning，TBL）和反思性学习（learning through reflection）（Lachman & Pawlina，2006）。

"通过创新性的练习，基础科学课程可以为学生提供理想的机会进行独立的自主学习，使学生无论在理论上还是在实践中，都能够对重要的学习领域进行整合和验证。"

Lachman Paulina，2006

其中 PBL 已经成为基础科学教育的一种常用策略（Bowman & Hughes，2005）。PBL 将教学重点从教师的说教性指导转向自主学习。对于那些有丰富传统教学经验的教师来说，实施 PBL 不仅需要他们转变思想，还需要他们做出更大的调整。PBL 教学需要付出大量的努力，需要更多的时间提前做工作，以便整合专业中适当的技能和知识。

为了促进以学生为中心的学习，TBL 方法将学生分成小组，在小组中学生互教互学。TBL 是为大班授课设计的，因此常用于本科教学的解剖学、组织学和微生物学等课程。有证据表明，TBL 能够通过小组互动进行知识的综合与应用，从而平衡各种认知能力（Michaelsen et al.，2008）。因为这种策略需要以小组的形式开展，它具有高度合作的特点。所以，教师在作

为教学内容专家的同时，还应具备较好的团队协调能力。与大班授课不同的是，上 TBL 课时，老师先将问题提出来供大家讨论（Michaelsen et al.，2008）。这种层次的互动需要作为协调者的教师对教学内容有深入的理解，同时也还会促进学生的批判性思维和反思。

"医学院校在临床前教学中，正在逐步创建整合性的和跨学科的课程。TBL 是特别有效的方法，因为它强调团队合作、对内容的掌握以及解决问题，而这些方法正是解决临床问题所需要的。"

Vasan et al.，2009

基于案例的学习（CBL）是通过对临床案例的积极讨论来进行的。案例是特为学习基础科学的基本原理而编写的，案例描述的应该是真实、通常是复杂的、运用基础科学知识和批判性分析能够解决的问题。在 CBL 课前，学生可以通过个人独立学习或以课外学习小组的方式学习案例，找出并探究重要的概念。在 CBL 课程中，教师先通过一系列能够激发学生表达个人观点的问题提出学习目标，引导学生提出解决问题的策略，积极倾听小组讨论并促进反思（Bowe et al.，2009）。基础和临床多学科教师的合作可以提高 CBL 课程的效果。

教师，作为教练和引导者，而不是讲师，仍然管理整个教学过程，其中学生则有机会把握学习目标并解决问题。由于教师与学生一起学习，他们为学生树立了终生学习的榜样。此外，在教师与自愿担任

教师助理的学生之间可能建立起师徒关系。师徒关系的建立会使学生发现自己正在成为教师的同事，并在高效、自我管理的专业团队中促进教育工作的进行。

反思性实践、批判性思维和临床推理的应用

将反思作为一种实践工具来应用，已成为基础科学课程设计的重要组成部分。通过反思性练习，可以培养学生对解决问题的批判性思维能力和人文素质的发展，而这些正是医生所必需的。

在学习环境中，学生反思活动可以通过书面形式单独进行，也可以在团队中探讨或分享经历，从而更好地理解所学的内容。反思要将零散的课程进行整合，使其融入个人的经历中，并在学生所处的真实世界中得到应用。在这个过程中，学生不再是接受教育的机器，而是拥有建立在价值观基础上的独立思想和首创精神的个体。这样，知识只是进步的形式。理论上，反思需要学生结合学习目标，将新的概念与之前学过的知识整合起来，并验证知识，而最终则要应用这些知识（Lachman & Pawlina，2006）。

在设计课程时，要将批判性思维通过反思性练习涵盖进来。重要的是，教学方法应该是开放灵活的，要接受挑战和批评。学生的临床思维能力训练开始于基础科学课程阶段，这一点很重要，正如要培养学生系统的处理临床案例的能力一样（Elizondo-Omaña et al.，2010）。这个阶段将为医学生之后的发展打下良好的基础，并通过反思将理论与实践联系起来。

可通过多种方法和学习活动开展反思性练习。在基础科学阶段，自主学习是培养批判性思维和反思实践的有效方法。在这种情况下，教师的角色是知识的促进者，而非知识的灌输者。给学生分配任务去开展课外调查，学生必须对已有的信息进行思考，并判断达到核心目标的相关因素。小组合作与互动可以进一步增强批判性思维能力。已证明，在激发集体思维方面，团队合作能有效地促进概念理解。在很多情况下，这可以通过在线学习实现。

反思和临床推理也应纳入评价策略。为批判性思维设计的考核问题可以是临床案例，而这些案例则反映核心的基础科学概念。提供形成性评价使学生能够监控自己的学习情况。在许多院校中，通过即时教学反馈系统（ARSs）为学生在小组的表现提供即时反馈。结合多种题型，如多选题（multiple-choice questions，MCQs）和简答题（short answer questions，SAQs），既能提高洞察力，也能提高写作技巧。此外，同伴和自我评估则有助于分析团队协作效果。

概念性知识：
- 理解过程和概念，而不是记住细节
- 提供获取详细信息的资源（例如在不同的基因数据库中查找基因的结构和位置）

应用性知识：
- 将内容应用于相关的临床情况
- 通过虚拟患者/临床案例进行推理技能教学
- 建立起基础科学与临床思维之间的联系

基础科学教育中的创新

伴随着电子媒体的进步，基础科学教学方法也发生着巨大变革。随着计算机（平板和笔记本电脑）的功能越来越强大、3D 游戏和模拟技术、3D 打印机、智能手机和移动技术以及高速互联网的发展，医学教师可以在课堂上应用高质量影像、动画、互动性培训模块和学习管理系统。曾经被认为是高级、复杂的教学方法和技术，如今已成为常规或者过时的了（Pawlina & Lachman 2004）。计算机辅助学习（computer-assisted learning，CAL）的好处在于它能极大促进知识的获取，因此对 21 世纪的学生具有巨大的吸引力（McNulty et al.，2009）。然而，教师应当意识到，与传统的学习情境相比，CAL 具有不同的特点，因为它尤其影响社会交往、信息交换、认知负荷及学习者的参与。

尽管这些变革可能是巨大而令人生畏的，但基础科学教师要利用这些技术革新。例如，ARSs 作为互动手段，鼓励学生主动学习。在课堂上使用 ARSs 能使学生持续监测自己的进步（Alexander et al.，2009）。模拟实验室在基础科学教学中的应用也越来越多，动物生理实验室已经被模拟中心所取代，其使用的高保真人体模型可以体现基本的生理学概念、对药物产生的反应，并鼓励医学生使用诊断推理技能。

在基础科学教学中，除了使用高保真的模拟器，还经常使用简单的技术和低保真的物理模型。例如，在大体解剖学中使用人体彩绘，可以提高学生对体表解剖的认识，这些对于临床实践中的触诊和听诊是有用的知识（McMenamin，2008）。活跃和富有动感的人体彩绘，加上令人印象深刻的解剖图像，是人体彩绘作为学习工具的成功之处。使用简单的物理模型来说明人体中各个结构的空间关系有助于理解它们复杂的功能。这些简单的技术和模型可以作为记忆辅助工具，减少认知负荷，促进问题解决，激发学生的热情和参与（Chan & Cheng，2011）。

在基础科学教育中使用新技术和新工具，对医学生的培养至关重要。创新必须与临床实践联系起来，必须在数字化的环境中整合基础科学。

基础科学在整个课程计划中的整合

除了保持已有的知识，本科生还必须随时掌握临床实践中的最新进展，通过对基础科学概念的理解和综合，来理解这些进展。有时，那些基础科学专家所熟悉但临床专家很少探究的领域，往往是新的临床操作取得成功的关键。例如，手术机器人和介入手术在微创外科的应用；此外，心律失常中使用射频消融术，不仅需要对心脏内部的详细解剖关系有深入的了解，还要对心脏的电生理学有深入的了解。曾经被认为是无关紧要的细节有了新的意义，并且对临床操作的成功至关重要。因此，将基础科学与高年级医学生的医学课程甚至毕业后专科培训内容进行整合，正变得越来越流行。在医学课程的最后几年，学生的临床推理和分析技能有所精进，此时重新学习基础科学，能使学生更好地将基本的科学概念融入他们的临床实践（Spencer et al.，2008）。

尽管有这样的观点，认为现代医学教育可能不赞成保留传统的基础科学研究人员，但现代医学教育的成功完全依赖基础医学提供的理论与实践。基础科学研究人员不能再独立于临床学科之外，必须对临床结果有所贡献。过去，基础科学家的权威作用仅限于学生最初几年的医学培训，在新的医学时代，需要他们参与到整个医学课程之中。

"最有效的领导者是那些能够进行有效沟通、赢得信任并激励他人团结合作的人。"

Jensen et al.，2008

独立于学科之外的非传统技能

基于这样的认识，即基础医学应延伸至整个医学课程（Spencer et al.，2008），更进一步，基础科学课程必须纳入一些纵向目标，因为在之后的临床课程中还会涉及这些目标。这些纵向目标可以包括独立于学科之外的技能，如领导能力、团队合作、职业素养、有效的沟通能力（Evans & Pawlina，2015）和对学生身心健康的促进。

领导能力

- 可通过基于团队的活动培养领导能力。
- 在指定的小组组长的指导下，一个小组能够达到既定的目标，这种成功即展现出有效的领导力（Pawlina et al.，2006）。

团队合作

- 为临床工作所必需。
- 促进在获取、分享和展示知识方面的协作。
- 把团队学习作为一种教学策略（Michaelsen et al.，2008）。

职业素养

- 尽职尽责，尊重他人。
- 以本行业的传统职责为基础。
- 主要定位于医学临床实践，也同样适用于基础科学（Lachman & Pawlina，2006，2015）。

沟通技能

- 尽早强调沟通技能的培养，使学生在小组成员之间及日后的临床服务中具备有效传递信息的能力（Evans & Pawlina，2015）。
- 尽早引入同伴评价和自评，提高评价技能（Lachman & Pawlina，2015）。

学生的身心健康

- 保护非计划性课程时间，用于自习、反思和各种活动，提升学习者的幸福感。
- 在学生的复习阶段，可以安排复习课及实践考试，并以期末考试的形式评价学习效果。
- 将灵活的"巩固日"（consolidation days）融入到设有学生自主活动的课程中。

尽早将非传统的独立于学科之外的技能整合到基础科学课程中，对于提升学生这方面的意识，以及日后在临床培训中应用这些技能的能力有积极的影响（Heidenreich et al.，2016）。为了培养这些技能，要建立优良的实践体系，包括在一个精心设计的学习环境中对这些技能进行正式的评价，这个环境要为学生提供展示这些技能的机会。理想的 TBL 学习环境是，始终贯穿学生之间的交流互动、轮流担当领导角色、有正式的学生互评和自我评价。在整个实验课阶段，要向学生提出明确的目标与期望，同时要不断听取学生的反馈，以鼓励学生提高意识，这样有助于培养学生这些非传统的、独立于学科之外的技能。

对独立于学科之外的非传统技能的评价

对独立于学科之外的非传统技能进行客观评价是个挑战，因为评价主要是基于主观评估。考虑到这一点，评估学生时，老师可以考虑将评价进行分类，包括：① 认知能力：与学生的思考能力有关（临床推理）；② 人际交往能力：关于学生如何与他人互动，并为整个团队的学习做出贡献。为了给学生的定量评价提供有意义的反馈，教师可以考虑以下几点：

- 教师应在实验课与学生进行最充分的互动。教师要亲临实验现场，对学生的工作提出启发批判性思维的问题，指导学生完成一些技术上更具挑战性的活动，这样可以更好地了解学生的能力。
- 在课程中与学生经常进行有目标的沟通，是了解学生是否掌握目标技

能的关键。对学生的情况提供及时的、一对一的反馈，可以让教师了解学生的进步，并重点改善学生的薄弱之处。

- 提高学生在课堂上的认知能力，使教师能够评价学术成熟度（注意力、精神集中能力、守时、与团队成员的互动、对讨论的贡献）。
- 监控学生的进步状况，能够使教师识别出有风险的学生，并提供早期干预以促进学生的成功。
- 保留与学生互动的书面记录，观察并记录学生在实践中优势与不足的表现，为反馈阶段提供数据。

正如本节所引用的文献所强调的那样，非传统的、独立于学科之外的技能在医疗卫生保健中起着重要的作用。这里必须指出的是，掌握这些能力需要实践和重复。在基础科学课程中，要为整合这些技能提供机会。不仅要对这些技能进行有益的评价，还要使学生能在日后的临床工作中阐释和应用这些能力。

在课程计划之外学习基础科学

医疗卫生保健方面的进展速度惊人。曾经完全属于基础科学领域的东西，现在已经成为日常临床实践的一部分，这样的实例很多。在医学院的早期阶段，教师应该提倡、指导并提供机会，让学生参与到研究项目中来，从而丰富学生对转化研究的理解。许多学校在医学生的课程中保留了研究时间，通常分散在临床见习阶段。还有些学校为那些对研究感兴趣的学生提

供暑期课程。在没有指定时间进行研究活动的课程体系中，基础科学教师应该为学生提供参与机会，让他们在医学课程中自由掌握时间用于研究活动。在导师的指导下，学生可以选择在可能的项目范围内进行研究，包括基础科学研究、医学教育研究和临床研究。课外研究能够促进学生和导师之间的紧密关系，让学生有机会认识杰出的主治医师和科学家，并在不同的实验室和医疗环境中获得经历。

当学生成为医生时，他们的研究经历可能会创造一种科学研究的文化。如果这种方法能造就大批的临床科学家，将提高知识从实验室到床旁的转化，最终让患者受益。

小结

在医学课程体系中，不能再以传统方式进行基础科学教学。现代医学课程设计结合了临床和转化研究，增加了电子技术的使用，实现了以学生为中心的学习，并且更强调职业素养的培养、伦理道德和团队合作。教师在课程中的角色应该是教练和引导者，而不是课程的主导。教师要指导学生成为有能力在跨专业团队中工作的终生学习者——而他们在成为教师的同事之前则是学徒。在电子医疗档案和资源数字化的环境中，学生依然需要有坚实的基础科学知识，并将其应用于临床实践；他们必须学会科学地获取和转化这些知识（Fincher et al., 2009）。此外，基础科学家不能完全与临床学科分离，必须对临床发展做出贡献。在构建更现代医学教育理念

时，有必要改变已经发展了几个世纪的传统形式，并将基础整合到临床实践中去。基础科学家必须在这个医学教育的新时代下不断学习，并且必须确保所有的努力都能使学生受益，因为学生是未来的医疗卫生保健提供者。

参考文献

Alexander, C.J., Crescini, W.M., Juskewitch, J.E., et al., 2009. Assessing the integration of audience response system technology in teaching of anatomical sciences. Anat. Sci. Educ. 2 (4), 160–166.

Bowe, C.M., Voss, J., Aretz, T.H., 2009. Case method teaching: an effective approach to integrate the basic and clinical sciences in the preclinical medical curriculum. Med. Teach. 31 (9), 834–841.

Bowman, D., Hughes, P., 2005. Emotional responses of tutors and students in problem-based learning: lessons for staff development. Med. Educ. 39 (2), 145–153.

Chan, L.K., Cheng, M.M., 2011. An analysis of the educational value of low-fidelity anatomy models as external representations. Anat. Sci. Educ. 4 (5), 256–263.

Elizondo-Omaña, R.E., Morales-Gómez, J.A., Morquecho-Espinoza, O., et al., 2010. Teaching skills to promote clinical reasoning in early basic science courses. Anat. Sci. Educ. 3 (5), 267–271.

Evans, D.J.R., Pawlina, W., 2015. The role of anatomists in teaching of nontraditional discipline-independent skills. In: Chan, L.K., Pawlina, W. (Eds.), Teaching Anatomy: A Practical Guide, first ed. Springer International Publishing, New York, pp. 319–329.

Fincher, R.M., Wallach, P.M., Richardson, W.S., 2009. Basic science right, not basic science lite: medical education at a crossroad. J. Gen. Intern. Med. 24 (11), 1255–1258.

Gregory, J.K., Lachman, N., Camp, C.L., et al., 2009. Restructuring a basic science course for core competencies: an example from anatomy teaching. Med. Teach. 31 (9), 855–861.

Harden, R.M., 2015. Interprofessional education: the magical mystery tour now less of a mystery. Anat. Sci. Educ. 8 (4), 291–295.

Heidenreich, M.J., Musonza, T., Pawlina, W., et al., 2016. Can a teaching assistant experience in a surgical anatomy course influence the learning curve for nontechnical skill development for surgical residents? Anat. Sci. Educ. 9 (1), 97–100.

Herrington, J., Reeves, T.C., Oliver, R., 2014. Authentic learning environments. In: Spector, M.J., Merrill,

M.D., Elen, J., Bishop, M.J. (Eds.), Handbook of Research on Educational Communications and Technology, fourth ed. Springer Science+Business Media, New York, pp. 401–412.

Jensen, A.R., Wright, A.S., Lance, A.R., et al., 2008. The emotional intelligence of surgical residents: a descriptive study. Am. J. Surg. 195 (1), 5–10.

Lachman, N., Pawlina, W., 2006. Integrating professionalism in early medical education: the theory and application of reflective practice in the anatomy curriculum. Clin. Anat. 19 (5), 456–460.

Lachman, N., Pawlina, W., 2015. Peer and faculty assessment of nontraditional discipline-independent skills in gross anatomy. In: Chan, L.K., Pawlina, W. (Eds.), Teaching Anatomy: A Practical Guide, first ed. Springer International Publishing, New York, pp. 299–309.

Lombardi, M.M., 2007. Authentic Learning for the 21st Century: an Overview. EDUCAUSE Learning Initiative, Boulder, CO.

McManus, D.A., 2001. The two paradigms of education and the peer review of teaching. J. Geosci. Educ. 49 (5), 423–434.

McMenamin, P.G., 2008. Body painting as a tool in clinical anatomy teaching. Anat. Sci. Educ. 1 (4), 139–144.

McNulty, J.A., Sonntag, B., Sinacore, J.M., 2009. Evaluation of computer-aided instruction in a gross anatomy course: a six-year study. Anat. Sci. Educ. 2 (1), 2–8.

Michaelsen, L.K., Parmelee, D.X., McMahon, K.K., Levine, R.E., 2008. Team-Based Learning for Health Professions Education: A Guide to Using Small Groups for Improving Learning, 229. Stylus Publishing LLC, Sterling, VA.

Pawlina, W., Drake, R.L., 2015. New (or not-so-new) tricks for old dogs: ultrasound imaging in anatomy laboratories. Anat. Sci. Educ. 8 (3), 195–196.

Pawlina, W., Drake, R.L., 2016. Authentic learning in anatomy: a primer on pragmatism. Anat. Sci. Educ. 9 (1), 5–7.

Pawlina, W., Hromanik, M.J., Milanese, T.R., et al., 2006. Leadership and professionalism curriculum in the gross anatomy course. Ann. Acad. Med. Singapore 35 (9), 609–614.

Pawlina, W., Lachman, N., 2004. Dissection in learning and teaching gross anatomy: rebuttal to McLachlan. Anat. Rec. B New Anat. 281 (1), 9–11.

Rosen, K.R., McBride, J.M., Drake, R.L., 2009. The use of simulation in medical education to enhance students' understanding of basic sciences. Med. Teach. 31 (9), 842–846.

Spencer, A.L., Brosenitsch, T., Levine, A.S., Kanter, S.L., 2008. Back to the basic sciences: an innovative approach to teaching senior medical students how best to integrate basic science and clinical medicine. Acad. Med. 83 (7), 662–669.

Srinivasan, M., Keenan, C.R., Yager, J., 2006. Visualizing the future: technology competency development in clinical medicine and implication for medical education. Acad. Psychiatry 30 (6), 480–490.

Vasan, N.S., DeFouw, D.O., Compton, S., 2009. A survey of student perceptions of team-based learning in anatomy curriculum: favorable views unrelated to grades. Anat. Sci. Educ. 2 (4), 150–155.

Yardley, S., Brosnan, C., Richardson, J., 2013. The consequences of authentic early experience for medical students: creation of mētis. Med. Educ. 47 (1), 109–119. Anat. Sci. Educ. 8(3):195–196, 2015.

第23章

医学教育中的社会和行为科学课程

Social and behavioural sciences in medical school curricula

J. Harden , J. E. Carr

（译者：商庆龙　张凤民　审校：赵文然）

趋势

- 社会和行为科学（social and behavioural sciences，SBS）是医学教育的核心科目。
- 整合课程为纳入SBS提供了机会。
- 要修订医学课程，以便将SBS纳入其中。为此可能需要对教师进行培训，以确保SBS课程的设计、实施和评价的权威性。

引言

医学正面临一系列非传染性疾病引发的重大挑战，这些挑战涉及成瘾、营养不良、肥胖、暴力、慢性疾病和人口老龄化的医疗卫生保健问题等多种日益增加的社会问题。医学教育工作者必须确保所有毕业生都具备成功应对这些挑战所需的知识和技能。这些问题和挑战中的大多数，是通过社会和行为科学研究得出的预防和治疗策略来解决的。本章将重点讨论这方面的关键问题，并为那些已经开设或者正在考虑开设SBS课程的医学院校提供实用的指导。本章将讨论以下关键问题：

- 为什么SBS在医学中非常重要？
- 在医学教育中，什么是SBS的核心内容？在医学课程中，SBS课程应该安排在什么时候和什么地方？
- 在医学课程中，谁应该参与开发和实施SBS？
- 应该如何教SBS？学生学习效果的提升应该如何评价？

为什么社会和行为科学在医学中非常重要？

"所有的医生都要掌握行为和社会科学领域中的知识和技能，这是理由充分和毋庸置疑的。"

美国医学研究所，*2004*

社会和行为因素在医学疾病病因学（aetiology）中的重要性是被公认的。世界范围内的研究一致表明，受到社会和行为影响的疾病覆盖了整个疾病谱，包括传染病以及非传染性疾病如癌症、心脏病、不良妊娠结局、2 型糖尿病、免疫系统疾病和意外伤害等。事实上，这些疾病和失调涉及每一个器官系统。一个重大的挑战是，一系列非传染性疾病（non-communicable diseases，NCDs）已经成为世界范围内病死率的首要原因，其导致的死亡人数超过了所有其他原因所致死亡的总和。这对世界上低收入和中等收入群体造成了最严重的冲击。在一些国家，这些疾病尤其具有挑战性，发生的程度也更高。然而，可以通过减少社会和行为的风险因素、早期发现和及时预防，使死亡率显著减小，挽救数百万人的生命（WHO，2010）。

在美国（AAMC，2011）和英国（Frenk et al.，2010），有很多关于影响健康的社会和行为因素的研究，这就促使人们呼吁改革医学教育，使毕业生掌握应对新挑战的技能，识别出可能会妨碍治疗的社会和行为因素，并成功制订干预或预防的策略。因此，医学教育也需要在课程中包含社会和行为科学以及物理学和生物科学，目标是使我们培养的学生能为社会提供有效的、全面的、生物-心理-社会的临床服务。SBS 的重要性也体现在规范医学教育的框架性标准中。英国医学总会所规定的对医学院毕业生要求中包括 SBS；而在美国，SBS 是医学院入学考试（MCAT）所必需的，也是医学教育许可委员会（LCME）的认证标准所需要的。LCME 是美国医学博士学位的认证机构。鉴于各国采用的认证标准是参考了世界医学教育联合会（WFME）（表 23.1）或 LCME 的认证标准，SBS 指导原则将是认证所需要的。

表 23.1　世界医学教育联合会：质量提升的全球标准

医学院认证：社会和行为科学

世界医学教育联合会：提升质量的全球标准

2.4 行为和社会科学、医学伦理学和法学
基本标准：

医学院必须

- 在课程中确定并纳入：
  - 行为科学（B 2.4.1）
  - 社会科学（B 2.4.2）
  - 医学伦理学（B 2.4.3）
  - 卫生法学（B 2.4.4）

质量发展标准：

医学院应该

- 在课程中调整和完善医学伦理学、医学法学、行为和社会科学，以适应：
  - 科学、技术和临床发展的需要（Q 2.4.1）
  - 目前和未来的社会和医疗保健系统的需要（Q 2.4.2）
  - 不断变化的人口和文化背景（Q 2.4.3）

http：//wfme.org/standards/bme/78-new-version-2012-quality-improvement-in-basic-medicaheducation-english/file

 "就像国家医疗保健系统和患者权利的知识一样，行为和社会科学、医学伦理学和卫生法学能提供理解健康问题的成因、分布和结局中的社会经济、人口和文化因素所需的知识、概念、方法、技巧和态度。也就是说，分析健康问题时需要考虑社区和社会、有效的沟通、临床决策和伦理实践等诸多方面。"

世界医学教育联合会，2012

医学教育工作者面临的挑战已经从注重单一生物学因素，即传统生物医学模式的课程，转移到结合 SBS 的课程体系。生物-心理-社会模式（Engel，1977）关注了社会和行为因素的重要性，其内涵是疾病的发生和发展是一个过程，这一过程是由不同层次的、多种生物学和心理社会因素所决定的。然而，正如最初设想的那样，它没有提供生物学和 SBS 过程相互作用的机制。多学科研究的后续进展明确了生物和社会行为过程之间双向的、相互依存的关系，建立了一个更先进的生物–心理–社会模式。这个模式强调整合生物、行为和社会科学的重要性；同时也强调，必须阐明这些因素的相互作用对健康和疾病产生的复杂影响（Carr，1998）。

课程应该包含哪些主题？

美国（包括美国医学研究所、美国国立卫生研究院、美国医学院校协会）和英国（英国医学总会、医学院校行为和社会科学教学学会、医学院校公共卫生教育工作者学会）的主要医学机构已经确定了 SBS 核心课程内容和学习目标（Institute of Medicine，2004；BeSST，2010，2015），这些教学内容包括以下主题。

SBS 因素和健康的生物介质（biological mediators）

最理想的课程将使学生熟悉因环境、心理、行为、发育和社会文化压力等因素而改变的机体生理机制。要理解 SBS 产生影响的生物介质，关键是要理解机体的稳态系统在生物体的生存、相互联系、神经内分泌调节中所起的作用，还要了解各种破坏机体稳态的应激条件如何导致稳态失衡，从而引起疾病或功能障碍。开设的课程应该使学生熟悉如环境、社会、行为和

认知应激事件等外在因素影响基因表达的机制；这些因素是如何作用并影响发育过程的，以及这些因素与慢性疾病如慢性疼痛和躯体化（somatization）的关系。重要的是，应使学生们理解 SBS 因素如信仰、态度、家庭观念和社会文化约束等均可以影响人的生物学功能，还会影响患者对疾病的认识、如何接受治疗等。

健康、不适和疾病的社会和文化决定因素

为了给拥有不同的社会、民族、文化和经济背景以及不同年龄段的患者提供合适的医疗服务，作为未来的医生，医学生需要了解以上这些因素对健康和疾病的影响方式。众所周知，发病率、死亡率和残疾率与社会因素，如性别、民族、种族、文化身份、受教育程度、收入、职业和工作场所有关。学生应该认识到，这些因素对患者的与健康有关的行为、选择和结果会产生深远影响。要理解并有效地治疗来自不同的群体、拥有不同文化背景的患者，需要医生具备文化能力，即对患者的疾病所处的社会文化环境保持敏感的识别能力；与此同时，医生还要在文化上保持谦逊，即承认自己对患者的信念和经历方面的认识是有限的、自己的认识可能带有偏见或成见，并愿意学习和纠正医患关系内在的不平衡。

患者的行为

初级保健医生（primary care physicians）可以有效地改变患者的不健康行为（如吸烟、酗酒、饮食、紧张的生活方式、对治疗的依赖性等）。但是，许多初级保健医生

缺乏这方面的基本训练，这些训练可以将有效的技术用于行为改变的治疗活动。进行这些基本原理方面的训练，对于实施有效的行为改变治疗咨询是必不可少的；这些基本原理包括经典条件反射理论、认知/社会学习理论、正向/负向强化、改变阶段模型、社会行动理论等。

对医疗中的培训活动来说，关键是对患者的指导和经历，如激励性面谈（motivational interviewing）（Miller & Rose，2009）。这种方法使医生能够帮助患者评价阻碍患者行为改变的因素。改变阶段模型（stages of change model，Prochaska，2011）概括了应对行为改变障碍的分步式策略，以便使患者更有效地坚持节食、寻求预防保健如乳腺癌筛查、减少酒精摄入及坚持药物治疗方案等。

训练应用改变阶段模型和激励性面谈技能时，应该强调的是，这些方法既注重社会文化，又注重妨碍个体改变的障碍。（获得更多信息请参考 https：//www.bcm.edu/education/programs/sbirt/index.cfm?pmid = 25042）

不适的经历

学生们应该意识到不适（illness）可能对生活各个方面（包括工作、家庭和人际关系）以及患者的自我意识或身份认同产生潜在的干扰。教导学生如何获取和理解患者对不适的叙述（患者对不适的发生及其影响的理解）既是医疗活动的道德所在，即患者说的话医生要倾听并重视，同时也

直接影响准确的诊断和制订最佳治疗方案。

 "学习如何解释患者及其家人对不适的看法在临床上是有用的。的确，虽然在生物医学培训中对这一技能的训练已经减少，但是对不适经历叙述的解释……是医生工作的核心任务。"
Kleinman，1988

医生和患者之间的互动

正确诊断和治疗患者所需信息的质量和数量取决于医生的社会与沟通技能。学生必须要学习自信地询问患者的生物医学病因，还要了解他们的个人和社会问题、情绪和行为。学生必须培养有助于尊重、共情的交流技能，并表现出对患者给予的理解的感激，理解患者对治疗的期望。富有建设性的医患互动是建立在这些能力基础上的：建立与患者的融洽关系，通过富有同情心的倾听赢得患者的信任，在获得足够信息的同时理解并说明患者的担心，鼓励患者参与互动及医疗决策。

医师的角色与行为

SBS 课程鼓励学生思考医生的职业素养和伦理准则，这是医疗服务的根本。关于这一点，希波克拉底（Hippocrates）早已定义。学生必须认识到他们的个人价值观、态度、偏见以及他们自己的健康和幸福如何影响他们对患者的治疗。学生应该知道，医生的社会责任和义务不仅仅限于他们所治疗的患者。他们必须有这样的经历，即在诊所或医院中接受整合了跨学科健康服务团队的培训，并拥有在各种团体

和社区进行有效工作所必需的人际和管理技能。

> SBS 有助于学生认识他们的社会角色，以及他们个人的价值观及信仰对医疗活动的潜在影响。

卫生政策与经济学

　　未来的医生必须充分了解政治和经济因素对患者健康和医疗保健的影响。公共政策和经济条件所决定的生活条件、环境、职业、收入、充足的饮食和获得医疗保健资源等方面，对个人健康行为和医疗保健决策的选择有重大影响。医疗保健的可及性取决于患者的经济情况、国家卫生体系和政策、医疗保险公司，或这些因素的组合。因此，要制订适当的治疗计划，就必须了解这些财政和政治以及社会和文化方面的限制对患者和医生的影响。此外，医生必须了解正式的和非正式的当地医疗卫生体系的复杂性，以及它们如何影响患者获取医疗卫生资源。

SBS 在医学课程中呈现的位置和时机

　　SBS 在医学课程中呈现的位置和时机取决于学校的现有课程结构，并可能涉及课程内部的学科组织。下文讨论了三种模式，这涉及本书其他章节在更广泛的意义上对课程整合的讨论。

以学科方式开设的课程

　　如果学校的课程是以生物医学不同学科为基础开设的，那么在医学院的第一年，SBS 的内容就可以作为一门独立课程进行教学，正如其他基础科学课程（如微生物学、解剖学、生理学等）的开设一样。然而，单科教学可能使 SBS 看起来与其他学科没有关系（Harden，2000），因为单科教学很少需要参考其他课程所教的内容。

> 单科教学课程的有效性，取决于在以后的临床课程中应用这些学过的原则 / 技能。

　　如果所开设的课程和承担课程的教师未能在后续课程和临床活动中强化 SBS 的临床应用，学生则会得出 SBS 与医学的相关性不大的结论，SBS 训练将不会有持久的影响。

多学科

　　可以采用多学科形式进行课程设计。在一个课程中，给 SBS 分配一定的时间，用来参与讨论特定的话题。这可以比作整合模块中的"共享"（Harden，2000）。SBS 内容可以整合到临床病例学习、标准化患者实践、基于团队的学习（TBL）或临床轮转中。基于问题的学习（PBL）课程也可以为 SBS 与基础科学多学科整合提供机会，这样的整合则使学生熟悉 SBS 和生物医学的方法，尽管可能不需要解释 SBS 和生物医学的相互作用机制。另外，由于在多学科教学模块中存在课程时间的竞争，教师必须为 SBS 内容保证充分的教学时间。

跨学科

　　上述方法的进一步发展则是跨学科教学，即将 SBS 整合到一个整体课程设计之中，其中学科的标签已不存在。案例学习是常用的方法，案例的讨论则涉及各种病因之间的相互依存与相互作用，并应用这些知识选择适当的、从生物行为层面联合进行的干预措施和治疗方法。将 SBS 纳入医学课程的效果，则需要连续总结 SBS 课程涉及的病因学、生物-心理-社会因素的相互作用，以及由此派生的行为医学干预方法。跨学科整合对课程的开设可能是一种挑战，即需要确定在何处、何时引入 SBS 内容。例如，与单科教学相比，学生在跨学科学习中可能没有太多机会了解 SBS 的核心概念性工具，因此，医学教师必须保证学生在医学课程的早期即开始学习这些基本工具。

由此可见，将 SBS 全面整合到医学院的课程中，最终可能需要全面重构课程，以保证生物、社会和行为科学的整合贯穿于医学院的所有学年计划，并成为医学课程的必要组成部分。提出这样的倡议是具有挑战性的。有些学校可能正在考虑将 SBS 整合进医学课程，这些学校可以参考那些受美国国立卫生研究院资助的、将行为和社会科学整合到医学本科或毕业后医学教育课程中的美国医学院校的做法和经验（行为与社会科学研究办公室）。

☛ 在评估不同整合模式的结果时，重要的是要明确不同程度的整合对结果产生怎样的影响，而不是教学内容、教学的实施方式或对教师的培训等的改变。

谁应该参与设计及实施？

理想的情况是，所有医学院教师都应

有生物-心理-社会医学方面的训练和临床经验，并熟悉目前医学中有关 SBS 概念性及经验性的研究，包括与健康问题相关的心理学、社会学、人类学和经济学。然而，这种期望可能是不现实的（Russell et al.，2004）。临床医生和 SBS 专家之间潜在的冲突源于他们所持的观点不同。因此，让他们在一起工作是件有挑战性的事（Satterfield et al.，2004）。然而，实践证明，拥有某医学领域的经验或研究背景的 SBS 专家与相同领域的临床医生联合［"动力二人组"（dynamic duo）教学团队］是很有效的，尤其是当他们在一起工作、将他们的知识整合进教学过程时（Carr，1998）。

把 SBS 融入课程需要一个明确而详细的计划：

1. 汇集一批经过精心挑选的、受过适当训练和经验丰富的教师，致力于发展创新的整合课程。
2. 通过继续教育计划培训其他教师。
3. 招聘具有生物-心理-社会导向的教学和研究背景、经验丰富的专家任新教师。
4. 课程开发与实施。
5. 培养学生，使其成为有生物-心理-社会经验的医生兼教师。

如何学习、教授和评价 SBS？

医学教育的发展为学习方法的创新提供了机会，包括 PBL、CBL、TBL、混合式学习、翻转课堂和基于社区的学习。这种方法在其他地方已经详细讨论过，包括本书的相关章节。因此，本章不再讨论这些内容。这一节将提出一些重要的提示来讨论有关问题,同时还会结合一些实践建议和举例来说明如何开展医学课程中的SBS(框23.1)。

- **鼓励主动学习**:与医学课程的所有科目一样,学习SBS的最好方法是让学生参与讨论、阅读、思考、研究和应用知识。

举例:根据所讨论的主题,要求学生确定一个临床上受关注的问题。学生以小组为单位,通过共同分析构建一个"问题树"(problem tree)(Snowdon et al., 2008),该"问题树"要反映以上临床问题的SBS原因("树根")及其影响("树枝")。这样,学生就可以针对特定方面的原因找到可能的解决办法。这是一个有益的练习,它不仅鼓励学生认识SBS对临床问题的影响,还鼓励学生讨论如何采取措施进行干预。

- **确保学习机会给学生带来额外收获**:考虑如何最好地利用与学生接触的时间,学生"去上课"是否值得。在课堂上,教材中的材料如果只是被简单地复制,学生可以选择不参加,因为他们可以利用自己的时间读书,而不用再另外花时间去听大班授课。

举例:如果用1小时的传统大班授课来讨论社会经济群体之间健康不平等的话

框23.1　关于SBS教学的重要提示

- 鼓励主动学习
- 确保学习机会将给学生带来额外收获
- 连接真实的世界
- 对时间的现实把握
- 提供明确的学习指导

题,教师要先思考这样的问题:你想传授的一些"知识"是否可以通过其他方式获得?虽然在讲课中可以提供重要的健康不平等统计证据,但在讲课前为学生提供这一证据的简短摘要(以笔记或简短录像的形式)可能更有用。这种方法借鉴了翻转课堂的思想,即把一些内容从课堂转移到个体学习,大班授课时则讲授其他内容。可以建设性地将课堂时间用来提供不亲自来上课就不可能有的学习经历,例如,利用课堂时间与从事健康不平等问题研究的专家进行互动交流,而不是把课堂时间用来讲授基础信息(尽管这些信息是课程的核心内容),因为这些信息可以通过其他途径获得。

- **连接真实的世界**:在向医学生介绍SBS概念时,重要的是关注概念的医学相关性和临床应用。这可以通过实例来实现,包括案例介绍、研究发现、患者或医生的经历等。

举例:基于社区的学习适合将学习与现实生活环境连接起来。例如在学校、慈善机构和疗养院的经历,有助于学有所用,并提高学生对学习意义的认识。此外,在课堂教学中应用真实的案例也同样重要。例如,想要讨论年轻人患病的经历,就可以提供采访青少年患者的短视频(由在线资源 www.healthtalk.org 提供)并要求学生思考学生自身这个年龄段的疾病会对生命产生怎样的挑战、长期用药意味着什么。

- **对时间的现实把握**:医学生必须不断平衡学习与社交、兼职工作和家庭义务之间的矛盾。因此,在制订培训计划时,重要的是与学生合作，使学生清楚自己所处的学习阶段、经历和需求。这需要准确地评估完成既定的 SBS 任务（与学生的接触、学生的独立学习、评价）所需的时间。

举例：给学生 3 小时的学习准备时间，之后安排一堂案例讨论课。案例中，有一名为安娜的 28 岁女性，她的母亲最近被诊断为亨廷顿病（Huntington disease）。有许多不同的观点需要探讨，包括生物医学、伦理和 SBS，准备这些内容需要的时间超过 3 小时。因此，要让学生明确你希望学生通过准备及随后的讨论要达到的目标，这一点很重要；同时，与讨论的组织者合作，确保这些目标能够在给定的时间内实现。如果学习目标是"当一个家庭成员被诊断出患有亨廷顿病时，家属会有什么反应"，就应指导学生寻找与患者有关的故事。如果学习目标是"哪些因素会影响亨廷顿病患者的家庭做患病基因检测的决定"，科研文献（文献的深度与长度要合适）在这时可能是有用的资源。

- **提供明确的学习指导**：一些医学生可能不善于独立学习或刚刚接触 SBS。对学生（特别是一年级学生）的挑战是，他们需要弄清该学什么、怎样才能达到最好的学习效果。这可能是很多人担心的问题，而对于 SBS 课程来说，此问题更突出，原因是许多学生几乎没有学习这门课的经历。

举例：清楚地指出学生需要集中精力学习什么。在学习方法上给学生指导（直到学生获得经验，可以独立进行 SBS 学习）。例如，指导学生如何阅读相关的 SBS 学术论文、如何使用各种资源来达到学习目标的要求。同时，要考虑以什么方式为学生提供指导。对每个学生的书面作业做出针对个人的反馈是受学生欢迎的、有价值的指导手段，这可以在很大程度上帮助学生理解 SBS 的概念及获得 SBS 的核心技能。如果没有足够的时间和资源对每个学生的表现进行单独反馈，可以在考核后对全班的表现进行反馈，这种做法也很有效。重要的是，教师要思考支持学生的方式和方法，因为学生可能对所学的内容很感兴趣，并可能想更深入地了解这些内容。例如，可以给学生一个清单，列出进一步了解这些主题需要的资源（书籍的某些章节、期刊文章、网站、剪辑的音频 / 视频）。

评价

 "评价方法的选择应与课程的内容和目标相适应。"
英国医学总会，*2010*

关于评价方法，最具挑战性的工作是，要在对评价的各种要求之间找到平衡，这些要求包括评价的有效性、可靠性和可行性。为此，这里将给予重点讨论。评价本科医学生时，越来越多地应用扩展型配伍题（extended matching questions，EMQs）、唯一最佳答案题（single best answer questions，SBAs）和客观结构化临床考试（OSCE）这些评价形式。虽然精心编写的 EMQs 和 SBAs 可以用来评价某些 SBS 学习目标，更重要的是思考要评价什么，以便确定合适的评价形式。如果评价学生的反思能力或者讨论问题的能力，自由文本回答问题的评价形式（可以用在考试或课堂评价中，形式可能是小短文、报告或反思性文章等）可能更合适。

上述课程结构（即教学是以单一学科、多学科整合还是跨学科整合的形式进行的）反映了 SBS 教学的整合水平，也将影响评价模式。如果教学是以整合的形式进行的，要保证在评价时体现 SBS 内容（Litva & Peters，2008）。要思考如何在评价中更好地体现 SBS 的目标、评价 SBS 概念和信息的深度、这些评价应该独立进行还是与其他临床材料一起评价。例如，OSCE 可以将 SBS 信息与临床评价整合起来。

如何实施 SBS 课程?

没有医学院的行政管理部门（院长、执行委员会、关键部门的主任们等）的充分支持，以上讨论的 SBS 教学是不可能存在的。必须让行政管理部门了解 SBS 在医疗卫生保健和医学课程中的重要性。因此，任何课程改革都必须包括一系列相辅相成的策略，这些策略至少应与以下步骤同时（如果不是先行）启动。

1. 确定支持 SBS 的教师。鼓励他们为关键课程规划委员会寻找任务。鼓励教师参与并促进学科间教学、与其他部门及其他专业合作。

2. 向医学院管理人员和官员分发政府机构和非政府组织的研究报告和建议，向他们呼吁将 SBS 整合进医学院校课程中，并呼吁在本省、本地区及全国范围内开展社会和行为医学临床服务。

3. 组织会议、继续医学教育工作坊，请参会者就临床工作、医学教育和公共卫生领域的 SBS 话题展开研讨。

4. 加强研究与教学的联系。鼓励 SBS 专家进行关于治疗结果的研究：从社会和行为医学的角度处理政府部门感兴趣的某一疾病[①]时，会如何影响治疗效果。鼓励教师申请课题，以资助其进行 SBS 因素如何影响医疗卫生保健的研究。

5. 建立社会和行为医学诊所或咨询服务机构，向所有部门、临床科室和临床服务机构开放。作为该服务的一部分，可以为学生或住院医师提供教学咨询，并向相关科室申请补贴。

6. 向院长和关键管理人员提供定期报告、公开发表的文章和新闻稿，报道所提供的服务、发现的病例和医学院解决的社会公共问题，强调学校为社区和国家提供的服务。

小结

社会和行为科学应在医学课程中占有核心地位，以确保医学生获得必需的相关技能，成为合格的医生。SBS 课程内容应包括：SBS 因素与健康之间的生物介质，决定健康、不适和疾病的社会和文化因素，患者的行为，患病的经历，医患互动，医生的角色和行为，卫生政策和经济学。应将 SBS 整合到医学课程中，并保证学生在

---

① 如流感或艾滋病——译者注

医学院学习的所有阶段都能充分接触 SBS 内容。有效的课程整合需要临床和 SBS 教师之间的密切合作，将二者的专业结合以保证 SBS 内容的设计、实施及评价的合适、及时和与医学问题的相关性。无论是在医学课程的初期阶段引入 SBS，还是下一步进行整合，SBS 课程的实施都需要医学院行政部门的支持。

如果一个学校的教师和管理者都有远见和担当，将无疑会建立起一个全面的、整合的生物–心理–社会课程。

参考文献

AAMC. Behavioral and Social Science Foundations for Future Physicians. Report of the Behavioral and Social Science Expert Panel, 2011, Association of American Medical Colleges.

BeSST. A Core Curriculum for Psychology in Medical Education: a Report of the BeSST Steering Group for Psychology. 2010. Available at: https://www.heacademy.ac.uk/resource/core-curriculum-psychology-undergraduate-medical-education. (Accessed December 2015). Behavioural and Social Science Teaching in Medicine.

BeSST. A Core Curriculum for Sociology in Medical Education: A Report of the BeSST Steering Group for Sociology. 2015, Behavioural and Social Science Teaching in Medicine.

Carr, J.E., 1998. The need for an Integrated Science Curriculum in medical education. Teach. Learn. Med. 10 (1), 3–7.

Engel, G., 1977. The need for a new medical model: a challenge for biomedicine. Science 196, 129–136.

Frenk, J., Chen, L., Bhutta, Z.A., et al., 2010. Health professionals for a new century: transforming education to strengthen health systems in an interdependent world. Lancet. 376 (9756), 1923–1958.

General Medical Council. Standards for Curricula and Assessment Systems. 2010. Manchester, UK.

Harden, R., 2000. The integration ladder: a tool for curriculum planning and evaluation. Med. Educ. 34, 551–557.

Institute of Medicine, 2004. Cuff, P.A., Vanselow, N.A. (Eds.), Improving Medical Education: Enhancing the Behavioral and Social Science Content of Medical School Curricula. National Academies Press, Washington, D.C.

Kleinman, A., 1988. Illness Narratives: Suffering Healing and the Human Condition. Basic Books.

Litva, A., Peters, S., 2008. Exploring barriers to teaching behavioural and social sciences in medical education. Med. Educ. 42 (3), 309–314.

Miller, W., Rose, G., 2009. Toward a theory of motivational interviewing. Am. Psychol. 64 (6), 527–537.

NIH, Office of Behavioral and Social Sciences Research. Enhancing behavioral and social sciences in undergraduate medical education. Available at: https://obssr.od.nih.gov/scientific-initiatives/bss-consortium/. (Accessed 9 January 2017).

Prochaska, J.O., Prochaska, J.M., 2011. Behavior change. In: Haverling, A., Reilly T. (Eds.), Population health creating a culture of wellness. Jones and Bartlett Learning, LLC.

Russell, A., van Teijlingen, E., Lambert, H., Stacy, R., 2004. Social and behavioural science education in UK medical schools: current practice and future directions. Med. Educ. 38 (4), 409–417.

Satterfield, J., Mitteness, L., Tervalon, M., Adler, N., 2004. Integrating the social and behavioural sciences in an undergraduate medical curriculum: the UCSF essential core. Acad. Med. 79 (1), 6–15.

Snowdon, W., Schultz, J., Swinburn, B., 2008. Problem and solution trees: a practical approach for identifying potential interventions to improve population nutrition. Health Promot. Int. 23 (4), 345–353.

WHO. Global Status Report on Noncommunicable Diseases, 2010, World Health Organization.

World Federation for Medical Education. Global Standards for Quality Improvement, 2012.

拓展阅读

Alder, B., Abraham, C., van Teijlingen, E., Porter, M., 2009. Psychology and Sociology Applied to Medicine. Churchill-Livingston, London.

Fadem, B., 2014. Behavioral Science, sixth ed. Walters Kluwer, Philadelphia, PA.

Feldman, M.D., Christensen, J.F. (Eds.), 2014. Behavioral Medicine: A Guide to Clinical Practice, fourth ed. McGraw-Hill, New York, NY.

Sahler, O.J., Carr, J.E. (Eds.), 2012. The Behavioral Sciences and Health Care, third ed. Hogrefe, Cambridge, MA.

Wedding, D., Stuber, M.L., 2010. Behavior and Medicine, fifth ed. Hogrefe, Cambridge, MA.

第24章 临床交流技能
Clinical communication

Chapter 24

J. R. Skelton

（译者：钟照华　曹德品　审校：赵文然）

趋势

- 交流的重要性人尽皆知。
- 教育者的任务是使人提高这方面的意识，并能用合适的语言来讨论相关话题。
- 交流技能的教学日益与医学教育的其他领域结合起来，通常作为"职业发展"教育的一部分。
- 交流，不论是口头的还是书面的，在很多情况下处于临床工作的突出位置。
- 目前，关于临床交流技能的教授内容与场合还没有形成一致的意见。

引言

现在，临床交流技能的重要性得到了普遍重视，对此是没有疑问的。很多国家都为医学本科生和研究生开设临床交流技能课程，并认为有了这些交流技能，在医疗服务中做到以患者为中心就可以水到渠成。Silverman 等（2005）对临床交流所需的技能做了全面的阐述，这可通过网络查到。Maguire 和 Pitceathly（2002）总结了"关键交流技能"。Makoul（2001）报告了 Kalamazoo 声明的做法，即首先整合一些医患交流的关键模式，提出了"七组"医患交流任务，例如"建立医患关系""开始讨论"等。这些阐述基本是抽象的，但优点似乎是没有太多的条条框框。

近年来，关于临床交流技能的认识有许多进展。

首先，如何认识"技能"（skills）。显然，任何技能如果走向极端就失去了意义。例如，适度的"目光接触"是与诸多可变因素（性别、年龄、个人的文化背景等）相关的。因此，真正起决定作用的是灵活的交流能力，这或许可以称为一种创造力（Salmon Young, 2011）。"做出选择"而不是"表演技能"是良好的医患交流的核心（Skelton, 2008）。因此，从本质上看，传授交流技能的核心也应是提高医学生（或医生）对此的认识，并做出合适的选择。

其次，临床交流与更广泛意义上的"职业发展"之间的关系也发生了变化（Stern & Papadakis, 2006），即交流技能教育已经成为医学教育的一个分支。这种情况已经存在相当一段时间，目前的困惑是既要保持医学教育各分支内容的独特性，又要认识到整合这些分支的必要性。例如，美国医师执照考试（USMLE）认为"临床交流技能和处理人际关系的技能"和"职业上的交流与伦理/法律上的交流"并不等同（框 24.1）。最近，英国的弗朗西斯报告（Francis report）中提及发生在一家隶属于英国公立医疗系统（English Hospital Trust）医院中的事件，使"文化"一词更引人关注，正可谓"医学文化"。最近英国医学总会（GMC）制订的名为"推动卓越"（Promoting Excellence）[①]的医学教育标准中也使用了"文化"这一概念，并增加了"交流、伙伴关系与团队合作"。

框 24.1　USMLE 所阐述的"交流""职业素养"和"互动"

交流与人际关系技能
建立与人的联系
获取信息
提供信息
做出决定
对患者情绪的支持
支持患者的自主行为
使用翻译
职业素养，包括法律和伦理问题
在与患者及其家属沟通时的职业素养/法律/伦理问题
在与患者及其家属交流有关死亡问题时的职业素养/法律/伦理问题
与其他医疗工作者交流时的职业素养/法律/伦理问题
（http://www.usmle.org/pdfs/tcom.pdf on USLME Physician tasks/competencies）

最后，医生需要掌握多种交流技能，只为患者提供"疾病问题咨询"（quasi-counselling）这种交流模式已远远不够。临床交流技能教学的重点是医患之间的交流，而交流技能教学方法的核心则始终是角色扮演（role play）。

使用角色扮演

基本原理

即便在英国，将"角色扮演"这个标签用于临床交流技能培训也很不合适，因为这种提法的言外之意是"业余戏剧学习班"；在美国，这种提法就更缺乏可信性。然而，其他描述类似活动的词汇（如"模拟病人"）又有完全不同的用途。因此，角色扮演一词仍然被沿用下来，指一类严肃而富有挑战性的教学活动（而不是戏剧学习班）。

角色扮演的基本原理是这一活动提供了一个安全的环境，在这里学生可以练习，也可以犯错误。同时，角色扮演还可以就相同的教育上有用的表现为学生提供反复练习机会。

除此之外，角色扮演还有其他重要的特征。这种教学形式的本质是归纳性的，即从某一特定的案例出发，引出对基本原理和规则的讨论。例如，"Smith 先生的反应是这样的……这是在这种情况下人的典型反应吗？"因此，"角色扮演"与现代教育理念是相吻合的，即教学始于案例，而不是听总结性的报告。"角色扮演"与医生

---

① 英国医学总会制订的医学教育标准，2016 年生效——译者注

的工作也同样相符：去接触患者，一个一个地接触。

角色扮演的形式

角色扮演的形式是无穷尽的。下面列举了一些形式，这些形式只是指导性的，而不是一成不变的范例。

- **论坛剧场（forum theatre）**：一个角色扮演者、一两个引导者（facilitator）①；听众规模可大可小，从几个人到几百人；地点可选择报告厅，时间在 1 小时之内。

角色扮演者和引导者的表演要接近完美，引导者随后请观众进行评论（或者由拿着移动麦克风的第二引导者请观众进行评论）。重复这一短剧，并进行相应的改进。最后，进行总结，得出结论。

- **大组**：由角色扮演者和引导者组成，观众人数为 8～20 人。这一活动也可能作为论坛剧场的另一个版本，但是由于参与的人数不多，因而更灵活。时间为 2 小时，其中可以包括"暂停"，以便每个人（包括表演者和引导者）都能停下来总结、提问和提建议。

由于学生人数较少，可以让学生扮演医生的角色。根据可信度水平，其他学生可以在演出前为扮演者提详细的建议（这样，如果演得不好，大家可以共担责任）或者不提供。

由于学生接近 20 人，给每个人表演机会是不现实的。众所周知的是，那些最需要练习交流技能的学生通常也是最不可能自愿出来表演的人。当然，让一些人坐在观众席上、带着明确的目标进行观看也是必要的。这就意味着，应要求学生在观看过程中要注意关键问题，如"这个医生是如何做到对患者的情况感同身受的？"或者，可以降低问题的难度："医生问了患者多少开放式问题？"（也可以这样做，特别是当学生在医院见习时，请医生做示范，让学生观察医生怎样在工作中进行临床交流）。表演之后要进行讨论，所用的时间不能少于角色扮演用的时间，与此同时，讨论也应该像角色扮演一样轻松有趣。这种做法需要有反馈信息。最好的表演基本由医生或教师完成，详细的反馈信息也多因此而产生。

- **小组**：包括角色扮演者、引导者，或者只有引导者，最多有 8 个学生。由于学生人数少，可以做到给每个人表演机会。这可以是一次门诊接诊的完整过程，或者将此过程分为几个片段，在暂停时交给别人继续表演。

教师常建议让医疗工作者扮演患者的角色。由于通常没有经费请职业的角色扮演人员，让医生来做这一工作有时是不可避免的。绝大多数人至少能做到较好地表现真实的自己（"想象一下，你就处于那种情况中"）。另一标准的变通做法（但是需要更多经费）是，将学生分成更小的组，每组 4～6 人，每组有 1 位引导者，而角色扮演者则在小组之内轮换。

- **单人参与**：1 个角色扮演者、1 个

---

① 在这里教师充当引导者的角色——译者注

引导者；或者除了角色扮演者、引导者之外再加 1 个参与者。

从利用教学资源的角度看，这显然是最昂贵的做法。但是，在某些情况下，特别是以为个别学生做辅导为目的时，这种做法是值得的；这样做既增强了学生的参与程度，又可以进行非常详细的讨论。这样的一个 2 小时角色扮演课可以发挥真正的效果，同时，还可能发现学生其他方面的问题，如"态度"。

角色扮演的实施

最重要的是合适的气氛。如果参与者之前从没做过角色扮演，他们可能会紧张，也正是由于紧张，他们可能会表现出对这种做法的怀疑。因此，引导者和角色扮演者要满怀信心、实事求是、严肃认真，这一点极其重要。

这又让我们联想到反馈的问题。在最初阶段（例如，低年级本科生或者个别被辅导的学生），反馈信息应集中在基本技能上：提问的方式、肢体语言、观察患者的理解能力等。这些反馈极其重要，一方面是因为学生在角色扮演时可能做得不好，而更主要的原因是要让学生认识到这些技能，并在讨论时能使用合适的词汇。

然而，以上提到的只是最基本的：有"高级目光接触"的角色扮演课几乎是不现实的。角色扮演的价值之一是，学生可利用这一机会进行更高层次的讨论、思考自己和他人的行为以及将要从事的职业。框 24.2 列举了一些基本问题及这些问题的层次。虽然很多人都会使用这些问题，但却很少有人明确其中的层次。因此，我们再

> **框 24.2 角色扮演后提问的层次**
>
> 1. 描述技能：你是否保持了目光接触？目光接触是否适度？你是如何知道的？
> 2. 对技能的证实：你为什么要这么做？如果用不同的方式，结果会怎么样？
> 3. 对技能的概括和总结：是否存在普遍适用的原则？例如，如何平息进攻行为？（"我曾有个患者……"）
>
> **较高层次的问题（higher-order questions）**
>
> 4. 评价患者：患者是个什么样的人？这样的人在患者中比较典型还是不常见？
> 5. 评价自己：你是什么样的人？这个经历告诉了你什么？例如，你对压力的反应、如何将坏消息告诉患者……你对此事的感受是什么？
> 6. 评价医生这一职业：从这一情境，做一名医生意味着什么？医生应该做什么？

次强调，好的交流不是对交流技能的生搬硬套，而是在合适的时机有主见地使用交流技能。

第一个层次显然是关于行为技能的。此时，引导者的作用是保证参与者和观察者能对所见做准确的描述，并提供支持的证据。不是简单地说"你很有同情心"，而是当你身体稍向前倾，低声说"别急"时，你看上去很有同情心。要尽快进入下一个层次，以保证学生可以对他们的做法进行验证。第三个层次代表了经典的归纳性教学——比较特定情况与一般规则，通常的做法是由引导者或参与者之一来说出"这种情况经常发生——我曾经看过一个患者……"

高层次的问题则是启发思考的："这个患者让你学到了什么？""他们是什么样的人？"或者"这次角色扮演使你对医生有了哪些认识？"

要尽快到达"高层次的问题"：问题

的层次越高，课堂越有趣。

更广义的交流

口头交流的其他方面

关于这一点的讨论，我们从非语言行为开始，因为这经常被误解。正如 Henry 等（2012）所指出的那样，我们所进行的研究更倾向于关注那些可控的而不是在自然情况下说的话，这就使得以往研究的发现不可信。的确，从 20 世纪 60 年代后期开始，一些研究者声称进行了有关非语言行为的实验（例如，他们发现有 90 种或更多的交流方法），然而，这些研究均是在特定的环境中进行的，其结论几乎全部建立在对研究的错误理解基础上。这些观点显然是意义不大的［如果你不同意，说明为什么，但不要用语言：详见 Max Atkinson 的博文（http://maxatkinson.blogspot.co.uk/）］。Henry 等人证明了在"倾听""温暖的"非语言交流与患者满意度之间的联系，这当然是预料之中的。有人说过，"给人一种温暖的印象只是一种对行为的有限改善，这种改善或许更多是主观上的"（也就是你希望你的患者把你看成什么样的人）。通常情况是，行为只是表象。除了显而易见的"不要看着窗外打哈欠"①，一对一交流中"好的"和"坏的"非语言行为是由特定的情境决定的。而比非语言行为更重要的是语言给人的感受，比如语调。正因如此，每个演员都不知疲倦地练习语调。

---

① "坏"的非语言行为——译者注

👉 学习者练习：感受语调

练习对话，尽可能想象更多的情境——影迷和影星；黑帮和欠黑帮钱的人及更多的对话！

A：你是谁？

B：你不认识我？

A：你不是……吗？

B：是的，我就是。

然而，在临床交流上，有些行为确实可以在广义上称为肢体语言，例如面对观众讲演。除了使用日常语言中的、用于转换主题的词汇（如"现在……""让我们开始……"等）之外，好的讲演者不仅变换语调，同时也或多或少地、下意识地变换姿势——可能不大于将身体的重心从一只脚换到另一只脚上的幅度。这里，教学的关键是为参与者录像，让他们意识到自己的行为，从而提高能力。

👉 学习者练习：肢体语言

为自己录像。

别担心。当你第一次在录像中看到自己时，你的样子没你想象的那么傻。注意你用手、胳膊做了什么（你用手势挡住了胳膊的多大面积？）；你的目光是否专注，你是否面带微笑。你如何用肢体语言对待别人（身体前倾？伸出你的手？）

 学习者练习：做口头报告

同上——为自己录像（不要担心）。

观察你怎样转换话题：是否用"好

了"或"那么……"

你怎样引入话题：是否用"下面，我们要讨论……""让我们把话题转向……"

找出有效的方法。

浏览一下在线影像资料——如 Ted 演讲。思考一下你自己应使用哪种风格。

另外，同样需要认识到的是，交流如果不是面对面进行（例如打电话）会造成什么损失。对此，可能会产生疑问：非面对面交流不好吗？因为现在与打电话类似的（非面对面）交流方法很多，也很方便，每一种方式都能达到不同的目的。例如，打电话通常用来对患者进行分诊：有的是急诊患者，有的则不是。这个例子至少可以部分证明这种观点，即电话交流不能体现"以患者为中心"的传统医患交流方式的特征（Innes et al.，2006）。

医疗档案

在这方面，对医生的要求是前所未有的。普遍的看法（有研究支持，如 Shachak & Reis，2009）是电子医疗档案（electronic medical records，EMRs）对于交换信息是有正面意义的（有助于医生在接诊患者时问合适的问题），但是负面影响是不利于"以患者为中心"（医生关心的是患者的档案即病历，而不是患者）。如果一个医生有这方面的问题，可以采取这样的措施：将接诊患者与记录电子医疗档案分开进行；或者在刚接待患者时，就写好电子医疗档案——"好吧，让我把这些记下来，现在要是不记下来，我可能会忘掉"，或增加计算机的识别和输入能力。

交流技能和高保真模拟

临床交流是在特定的环境下进行的，如忙碌的病房、诊室等。失败的临床交流通常也只需要几秒钟。患者的信任在医患交流中极其重要。因此，即便只用 10 秒钟的时间，医生也要尽力建立这种信任。

临床交流技能的详细教学过程是在模拟病房中进行的，通常还涉及如何处理医疗工作中人与人的关系（Leonard et al.，2004）。这种模拟训练还涉及如何处理临床交流与医生职业素养的关系。由此可见，在不久的将来，需要对临床交流技能教学的内容——任务清单做重大的修改（框 24.3）。

同事间的交流

同事之间交流的关键是交接班技能。通常采用 SBAR 方法（NHS Institute，2011）

框 24.3 临床交流的话题

交流的内容

说与听：
医生-患者之间
口头汇报
SBAR 报告的交接
电话交流
同事之间的交流
与多人进行交流
如何有效地听（如听报告时做笔记）

写与读：
转诊函
医疗档案
给患者写信
撰写论文
阅读研究论文
书面报告

进行这方面的教学，即情况（situation）、背景（background）、评价（assessment）、建议（recommendation）。SBAR 方法最先是在航空领域建立起来的。应用 SBAR 的目的，是在患者接受治疗的任何环节，医院同事之间的交流都可以按此进行。正因如此，SBAR 教学特别实用——它建立了一个好的交流范式，并适用于很多类型的报告。SBAR 教学方法可以灵活多样。例如，可以给一个小组下发一纸质案例，并让小组成员确定他们关心的问题，也就是如何做才能符合 SBAR 的要求。这个方法本身显然是很好的，应该优先进行。参与者之一可以报告病例，他或许有些心理压力（时间是午夜，你在打电话；来会诊的医生看起来有些吓人……）。有些人很难在嘈杂混乱的情况下理清要解决的问题。这可以是真实的工作场景，也可以是一个精心策划的实验，可以给学生一项不可能完成的任务："这是一个病例。用 SBAR 方法报告病例，最多只能用 30 个字"（预先设计压力，有意使任务不可能完成，目的是提高认识）。

临床交流技能还包括其他方面，如团队合作、领导能力、谈判能力等。这里还需要阐明一个问题，那就是所谓的"正确的态度"，是指医生所表现出的礼貌和适度的正式，既不谄媚（对地位高的人），又不高傲（对地位低的人）。这当然也适于用角色扮演来练习。但是，还有更简单的可以提高学生觉悟的活动。很多电视剧反映了发生在医院的、医疗工作人员之间的令人不快的交流：为了增强戏剧效果，在电视剧中，医生经常先是彼此大声吼叫，然后再进行一小段能解决问题的对话（使用电视剧进行教学活动要注意版权问题）。

阅读与写作

"批判性阅读"是个成熟的概念。批判性阅读课程通常与"阅读技能"[①]的某些方面相整合（Greenhalgh, 2006）。然而，其他课程中标准的阅读训练却常常被忽略，如练习如何在阅读时批判性地接受文献的观点、如何快速获得文献的主旨等。这类训练要设定时间：例如，"这是一篇 JAMA[②]论文，没有摘要。请在 20 秒之内告诉我，作者怎样看这篇文章的主要不足"。这样的训练可以明确地传递这样的信息，即"好的阅读"不只是从头到尾读一遍：医生的职业工作要求他们能快速、理性地选择要读的文献，以及精读到什么程度。读者还应知道在哪里可以找到作者所申明的文章的不足（通常在文章"讨论"内容的开始部分）。此外，这种训练还可以让学生认识科学论文的结构（见第 50 章医学教育研究）。

科学论文写作教学的核心任务是，要让学生理解科学论文的每一个高度规则化的组成部分是怎样结合起来的。本章作者个人的做法是，将学生分成 6 人一组，让他们写一个假想的随机对照实验（RCT）来验证一句熟知的格言如"一针不补，十

---

① 指大学中开设的阅读技能课程——译者注
② Journal of the American Medical Association——译者注

针难缝"中的假设。

医疗工作还涉及很多短文，但医学生却不能通过写作课学习如何写这类短文，必须在医生的职业生涯中学习。如果一个医生没有填写交接班日志，或者在病案中没能明确地记录将要做的工作和已经完成的工作，这对患者来说无疑是危险的。对于那些较长的医疗文件，很重要的一点是读或写转诊函。有时则要重新写这些材料，例如当一封信的内容太含糊或者有失礼之嫌时。

语言、文化和国际医学毕业生

国际医学毕业生（international medical graduate，IMG）可能会遇到很多困难（Whelan，2005），尽管他们可能流利地讲当地语言。有很多医生能很自信地讲在南亚、西非或其他地区使用的英语或法语，他们也宣称了解当地文化，但当他们行医时，表现却不是这样。这些医生对"交流能力"感到困惑，也就是说，他们懂当地语言，但却不会用。例如，他们明白这个句子"That's wrong""I wonder if I could possibly disagree？"，而在说这些话时，却可能选择了错误的交流对象。这些情况对日常工作造成了严重的障碍："我可以直呼谁的名字？""我应该如何与护士长谈话？"

对 IMG 的最好建议是去接触并了解你所面对的文化（例如，通过当地的朋友、电视、广播）。此外，要主动去听、记录或练习说一些用来在临床工作中提要求、建议、对棘手的问题进行提问等的常用词汇或句子（加拿大医学会最近启动了一项工作，旨在提高 IMGs 的交流和文化理解能力）。

当然，当今世界的很多地方都存在多元文化，很多医生会在 1 年之内遇到多种具有不同文化背景的人群或团体。要明白掌握与这些群体进行交流的所有规则显然是不可能的。

职业素养

令人苦恼的是，"交流"一词可以或多或少地用于任何事物。例如，我们穿的衣服可以"交流"，如同我们说话的口音，或者像市政厅建筑的风格，也可能在"交流"其建造者们的中产阶级价值观（bourgeois values）。无法为交流的优劣设立一个精确的界线。我们前面提到过，书面交流在一定程度上体现了构建学术观点的能力，良好的交流同样也关系到是否能为患者提供合适的专业服务。

对"临床交流"的界定要考虑地点和时间因素。在对学生进行个别辅导时，更应明确这一点。"不良的交流"常常是导致患者或同事投诉的原因，然而，这只是现象，而不是本质。常识表明，一个医生如果以一种看上去漠不关心的态度告知患者坏消息，他可能真的对患者漠不关心，而不是交流技能差。

医生在工作中遇到的很多非临床问题往往也被贴上"交流"的标签，而这些问题又常常是需要采取补救措施的原因。因此，有些医生（有"不良交流"行为，例如，他们对别人大声叫喊）会被认为是欺负人。导致这种情况的原因可能是医生的焦虑，或者医生为某件事设立了过高的标准，也可能是医生"缺乏领导能力"，或者不喜欢多说话。后者恰恰说明，医生需要找到合适的方式，既做真实的、安静的自我，又要表现出领导力和权威等。

评价

评价临床交流技能，至少对医生与患者之间的交流进行评价，是为大家普遍接受的。典型的终结性评价是以角色扮演的方式在OSCEs中进行。评价的主要困难是：当你将"看病看得好"分解成单个技能时，这一过程就把交流变成了机械的练习；但是，如果过于强调在整体上把握评价尺度，又使得评价太主观。在如何对待评价这个问题上，目前的认识是比较一致的。例如，der Vleuten等（2010）的核心观点是"客观性不等同于可靠性"。这种看法"影响是现实而深远的，因为它强调了人（专家）的判断力的可靠性"，同时也赋予评价者更大的自由，不至于只关注形式。

其他评价形式包括观察和反馈、360°全方位评估等。然而，在这种情况下仍然很难确定评价者的权威性，或者说他们是否对"交流"有相同的理解。这也可能是我们仍需要形成性评价的原因之一。

小结

医患沟通这一概念已明确成为一项重要的临床工作能力。需要将交流技能的培训更广泛地与医生职业发展需要结合起来，同时又要保持自身的特点。由于建立在现实的医学教育背景基础上，更因采用了角色扮演和模拟等极其灵活的教学方法，临床交流技能教学将继续成为医学教育不可或缺的内容之一。

参考文献

Greenhalgh, T., 2006. How to Read a Paper, third ed. Blackwell, Oxford.

Henry, S.G., Fuhrel-Forbis, A., Rogers, M.A.M., Eggly, S., 2012. Association between non-verbal communication during clinical encounters and outcomes: a systematic review and meta-analysis. Patient Educ Couns. 86 (3), 297–315.

Innes, M., Skelton, J., Greenfield, S., 2006. A profile of communication in primary care physician telephone consultations: application of the Roter Interaction Analysis System. Br. J. Gen. Pract. 56 (526), 363–368.

Leonard, M., Graham, S., Bonacum, D., 2004. The human factor: the critical importance of effective teamwork and communication in providing safe care. Qual. Saf. Health. Care. 13 (Suppl. 1), i85–i90.

Maguire, P., Pitceathly, C., 2002. Key communication skills and how to acquire them. Br. Med. J. 325 (7366), 697–700.

Makoul, G., 2001. Essential elements of communication in medical encounters: the Kalamazoo consensus statement. Acad. Med. 76 (4), 390–393.

Salmon, P., Young, B., 2011. Creativity in clinical communication: from communication skills to skilled communication. Med. Educ. 45 (3), 217–226.

Shachak, A., Reis, S., 2009. The impact of electronic medical records on patient–doctor communication during consultation: a narrative literature review. Version of Record online: 10 JUN 2009 | doi:10.1111/j.1365-2753.2008.01065.x. (Accessed 28 January 2017).

Silverman, J., Kurtz, S.M., Draper, J., 2005. Skills for Communicating with Patients, second ed. Radcliffe.

Skelton, J., 2008. Language and Clinical Communication: This Bright Babylon. Radcliffe, Oxford.

Stern, D.T., Papadakis, M., 2006. The developing physician – becoming a professional. NEJM 355 (17), 1794–1799.

van der Vleuten, C.P.M., Schuwirth, L.W.T., Scheele, F., et al., 2010. The assessment of professional competence: building blocks for theory development. Best Pract. Res. Clin. Obstet. Gynaecol. 24 (6), 703–719.

Whelan, G., 2005. Commentary: Coming to America: the integration of international medical graduates into the American medical culture. Acad. Med. 81 (2), 176–178.

相关网址

1. 关于 Francis Report，见：
   http：//webarchive.nationalarchives.gov.uk/20150407084003/http：//www.midstaffspublicinquiry.com/report
2. 关于 USMLE（United States Medical Licencing Examination），见：
   http：//www.usmle.org/pdfs/tcom.pdf
3. 关于加拿大医学会对 IMGs 的支持，见：
   http：//physiciansapply.ca/orientation/about-the-communication-and-cultural-competence-program/
4. 最新的英国医学总会中有关医学教育的标准见：
   http：//www.gmc-uk.org/Promoting_excellence_standards_for_medical_education_and_training_0715.pdf_61939165.pdf
5. Max Atkinson 的有关非语言交流的见解和夸张的论调见 Max Atkinson 的博客：http：//maxatkinson.blogspot.co.uk/

可在线获得的教学资源

有很多生动的、可在线获得的资料，可用来帮助医学生和医生，或者用于对临床交流的反思。这里只列举少量例子：

1. 关于临床工作的角色扮演实例可见以下网站：www.virtualpatients.eu/resources/other-resources-2/communication-skills-online
2. 东京医科大学（Tokyo Medical University）有一内容全面的网站（英语），目的是为医学生和医生提供支持。网站旨在支持英语为非母语的医学生或医生，但是对其他人来说也同样有益，其中包括帮助阅读及在门诊接诊患者的视频：www.emp-tmu.net。这一网站（对于教学也同样有价值）详细描述了 Silverman、Kurtz 和 Draper 的教学方法：www.skillscascade.com/models.htm#Calgary-Cambridge.（Accessed 27 January 2017）.
3. Picker 研究所（Picker Institute）倡导以患者为中心的医疗服务（patient-centred care）。该机构对临床交流有生动有趣的信息见 www.pickereurope.org

4. 这个网站主要提供详细的患者叙述，而不是"交流"，但是仍然有很多对教授和学习交流技能均有价值的信息：www.healthtalkonline.org
5. 欧洲医疗交流协会（European Association for Communication in Healthcare，EACH）有很多值得看的资源。Medilectures 与英国本科医学教育临床交流委员会（UK Council of Clinical Communication in Undergraduate Medical Education）共同合作，为医学生提供了一系列模拟的接诊资料：www.ukccc.org.uk/consultations-e-learning
   英国国家医疗服务（NHS）机构对于创新和改善：情景、背景、评价和建议：SBAR. http：//www.institute.nhs.uk/safer_care/safer_care/Situation_Background_Assessment_Recommendation.html，2011.（Accessed 27 January 2017）.

支持国际医生的资源

1. 目前最著名的语言教材，适用于中等程度英语水平的学生。作者 Glendinning 在这方面有多年工作经验：Glendinning EH, Holmstrom BAS：English in Medicine, Cambridge, 2005, Cambridge University Press.
2. 用于辅助阅读和写作的实用语言学教学已有多年传统。事实上，这里所教授的内容对于以英语为母语的医生来说同样是有价值的。其中的好教材为：Swales JM, Feak CB：Academic Writing for Graduate Students：Essential Tasks and Skills, ed 2, Ann Arbor, MI, 2004; University of Michigan Press.
3. 交流能力的概念可以追溯到这篇论文（强调技术层面）：Hymes D：On communicative competence. In Pride JB, Holmes J, editors：Sociolinguistics：Selected Readings, Harmondsworth, 1972, Penguin Books, pp. 269-293.
4. 在美国，通过教师和医学教育工作者为 IMGs 提供支持有悠久的传统。在这方面可以参考：English Language and the Medical Profession：Instructing and Assessing the Communication Skills of International Physicians. Emerald Group. Barbara J. Hoekje, Sara M. Tipton-2011.

第25章 伦理和态度
Ethics and attitudes

T. C. Voo，C. H. Braddock III，J. Chin，A. Ho

（译者：赵文然　审校：钟照华）

趋势

- 医学伦理学教育要与医学课程整合起来，使学生树立正确的伦理价值观，并在医疗服务中努力践行，这是医疗服务的核心内容之一。
- 伦理学教学应包括三个方面：知识的获得、习惯的培养和实践。
- 应提倡当代的职业品质及传统美德。
- 教学和评价应该考虑学生的年级、个性，并做出相应的调整。
- 医学伦理学教育面临的挑战：防止隐性课程的不利影响；证明伦理学教育的成效，即伦理学教育有助于培养医生的道德水平，而后者会对医疗服务的质量与结果产生不可忽视的影响。

引言

☞ 目前的医学伦理学教育标准：
- 医学伦理学涉及多学科及不同职业

- 在学术上充满活力
- 与医学课程进行横向和纵向整合
- 有明确的教学目标
- 运用合理的教学与评价手段

在过去的30年中，医学伦理学教育在全球的发展有了长足进展。医学伦理学应该成为医学课程的重要组成部分，这一观点已成为国际共识（WHO，1995；WMA，2005）。

随着医学伦理学的逐渐成熟（Goldie et al.，2000；Miles et al.，1989），以下认识已经被广泛接受，即医学伦理学教育应该覆盖多学科及所有医疗从业人员；在学术上应该是有活力的、有与现实相关的研究、有不同的观点；医学伦理学教育与医学课程完全整合，这种整合既可以是横向的（如基础医学和临床医学课程并行开设），也可以是纵向的，即贯穿医生培养的整个过程，从医学院、住院医师到医生的继续教育，并不断强化。

尽管绝大多数医学院都在不同程度上开设医学伦理学课程，但是，各院校在以下方面存在很大不同：授课方式、谁来授课以及授课多少。这些发现是基于2006年的一项调查报告。Mattick 和 Bligh

（2006）做了一项研究，目的是调查英国医学院校伦理学课程开设情况，结果发现，虽然英国的医学院校开设了医学伦理学核心课程，然而在诸如教学与评价方法、师资水平等方面均存在很大差异［GMC，1993；Consensus Statement，1998（Stirrat et al.，2010 更新）］。关于伦理学教育形式的有效性，到目前为止，文献中还没有形成清晰的、一致的认识（Campbell et al.，2007）。

本章将讨论医学伦理学教学现行标准的实施方法，并以本章作者所承担的本科教学方法作为范例。通过讨论医学所面临的挑战，本章重点阐述未来的医生必须拥有的伦理价值观、伦理学技能与态度。为了培养伦理观合格的医生，医学伦理学教育必须设立明确的目标和相应的评价措施，使之贯穿于学生的伦理价值形成的关键阶段，如知识的获得、伦理习惯和行为的形成等。评价伦理与职业态度所涉及的理论与实际问题，也将在本章进行讨论。

严峻挑战

 医学伦理学教育的挑战
- 深刻的社会变革和职业素养内涵
- 全球标准和文化多样性
- 要考虑隐性课程的影响

挑战 1：变化的医患关系

在过去的 20 年中，私有化趋势促成了以营利为目标的"健康服务产业"。这就导致了医生处于一种角色冲突之中：一方面，医生要对患者负责；另一方面，还要有商业头脑并对雇主忠诚。

因此，寻找医生这一职业的新标准，就必须把重点放在那些与经商截然不同的价值观上。正是这些价值取向决定了医生这一群体的本质：因受到患者的信任，医生要对患者负责，同时，医生还应拥有相应的知识和技能，以便做出合理的判断及科学的管理（Pellegrino，2002；Working Party of the Royal College of Physicians，2005）。

为了迎接这些挑战，医学伦理学教育必须强调医疗服务的质量，这正是患者就医时想从医生那里得到的。患者所要找的医生应该是可依赖的、把患者的健康放在首位、有同情心，并有能力应对复杂而快速变化的医疗实践。然而，现在的医生还不得不充当匮乏的医疗资源的管理者。他们要利用有限的医疗预算为患者提供尽可能好的服务，必须在患者的花费与提供的服务之间找到平衡，并用现有的公共健康服务设施满足不断增长的需求（尽管这样做经常是不现实的）（Michels，1999）。

要做到以上这些，医生必须与医疗机构的管理者建立行之有效的联系，这种联系会保持而不是免除或削弱医生的职业责任（Breen，2001）。由于医生担负着管理者的责任，因此他们还要评价新的医疗服务渠道的效率，包括那些"颠覆性"的技术，如远程医疗和互联网医疗。

不断变化的医患关系

"直到最近，医生们一直都认为他们只对自己、同事和上帝（对宗教信仰者来说）负责。现在，他们还要对患者、第三方，如医院、医疗服务组织以及颁发执业资格的权威机构负责，此外，医生还要负法律责任。"

WMA，2005[①]

快速发展的医药和生物医学研究产业也对医生的职业素养产生了额外的压力。这些产业不断地怂恿医生帮助招募临床受试者参与临床试验，并让医生来充当"临床研究者"这一艰巨的角色。鉴于此，医生就要学习一整套全新的伦理学技能，例如，对于那些经过审批的、随机对照的临床试验，医生要在医疗上对参与者负责，并保证研究的完整性。

挑战 2：文化多元性

人类社会的全球化必须解决的困惑是，要在不同的文化背景下解释伦理的标准。包括医学伦理在内的任何普适的伦理标准都是不存在的。

 多元文化

"缩小文化差异并不意味着对所有文化观念的盲目接受。因为不同的文化模式在本质上是平等的，因此彼此之间并不总是能相互妥协。然而，要做到缩小文化差异，的确要求人们对价值观的讨论应该是公开和透

明的，应该以公正、反思的态度争论那些由于不可避免的文化冲突而产生的问题，如果这些问题涉及人们对健康、疾病、社会、法律和道德的不同认识。"

Irvine et al.，2002

在医学上，多元文化意味着患者对很多事物的认识是不同的，如人的痛苦与疾病、所做的决定对他人的责任以及人对自然的干预程度等。今天的医生必须做好准备，因为医生自己的伦理观和文化观念可能与其他人的文化观念完全不同。然而，资本主义社会的规则如个人主义、普世主义、商品化、对自然界毫不留情地征服同时又脱离自然，所有这些都在日益淡化这个世界的差异。在这样一个世界里，又如何分辨文化差异呢？一些新的观点认为，要更多关注那些根深蒂固的、长久存在的文化价值，因为正是这些文化价值为医学干预设定了伦理和生态上的重要界限。同时，还应关注个人生活中的家庭与社会的关系及其对个人所做决定的影响，避免对文化的模式化认识。做到对美好道德规范的欣然接受需要信任和尊重患者的独立人格（例如，做医疗决定时要获得患者的支持）。与之相反，在处理分歧或价值观冲突时，责任伦理学（ethics of obligation）仅仅强调对程序的要求（Irvine et al.，2002）。

挑战 3：隐性课程的力量

对这一点早有共识，即隐性课程对医

---

① 世界医学联合会（World Medical Association）的伦理学手册，见 http: //www.wma.net/e/ethicsunit/ pdf/manual/ethics_manual.pdf——译者注

学生及低年资医生伦理观的发展有负面影响（Hafferty & Franks，1994）。尽管医学教育对传统的价值观如利他主义有明确的承诺，医疗行业所处的大环境则可能使医生心照不宣、不假思考地考虑其自身的职业利益，而对患者缺乏同情心（Coulehan Williams，2001）。这就很容易将医生的职业价值降低到熟练技师的水平，从而使行医成了单纯看病。此外，另一些情况也是司空见惯的，即医学院毕业生可能会在住院医师培训过程中被严苛的纪律搞得精神崩溃；因为医院的教育模式与等级森严的军队类似，即上级对下级发号施令（Leeder，2007）。制药公司对本科医学教育的"软性"影响也是不可忽视的，特别是这些公司对循证医学的影响。学生与企业的联系在一定程度上使他们对企业的市场营销持积极态度，包括接受企业的礼物以及对由他们那里开出的药物可能的副作用持怀疑态度（Austad et al.，2011）。

 隐性课程——对教师的教育

"个性的塑造是医学教育者不能回避的问题。学生的个性在进入医学院时虽已经部分形成，但在成为医生的过程中，随着对自己角色的认识和对责任的承担，其个性仍然是可塑造的。"

Pellegrino，2002

我们将如何应对"隐性课程"呢？答案的一部分来自师生关系，而这种关系预示着医学生与患者的关系（Reiser，2000）。正如 Reiser 所指出的那样，"学生最先从教师那里学到了在医学中如何运用权威，

学到了有权威和专业知识的人如何对待那些没有权威、没有专业知识的人"。此外，Reiser 还指出，在医学院中有很多机会可以进行伦理教育以及关于善与恶的教育，教育形式可以体现在多方面，例如政策的制订和公布、学校的传统仪式和庆祝活动、学校全体员工共同建立起来的学术氛围、对医疗技术的保障和伦理价值的承诺等。对教师进行正规的伦理学培训同样有利于学校的文化变革。这些培训鼓励独立思考，同时反对这种错误的思想，即高年资医生个人就能保证从伦理学的角度看问题并做出全面慎重的判断。这就是为什么"教育教师"（teaching the teachers）必须是医学伦理学教育不可或缺的一部分。

 "当我们期待我们的学生有崇高的职业素养时，我们需要对教师及专业组织的领导者有同样的期待。任何其他的做法都是不可取的。例如，学生有充分的理由希望，如果他们受到住院医师或教师的不公正对待，有关部门应对此严肃对待，正如学生违反职业道德时一样。"

Stern & Papadakis，2006

本科生教育

本科生伦理学教学的组织

为了阐述开设本科生伦理学课程的基本要点，我们将参考某些学校的做法。我们使用新加坡国立大学杨潞龄医学院（National University of Singapore's Yong Loo Lin School of Medicine，NUS YLLSoM）为

范例之一（任课教师为 Ho、Voo、Chin 和 Campbell）；另一个例子来自加州大学洛杉矶分校 David Geffen 医学院的医学博士培养计划（任课教师为 Braddock）。

新加坡国立大学杨潞龄医学院（NUS YLLSoM）

新加坡国立大学 YLLSoM 是本科医学院，学生直接来自高中毕业生（新加坡男性公民或有居留权的男性，于高中毕业后必须为国家服役 2 年，除非学生获得批准可以免除服役）。由于认识到了这一点，即医学伦理学教育是体现医学的职业素养并为患者提供完美服务所必需的，YLLSoM 于 2007 年建立了生物医学伦理学中心，该中心的主要任务是将医学伦理学教育纵向整合到五年制医学本科教育中，承担健康伦理学、法律和职业素养（HeLP）培养等课程（图 25.1）。一个由生物伦理学家和临床医生组成的核心团队（在医学伦理学及法律方面受过培训的）来设计和实施这些课程，包括设计课程目标以及评价措施。为了突出 HeLP 与临床的密切关系，在课程的实施过程中则会邀请医院及私人诊所的医生作为学生的授课教师或辅导员。

HeLP 的宗旨是培养学生的医学人文意识；培养学生对医患关系及其中涉及的伦理问题的理解；使学生掌握医生职业操守、道德准则、法律法规，因为正是这些因素主导了医生怎样做出医疗决定。同时，培养学生运用伦理分析方法的能力，即在解决问题时，要做出全面的判断，并考虑相互矛盾或冲突的价值观。

医学伦理学教学的最终目的是改善医疗服务质量，这是普遍共识。然而，对于某些问题的看法仍存在争论，即要达到以上目标，其最佳途径是塑造学生的品格还是培养学生的行为能力（Carrese et al., 2015）？ HeLP 将这两种观点融合起来，详细规定了医生的职业素养和可信赖的专业行为（EPAs）所必需的美德（诚实与完整的人格、负责与参与的态度、对人的尊重和敏感、同情心等），并根据这些美德跟踪和评价课程结果和学生能力。EPA 规定了学生有能力完成的具体行为，同时考虑每个学期（年）结束时学生应达到的能力水平。例如，经过 EPA 所要求的"同情心"训练，在教师充分指导下，于第 I 和第 II 阶段结束时，学生应该努力理解患者及其家庭在身体和精神上的需要，这样才证明他们有这方面的能力。而在第 IV 阶段，学生应该通过自己的努力（而不是通过教师的指导）就能做到这一点（表 25.1）。

在第 I 和第 II 阶段，即学生进入临床学习之前，学生向医生的成长由此开始。这个阶段，医学伦理学教学的重点应该是帮助学生获得信息，促进学生对相关的生物伦理学原则的理解。从更高的角度看，这些原则与医学生和医生的伦理、法律及职业责任密不可分。教学内容应包括对人体的尊重、对个人的尊重、保密原则、患者的权利、患者的利益以及医疗服务中的公正原则等。学生先在课堂上学习，然后通过互动式学习及以案例为中心的个别辅导强化所学的内容。

通过这种螺旋式的学习方式，即学习的复杂程度逐渐提高并对学过的内容进行不断强化，HeLP 在第 III 和第 IV 阶段（也

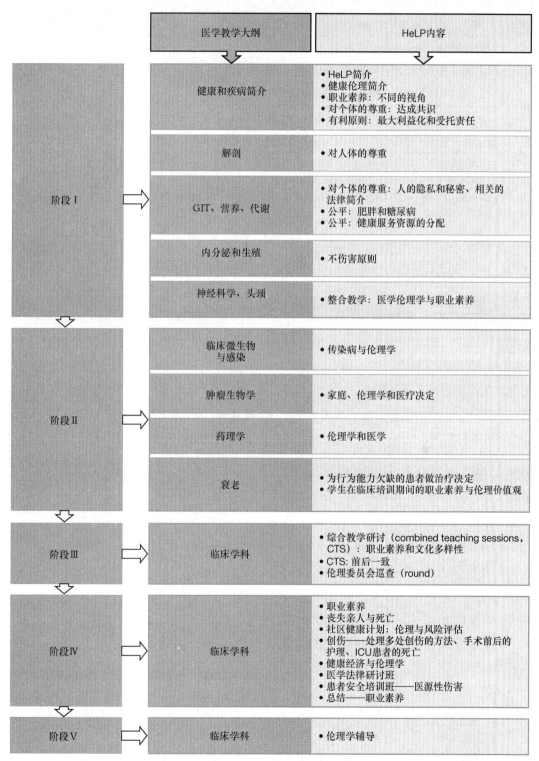

图 25.1 新加坡国立大学杨潞龄医学院对伦理学教育与医学课程的整合（2016—2017 学年）

表 25.1　EPA 对"怜悯与同情"的要求（职业属性）

怜悯与同情			
努力理解同学的需求并做出合适的反应	4	4	4
努力理解患者及患者家属在身体及情绪上的需求	2	3	4
在适当的时候，努力理解患者及患者家属在身体及情绪上的需求	2	2	3
通过 PBP* 反思你所看到的医护人员的工作态度	3	—	—
举实例说明医生对待患者应有的态度（可以来自直接的经历或间接的反馈）	—	3	4

标准：1＝不能达到目标；2＝需要很多指导才能达到目标；3＝需要中等程度的指导才能达到目标；4＝无需指导能达到目标［可信赖的（entrustment）］；5＝有能力指导或教别人

* PBP（patient-based program）：以患者为中心的活动，旨在让学生尽早与患者进行有意义的接触，这些活动包括参观诊所或医院、案例学习、模拟实验训练等

就是临床学习阶段）为医学生提供以下内容的教学：更深入地分析学生在国内或国际医疗岗位上遇到的各种涉及伦理、法律和医生职业的问题；将对概念的理解与对实践的指导结合起来；学生将学习并讨论有关医生职业和伦理的话题，如良心上的反对、在外国任职和旅行、临终关怀、用于维持生命的干预措施的分配、患者安全、医疗差错的披露等。

加州大学洛杉矶分校 David Geffen 医学院（David Geffen School of Medicine at UCLA，DGSOM）

正如其他美国医学院一样，学生经历了 4 年的本科学习（一般是大学）之后才能进入医学院。因此，在读医学院时，美国学生的年龄通常为 20 多岁，其中很多人除了上学以外还有很多生活经历，这就使医学伦理学与职业素养教育面临一系列完全不同的机会和挑战。例如，这些学生显然已经是成人，与年纪小的学生相比，他们更需要将学习内容与近期或未来的现实世界的经历明确地联系起来。我们及其他研究者总结了教授成年医学生所遇到的问题、挑战与经验，这方面的教学实践在很大程度上丰富了美国的医学伦理学教育。

在 DGSOM，医学课程体现了成人学习的基本原则。科学课程的教学不是在如生理学和生物化学等学科基础上进行的，而是将这些学科整合成以器官为基础的"模块"。每个模块的内容均涉及互补的相关学科，并围绕人体正常的健康状态及常见疾病将这些学科组织起来。此外，这些科学观念从学生一入学就得到强化。典型的面向成人的教学方法是基于问题的学习（PBL）。PBL 是在 20 世纪 60 年代发展起来的教学方法，其做法是将学生分成小组，为每个小组提供病例，每个小组的学生通过团队合作，分析病例中的临床数据，提出学习内容，需要通过进一步查找或阅读来解决的问题。PBL 法的目标是使学生获得新知识，特别是帮助学生对假设的患者做出合适的鉴别诊断、评价及管理。此外，PBL 可以培养学生获得临床医生那样的思维方式，或者说学生在学习"像医生一样思考"。

我们的伦理学和职业态度教学正是在

这样的环境中开展的。我们的课程主线贯穿4年制医学课程的前3年，其间教学活动是以学生小组为单位开展的。例如，有这样一个PBL案例：一个十几岁的少年得了性传播疾病，却不想告诉父母。这个案例会促使学生探讨以下问题：如何在伦理和法律的尺度下为患者保密、性传播疾病的报告制度及医生在公共卫生中的责任等。学生通过课堂学习及课前阅读对基本的伦理原则和医生的职业价值进行了深入的讨论，这就为后续的学习打下了基础。

以培养"学习做医生"（doctoring）为宗旨，继续进行以学习者为中心的小组讨论，同时还包括批判性阅读、案例讨论、观看录像、对标准化病人的问诊及其他教学措施。参与教学的教师是经过培训的，以便能启发学生思考及掌握学习方法，目的是加深学生对知识的理解。学生进入医学院的第3年，讨论小组则由不同专业的学生混合而成，成员中还包括护理专业的学生。因此，小组讨论的内容就会进一步扩展，并且需要不同专业之间的密切沟通和团队合作。最后，在第4年，会开展更

多的、更接近真实情况的、以团队为基础的学习活动，这样更能促使学生像医生那样思考并与团队成员密切合作。

由于我们在教学中坚持成人学习的理念，教学中的优势是明显的，即学习者根据他们要解决的问题来决定要学习的内容，这样做有助于培养学生的独立思考能力。同时，学生在小组中获得了宝贵的练习机会，可以学习与同事交流时如何做到既专业又彼此尊重，这是职业素养的关键价值取向。

对伦理和职业态度的评价

创新的方法及与之对应的结果

医学院伦理学教学的目的是制订一个有效的计划，用于培养并保证其毕业生有渊博的知识且在伦理和道德上既富于情感又细致周到，并有能力运用临床伦理学解决问题。医学伦理学教学过程可以理解为由下至上的金字塔（图 25.2），要达到某一特定的目标，就需要与之相对应的评价方法。例如，在 YLLSoM 的终结性评价中，

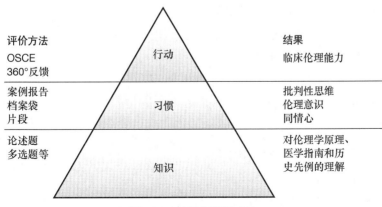

图 25.2 结果与评价方法

改编自 Miller GE：The assessment of clinical skills/competence/performance，*Academic Medicine* 65（9 Suppl）：S63-S67，1990.

评价学生的方法包括应用简答题和多选题来检查学生对 HeLP 相关话题所涉及知识的掌握程度，其他评价方式包括学生要以小组为单位对案例进行分析和介绍、OSCE 等，目的在于评价学生在临床情境下对 HeLP 的理解和应用。

评价的困难之处

现在，很多研究关注测评医学职业素养和伦理态度，但在相当长的时间里，能否进行这样的测评一直受到怀疑。同时，该领域的研究也使我们对这些评价方法的局限性有了更好的理解（Parker，2006），并进一步认识到这些评价方法所涉及的理论与实际问题（Self et al.，1992）。

首先，Hodges 的一项研究发现，目前对个人能力的评价模式通常有四种：对知识的掌握能力、行为表现能力、获得可靠考试分数的能力、反思能力。研究发现，对某种能力的过分强调可能会导致"隐性能力缺陷"（hidden incompetence），例如，学生的行为没有体现其对知识的掌握。如果一个学生这样对患者发问："夫人，您的结合或非结合胆红素高吗？"很显然，该学生掌握知识的能力是合格的，而其对知识的行为表现能力则是不合格的。其他的隐性能力缺陷包括对待患者表现得像在背诵记事清单、缺乏人际交往能力、只是照章办事、没有自觉意识和自学进行补救的行为等。通过评价学生的反思能力，研究者发现，在学生的自我评价与他人给予的评价之间、自我评价与自身的表现之间没有相关性（Hodges，2006；Kaslow et al.，2007）。

其次，在评价方法的设计上也存在尚待解决的问题。例如，临床评价时常用临床片段（clinical vignettes）来评价学生对伦理问题的理性思考和伦理学推理能力。然而，如何评价这种能力？这种能力是否与分析具体案例的能力有关？目前这些问题还没有答案（Herbert et al.，1992）。的确，在评价伦理学教育成功与否时，伦理学推理能力的提高似乎是最低标准。毫无疑问，对推理能力的评价是必要的，然而，仅此就足够了吗？ Goldie 尝试用一种被他称为"共识职业评价"的方法来评价伦理学教育的效果。这是一套片段系统，由它提出一个难题，而解决此难题的最佳办法是经查阅文献和咨询专家获得的共识。这套片段系统曾用于评价伦理学教学究竟能将学生的判断能力提高多少；也就是说，学生所做出的理性的判断应该与评价体系中专家的判断一致（Goldie et al.，2000）。

解决伦理学教学评价困难的办法之一，则是帮助学生将知识、技能、个性、自我认识、动机、信仰与态度结合起来，并培养学生伴随终生的反思性学习能力（Kaslow et al.，2007）。

态度的特殊性质

我们有充分的理由认为可以对学生获得的伦理学能力做出客观的评价。因此，我们就没有借口不将这些评价措施付诸实施（Cruess & Cruess，2006；Stern & Papadakis，2006）。值得注意的是，态度及其评价方法是比较特殊的。Parker 指出，我们完全有理由认为，学生在刚进入医学院时即拥有基本的伦理学态度方面的能力。但是，学生却要通过一系列终结性评价从正面证明这种能力，也就是说，评价的出发点是假设学生没有这种能力。Parker 还指出，对学生的伦理态度进行评价，如同评价医生的决策能力一样，被评价的医生要证明"他不具备决策能力"的假设是错误的。一个人如果缺乏某种能力（处于某一特定域值以下），评价则很容易达成共识。评价起来比较困难的是，某人拥有某种能力以及该能力所达到的准确水平。在实际工作中，这类评价可以这样进行，即对学生的行为设立明确的期望，对教师进行培训从而处理学生的不当行为，并提供补救性方案（Field，2008）。如果学生反复出现不端行为，如缺席、不诚实、不可靠、无礼、固执等，就有必要做出该学生在伦理和职业素养方面不合格的决定。这时，正如 Parker 所见，各方面不难达成共识（Parker，2006）。

一致的期待

医学院培养出来的学生所拥有的职业能力，应该与未来职业的要求一致（Carrese et al.，2015）。因此，医学院的教学标准应该与颁发医生执业资格证委员会所制订的标准一致，但要在对能力水平的要求上进行适当的调整，以便与医学生的经历相适应。

小结：影响文化变革

医学伦理学教育正处在一个不断发展的时期，新观点和方法不断涌现。衡量医学伦理学教育成功与否，应该看医学院培养出的医生。伦理观合格的医生对伦理价值有自己的思考，同时又有应变和自我调节能力。为此，文化变革的产生是必然的，即职业态度和伦理行为教学向着教学与评价机制更加协调一致的方向发展。

参考文献

Austad, K.E., Avorn, J., Kesselheim, A.S., 2011. Medical students' exposure to and attitudes about the pharmaceutical industry: a systematic review. PLoS Med. 8 (5), e1001037.

Breen, K.J., 2001. The patient–doctor relationship in the new millennium: adjusting positively to commercialism and consumerism. Clin. Dermatol. 19 (1), 19–22.

Campbell, A.V., Chin, J., Voo, T.C., 2007. How can we know that ethics education produces ethical doctors? Med. Teach. 29 (5), 431–436.

Carrese, J.A., Malek, J., Watson, K., et al., 2015. The essential role of medical ethics education in achieving professionalism: the Romanell Report. Acad. Med. 90 (6), 744–752.

Consensus Statement by Teachers of Medical Ethics and Law in UK Medical Education, 1998. Teaching medical ethics and law within medical schools: a model for the UK core curriculum. J. Med. Ethics 24 (3), 188–192.

Coulehan, J., Williams, P.C., 2001. Vanquishing virtue: the impact of medical education. Acad. Med. 76 (6), 598–605.

Cruess, R.L., Cruess, S.R., 2006. Teaching professionalism: general principles. Med. Teach. 28 (3), 205–208.

Field, L., 2008. Deciding when students are not fit to practice. Student BMJ. 16, 64–65.

General Medical Council, 1993. Tomorrow's Doctors: Recommendations on Undergraduate Medical Education. GMC, London.

Goldie, J., Schwartz, L., Morrison, J., 2000. A process evaluation of medical ethics education in the first year of a new curriculum. Med. Educ. 34 (6), 468–473.

Hafferty, F.W., Franks, R., 1994. The hidden curriculum, ethics teaching, and the structure of medical education. Acad. Med. 69 (11), 861–871.

Herbert, P.C., Meslin, E.M., Dunn, E.V., 1992. Measuring the ethical sensitivity of medical students: a study at the university of Toronto. J. Med. Ethics 18 (3), 142–147.

Hodges, B., 2006. Medical education and the maintenance of incompetence. Med. Teach. 28 (8), 690–696.

Irvine, R., McPhee, J., Kerridge, I.H., 2002. The challenge of cultural and ethical pluralism to medical practice. Med. J. Aust. 176 (4), 175–176.

Kaslow, N.J., Rubin, N.J., Bebeau, M.J., et al., 2007. Guiding principles and recommendations for the assessment of competence. Prof. Psychol. Res. Pr. 38 (5), 441–451.

Leeder, S.R., 2007. Preparing interns for practice in the 21st century. Med. J. Aust. 186 (7).

Mattick, K., Bligh, J., 2006. Teaching and assessing medical ethics: Where are we now? J. Med. Ethics 32 (3), 181–185.

Michels, R., 1999. Medical education and managed care. NEJM 340 (12), 959–961.

Miles, S.H., Lane, L.W., Bickel, J., et al., 1989. Medical ethics education: coming of age. Acad. Med. 64 (12), 705–714.

Miller, G.E., 1990. The assessment of clinical skills/competence/performance. Acad. Med. 65 (9 Suppl.), S63–S67.

Parker, M., 2006. Assessing professionalism: theory and practice. Med. Teach. 28 (5), 399–403.

Pellegrino, E.D., 2002. Professionalism, profession and the virtues of the good physician. Mt. Sinai J. Med. 69 (6), 378–384.

Reiser, S.J., 2000. Wear, D., Bickel, J. (Eds.), Educating for Professionalism: Creating a Culture of Humanism in Medical Education. University of Iowa Press, Iowa.

Self, D.J., Baldwin, D.C. Jr., Wolinsky, F.D., 1992. Evaluation of teaching medical ethics by an assessment of moral reasoning. Med. Educ. 26 (3), 178–184.

Stern, D.T., Papadakis, M., 2006. The developing physician health ethics, law and professionalism becoming a professional. NEJM 355, 1794—1799.

Stirrat, G.M., et al., 2010. Medical ethics and law for doctors of tomorrow: the 1998 Consensus Statement updated. J. Med. Ethics 36 (1), 55–60.

WHO, 1995. The Teaching of Medical Ethics: Fourth Consultation with Leading Medical Practitioners. World Health Organization, Geneva.

WMA, World Medical Association: Medical Ethics Manual. Ferney, Voltaire, France/Online. Available at: http://www.wma.net, 2005.

Working Party of the Royal College of Physicians: Doctors in Society: Medical Professionalism in a Changing World, London, 2005.

职业素养
Professionalism

H. M. O'Sullivan

（译者：杨立斌　审校：钟照华）

第26章

Chapter 26

趋势

- 互联网特别是社交媒体网站上有很多面向学生和低年资医生的有关职业素养的讨论。
- 现代医学教育更加关注职业素养的文化层面。
- 医学教育应该注重培养和评价学生控制情绪的能力，并将其作为培养职业素养的一部分。

引言

医学职业素养是医学教育的重要组成部分，这已是目前医学教育的共识，并且经常直接或间接地体现在国家医学机构的教育标准中。早在古希腊时期，希波克拉底誓言（Hippocratic oath）中就有关于医学职业素养的要求，医生要宣誓遵守誓言。尽管其重要性是无可争议的，但是，将职业素养的培养融入医学课程并评价这一课程所达到的成效，仍然是个挑战。发现那些行为表现缺乏职业素养的学生可能并不难，而近年来医学教育则更加重视发现不适合行医的学生。

> "职业的地位不是与生俱来的，而是社会赋予的。"
> *Cruess & Cruess，1977*

Maxine Papadakis 的研究表明，医学生在校期间缺乏职业素养行为与其日后行医时的不良表现或不道德行为之间有密切关系（Papadakis et al.，2004），这进一步说明了培养职业素养的重要性。与此同时，职业素养的培养也存在这样的风险：从负面对职业素养进行了定义，又没有机会培养和评价学生正面的和积极的行为。本章将概述如何将职业素养培养与评价整合进医学课程。

职业素养的定义

要将职业素养的培养整合到医学课程中，首先要定义职业素养，这一定义的内涵应是所在工作单位一致同意的。检索一下文献就会发现，职业素养的定义有多种，目前还没有达成完全一致的认识。要定义职业素养的内涵，必须思考你的国家和文化、你的工作单位所处的具体环境，以及不断变化的社会环境给医疗和健康服务带来的压力，这是最基本的要求。本章将简要概述定义职业素养的视角和方法，更为全面的阐述请参考文献 van Mook et al.，2009c 或 Birden et al.，2004。

 "简言之，职业素养意味着一个经过专业培训的人为了做好工作而拥有的技能、良好的判断能力和礼貌的行为，即良好的行为表现。"
Mahmood et al.，2005

公众对于医生的看法已经发生了变化，媒体对医生行为的关注也不断增多（van Mook et al.，2009c）。迅速增加的医学知识与技能、信息技术的革命、公众对更加平等的医患关系的渴望、多学科团队合作、世界各地医疗从业人员的复杂性等，这些因素都在挑战医生原有的权威。与此同时，医疗从业人员自身也发生了深刻的改变。现在的医生希望缩短工作时间，同时更重视休假及工作之外的生活质量。所有这些都在改变着我们对医生这个职业的最初理解（van Mook et al.，2009c；Cruess et al.，2015）。

20 世纪 80 年代，美国内科医学会（American Board of Internal Medicine，ABIM）开始关注医生工作中所涉及的人文层面问题。正是这些工作最终促使 ABIM 于十几年后提出"职业素养项目"。ABIM 试图阐明职业素养对当今社会意味着什么。他们指出了一些关键要素：利他主义、责任、职责、优秀、荣誉、正直及尊重他人（Project Professionalism，2002）。这项举措的影响是深远的。医学院校越来越认识到，职业素养的培养应该在医学课程中拥有无可争辩的地位。到 2006 年，大多数英国医学院都宣称开设了职业素养课程

（Stephenson et al.，2006）。

 "违反职业道德的行为被认为与沟通、合作、信息传递和职场人际关系障碍、不遵守准则、员工士气低落和离职、医疗差错、不良后果及医疗事故诉讼有关。"
van Mook et al.，2015，p559.

2005 年，英国皇家医师协会在一份报告中阐述了医学职业素养的性质与作用，这份报告产生的背景是发生了重大变化的英国医疗保健体系。报告中有六大主题：领导能力、团队合作、教育、职业路径、评价与研究。报告阐述了英国对"医学职业素养"的定义，其主要内涵为"医学职业素养是价值观、行为及人与人关系的总和，它强调公众对医生的信任"（Royal College of Physicians，2005）。此后，Hilton 与 Slotnick（2005）、Arnold 与 Stern（2006）则对以上的框架性定义做了补充。

 "当前，我们对职业素养的理解更加复杂，而文献则主要反映了西方（盎格鲁－撒克逊人）对职业素养的观点。"
Jha et al.，2015

目前关于职业素养一词的含义还没有达成共识。北美国家的做法是将职业素养视为一种理论上的概念，用来描述这一概念的是抽象的理想主义术语，而它所反映的则是人的性格特征，而不是具体的行为。职业素养的构成通常包括利他主义、尊重他人、荣誉、正直、伦理和道德标准、责任感、优秀与职责等。这些词语很易懂，

也不会有人对此提出异议，但却不够具体，也不能转变为可以量化的、看得见的学习结果。将职业素养所反映的观念和价值观转化为可见的行为这一尝试源于荷兰。这样做也便于对职业素养做出评价（van Mook et al.，2009a）。

然而，外在的职业素养行为与内在的态度和价值观之间的关系是复杂的，目前对此还知之甚少。心理模式如情绪智力（emotional intelligence）在建立职业素养中可能起的作用近来受到关注（Cherry et al.，2012，2014）。

设定期望：达成关于职业素养的框架共识

一旦你所处的工作环境对"职业素养"有明确的定义，下一步就要确保教师、学生和其他关键利益相关者能够理解并支持此定义。有分歧的地方应该在早期就提出并解决，以便对贯穿其中的价值观达成共识和理解。这一过程本身就是培养将职业素养整合至课程计划的主人翁意识。举办专题讨论会，让教师、学生和低年资医生制订一个大家都遵守的行为准则，这样做可以促进学生的参与，同时也能引起那些行为偶尔低于期望标准的教师或临床同事的注意。

☞ 你希望在学生身上看到积极的行为，你首先要做出榜样。

应特别关注所在国家现行的职业行为准则（如果存在这样的准则）。如果所在的单位已有职业行为准则的框架内容，有必要每隔几年对这些内容进行一下重温，以

确保大家对医生这一职业所体现的价值观的理解是一致的。经历了这些准备之后，你已经清晰地理解了职业素养的内涵，也就会明确学生应该怎样做才能达到基本要求。重要的是要确定标准和预期目标，有些目标可能需要一整套培训计划的实施（例如沟通技能和伦理观培训），有些（如遵守行医准则、保密原则）则要求学生在第一学年结束时就应达到基本要求。

 "尽管文化与医疗传统差异巨大，但全世界的医生都认同他们从事的职业本身所体现的价值。"

Arnold & Stern，2006

将教学目标设定为明确的、可见的行为，这是非常必要的。课程一开始，就要让学生清楚学校对他们的要求和期望，并鼓励学生参与制订职业发展规划。这样，学生从一入学时就会清楚，他们应具备的行为标准与那些非医学专业学生相比是有区别的。在有些国家，学生直接从高中进入医学院，这就使得对医学生职业行为的高标准期待与其他专业形成鲜明的对比。那些在大学里享受了更多的自由、生活阅历更丰富的毕业生，也许有某些优势，但并没有充分的证据表明确实如此。学生入学时的活动，如听资深教师授课、在公开场合宣读职业伦理道德誓言等，都在告诉学生他们应有的行为。

一旦对职业素养的定义和培养标准达成共识，就要回顾一下现行课程计划，将有关内容整合进职业素养培养框架。必须明确课程所需的学时，课程内容要与学生所处的不同阶段相适应。有很多进行职业

素养培养的创新性方法，详见综述（van Mook et al.，2009b）。

建立职业素养文化：榜样作用和隐性课程

不论职业素养的内涵是怎样定义的，培养一个有职业素养的医生所具备的一系列行为、价值观和人格特征是需要时间的。仅仅通过一个职业素养考试就能让学生成为有职业素养的医生，这是不可能的。Hilton 和 Slotnick 提出了"职业化过程"（proto-professionalism）一词，用来描述学生为了成为一名专业人士而练习技能和增长经验的漫长过程。他们认为成为专业人士的关键在于获得实践智慧，即只能通过实践获得的智慧。因此，尽管学生可能具有专业性的表现，但在此阶段，他们还是"前期专业人士"（proto-professionals）（Hilton & Slotnick，2005）。

"要得到他人信赖，专业人员必须履行社会义务与责任。"
Cruess & Cruess，1997

关于如何培养职业素养，Hilton 和 Slotnick 建立了一个模型（图 26.1）。

在这个模型中，有两种情况影响"前期专业人士"的成长。获得（attainment）是通过观察正面的榜样并在一个积极的环境中对经历进行反思，进而形成积极的职业价值观和行为。消减（attrition）是由于

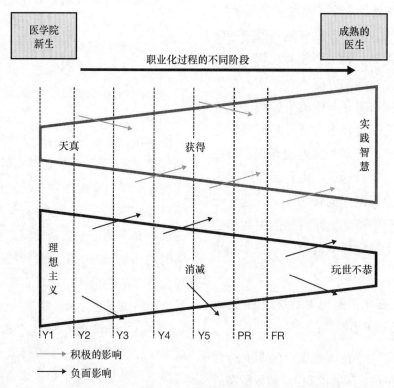

图 26.1　职业化过程

摘自 Hilton，S. R. and Slotnick H. B：Proto-professionalism：how professionalization occurs across the continuum of medical education，*Medical Education* 39（1）：58-65，2005.

接近负面榜样和不良文化而形成的负面行为和价值观或失去积极的价值观。如果影响的天平朝向"获得"，那么学生和成长中的医生最终会获得实践智慧和职业素养。如果主要的影响是负面的，那么学生参加培训之初的理想期待就会变为玩世不恭的利己主义甚至自我保护。

因此，教育者需要关注体现在教育和培训环境特别是临床实践中的、为学生所亲身经历的价值观和行为。

☛ 当医学生和低年资医生目睹了不专业的行为，要为他们提供一个安全的地方进行情况询问和反思。

医学生在与教师、同学、临床指导教师及其他临床工作人员的互动过程中所学习到的、未写入教材的、无意中传授的内容，称为隐性课程，大家通常不把这些看成课程。隐性课程可能会导致一些问题，因为隐性课程所体现的价值观和行为可能与正式课程所提倡的价值观和行为相矛盾，这就会引起学生的困惑，学生不知道应该遵从哪个行为准则。隐性课程的确存在问题，同时也必须认识到它对低年资医生培养的影响。以上这些认识是被广泛接受的（Hafferty，1998）。然而，近年来情况有所变化，因为隐性课程中遇到的问题如今受到了太多的关注，以至于这些问题已经不再"隐性"（MacLeod，2014）。尽管存在争论，教育工作者需要认识并发现 Hilton 和 Slotnick 模型中那些可能导致"消减"的因素，并保证学生有时间去反思和讨论这些因素造成的影响。有很多做法有助于达到这一目的，如反思日志、重大事件报告、小组讨论等。

☛ 采用工作坊的形式，使学生和教师对行为准则达成共识。

我们信任教师和临床工作者，他们肩负着教育和培训学生、低年资医生的责任。教育者自身要有良好的职业行为，并应成为正面的榜样。直接提出这样的问题可能不合适，但通过教师培训、讨论职业素养的教学与评价等方式，可以提出并强调那些我们期望教师展现给学生们的价值观和行为。

☛ 利用《急诊室的故事》（ER）和《豪斯医生》（House）等医院题材的电视剧片段，可激发有关职业素养的小组讨论。

"职业化过程"模式还强调，职业素养的培养和评价方式应该与学生所处的不同教育阶段相适应。在学生接受教育的不同时期，社会心理与道德水准、判断力和反思能力的发展速度不尽相同。通过编写教学资料、制订评价方案，使其反映学生成长的阶段性，学生则可以逐渐表现不断提高的能力与品质，成为真正的专业人士。

数字化职业素养

在过去 15 年左右的时间里，医学教育工作者一直在寻求更好的办法，以定义职业素养及开发对学生和医生进行的相关培训。在此期间，社交媒体的广泛应用改变了我们在线互动的方式。我们期望的职业素养体现的基本原则和行为没有改变。但是，以社交媒体的方式表达这些原则与行为则可能会产生职业素养教育的新问题。这些问题可以归纳为以下三个主要方面：

声誉问题——不适宜或无理的在线活动或评论损害医学院、大学或医疗机构的声誉。

隐私——保密和隐私原则同样适用于网络活动，但是，无处不在的移动设备摄像头以及推特（Twitter）之类的随时引爆互联网的社交网络平台，都可能使缺乏经验的轻率言行变成全国性的丑闻。

干扰因素——社交媒体会给医疗环境带来一些益处，但同时也会分散医生的注意力，导致工作效率下降，甚至导致医疗差错。此外，如果患者或同事成为社交网络中的成员，那么过去本来比较简单的事情，如专业界限和职业身份，可能会变得模糊不清。

　　不要等到社交媒体发生"意外"，才想起教育学生中的数字化职业素养问题。

　　恰当地使用社交媒体和其他在线活动，应该成为职业素养培养框架和职业素养课程的一部分。医学教育工作者有很好的机会帮助学生理解在线行为的价值与陷阱。但是，如果教育者感觉他们对当前社交媒体的了解比学生少，教学就成了件棘手的事。此外，学生和年轻医生似乎很精通社交媒体的技术，至于对于应该共享多少信息、哪些信息适合共享这些问题，他们通常不会提出质疑。

为教师举办的社交媒体培训

　　可以举办工作坊，向教师介绍最常见的社交媒体形式，讲解如何使用社交媒体以及如何设置并保护隐私。可以利用这一机会分析那些由于在线活动产生意想不到后果的案例，分析学生可能会经常遇到的陷阱。这里还有一项有益的活动，即在同学之间比赛，找出网上与你或你的同事有关的社交或家庭生活资料。这会对参与者产生警醒作用，使他们注意自己的隐私设置！

建立社交媒体使用指南

　　许多医学院、大学和医疗服务单位现在都有关于如何在工作中使用社交媒体的指南。如果你的单位还没有，你应该着手制订这样的指南，以更明确地告诉学生或医生在这方面应该怎样做。一些国际医学协会也发布了社交媒体使用指南，以下的指南来自英国医学会（British Medical Association），发布类似指南的还有加拿大医学会（http://policybase.cma.ca/dbtwwpd/Policypdf/PD12-03.pdf）、英国医学总会 http://www.gmc-uk.org/guidance/ethical-guidance/21186.asp）、美国医学会（http://journalofethics.ama-assn.org/2015/05/nlitl-1505.html）。

 英国医学会（BMA）关于医生使用社交媒体的指南：

● 社交媒体可能模糊个人公众生活和职业之间的界限。

● 医生和医学生应该尽可能采用保守的隐私设置，但要意识到并非所有的信息在网上都能得到保护。

● 医生在伦理和法律层面上有责任保护患者的隐私，这同样适用于社交媒体。

- 不宜在公共互联网论坛上发表关于患者或同事的非正式、含个人观点的负面评论。
- 在网上发帖的医生和医学生有道德义务宣布任何利益冲突。
- BMA 建议医生和医学生不应该接受当前或以前患者的 Facebook 朋友请求。
- 诽谤法适用于以个人或职业身份在网上发表的任何评论。
- 医生和医学生应关注自己的网上形象，并知道其如何影响他们的专业地位。

BMA，2011

职业素养的评价

评价可以有效地促进学习，因此有必要找到有力、合理、可靠和有效的方法对职业素养进行评价。

"如果我们不能进行职业素养评价，会向学生和医生发出令他们感到困惑的、自相矛盾的信息。"
Arnold & Stern，2006，p.5

目前还没有这样一个明确的、用于职业素养评价的工具。常用的评价方法包括同伴评价、教师直接观察、反思档案袋（reflective portfolios）、关键事件报告以及客观结构化临床考试。van Mook 等人总结了评价方法及其在职业素养培养评价中的应用（van Mook et al.，2009a）。更重要的是思考职业素养评价的策略，而不是选

择某个单独的评价工具。你应该对学生的职业素养进行整体评价，还是通过评价其组成部分从而形成一个完整的认识？应该由谁对职业素养进行评价？参与评价的人是否应该包括教师、临床教师、同学、患者？单一的评价工具可以用来评价学生表现的不同侧面，但是传统评价方法的可信性更高，而三角互证法（triangulation）可用来对学生做出终结性评价。

他们并不在乎你的期望（expect），而是在乎你的检查（inspect）。
p v Jardan Cohen（Arnold & Stern，2006）

Lambert Schuwirth 对于如何进行程序性评价进行了深入阐述（见最新文献：Heeneman et al.，2015），旨在使学习的益处最大化，同时也使学校评价学生学习结果的终结性评价含有丰富的信息。即使学校没有完整的程序性评价策略，也可以使用这种方法来进行职业素养评价。学生通过评价活动获得有意义的反馈，促进他们的学习和成长，获得学习的自主权，这样他们在下次评价中就会表现得更好。随着学生的成熟并习惯于这种评价方法，他们可以进行相应的自主学习，并可以在需要参与的培训活动的选择问题上表达看法。这样做的结果是，有关学生学习情况的信息是纵向流动的，而不是通过一次高利害（high-stake）评价获得的。关于如何实施程序性评价，更实用的建议可以参考 van Vleuten 的论述（van Vleuten et al.，2015）。

大多数从事医学教育的人都熟悉"米勒金字塔"（Miller's pyramid）（Miller,

1990）——一种胜任力导向教育模式，做法是将学生的成长分成若干可视化阶段，这些阶段包括：知道（知识）、知道怎样做（能力）、展示如何做（表现）、做（行动）。这一教育模式对医学教育评价策略的影响是巨大的，对职业素养评价的影响尤其巨大。最近，Cruess 等人（2016）提出，米勒金字塔的顶端还应有一层，即"存在"（being），这一层面代表了对职业身份的认同及职业行为所必需的价值观和信念。这一建议得到了广泛接受。随着职业身份评价方法的建立，职业素养的评价也将增加一个有用的视角。

小结

职业素养是医学课程的组成部分，但是目前关于职业素养还没有统一的定义。由于文化背景的差异，教育工作者希望培养的学生所拥有的价值观和行为可能是不同的。许多国家的医学机构制订了职业素养准则和要求，同时，有必要在学生、教师和临床同事间对职业素养的理解达成一致和广泛的共识。将职业素养培养整合到医学课程中，这样，教学与评价才是最有效的。在终结性评价之前，应该给学生充分的机会和方式，使他们从形成性反馈中学习并提高。要对职业素养培养过程中的数字化问题给予具体的指导，以便帮助学生在使用社交媒体时不使自己或职业生涯遭受任何名誉损害。更重要的是，要建立经得起考验的终结性评价方法，评价方法应受到学生的尊重并评价那些可见的行为。因为学生在医学院的不良行为与之后行医时表现的不良职业道德之间是有联系的，

如果任何补救和支持措施都不起作用，学生很可能不能通过职业素养评价。建立一个好的职业素养培养方法的关键，是通过正面的榜样建立一种积极的职业素养文化氛围，并及时提醒学生、教师及临床同事所有与职业素养要求相悖的行为。

参考文献

Arnold, L., Stern, D.T., 2006. What is medical professionalism? In: Stern, D.T. (Ed.), Measuring medical professionalism. Oxford University Press, New York, pp. 15–37.

Birden, H., Glass, N., Wilson, I., et al., 2014. Defining professionalism in medical education: a systematic review. Med. Teach. 36 (1), 47–61.

Cherry, M.G., Fletcher, I., O'Sullivan, H., Dornan, T., 2014. Emotional intelligence in medical education: a critical review. Med. Educ. 48 (5), 468–478.

Cherry, M.G., Fletcher, I., O'Sullivan, H., Shaw, N., 2012. What impact do structured educational sessions to increase emotional intelligence have on medical students? BEME Guide No. 17. Med. Teach. 34 (1), 11–19.

Cruess, R.L., Cruess, S.R., Steinert, Y., 2016. Amending Miller's pyramid to include professional identity formation. Acad. Med. 91 (2), 180–185.

Hafferty, F.W., 1998. Beyond curriculum reform: confronting medicine's hidden curriculum. Acad. Med. 73 (4), 403–407.

Heeneman, S., Oudkerk Pool, A., Schuwirth, L.W.T., et al., 2015. The impact of programmatic assessment on student learning: theory versus practice. Med. Educ. 49 (5), 487–498.

Hilton, S.R., Slotnick, H.B., 2005. Proto-professionalism: how professionalisation occurs across the continuum of medical education. Med. Educ. 39 (1), 58–65.

Jha, V., McLean, M., Gibbs, T., Sandars, J., 2015. Medical professionalism across cultures: A challenge for medicine and , medical educators. Med. Teach. 37, 1–7.

MacLeod, A., 2014. The hidden curriculum: is it time to re-consider the concept? Med. Teach. 36 (6), 539–540.

Miller, G.E., 1990. The assessment of clinical skills/competence/performance. Acad. Med. 65 (9 Suppl.), S63–S67.

Papadakis, M.A., Hodgson, C.S., Teherani, A., Kohatsu, N.D., 2004. Unprofessional behavior in medical school is associated with subsequent disciplinary action by a state medical board. Acad. Med. 79 (3), 244–249.

Project Professionalism, M. P., 2002. Medical professionalism in the new millennium: a physicians' charter. Lancet 359 (9305), 520–522.

Royal College of Physicians, 2005. Doctors In Society: Medical Professionalism in a Changing World. London, Royal College of Physicians, Report of a Working Party.

Stephenson, A.E., Adshead, L.E., Higgs, R.H., 2006. The teaching of professional attitudes within UK medical schools: reported difficulties and good practice. Med. Educ. 40 (11), 1072–1080.

van Der Vleuten, C., Schuwirth, L., Driessen, E., et al., 2015. Twelve tips for programmatic assessment. Med. Teach. 37 (7), 641–646.

van Mook, W.N., Gorter, S.L., O'Sullivan, H., et al., 2009a. Approaches to professional behaviour assessment: tools in the professionalism toolbox. Eur. J. Intern. Med. 20 (8), e153–e157.

van Mook, W.N., van Luijk, S.J., de Grave, W., et al., 2009b. Teaching and learning professional behavior in practice. Eur. J. Intern. Med. 20 (5), e105–e111.

van Mook, W.N., van Luijk, S.J., O'Sullivan, H., et al., 2009c. The concepts of professionalism and professional behaviour: conflicts in both definition and learning outcomes. Eur. J. Intern. Med. 20 (4), e85–e89.

第27章 循证医学
Evidence-based medicine

Chapter 27

L. A. Maggio

（译者：赵文然　审校：钟照华）

引言

由于生物医学信息日益增多，仅凭在医学院学到的知识和技能，医生不太可能为患者提供最好的服务。因此，医生必须终生学习，不断将新的生物医学成果和信息融入医疗实践。EBM 是在 20 世纪 90 年代初提出来的，旨在建立一个桥梁，以便帮助医生将已经掌握的医学知识与不断发展的生物医学联系起来。现在，随着医生终生学习技能的提高和医疗服务质量的改善，EBM 已经成为医学教育不可或缺的组成部分，EBM 对医疗服务的促进和完善作用也备受期待（Tilson et al.，2011）。

> "EBM 就是谨慎、明确而明智地运用目前的最佳证据，使之为每个患者服务。"
>
> *Sackett et al.，1996*

EBM 的实施或培训可以概括为以下步骤：

- 提出一个需要应用新的知识来解决的临床问题（asking）
- 获取此方面的研究证据（acquiring）
- 评定证据的有效性和相关性（appraising）
- 结合医生的临床权威和患者的利益来应用获得的证据（applying）
- 评价医疗结果（assessment）
（Dawes et al.，2005）

以上做法通常被称为 5As[①]。然而，医学教育专家建议增加到 6 个 A，或者在 5As 之前增加一项，即在提出要解决的临床问题之前，医生或医学生理应承认（acknowledge）个人所拥有的医学知识的局限性，这被称为 "第 0 步"；承认知识的局限性则意味着医学生和医生需要不断

[①] 取每个步骤的英文首字母——译者注

地、自觉地学习新知识。

关于在医学院中如何开展 EBM 教学，目前还没有明确的标准。各医学院对以上提到的 EBM 步骤的采纳情况也各不相同（Maggio et al.，2013）。例如，某学校可能为学生提供多种有关 EBM 的课程，教学重点则是如何评价获得的证据；另一个学校的教学则可能在计算机实验室进行，并让学生熟习 EBM 的所有步骤；也有的学校让学生发现并回答临床问题，而这些问题正是来自于学生的临床见习经历。

既然缺乏教学标准，似乎有必要建立一个 EBM 教学指南（Blanco et al.，2014）。然而，经过系统地总结回顾 EBM 教学方法，得出的结论是，现在的证据表明，目前还没有一种被广泛接受的、更好的 EBM 教学方法；这就使得目前难以设立 EBM 教学方法的标准（Ilic & Maloney，2014；Ahmadi et al.，2015）。然而，从另一角度看，这又使 EBM 教师可发挥极大的自主性，可以灵活选择和实施教学方法，以便更好地适应学校和学习者的需求。

☞ 选择 EBM 教学方法时，要考虑你所在的学校和学习者的独特需要。

本章我们将讨论多种不同的 EBM 教学方法，目的是使医学院教师熟悉常用的教学方法，从中选出符合他们需要的方法，并在可能的情况上提供证据说明这些教学方式的成效。本章的重点是阐述 EBM 教学的基本原则，而不是将注意力放在 EBM 教学技能上。表 27.1 所列的每一个步骤，都可以整合到下面将要讨论的原则性方法中。我们还将阐述由谁来进行 EBM 教学、

表 27.1　EBM 步骤练习举例

EBM 步骤	学习练习
承认	在轮转实习时，每管一名患者，都要求学生找出自己知识的不足之处
提问	使用一段接待患者的录像，要求学生提临床问题，这些问题应该涉及患者、给予患者的治疗、对不同治疗方法的比较；如果可能，还可以加上患者所期待的治疗结果
获取证据	给学生 3 个临床问题，并要求他们利用 3 种不同的信息资源查找相关证据
评定证据	给学生一个随机对照临床试验，让学生批判性地评价该试验的临床价值
应用	在接待一个标准化病人（SP）之前，给学生提供证据，要求学生对此证据给予评价，然后根据这些证据，让学生与患者一起做出相应的决定
评价	经历了一段时间的实习后，让学生记录下自己的感受或反思：某一证据的应用对他们的实习产生了怎样的影响？是否会影响他们未来的职业生涯？

教学的时间安排、教学资源、EBM 技能的评价、未来 EBM 培训的发展方向。

EBM 教学方法

结构单元法

EBM 教学通常是按上文提到的步骤进行的，也有专家提倡用原子式或结构单元式方法。这种教学方法是这样进行的：先根据 EBM 的步骤设计教学内容，进行分步教学，然后安排与每个教学内容相对应的实践，目的是使学生掌握并能运用 EBM 方法。例如，第一学期可以开设有关如何提出临床问题的讲座，第二学期开设有关

文献查阅的课程，接下来开设的课程包括如何进行批判性评价和如何应用获得的证据。在课程的最后阶段，要评价学生是否能将所学的步骤连贯起来，也可以让学生完成作业以体现对有关内容的掌握和应用能力。

结构单元法有其优点，即随着学期的推进，学生可以分别掌握 EBM 中的每一步骤，而不至于因为在短时间内要学习太多的新内容而不知所措。然而，这种教学方法也存在问题，即知识的碎片化，这就不利于知识的转化，学生要将在不同情境下学习的知识进行总结概括并灵活应用（van Merriënboer & Kirschner，2013）。因此，可以将结构单元式教学与其他策略结合起来。

整体任务法

在 EBM 教学中，与结构单元法相对应的是整体任务方法，后者则有利于促进知识的转化（van Merriënboer & Kirschner，2013）。整体任务方法要求学生去完成一项任务，而这一任务涉及 EBM 的所有步骤。例如，可以给学生一个病例，要求学生在一次课（或连续的几次课）之内提出临床问题、找到并评价相关的证据、思考如何将证据与医疗服务结合起来。整体任务方法为学生提供了一个全方位的模式，它体现了 EBM 在医疗实践中的应用。因此，这种方法可直接用于医疗服务。

更多有关整体任务方法的内容，请参考 Dolman 的"十二项建议"（Dolmans et al.，2013）及相关的 AMEE 指南（Vandewaetere et al.，2015）。

与其他课程或教学内容的整合

EBM 通常是与其他课程或教学内容整合起来的。例如，有的学校将 EBM 整合到 PBL 中，并发现这样做有利于提高相应的技能，如对知识局限性的认识以及查阅生物医学文献的能力。此外，一些学校则将 EBM 与其他内容的教学同步进行，如共同决定医疗方案、伦理学、生物统计学、临床查体技能等。整合教学可以使学生有更多的机会运用 EBM，学生还能体会到 EBM 与其他课程的协同性；在有些情况下，这样的整合可以不增加现有课程的教学时间。整合教学的好处是，学生既得到了训练，又获得了知识，并因此可以使学生正确认识 EBM，还有利于提高 EBM 教学效果（Ilic & Maloney，2014）。

与临床的整合

EBM 培训常常与临床实践结合，这种结合对学生掌握 EBM 技能略有促进作用（Ahmadi et al.，2015）。通常是将 EBM 与学生的临床实习联系起来，包括日常的医疗工作。有些医学院则在临床见习阶段开展 EBM（Maggio et al.，2013）。例如，对一个在儿科实习的学生，可以交给他一项任务，要他根据自己处理某一患者的经历找出自己知识的不足，然后逐步用 EBM 手段解决提出的问题，这一过程还包括与医护团队分享他们的发现。为了与实习工作有效整合，有的学校将 EBM 培训整合到实习课程中，以更新学生的 EBM 技能（Maggio et al.，2016）。与临床工作的整合还可这样进行，即请见习医生参加学生组织的或科室组织的文献报告会，主题是

EBM 的构成，如查阅生物医学文献及其对文献的评价；也可以根据情况，在文献报告会的框架内为医学生布置任务，如查找相关的文献或证据。

计算机辅助在线学习

研究发现，计算机辅助在线学习可以同样有效地培训学生的 EBM 技能（Ahmadi et al.，2015），与此同时，教师的授课内容也因此而变得更加灵活。计算机辅助在线学习的形式包括在线辅导、录制视频和音频、基于网络的学习流程表、临床习题库及 EBM 主题指南。在某些情况下，只有在线的 EBM 训练。然而，EBM 教学更多的是融合两种教学形式：在线教学与非在线教学。例如，随着翻转课堂教学模式的流行，在线资料在课堂教学中的使用也越来越普遍，学生的任务是在课堂上运用在线资料提供的学习内容。在很多情况下，EBM 教学可以从一段录像开始，先介绍 EBM 技能或者由医生演示如何应用 EBM。这些资料的应用使课堂教学时间更加充分，也为学生提供了选择机会——他们可以自己决定什么时候开始进行 EBM 训练，从而也减轻了教师日程的紧张程度。此外，可能很遥远的医疗场景也随着录像展现在学生面前。

☞ 问问学生，他们是如何跟踪并不断更新知识的，可考虑将这些方法用到 EMB 教学中。

何时开展 EBM 教学

对何时开展医学院的 EBM 教学目前还没有一致的认识。有的学校将 EBM 安排在学生的临床实习之前，另一些学校则与临床实习同时进行。也有个别学校将 EBM 与课程纵向整合，即多系列的 EBM 教学贯穿学生在医学院学习的整个过程中。

早期开展 EBM 一直被认为是为学生提供了更多的学习和应用 EBM 的机会，即学生在进入临床实习时就已经掌握了运用 EBM 的技能。然而，同样值得注意的是，在医学院学习的早期阶段，由于缺乏临床情境，学生可能对 EBM 的重要性认识不足，并认为这一课程与医学关系不大（Maggio et al.，2016）。为了解决这一问题并为学生提供临床情境，一些学校将越来越多的临床实际案例引入 EBM，并通过授课或录像访谈的方式请医生分享他们的临床经历。

EBM 教学何时开始，会影响到学校为学生提供的 EBM 培训的次数。例如，如果在较晚的学期开展 EBM，可能减少 EBM 教学次数。研究发现，与单次 EBM 培训相比，多次 EBM 培训能更有效地提高学生的 EBM 知识和技能（Young et al.，2015）。这就意味着，在进行 EBM 教学设计时，要认真考虑学校 EBM 教学任务所需的学时数。在现有的课程计划中增加 EBM，缺乏教学时间可能是实施的主要障碍（Blanco et al.，2014）。尽管如此，仍然可以考虑以上讨论过的教学方法，如将 EBM 与某一课程或某一课程的特定内容整合起来，这样，既开展了 EBM 训练，又没有增加课程时间。

EBM 教师

EBM 培训通常由医生承担（Maggio et al.，2013）。然而，医生的 EBM 教学工作常常需要其他专业人员的参与，包括信息工作者、图书管理员、生物统计学专家、护士和社会工作者。有时，某一方面的专家可能讲授与他的专业有关的 EBM 内容。例如，图书管理员通常负责培训如何提出临床问题及文献检索，生物统计学家则常常负责培训评价文献的方法。

☞ EBM 教师应来自不同专业。

除了正式的 EBM 培训之外，医生的榜样作用也同样重要。在临床工作中，学生会观察医生如何应用 EBM。同样值得注意的是，教师的榜样作用也可能对学生产生不利的影响。有专家担心教师不能把最佳的 EBM 技能展示给学生，或轻视EBM 教学，或不能明晰地阐述 EBM 过程（Maggio et al.，2016）。学生的反馈信息也说明了教师的重要性，他们认为在未来的工作中是否运用 EBM，指导教师的榜样作用是关键的（Ilic，2009）。因此，对教师的培训就非常必要（Blanco et al.，2014）。特别是教育者注意到，师资培训可以提高教师的 EBM 技能，同时还要鼓励教师向学生明晰地阐述 EBM 的认知过程。例如，当一名教师或医生认识到某一方面知识欠缺时[1]，他应该告诉学生，EBM 的应用已经开始了。教师或医生在日常工作中向学生示范对 EBM 的认识和应用，将有助于学生在临床工作中规范地运用 EBM。

EBM 学习资源

有很多学习资源支持 EBM 教学，这些资源包括在线辅导、交互式工具如 EBM 搜索引擎、指导性期刊论文、教科书等。虽然有些学习资源提供有关 EBM 的一般性话题，多数资源则关注 EBM 某一特定的步骤。例如，牛津大学 EBM 中心（Oxford Centre for Evidence-Based Medicine）提供在线资源 CAT-Maker 工具（http://www.cebm.net/catmaker-ebm-calculators/），旨在为批判性评价提供辅助手段。由于这些资源是不断更新的，有些医学图书馆和 EBM 中心提供了在线指南，以帮助学生查找这些资源（表 27.2）。

寻找证据的信息资源也同样可以作为 EBM 的学习资源。传统的做法是，教师让学生用生物医学数据库如 PubMed 获取证据。然而生物医学信息的发展已经产生了多种重点照护（point-of-care，POC）信息资源，这些信息可以综合现在的证据，以便更快地用于临床。这些工具在临床工作

表 27.2　EBM 资源指南

资源	网址
康奈尔大学 EBM 指南	http://med.cornell.libguides.com/ebm
麦克马斯特大学 EBM 资源	http://hsl.mcmaster.libguides.com/ebm
牛津大学 EBM 中心	http://www.cebm.net/category/ebm-resources/
南澳大利亚政府 EBM 资源	http://salus.sa.gov.au/ebm
多伦多大学 EBM 资源	http://ktclearinghouse.ca/cebm/
伊利诺斯大学芝加哥分校 EBM 指南	http://researchguides.uic.edu/ebm

---

[1]　EBM 的第一个步骤——译者注

中的应用非常普遍，学生会观察到医生的示范作用。很多 POC 的使用是用户友好型的，因此不需要进行培训。但值得教师注意的是，应在 EBM 的背景下使用 POC，同时要指导学生批判性地对待这些证据。如果不使用 POC，可能会使学生错误地认为 EBM 教育是脱离临床活动的。

有很多资源可以帮助教师设计 EBM 课程。例如，在线资料库 MedEdPORTAL（www.mededportal.org）提供了免费的课程学习内容、案例及 EBM 教学指南。此外，还有在线培训及传统的（线下）培训机会，旨在培训教师某一方面的 EBM 设计和教学技能。例如，杜克大学的 EBM 教学和领导力项目（http：//sites.duke.edu/ebmworkshop）、麦克马斯特大学的基于证据的临床实践工作坊（http：//ebm.mcmaster.ca）和牛津大学的 EBM 教学，为切磋交流 EBM 技能和方法提供了实践机会。

EBM 评价方法

可以用多种方式评价学生对 EBM 技能的掌握，这方面的尝试有很多。要评价学生的 EBM 技能，可能用多选题、案例分析、对文献的批判性评价、OSCE 等，也可能用更正式的评价方法，如柏林问卷（Berlin questionnaire）（Fritsche et al.，2002）及弗雷诺斯测试（Fresno test）（Ramos et al.，2003）。最近，有人提出用名为"EBM 能力评价"（assessing competency in EBM，ACE）的方法来评价医学生的 EBM 能力（Ilic & Maloney，2014），此方法融合了柏林问卷和弗雷诺斯测试。ACE 方法是以某一具体患者的情境为基础，设计 15 个正误判断

选择题。经使用发现，ACE 评价结果具有中等程度的内在可信性。随着 EBM 评价方式的不断增多，EBM 教师会发现一种名为 CREATE（classification rubric for EBP assessment tools in education）的 EBM 评价方式分类工具（Tilson et al.，2011）很有用，它可以根据评价目的及使用者选择最合适的评价方式。

EBM 教学的发展方向

随着医学本身和生物医学信息的不断发展，EBM 教育必然面临新的挑战。为了适应这些改变，EBM 教学要体现这些新进展及临床实践的发展方向。例如，由于普遍使用电子医疗档案（EMR），EBM 教师可能考虑提供相应的培训，使学生能将一些与信息资源的链接、嵌入式决策工具等整合进 EMR 工作流程。此外，由于越来越多的患者来就医时已经掌握了可观的信息，EBM 教学应该有相应的措施，如训练学生与患者讨论患者掌握的医疗信息，并在适当的情况下参考这些信息做医疗决定。

EBM 教学方法要与时俱进，以适应不断变化的医疗实践。

小结

EBM 教育可以帮助医生建立连接已有知识与不断增加的生物医学证据的桥梁，以弥补知识的不足。目前，医学院校还没有标准的或最佳的 EBM 教学方法，因此，EBM 教学可以灵活进行，使用最适合特定学生的方法。本章简述了几种 EBM 教学方法、承担 EBM 教学的教师、EBM 培

训开始的时间、EBM 能力的评价方法及 EBM 教学的发展方向。

参考文献

Ahmadi, S.F., Baradaran, H.R., Ahmadi, E., 2015. Effectiveness of teaching evidence-based medicine to undergraduate medical students: a BEME systematic review. Med. Teach. 37 (1), 21–30.

Blanco, M.A., Capello, C.F., Dorsch, J.L., et al., 2014. A survey study of evidence-based medicine training in US and Canadian medical schools. J. Med. Libr. Assoc. 102 (3), 160–168.

Dawes, M., Summerskill, W., Glasziou, P., et al., 2005. Sicily statement on evidence-based practice. BMC Med. Educ. 5 (1), 1.

Dolmans, D., Wolfhagen, I., van Merriënboer, J.J.G., 2013. Twelve tips for implementing whole-task curricula: how to make it work. Med. Teach. 35 (10), 801–805.

Fritsche, L., Greenhalgh, T., Falck-Ytter, Y., et al., 2002. Do short courses in evidence based medicine improve knowledge and skills? Validation of Berlin questionnaire and before and after study of courses in evidence based medicine. BMJ 325 (7376), 1338–1341.

Ilic, D., 2009. Teaching evidence-based practice: perspectives from the undergraduate and post-graduate viewpoint. Ann. Acad. Med. Singap. 38 (6), 559–565.

Ilic, D., Maloney, S., 2014. Methods of teaching medical trainees evidence-based medicine: a systematic review. Med. Educ. 48 (2), 124–135.

Maggio, L.A., Tannery, N.H., Chen, H.C., et al., 2013. Evidence-based medicine training in undergraduate medical education: a review and critique of the literature published 2006-2011. Acad. Med. 88 (7), 1022–1028.

Maggio, L.A., Ten Cate, O., Chen, H.C., et al., 2016. Challenges to Learning Evidence-Based Medicine and Educational Approaches to Meet These Challenges: A Qualitative Study of Selected EBM Curricula in U.S. and Canadian Medical Schools. Acad. Med. 91 (1), 101–106.

Ramos, K.D., Schafer, S., Tracz, S.M., 2003. Validation of the Fresno test of competence in evidence based medicine. BMJ 326 (7384), 319–321.

Sackett, D.L., Rosenberg, W.M., Gray, J.A., et al., 1996. Evidence based medicine: what it is and what it isn't. BMJ 312 (7023), 71–72.

Tilson, J.K., Kaplan, S.L., Harris, J.L., et al., 2011. Sicily statement on classification and development of evidence-based practice learning assessment tools. BMC Med. Educ. 11, 78.

van Merriënboer, J.G., Kirschner, P.A., 2013. Ten Steps to Complex Learning: A Systematic Approach to Four-Component Instructional Design. Routledge, London.

Vandewaetere, M., Manhaeve, D., Aertgeerts, B., et al., 2015. 4C/ID in medical education: How to design an educational program based on whole-task learning: AMEE Guide No. 93. Med. Teach. 37 (1), 4–20.

Young, T., Rohwer, A., van Schalkwyk, S., et al., 2015. Patience, persistence and pragmatism: experiences and lessons learnt from the implementation of clinically integrated teaching and learning of evidence-based health care - a qualitative study. PLoS ONE 10 (6), e0131121.

患者安全和医疗质量
Patient safety and quality of care

L. A. Headrick , D. E. Paull , K. B. Weiss

（译者：吴敏昊　审校：郭开华）

第 28 章

趋势

- 对于医疗质量和患者安全的学习与培训，必须建立在理解复杂的医疗体系的基础上，需要明白如何开发和维持医疗体系，并且对医务人员在体系中如何提供医疗有足够的把握。

- 一个健全的医疗组织依赖的不是个人维持安全的英勇行为，而是能在错误发生到患者身上之前及时纠正的体系。

- 公正文化（just culture）承认医生会犯错且错误会时有发生，但亦认识到其中导致错误发生的初始性因素，如潜伏性的、组织性的、环境性的和设备性的因素等。

- 患者效果的改善、员工道德水准的提升、患者安全文化的增强，与基于团队资源管理（crew resource management, CRM）原则的团队培训相关。

- 就患者安全科学和质量提升开展的教育活动，需贯穿培训全过程，因此应将其视为职业期待的常态性部分，而不是一项应对培训的任务。

- 医疗服务是团队工作，因此在医疗质量和患者安全方面，需要跨专业的学习经历，这增加了学习与培训的复杂性。

- 医学教育工作者需要与医疗体系领导层密切配合，设计和实施医疗质量和患者安全的教育项目。

引言

每年有 3% ～ 16% 的住院患者遭遇了患者安全事件（Jha et al., 2010），并且还有数不清的与门诊有关的事件。不管在世界任何地方评估医疗质量，其结果均表明在改善急慢性患者的基础医疗和护理水平方面均有极大的提升空间。

从国际范围来看，患者安全和医疗质量的科学、方法和技能发展对于医学教育至关重要（Walton et al., 2010）。医学教育领导者们强调，在一个成功的医学教育课程体系中，患者安全和医疗质量是必需的主题（Irby et al.，2010）。在美国，近年来在医疗质量和患者安全方面的教育和培训正在快速融入医学教育主流（USMLE，2015；Wagner et al.，2016）。

开发和开展一个关于患者安全和医疗质量科学且成功的课程是充满挑战的。如同医学教育的其他方面一样，患者安全教育的目标应聚焦于强调知识的获取和技能的提高，并具有确定其进展的清楚节点，以及评价教育结果的工具。这些医学课程的优化需要提高全体教师在患者安全和医疗质量方面的实践和教学水平。然而，不同于一些医学教育领域主要集中在医生和患者（及其家属）双方，患者安全和医疗质量除了要求医生和患者的参与，还需要临床管理领导者的重视，以及其他医疗团队成员的共同努力。

本章主要有三个目标：①为不熟悉患者安全和医疗质量这门科学的教育者提供简要介绍；②为医学生、住院医师和专科医师介绍如何获得在患者安全和医疗质量领域的教育经验；③帮助读者在患者安全和医疗质量方面获得成功的学习经验提供资源。

> 对于医疗质量和患者安全的教育，必须建立在理解复杂的医疗体系的基础上，需要明白如何开发和维持医疗体系，并且对医务人员在体系中如何提供医疗服务有足够的把握。

患者安全入门：可预防的伤害和悲剧

为什么学生学习患者安全至关重要？

让我们通过一个青少年患者 Lewis 的故事来思考这个问题（Gibson & Singh，2003）。Lewis 在某知名学科医疗中心被安排做一个矫正畸形的外科手术。术后，Lewis 靠硬膜外导管和定期注射药物（标签警告可能渗血和溃疡穿孔）来维持。

术后 2 天是周日，Lewis 发生剧烈腹痛。疼痛 1 整天后，在 Lewis 母亲坚持下，几个住院医师来查看 Lewis，均诊断为肠梗阻，而忽略了溃疡及其并发症。根据该诊断，他们指示的临床护理是增加离床活动，没有验血，也没有咨询主治医生。到了周一早上，Lewis 病情进一步恶化，出现了心动过速、低血压和心搏骤停。验尸结果表明其腹膜腔存在一个溃疡穿孔，出血数升。

Lewis 的死亡是可以避免的。这并不是因为医护人员缺乏"技术能力"导致的悲剧结果。"非技术性"的领导能力、团队合作、交流技巧和对人为因素的理解，会有助于在相互矛盾的发现中质疑诊断，以便更早地寻求帮助。这些技能超越了专业和专科的界限。不幸的是，Lewis 这样的故事并非罕见。

新的能力要求和患者安全

患者安全定义为预防对患者无意的危害（harm）或伤害（injury）。这个目标是预防危害而不是消除错误。人无完人，医学教师必须在他的学生中培养一个信念：那些不相信自己的患者有危险的人是最危险的人（Bagian，2005）。一个健全的医疗组织依赖的不是个人维持安全的英勇行为，而是能在错误发生到患者身上之前及时纠正的体系。

 一个健全的医疗组织依赖的不是个人维持安全的英勇行为，而是能在错误发生到患者身上之前及时纠正的体系。

报告不良事件和风险事件并从中学习

"不良事件"被定义为"医疗管理相关的伤害"，这与并发症不同。医疗管理包括诊断和治疗，以及在不能有效诊断和治疗时，用于医护的系统和装备（World Health Organization，2005）。患者安全体系依赖于记录的不良事件："你不能确定你不知道的事情"。学员必须要学会报告什么和如何报告。成功的医疗组织需要克服障碍，给教师和学习者建立一个可信、易使用的报告机制，这个机制需充分反馈应采取什么措施来纠正被报告的不安全因素。

仅汇报不良事件对患者安全是远远不够的，毕竟患者受到了损害。报告"风险事件"是一个对患者安全有前瞻性的预防措施。风险事件是一个严肃的问题，有成为不良事件的潜质，但因为没有机会或者被中断而没有成为不良事件（World Health Organization，2005）。因为风险事件比不良事件发生次数多出上百次，而且没有患者受伤，所以对提供者来说通常更容易讨论。学习者去判断一个事件是不良事件还是风险事件，这种基于案例的学习（CBL）可以作为大班授课之外的有效学习手段之一。

患者安全教育要求我们从不良事件和风险事件中学习，以防止这些事件再次发生。一个给患者建立安全感的有效措施是根本原因分析（root cause analysis，RCA）。根本原因分析是基于这些不良事件和风险事件的报告去分析，因为这些事件和真实的或者潜在的灾难性伤害有关。由一个跨专业的团队来审阅医疗记录，采访事故中涉及的全体员工，查询相关的文献综述和指导方针，判断可能导致不良事件或风险事件发生的潜在系统因素，从而制订和实施用于解决根本原因的行为措施，以及一个可以监控这些行为措施能否成功防止不良事件或风险事件再次发生的方案。

医学教师可以为学习者提供必要工具，使其成为根本原因分析小组的领导者或成员。根本原因分析包括创建流程、分析原因和影响、利用鱼骨图[①]去分析患者安全事件等，并通过客观结构化临床考试（OSCE）来学习（Gupta &Varkey，2009）。

建立公正文化（just culture）

James Reason 表明在医疗中的人为错误可以用以下两种方式之一来看待："人为途径"或者"系统途径"（Reason，2000）。在人为途径看来，不良事件是由于个体的粗心大意。在该情况下中，涉事者是"羞愧的、被责备的、需要再培训的"。然而，这种人为途径并未阻止其他类似不良事件的再次发生。而系统途径则认为医生会犯错且错误时有发生，但应该认识到其中导

---

① 又名因果图，是一种因果分析的方法——译者注

致错误的因素，如潜在的组织、环境和设备等，这些往往在第一次发生错误时就已经存在。"瑞士奶酪"图阐明了错误发生的系统途径（图 28.1）。在这个模型中，患者安全系统由多块"瑞士奶酪片"组成。这些奶酪片可能一块代表着自动化、一块代表团队合作、另一块代表其他政策。自动化如条形码能帮助防止发错药物，而团队培训则促进了交流。但是这些用来阻止错误发生到患者身上的隔离并不完美。它们存在漏洞，在某个特殊环境下，当这个隔离中的漏洞聚集到一起时，错误就会发生在患者身上。漏洞和缺陷包括无效和模糊的政策、自动化失败或者意外的结果，还有缺乏周期性的团队培训等。瑞士奶酪模型使我们能够识别和解决一些导致不良事件或风险事件的特定风险。

对不良事件和风险事件的报道有赖于"公正文化"的建立。公正文化是一个信任的氛围，可以鼓励人们说出安全相关的信息（Leonard & Frankel，2010）。每个人都相信他们不会承担系统失败的责任，并且清楚可接受和不可接受的行为界限。在一

个公正文化中，涉及某个错误的人们会得到安慰，而不是处罚。通过重新设计系统等方法来降低不良事件复发的可能性。当个人故意做出不安全的行为（例如破坏性行为）时，公正文化也会实施惩戒处分。在案例学习中，让学习者判定一个特定的行为是没有责任的人为误差，还是有危险的行为，抑或是应被谴责的、故意的不安全行为，这已经被证明是有用的教育工具。

👉 公正文化承认医生会犯错且错误时有发生，但应该认识到其中导致错误的因素，如潜在的组织、环境和设备等，往往在第一次发生错误时就已经存在。

团队合作技巧和对人为因素的深入理解

在医疗中导致严重不良事件的根源是交流失败。美国国立科学院医学研究所（Institute of Medicine）承认"是人都会犯错"，建议将以航空界使用的团队资源管理（crew resource management，CRM）为基础的团队培训作为一个可能的补救措施。团队资源管理是指利用一切可以利用的资源，包括信息、人事和装备等来确保飞行安全。以团队资源管理为基础的团队培训鼓励每个人说出他的关注和担忧，即使面对上级权威也是如此（Haerkens et al.，2015）。另一个团队资源管理的概念是情境感知（situational awareness，SA）。在团队资源管理培训中，学生们学会识别表示情境感知低的红色标志，如两条相互矛盾的临床信息，或混乱，或团队成员为了标准

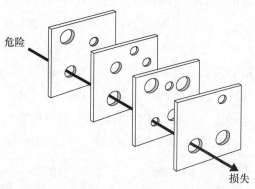

图 28.1 "瑞士奶酪"模型

改编自 Reason J. Human error: Models and management. *BMJ*, 320, 768-770, 2000

的安全政策和程序采取捷径（所谓的"正常越轨行为"），以及患者对治疗方案没有反应等。在教学中，学习者可以返回之前的步骤，来重新评价患者和利用额外的资源（信息、人力、设备等）。

其他的团队资源管理原则和行为包括简报和任务报告、检查清单、闭环通信［如回复信号发送装置（repeat-back）］和安全切换。团队培训要与更好的患者效果相联系，要能够提高员工的士气，并且有助于提升患者安全文化（Haerkens et al.，2015；Sculli & Paull，2015）。与一次性的工作坊相比，团队培训通过反复的模拟培训，可以更有效地融入到医疗体系中。这些团队资源管理的团队工作、通信工具和技术可以通过从简单的角色扮演到更复杂的高保真模拟来练习实践。

> ☞ 基于团队资源管理原则的团队培训，要与更好的患者效果相联系，要能够提高员工的士气，并且有助于提升患者安全文化。

人为因素是指"研究人与人之间的相互关系，人们在工作场所使用的工具和设备，以及所处的工作环境"（World Health Organization，2005）。患者安全涉及对患者的威胁因素，以及环境、设备、生物和化学等资源的供应者。为学习者提供医疗设备可用性测试的经验，有助于解决困扰医疗安全的产品设计缺陷问题。人体因素工程学（human factors engineering，HFE）专家、医学院的教师和根本原因分析团队等将会为不良事件的起因带来更持久的解决方案。

医疗质量的介绍

所有患者安全问题的最终目标是医疗质量的提高。要求医生参与医疗质量改进的呼声由来已久，可追溯到以医学道德规范而闻名于世的 Thomas Percival 先生。19 世纪，Thomas Percival 呼吁医生们为他们的工作做记录，以达到质量审查的目的。同样，在 19 世纪，弗洛伦斯·南丁格尔呼吁通过新兴的流行病学领域来记录医疗质量。在 19 世纪中期，维也纳内科医生 Ignaz Semmelweis 通过观察发现，卫生习惯（洗手）与患者结局有关，提出关于医疗质量的担忧，而这个问题至今仍困扰着医疗保健行业。在 20 世纪，波士顿外科医生 Earnest Codman 呼吁，应维护患者的注册单信息，并且（医疗费用）支付应该与患者结局的质量挂钩。

目前认为，当代（21 世纪早期）医疗质量改进的主要动力来自于 20 世纪早期 Walter Shewhart 在美国开发的质量改进工业模型。他的重点是研究过程和结果的可变性（特殊的和常见原因变化），并利用变化的数据来推动持续的过程改进——包括计划、执行、学习、处理（plan，do，study，act，PDSA）步骤的改进循环。在 20 世纪 70 年代，Wennberg 和 Gittelsohn 使用大量的数据分析，将医疗过程和结果的变化（的理念）引入医疗领域（Wennberg & Gittelsohn，1973）。直到 20 世纪 90 年代早期，通过（美国）国家示范项目和随后的 Berwick（Berwick，1991）的合作努力，才真正引进了 Shewhart 的 PDSA 改进循环。虽然目前有很多关于质量改进的理论和方法正在世界各地使用，但对于医学生、住院医师和教师等早期学习者而言，最容易理解和上手的还是这个改进模型（Langley et al.，2009），因为它使用了一套简单的问题和 Shewhart 的 PDSA 改进循环（图 28.2）。

美国国立科学院医学研究所显著提高了美国和国际上对医疗质量和患者安全的关注度。他们在两个重要出版物中宣称（Institute of Medicine，2000，2001），患者受到不必要的伤害，医疗亟待改进（至少在美国是如此）。到 2004 年，医疗质量改进和患者安全运动成为全球性运动（Donaldson & Philip，2004）。

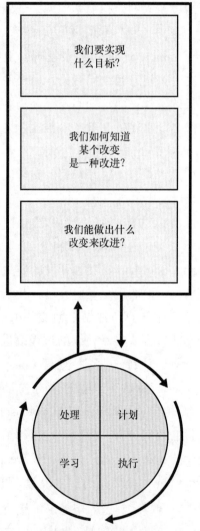

图 28.2　PDSA 改进模型

改编自 Langley GJ，et al.: The improvement guide: a practical approach to enhancing organizational performance. 2nd ed. San Francisco，CA：Jossey-Bass，2009

医疗质量和患者安全的教学

医生在医疗质量和安全方面专业发展的持续性

在质量和安全的发展中，创造和维持患者所需要，同时也是应得的高质量、安全的医疗服务，需要医生和其他专业医护人员将医疗和患者安全当作职业实践的核心部分。如同其他的专业能力，卓越的医疗质量和安全要求专业发展的持续性，体现在从刚开始的医学生（新手）到毕业的住院医师（合格者）再到业务熟练的执业医师（精通）最后到推动领域进步的学者（大师）（AAMC，2013）。

在医学院毕业时，医生应该能够做到：①批判性评估用于支撑优质的患者医疗的知识基础；②明确通行做法与最佳实践之间的差距；③致力于弥补通行做法与最佳实践之间的差距（AAMC，2001）。即将执业的住院医师必须"证明有能力调查和评估对患者的医疗，评价和吸收科学证据，并且通过持续的自我评估和终生学习，不断改善患者医疗"（ACGME，2013）。业务熟练的执业医师将反馈付诸实践，在跨专业团队中有效地工作，将改进医疗体系视为职业身份的一个组成部分（AAMC，2013）。

质量和安全的教学策略

以下五项原则有助于设计多层次医师职业发展中与医疗质量和安全相关的学习体验（Wong et al., 2010; Armstrong et al., 2012）：

1. **运用说教和经验相结合的学习策略。**即使是面对医疗专业初学者，也要反复提醒教师提高医疗质量和安全，就像其他专业活动一样，需要有一定的技能，有反馈和反思的机会。

2. **寻找跨专业学习的方法，因为跨专业合作是提高医疗质量和患者安全的关键。**世界卫生组织（World Health Organization，WHO）将跨专业教育定义为"来自两个或更多专业的学生相互学习，可以确保有效的合作，并改进医疗效果"（WHO，2010）。众所周知，独木不成林，仅凭个人无法有效地实现质量改进。虽然质量改进和患者安全的某些方面可能从学科特定的活动中学到，但在实践中成功的改变需要具备整合每个人的观点、知识和协作的能力。

3. **记住基于临床的学习通常优于基于课堂的学习。**在《卡耐基教学促进基金会呼吁改革医学教育：1910 和 2010》这一具有里程碑意义的报告中，Irby 等人呼吁将正式学习临床经验整合到医学教育中，指出这种密切体现医生学习和工作性质的医学教育过程具有明显优势（Irby et al., 2010）。他们的论点得到了几代医学生的证实，他们报告了在有意义的患者医疗情境下获得了显著的课程可持续性。

4. **充分利用支持临床质量改进措施的力量。**美国毕业后医学教育认证委员会（ACGME）的临床学习环境回顾调查（CLER）报告了对美国学术教学中心的第一轮实地考察的发现，强调了教育和临床领导者之间的共同目标和共同策略的价值（Bagian & Weiss, 2016）。临床背景下的学习者作为一线人员，其见解可能对改进至关重要。从学习中获得的改进措施也许令人兴奋，但如果它们与组织吸引合作伙伴和其他资源的优先事项不完全同步，就很难维持下去。结合教育和临床改进措施的共同目标可以在对患者有利的情境下得到重要的学习经验。

5. **改进作为教育领导者的榜样作用。**教育工作者通过学习者可见的方式将测量、反馈和改进等内容融入他们自己的工作中，这证明了这些内容的重要性。在患者安全和医疗质量方面，教师应作为榜样发挥作用，这是至关重要的。

创新型教师在课堂上、模拟中心和临床环境中开发了改善质量和患者安全的学习经验（Headrick et al., 2012）。例如，学习者使用纸质案例来完成质量改进工作的步骤，在模拟中心练习安全传送，并限时完成一个更大规模的改进工作的特定方面。随着时间的推移，许多关于学习经验的争论和主张，也许始于教室，却在临床基础活动中迅速发展。

☞ 患者安全和质量提升的教育需贯穿培训全程，这是职业期望的一部分，而不是一项培训任务。

评价和评估

策略性的测量可为学习者（"我是如何进步的？"）和教育工作者（"这些策略如何达到我们的目标？"）提供反馈。Barr 等人对 Kirkpatrick 的培训效果评估模型[①]进行了改进，提出了一种综合学习者、组织和患者结局的全面评估方法（Barr et al.，2005）。表 28.1 给出了详细信息和例子。同行评议的资源包括对跨专业学习的意愿调查（RIPLS）（Parsell & Bligh；1999）和质量改进知识获取工具（QIKAT-R）（Singh et al.，2014）。

☞ 医疗服务是团队工作，因此在医疗质量和患者安全方面，需要跨专业的学习经历。

表 28.1　用于学习者评价和项目评估类型的教育结果

结果	举例
1. 学习者反馈	书面反馈
2a. 认知 / 态度调整	学习者前 / 后评价
2b. 获取知识 / 技能	学习者前 / 后评价
3. 行为改变	对临床情境下学生表现的教师评价清单
4a. 组织实践的改变	临床过程的改进
4b. 患者 / 客户受益	临床结果

改编自 Barr H, et al.: Effective Interprofessional Education: Argument, Assumption and Evidence. Oxford, UK: Blackwell Publishing, 2005, p 43

建立患者安全和医疗质量教育项目的特殊挑战

医学教育课程新内容的引入也带来挑战。下面列出的是一些在本领域的课程设计中应该尽早解决的问题。

1. 对于所有的学习者来说，有意义的临床改进经验可能需要将质量改进和患者安全整合到核心的临床实践中（作为我们的日常工作方式）。

2. 为了在常规专业工作情境下开展质量改进 / 患者安全教育，教师必须按照临床医师、教育工作者和研究人员的角色来练习和教授质量改进 / 患者安全。

3. 患者安全和医疗质量发生在我们称之为医疗的复杂学习环境中。调整教育和临床改进措施，精心设计、贯彻并维持，将会使学习者有更多机会经历成功的改变。

☞ 医学教育工作者需要与医疗体系领导者密切配合，设计和实施医疗质量和患者安全的教育项目。

小结

患者安全和医疗质量改进这一领域已成为临床医学实践的必需部分。在过去 10 年中，国际社会已经认识到需要将这些学科纳入医学院课程以及此后所有的临床训练和实践中。在这些领域的培训之所以极具挑战性，在于它要求包括学习者、教师以及其他从业者和管理人员在内的多方紧

---

① 即"反应—学习—行为—结果"四层评估模型——译者注

密合作。他们是医疗环境（临床学习环境）的一部分，而这些环境正是教育的发生地点。优质资源可用于帮助教师在这些学科上开发课程。强大的教育课程和这些学科的成果将给学习者和患者带来益处。

参考文献

Accreditation Council for Graduate Medical Education (ACGME), (2013). Common Program Requirements. Chicago, IL, http://www.acgme.org/acgmeweb/Portals/0/PFAssets/ProgramRequirements/CPRs2013.pdf. (Accessed March 2016).

Armstrong, G., Headrick, L., Madigosky, W., Ogrinc, G., 2012. Designing education to improve care. Jt. Comm. J. Qual. Patient Saf. 38 (1), 5–14.

Association of American Medical Colleges (AAMC), (2001). Medical School Objectives Project. Report V Contemporary Issues in Medicine: Quality of Care. Washington, DC.

Association of American Medical Colleges (AAMC), Teaching for Quality: Integrating Quality Improvement and Patient Safety Across the Continuum of Medical Education. Washington, DC, 2013. https://members.aamc.org/eweb/upload/Teaching%20for%20Quality%20Report.pdf. (Accessed March 2016).

Bagian, J.P., 2005. Patient safety: what is really at issue? Front. Health Serv. Manage. 22, 3–16.

Bagian, J.P., Weiss, K.B., 2016. The overarching themes from the CLER National Report of Findings 2016. J. Grad. Med. Educ. 8 (2 Suppl. 1), 21–23.

Barr, H., et al., 2005. Effective Interprofessional Education: Argument, Assumption and Evidence. Blackwell Publishing, Oxford, UK.

Berwick, D.M., 1991. Controlling variation in health care: a consultation from Walter Shewhart. Med. Care 29, 1212–1225.

Donaldson, L., Philip, P., 2004. Patient Safety, a global priority. Bull. World Health Organ. 82, 12.

Gibson, R., Singh, J.P., 2003. Wall of silence. LifeLine Press, Washington DC.

Gupta, P., Varkey, P., 2009. Developing a tool for assessing competency in root cause analysis. Jt. Comm. J. Qual. Patient Saf. 35, 36–42.

Haerkens, M.H., Kox, M., Lemson, J., et al., 2015. Crew Resource Management in the Intensive Care Unit: a prospective 3-year cohort study. Acta. Anaesthesiol. Scand. 59, 1319–1329.

Headrick, L.A., Barton, A.J., Ogrinc, G., et al., 2012. Results of an effort to integrate quality and safety into medical and nursing school curricula and foster joint learning. Health Aff. (Millwood) 31, 2669–2680.

Institute of Medicine (IOM), 2000. Kohn, L.T., Corrigan, J.M., Donaldson, M.S. (Eds.), To Err Is Human: Building a Safer Health System. National Academy Press, Washington, D.C.

Institute of Medicine (IOM), 2001. Crossing the Quality Chasm. Crossing the Quality Chasm: A New Health System for the 21st Century. National Academy Press, Washington, D.C.

Irby, D.M., Cooke, M., O'Brien, B.C., 2010. Calls for reform of medical education by the Carnegie Foundation for the Advancement of Teaching: 1910 and 2010. Acad. Med. 85, 220–227.

Jha, A.K., Prasopa-Plaizier, N., Larizgoitia, I., Bates, D.W., 2010. Patient safety research: an overview of the global evidence. Qual. Saf. Health Care 19, 42–47.

Langley, G.J., Moen, R.D., Nolan, K.M., et al., 2009. The Improvement Guide: A Practical Approach to Enhancing Organizational Performance, second ed. Jossey-Bass, San Francisco, CA.

Leonard, M.W., Frankel, A., 2010. The path to safe and reliable healthcare. Patient Educ. Couns. 80, 288–292.

Parsell, G., Bligh, J., 1999. The development of a questionnaire to assess the readiness of health care students for interprofessional learning (RIPLS). Med. Educ. 33, 95–100.

Reason, J., 2000. Human error: models and management. BMJ 320, 768–770.

Singh, M.K., Ogrinc, G., Cox, K., et al., 2014. The Quality Improvement Knowledge Application Tool Revised (QIKAT-R). Acad. Med. 89 (10), 1386–1391.

Sculli, G., Paull, D.E., 2015. Building a High-Reliability Ogranization: A Toolkit for Success. HCPro, Brentwood, TN.

USLME, Changes to the USLME 2015-2016. www.usmle.org/pdfs/Changes_to_USMLE_handout.pdf. (Accessed March 2016).

Wagner, R., Koh, N., Patow, C., et al.; for the CLER program, 2016. Detailed findings of the Clinical Learning Environment Review Program, 2016. JGME (in press).

Walton, M., Woodward, H., Van Staalduinen, S., et al.; for and on behalf of the Expert Group convened by the World Alliance of Patient Safety, as Expert Lead for the Sub-Programme, 2010. The WHO patient safety curriculum guide for medical schools. Qual. Saf. Health Care 19, 542–546.

Wennberg, J., Gittelsohn, A., 1973. Small Area Variations in Health Care Delivery: a population-based health information system can guide planning and regulatory decision-making. Science 182, 1102–1108.

Wong, B.M., Etchells, E.E., Kuper, A., et al., 2010. Teaching quality improvement and patient safety to trainees: a systematic review. Acad. Med. 85, 1425–1439.

World Health Organization, 2005. WHO Draft Guidelines for Adverse Event Reporting and Learning Systems. Retrieved from: http://osp.od.nih.gov/office-clinical-research-and-bioethics-policy/clinical-research-policy-adverse-event-reporting/world-health-organization-who-draft-guidance-adverse-event-reporting-and-learning-systems. (Accessed 25 January 2016).

World Health Organization, (2010) Framework for Action on Interprofessional Education & Collaborative Practice. Geneva, Switzerland. http://apps.who.int/iris/handle/10665/70185. (Accessed March 2016).

医学人文
Medical humanities

J. Y. Chen，H. Y-J. Wu

（译者：郭开华　审校：黎孟枫）

第**29**章

Chapter 29

趋势

- 将医学人文根植于医学生本科教育，这一趋势在亚洲医学院校中尤其受到关注。
- 混合式学习是医学人文课程体系教学的一种途径。
- 医学人文学科中的亚学科，如公共卫生人文等。

引言

"掌握循证的行医手段是必要的，但还不足以为患者提供最高质量的医疗服务。除了临床专业技能外，临床医生还需要同情、敏锐倾听的技巧，以及来自人文和社会科学的广博的视角感受。这些能力可以帮助医生从患者的经历、个性和文化的背景来理解患者的疾病。"

Guyatt et al.，2000

世界各地医学院的基本职责就是培养未来医生，这些未来医生必须能提供安全、合格的医疗服务。这包括他们必须精通生物医学领域和必要的临床技能，但是以上多数是循证方面的专家建议，还必须包括从人文研究领域中汲取特质、态度和广博的视角来理解患者自身个体化的疾病。理解患者"作为一个人"的特质，以及疾病和痛苦的个体性，既是缓解痛苦的第一步，也是医学的首要目标，尽管后者还有争议（Cassell，1999）。无论一名患者有什么疾病，都涉及患者所处的状况——如痛苦、死亡、爱和友情，而这些都是医生必须关注和理解的，也是医生必须解决的。医学人文通过强调、认同和批判性地探索医学当中人的因素，在本科医学教育中以这样或那样的方式被认可和应用。本章将描述医学人文的内容以及它们被纳入医学课程的缘由。以香港大学（University of Hong Kong，HKU）的经验为案例，对开展医学人文关键性教育途径作一综述，并讨论发展医学人文课程的实践思考和挑战。

医学人文是什么？

到目前为止，还没有一个公认的关于医学人文的定义，或者更宽泛地定义为"健康人文"（health humanities）。该领域的学者提出了医学人文的概念，它包含了一系列学科领域，其主题涵盖了伦理、艺术、哲学和文化研究等，应当是医学教育中的一整套目标或角色，以引导对一般人生体验和对健康尤其是疾患的更深入的洞察与理解；亦当是道德发展的一种培养，以获得良医之价值；还应当是一位益友，我们赖其寻得愉悦和智慧（Brody，2011，Gordon & Evans，2013）。关于医学人文学科的起源、发展和定义的全面而细致的讨论，有一篇关于在医学教育中重新关注医学人文、如何帮助塑造医学生的论文（Bleakley，2015），非常值得一读。同等有用的是，由纽约大学医学院医学人文部提出的一个实用而且务实的医学人文定义，强调了医学人文的跨学科属性及其在医疗实践中的中心地位。

"我们把医学人文这个术语广义地定义为包含了跨人文学科领域（文学、哲学、伦理学、历史和宗教）、社会科学（人类学、文化研究、心理学、社会学）和艺术（文学、戏剧、电影、多媒体和视觉艺术），以及它们在医学教育和实践中的应用。人文和艺术洞察了人类处境、苦难、人格和我们对彼此的责任。它们还提供了关于医疗照护的历史回顾。对文学和艺术的关注有助于发展和培养观察、分析、同理心和自我反省的能力——这些能力对人文医疗至关重要。社会科学帮助我们理解生物科学和医学是如何在文化和社会背景下发生的，以及文化是如何与个体的疾患经历以及医疗实践方式相互作用的。"

纽约大学医学院

从多种角度考虑医学，可以更全面地阐释人之身心状态的本质、痛苦的性质，以及医生与患者在更大的背景下共同参与、寻求疾病和治疗的意义（Hurwitz，2003）。它还可以引导学生用严谨和独立的思考来考虑他们的决策，培养创造力、想象力和容忍力（Gordon & Evans，2013）。促进这种理解和培养以上能力，有助于加深对患者医疗、专业发展和个人健康等的理解。

医学人文如何贡献于医学教育？

医学人文不仅平衡医学课程中的生物医学所关注的内容，对临床实践也具有重要的帮助。同时，在拓宽视野和个人发展方面也具有内在的价值（Macnaughton，2000）。

行医准备

"直到你进入一个人的身体里，并在里面四处走动，从他的角度考虑问题，你才能真正了解这个人。"

Harper Lee

欧洲、澳大利亚和亚洲的本科医学生，大部分直接从中学进入医学院，对他们而言，医学人文通过文学诗歌、电影、艺术和故事讲述的方式来提供间接的人生体验。它们允许学生进入所讲述故事的角色中，如体会遭遇失去父母、抑郁症、通过故事了解解剖尸体的感受，以及反思在安全的环境下的个体反应，以帮助揭示隐藏的恐惧和内在的偏见，同时也能使学生在遇到实际临床情况之前做好准备。通过戏剧或视觉艺术，学生可以学会理解情感，并反思个人之间的交流，包括不该说什么或做什么。通过在以患者为中心的其他场景中，以重塑和角色扮演的方式，为学生提供练习口头沟通技巧和适当肢体语言的机会。

或许最重要的是，医学人文能解决医学课程所忽视的："什么让我们成为人？""什么赋予了我们生命意义？""痛苦的本质是什么？""当无法治愈或没有改善的希望的时候，我们能做什么？""如何面对不确定、错误和做出适当的反应？"在解决这些问题的过程中，学生们会产生新的询问和反思，从而增强他们的相关意识，使他们能够更好地面对医疗卫生保健和实践中涉及的类似复杂性和模棱两可的问题。他们也学会更广泛地理解患者痛苦的本质和意义，尽管生病了，患者的目标仍是希望过着有意义的生活。

观念和个人发展

医学人文超越了医学培训的狭隘，提供了一个更广阔的视角来看待世界。关于人的学习是一种塑造个人性格的教育，以建立彼此信任为基础，这对于良好的医疗显得尤为重要。通过医学人文，学生可以观察和发现患者、自身及自己的价值观，同时挑战先入为主的观念（Macnaughton，2000），从而发展日益增长的自我认知。

 需求：21 世纪医生

无私、富有同情心、勇敢、求知好学、节俭，有历史、哲学、政治、经济学、社会学和心理学方面的天赋。必须具备生物、化学、物理和医学等方面的应用知识。身体的耐力、成熟的情感和熟练的技巧，可以将人的身体和思维从微观到整体都结合起来；必须灵活地掌握所有知识、筛选和舍弃不再适用的知识，同时在临床实践、全科和专科医学中发现新的信息。必须能够预防和治疗疾病，包括由于年龄增长产生的衰老、生理紊乱，还有因心理、精神、情感和经济引发的相关疾病。在重症监护室和城市贫民窟中必须有效和高效地发挥作用……这是每天 24 小时的承诺，同时能做到上门服务。

Fitzgerald，1996

在医学教育的热潮和对于医疗实践的持续职业化的要求下，医学生和医疗专业人员面临繁忙的日程及其导致的职业倦怠和来自心理上的压力，作为实现自我照护（self-care）的第一步，自我认知很关键。通过自我认知及审慎的练习和伦理决策，学生们可以学会对自己和同事保持友善，在筋疲力尽的工作时间安排面前自我保重，认识到个人专长的局限，尽可能避免错误的发生（或者选择勇敢面对）。医学人文也可以为医学生的个人发展提供指导，让他们更好地顾及身体和心理健康，这也是医学训练所需要的素质和对于他们即将进入的职业的需求。它在处理人类痛苦和死亡，或做一些困难和复杂的决策上能有所帮助，尤其是无论如何力图避免但仍会出现的医疗差错所带来的压力和内疚。除此之外，文学、电影、音乐和戏剧也能带来愉快和喜悦，带领医学生进入一个欢愉的想象世界。

平衡医学课程体系

"我的职业是成功的，因为它有能力解决问题。如果你的问题可以解决，那我们就知道应该要怎么做。但如果不能呢？事实上对于这个麻烦的、导致冷酷及残忍和特别痛苦的问题，我们也没有确切的答案。"

Gawande，2014

医学生培训和医学实践经历了范式转变，这被认为源于我们对基因认识的发展、生物医学的进步、尖端医疗技术的使用和个性化医疗的发展及干细胞疗法等在医疗上的成功。在追求以科学和技术为支撑的目标时，医学界似乎陷入忘记有时医学实践是基于基本信条（有时能治愈，常常去缓解，总是在安慰）的境地。在现代医学中，与寻求治疗癌症、延缓衰老和逆转神经退行性疾病等相比，理解并减轻慢性疾病和绝症患者的痛苦似乎显得无足轻重。我们需要提醒自己，人类和医疗实践的人性化要与科技进步齐头并进，并开始一门更为平衡的针对疾病和痛苦（恐惧、失落、孤独、污名、绝望）及治疗和治愈（爱、尊重、信任、希望、同情）的医学课程。医学人文帮助学生评价并认识各种不同方式和不同环境，我们可以将苦难作为人类经历和人类处境的一部分来探索，理解影响疾病和治疗的社会和文化因素，为医生和患者创造新的途径来共同探索疾病和治疗的意义。

何种教育方法有助于医学人文？

世界各地许多医学院校开始在本科医学课程中加入医学人文课程，在 *Academic Medicine* 期刊上专门提供了医学人文专题（Dittrich，2003）。最近，中国台湾、新加坡、中国香港和中国大陆等亚洲医学院校也已开设医学人文课程。近来对医学教育中医学人文教育方法有多种描述和总结（Bleakley，2015；Gordon & Evans，2013）。这些内容涉及医学人文课程结构或学习活动、学习的内容和传授及对结果的评价。医学人文学科与一般的医学教育一样，最合适的学习方式依赖于每个医学院的设置，同时它要与当地医学实践的背景相呼应。

课程结构

框架

关于开发医学人文课程的细节，可以通过香港大学的案例来说明，该案例包含了在实施此类计划时的一些注意事项，包括如何概念化、构造、教学、整合和评价。这个医学人文（medical humanities，MH）项目的基础是概念性框架，它从知识和自我探索开始，然后进展到技能发展，最后是医学人文精神在临床实践中所体现的态度和行为（图 29.1）。它是由医学和非医学教师所教授的六年制必修纵向连续性课程，通常围绕 5 个设计好的主题构建（患者和医生的故事；文化、精神和治愈；医学的历史；死亡、临终与丧亲之痛；人道主义和社会公正），通过 5 种类型 [叙事、文学、电影、表演、视觉艺术和体验式学习（冥想练习、历史的浸入和服务性学习）] 来探索。

MH课程概念性框架

六年级 (专业见习)	MH作为自身和临床工作的一部分 作为人类和人文主义的实践者

四、五年级 (初、高级 临床见习)	减轻痛苦和促进愈合的途径 通过MH应用知识、技能和反馈

二、三年级 (系统模块)	通过MH探索痛苦和治愈 学习知识、技能和反思

一年级 (医学艺术 和科学)	在医学教育中引入医学人文 探索白大褂背后的人

主题
(学生应探索什么)
医生和患者的故事
文化、精神和治愈
医学的历史
死亡,临终与丧亲之痛
人道主义和社会公正

类型
(主题是如何呈现的)
叙事
表演
电影
视觉艺术
体验式学习

图 29.1 MH 概念性框架

基于结果的学生学习方法

医学人文活动或课程，就像医学教育中的其他教学和学习一样，可以一种严谨的教学方式来设计和建构。基于结果的学生学习方法（outcome-based approach to student learning，OBASL）以有效的教育原则为基础，同时也反映了许多医学院非常熟悉的基于胜任力的课程设计，以达到特定的结果或胜任力。在 OBASL 课程中，课程设计以明确的学习结果为中心，使学生清楚地知道他们需要知道什么。预期的结果决定了为了达到学习结果而设计什么样的相应的教学和学习活动，然后设计评价任务以确保结果的实现。这导致相应活动、课程或计划的规划更加明确、集中和负责。为此，我们使用香港大学一年级医学人文课程中的其中一个学习结果来说明相应课程的安排，图 29.2 表明学习结果、学习活动和评价三者间相互依存的关系（图 29.2）。

评价

一个特定的医学人文项目所期望的学习结果将决定评价形式。基于技能的结果，如需要能够反映或进行批判性评价，可通过更传统的方式如论文、反思日志或基于期望主题的自我展示来进行评价。另一方面，态度和行为的结果，如共情或同情，通过档案袋法是很难衡量的，但反思性写作较为有效。有一些工具也已证实了这个目标。评价更大的问题是，在一项活动或一门课程之后，评价"即时"结果是否有指导意义，因为医学人文是以更好的患者医疗为终极目标。多年来评价一直被医学院摒弃，就是由于受到许多复杂因素的影响，使得评价难以进行。

整合

整合医学核心课程有助于强调医学人

基于结果的学生学习方法

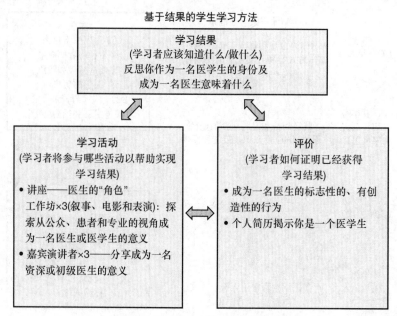

图 29.2　医学人文的 OBASL 举例

文（MH）与医学研究和实践的相关性。在临床前阶段，对于学生遇到的第一位临床教师而言，出于尊重和反思，诸如学生接触第一具尸体，或基于 MH 主题的案例研究、基于问题的学习等，都是深受学生欢迎的。在临床阶段，MH 可以被嵌入到临床教学和体验式学习中。例如，在临床见习期间遇到的痛苦（无论是不希望听到的诊断还是老年妇女的抑郁症），都会被提问，并参考 Eric Cassells 关于痛苦本质的文章进行讨论。

华盛顿大学见习期间的预备阅读是一首诗，关于一个患者呼吁他的医生将他视为一个人（Stephen A. Schmidt 的 *When you come into my room*），还有一个关于病房里最无趣患者的故事，结果证明他并不是那么无趣（Faith T. Fitzgerald 的 *Curiosity*）。以及在实习期间，共享故事被纳入到医院的查房中（http：//www.nytimes.com/2008/10/24/

health/chen10-23.html？_r＝0），所有这些都明确地将医学人文带入了临床范畴。

必修或选修

医学人文学科在课程中的定位是可变的，它依赖于学校的教育哲学理念，也依赖于实践中需要考虑的课程时间和资源因素。在本科医学教育计划中常常将医学人文学科作为选修课或特殊学习模块（special study modules，SSMs），学生们可以从中选修结构化课程或自创学习经历。这些都允许自我选择的学生去追求一个感兴趣的领域或者尝试一个不熟悉的领域。相反，医学人文学科也可能是一门必修学科，就像解剖学、临床技能或儿科学一样，这些学科课程都采用终结性评价进行考核。这就明确了 MH 在课程中的重要性并且将 MH 纳入医学教育的核心。

内容和传授

基于叙事的

叙事医学通过细读文本、认识、吸收、理解和受感动的疾病故事，以培养文本性、创造性和情感技能（Charon，2004）。通过与疾病斗争过程中同患者形成的医疗联盟，赋予疾病意义并引导其走向治愈。对叙事的研究让学生们从不同的角度去理解和诠释不同的痛苦和治愈的模式，可以通过各种书面叙事形式，比如短篇小说、诗歌或者像绘画、照片、电影这样的视觉形式展现出来。学生们必须通过写作、分享、阅读或积极倾听故事来感受生活，无论是真实的还是虚构的。

除了引导阅读和分析文本、口头或书面回应外，学生还可以尝试创建其他形式来检验他们如何对叙述做出回应。例如，学生可以制作四合漫画或微电影探索"透视主义"的意义（Kleinman，1988），通过对病因或治疗手段的不同观点相互争论的视角来启迪思考。在电影《天使在美国》中，围绕医生和患者针对诊断的场景，从公共卫生从业者、患者、家庭和周边社区活动家等角度，提供了关于疾病的强有力的并行解释模型。通过探究这些叙述的主体间性（inter-subjectivity），学生们运用他们的道德想象力（"如果我处在同样的情境中，我会做什么？"），审视他们的情感反应（"这种互动让我感觉如何？"），并意识到他们的临床和社会角色的复杂性和挑战。

基于艺术的

审美教育是一种与新事物感性接触过程相结合的学习方法，已经被引入到学习媒介中，这对学习者来说是陌生的，它培养对人性各个方面的强化意识（Beardsley，1982）。在医学教育中，它帮助学生增强他们的感知力，关注身体结构，以及对于疾病和残疾的想象。它还有助于发现新的方式去观看、倾听、参与和诉说疾病或治愈经验。因为审美素质是艺术所固有的，各种以艺术为基础的方法如音乐、舞蹈、运动、戏剧和视觉艺术，都可以作为发展审美意识的媒介。对肖像的视觉分析可以帮助学生观察和思考一个人的精神状态和情绪状态。在戏剧教育工作者的指导下，学生表演一个场景，从中发现通过肢体语言和语气可以传递强有力的信息，以及在临床环境中如何影响医患关系。

在线学习

在数字时代，在线学习（基于网络的学习或线上学习）是一种很有前景的学习医学人文的方法，特别是对于大型班级或远程学生。例如，通过纸质和多媒体应用来探索疾病叙述，并辅以交互式的在线讨论论坛，这可能是一种有效的学习方式。然而，在传统人文课堂中的实时自由式讨论，并由此创造的就相互冲突的价值观进行面对面辩论的机会，对于在线学习的环境来说是难以做到的。不过融合了在线学习和线下学习这两种学习方式的混合式学习，会是非常有益的。

体验式学习

冥想练习

自我照护（self-care）、精神性和治愈的主题在医学人文课程中是很常见的，可以采取冥想练习的形式。冥想是拥有即时的非批判性意识的能力。通过指导性的工作坊和让自己沉浸在实践中，医学院的学生可以学习这种有助于发展自我认知的技能，这反过来又能减少心理痛苦，同时提升临床人际关系技巧，比如注意力、意识、同情心以及目睹人类痛苦的处理能力。

回顾历史

在学习医学历史时，学生们会明白当代医学的实践方式为什么是这样的，这有助于促进职业认同。阅读、倾听和讨论重大历史事件，以 1894 年在香港暴发的瘟疫为例，可以帮助学生们认识相比之下 2003 年暴发的 SARS 危机是如何处理的，以及文化信仰和种族歧视对医疗和公共卫生的改变产生何种影响。但是，体验事件发生的实际地点会增加一个新的维度。地点可以跨越时间建立联系，让他们对于发生的事情及其原因建立一种独特的共情性理解能力。

服务性学习

服务性学习是一种普遍流行的教育方法，让学生们去服务并鼓励他们通过服务为社区做一些具体的贡献。作为 MH 课程的一部分，服务性学习提供了实用的机会去探索社会公平和人道主义，这种情况下对于疾病的叙述和疾病管理的紧迫问题都是真实的和面对面的。这种"体验式的叙述"不仅有助于提高学生在受保护的环境中反思的能力，也会帮助他们自身。

实际考虑和挑战是什么？

教师

传统上，当某一领域被学科定义时，医学教师就是领域内的内容专家。在医学人文课程中，这门学科是多学科交叉的，教师是医学或人文学科的学术专家，或者是艺术或专业领域的从业专家，很难定义一个专业的医学人文学科教师，以及谁应该教授医学人文（框 29.1）。因此，医学人文课程的教师会从各自的背景中提取专业知识，并且经常将个人兴趣加入其中，在许多教师的贡献下，共同充实整个医学人

框 29.1　在课程中发展医学人文的建议

- 利用医学人文和医学教育团体的专业知识，以及网上和出版物上提供的许多资源。
- 基于有效教育原则，如 OBASL 等原则，建立严谨的概念性框架和结构。
- 在既定的医学院背景下，根据医学课程的需要、目标和期望结果选择教学内容。
- 整合现有的教学，并尝试通过医学 / 临床和非医学 / 临床教师的共同教学来有效加强 MH 作为核心学习的必要性。
- 充分利用 MH 就可以清楚和真实地承认 MH 学习的价值。
- 让学生参与规划过程，鼓励同伴教学，培养学生对课程持续性的主人翁意识。
- 采用一种并行的自下而上和自上而下的方法，必须得到院长的支持，以及能够承诺支持活动计划的一线教师的支持。
- 对感兴趣的教师和那些可能不知道是否对医学人文感兴趣的教师进行技能拓展的职业发展培训，可以促进医学人文学科的发展，也将有助于拓宽教师的基础，维持兴趣并建立一个实践团体。
- 最重要的是，一个充满激情的拥护者将不惜时间和精力地主动推动这个过程，当然，他也会面临许多困难和挑战。

文学科。然而，师资培训对于标准化地理解特定医学人文活动或项目的意图和目标是很重要的。此外，通过人文和社会科学角度审视医学基本历史研究、疾病的叙事再现、健康和疾病的社会和文化因素，都可能使具有科学家或临床医生背景的教师受益，并改变以往对健康和疾病所持的概念。同样，受过人文训练的教师也要熟悉医学教育的原则，以帮助他们为学习者构建专业知识。

持续性

学生一开始往往没有意识到医学人文学科的核心议程是多么有用，直到他们高年级接触到患者，甚至在经过多年的实践之后才能明白。课程的可持续性与学生和教师的认同以及与临床实践的相关性有关，这对医学人文课程来说是极具挑战性的。将医学人文学科纳入核心医学课程和临床教学，使其成为课程的一部分，而不是活动或课程一旦完成就结束。学生参与计划小组和同伴互教活动可以帮助培养学生的主人翁意识。创新的研究方法和纵向持续性随访调查接受医学人文课程前后对学生和患者的影响，可以证实 MH 的价值并支持它的后续进行。此外，投入和保持大量的人力以支持教学是很重要的，可以通过教师发展并与非医学部门、博物馆和艺术画廊以及校友和退休医生的合作来实现。

医生角色的转变

患者期望和影响实践的问题范围已经扩大，并且反映在不断发展的本科医学教育目标中。这些涉及全球卫生问题及更广泛的社会和文化决定因素，如医疗成本的增加、贫富差距的日益扩大、全民健康素养的提高，以及医学生作为世界公民的角色和未来医生的责任。为了应对这种变化，医学人文的教学和学习也衍生出其分支学科，如公共健康人文的出现，这有助于医学学习者以一种更微妙的方式理解社会、文化和金融环境对健康行为的影响，以及对身处困难环境的人们产生共情（Saffran，2014）。

跨文化和语言问题

所有医学院都有它们所在地域的社会文化规范和疾病模式，同时医学人文课程就像医学课程一样，需要反映出这些地域的毕业生将要面对的大众。在选择医学人文学习材料时，必须考虑适合相应的文化背景。在香港，一般人都会说当地的方言广东话，但医学院的教学媒介是英语。大多数学生的母语是广东话，教室内外的学生之间的对话几乎都是广东话。尽管学生们对医学人文课程中基于西方教科书的讨论会非常深入，但另一部分人更喜欢中文书籍、博客和电影。利用本土作家、艺术家和电影制作人创作的作品，并以当地语言呈现，可能会与学生产生更强烈的共鸣，从而激发更多的兴趣和热情。

此外，当医学教育者一直强调文化胜任力的重要性时，有人呼吁必须将重点聚焦到文化胜任力上，尤其是当解释复杂的健康和疾病问题时，文化胜任力能帮助医生更加严谨。结构性胜任力关注的是影响健康结局的因素，这些因素不仅仅是个体的临床交互作用，还可能受到假定的文化现象所掩盖的贫困和不平等问题的影响。有了这样的方法，学生们就能意识到医疗和护理的现实目标所具有的复杂性（Metzl & Hansen，2014）。例如，安妮·法迪曼的 *The Spirit Catches You and You Fall Down* 在医学院里被广泛使用，传授学生关于文化障碍和不服从治疗的相关内容。然而，在这个复杂的故事中，政治和国际关系超越了对文化的讨论，不仅仅是他们寻求帮助的迷信行为，最为关键的是家庭对现代医学的抵制。

现实的实践

明确的证据已经证实冥想沉思、富有表现力的艺术实践和基于叙述的医疗实践对医学学习者的益处，也可能提高医学学习者未来职业生涯的质量。但令人遗憾的是，当学生们从相对受保护的医学院进入到临床工作时，将面对严峻的外部现实，其工作和日程安排都很是严格，面临消费者至上导向的压力和潜在的诉讼。医学人文可以帮助学生更好地应对这些现实，但也希望能开始转变观念和医学文化，以解决高等教育和实践中存在的结构性问题。

小结

医学人文学科主要用来探索人类的状况，患者和医生之间通过人文、艺术和社会科学更广阔的视角来诠释健康和疾病，同时也对健康和个人发展做出贡献。

很多医学院校将医学人文学科纳入它们的课程，但医学人文学科在概念化、结构化、教学和评价的方式上都存在着极高的多样性。

教和学应当有强大的教育原则作为基础，而这些原则也应该因实际情况而异，同时，还可以采用多种多样的教育途径，包括叙事医学、基于艺术的学习、体验式学习和在线学习。

概念性和实践的问题包括医学人文的定义、谁来教、可持续性、对医学人文教学的影响或效果进行评价，以及对文化、语言和现实实践的敏锐反应。

致谢

感谢 LC Chan 教授（1951—2015），一位充满激情的医学教育家，不知疲倦地在香港大学医学院及其他场所教授医学人文课程。

参考文献

Beardsley, M., 1982. The Aesthetic Point of View. Cornell University Press.

Bleakley, A., 2015. Medical Humanities and Medical Education: How the medical humanities can shape better doctors. Routledge, Milton Park.

Brody, H., 2011. Defining the medical humanities: three conceptions and three narratives. J. Med. Humanit. 32 (1), 1–7. doi:10.1007/s10912-009-9094-4.

Cassell, E.J., 1999. Diagnosing suffering: a perspective. Ann. Intern. Med. 131 (7), 531–534.

Charon, R., 2004. Narrative and Medicine. NEJM 350 (9), 862–864.

Dittrich, L., 2003. The humanities and medicine: reports of 41 US, Canadian and international programs (preface). Acad. Med. 78 (10), 951–952.

Fitzgerald, F.T., 1996. Wanted: 21st century physician. Ann. Int. Med. 124 (1 pt 1), 71.

Gawande, A., 2014. Being mortal: illness, medicine and what matters in the end. Metropolitan Books, New York.

Gordon, J., Evans, M., 2013. Learning medicine from the humanities. In: Swanwick, T. (Ed.), Understanding Medical Education: evidence, theory and practice, second ed. John Wiley and Sons, pp. 213–226.

Guyatt, G.H., Haynes, R.B., Jaeschke, R.Z., et al., 2000. User's guides to the medical literature: XXV. Evidence-based medicine: principles for applying the user's guides to patient care. Evidence-based Medicine Working Group. JAMA 284 (10), 1290–1296.

Hurwitz, B., 2003. Medicine, the arts and humanities. Clin. Med. (Lond) 3 (6), 497–498.

Kleinman, A., 1988. The Illness Narratives: Suffering, Healing and the Human Condition. Basic Books, New York.

Macnaughton, J., 2000. The humanities in medical education: context, outcomes and structures. Med. Humanit. 26 (1), 23–30. doi:10.1136/mh.26.1.23.

Metzl, J.M., Hansen, H., 2014. Structural competency: theorizing a new medical engagement with stigma and inequality. Soc. Sci. Med. 103, 126–133.

NYU School of Medicine, n.d. Humanities, social sciences and the arts in relation to medicine and medical training. http://medhum.med.nyu.edu/about. (Accessed February 2016).

Saffran, L., 2014. 'Only connect': the case for public health humanities. Med. Humanit. 40 (2), 105–110. doi: 10.1136/medhum-2014-010502.

第30章

医师培训中的整合医学
Integrative medicine in the training of physicians

A. Haramati , S. R. Adler , B. Kligler

（译者：陆立鹤　审校：黎孟枫）

趋势

- 刚毕业的医师需要掌握一定的补充医学和整合医学知识，这样他们可以建议他们的患者明智地使用这些手段，以更好地促进健康和痊愈。
- 多数医学院校通过将补充医学和整合医学课程纳入课程体系，以达到掌握补充和替代医学（complementary and alternative medicine，CAM）知识和临床技能的教育效果。一些乐于创新的院校还引入体验性身心医学模块以培育学生和教师懂得自我认知和自我照护（self-care）。
- 在临床培训中纳入整合医学，可协同跨专业教育和文化胜任力等其他元素，开发更为健全的临床技能考试。
- 整合医学正成为那些以初级保健为主的住院医师培训计划的重要组成部分，而专科医师培训也正使该领域演化为一个亚专科领域。

引言

实际上，所有沿用经典医学的发达国家都有相当一部分民众寻求 CAM 的医疗和康复方式，包括身心疗法和身体疗法，前者如冥想、意念及灵性，后者如脊柱推拿及整骨和按摩、营养补充、草药、治疗性触摸（Reiki）和针灸等能量疗愈法，以及中医（traditional Chinese medicine，TCM）、印度医学和许多其他传统土方等系统疗法。

整合医学是在过去的 30 年中逐渐兴起的，医生为了更好地治疗疾病和养生保健，与其医疗团队不断寻求一个经典医学与补充医学的完美结合方案。整合医学与健康学术联盟所定义的整合医学，再次强调医患关系的重要性，把人体看成一个整体，告知其诊疗证据，利用一切适当的疗法及生活方式、医疗保健知识和原则，以达到最佳医疗和治愈效果（Academic Consortium for Integrative Medicine，2015）。本章我们将探讨医学院校教授整合医学的原理，以及将整合医学整合到医学本科和毕业后教育的策略。

 "整合医学强调医患关系的重要性，把人体看成一个整体，告知其诊疗证据，利用一切适当的疗法及生活方式、医疗保健知识和原则，以达到最佳医疗和治愈效果。"

整合医学与健康学术联盟，*2004*

本科医学教育中的整合医学

将整合医学纳入医学院课程体系，其目的是让刚毕业的医师了解这个领域的进展，以便他们能为患者提供正确的建议，如哪些辅助医疗的手段是有效的、哪些是有危险的、哪些可能是无效的。尽管在教学深度和学时方面存在广泛差异，课程体系中包含或至少提到 CAM 和整合医学的意识已经普遍存在于全球大多数医学院校中。1999 年，美国国立卫生研究院（NIH）下属的国家补充和替代医学中心（现更名为国家补充和整合医学中心）拨款资助了 14 所传统医学院校和护理类院校，以这些院校作为试点，探讨如何将 CAM 和整合医学更好地融入医学人才的培养工作中，其经验总结已发表在 2007 年的 *Academic Medicine* 期刊上，并在有关医学教育国际会议上交流传播。这项经验总结，连同其他发表于各国的文献，使得更多的院校愿意将 CAM 和整合医学引入课堂教学和临床实践中。

临床前阶段

Kligler 等发表了一系列供医学院校课程体系参考的整合医学所需的能力，详细描述了知识、技能、态度和价值观，这是来自 23 所卫生学术机构的教育工作者所认为的该领域的基本能力（Kligler，2004）。

对于 CAM 和整合医学，多数院校致力于教学而非实践。在临床前阶段，这种方式显示出与所要求的课程架构的完美整合。在神经科学、生理学中出现针灸和其他非药物法以镇痛，推拿和按摩可添加到解剖学课程中来，且冥想成了生理学中应激这部分的讨论内容——围绕如何减轻压力。事实上现在所有的药学课程都包括中草药。这些信息表明，不仅需要向学生讲授普遍存在于患者中的非维生素非矿物质补充疗法，且需要提醒随后可能出现的严重草药-药物间相互作用，尤其是当患者没有这种意识，把他们擅自服用的药物告诉保健医生的时候。

增加 CAM 及整合医学还有助于理解关于患者偏好和文化胜任力的课程目标。在这方面，许多院校将 CAM 引入他们关于"学做医生"（doctoring）的医学实践课程和有关处理患者、医生和社会关系的课程中。有些院校还继续将 CAM 纳入临床技能培训，并认识到其在客观结构化临床考试中的考查范围和必要性。

体验式学习

也许最有效的教育手段就是提供直接参与 CAM 实践的机会，如将整合医疗诊所作为学生社区轮转的一个组成部分或者选择性地参加整合医疗实践。在这两种情况下，学生都能亲自参与某些疗法的实施，并观察整合医学实践活动和行动中以关系为中心的原则。对于多数学生而言，这种实践提供了一个可研究多种疗法功效并敦促其直接自学的关键机会。

另一种将 CAM 与整合医学融入临床

前阶段课程体系的方法，是主要讲述身心技巧以实现自我认知和自我照护的选修课。在一些著名院校，如澳大利亚的莫纳什大学、德国的夏洛特医科大学和华盛顿的乔治城大学的引领下，学生通过自我反思来减轻压力和恢复的方法、理论和手段越来越流行。倡议者们的实践结果表明这种方法能有效促进从知识和技能到态度的综合能力的培养（Lee et al.，2007）。

 "……刚毕业的医生应当了解补充医学和整合医学领域的进展，以便能为患者提供正确的建议：哪些是有效的，哪些是有风险的，哪些可能是无效的。"

临床阶段

除了确保所有学生通过必修的基础课程获得核心胜任力，临床前阶段整合医学的教学目标是在见习阶段进行技能训练，同时为有兴趣的学生提供技能提升的高级选修课。然而，整合医学教学所面临的一个挑战是沿用与需求不相称的方式评价课程内容，特别是在认为现有课程体系已经过度饱和的院校。

因此，运用战略性和全局性的指导思想选择临床阶段的教材和教学方式至关重要。三、四年级医学生的课程体系设计同样需要采用系统和循证的方式来选择课程内容（例如评价和定位一所学校现有的整合医学内容，并设计一个"理想的"课程体系，然后探寻弥合现有模式和理想模式之间差距的办法）。在过去的20年中，多数医学院校已经建立了一套最大化整合医

学内容质量、整合度和影响的策略。

见习阶段

临床精粹工具包

越来越多的医学教育工作者认识到，让未来的医生接受CAM相关教育势在必行。这种逐渐增强的意识常常表现在医学生们需要与患者正确沟通，并能提出有利于实现高质量综合保健建议的时候。当医学生们从课堂走向见习，他们面临的一个挑战就是把整合医学的知识和技能（通常是从课外学到的）运用到现实中的患者。

加州大学旧金山分校（UCSF）采用了一个称为"临床精粹"收集（即对小块的独立临床相关信息的注解性的收集）的办法来帮助学生在病房中提炼、复习和巩固要点（Saba et al.，2010）。作为一门社会行为学课程设计的一个重要部分，加州大学旧金山分校的教师与见习带教教师和医学生一起将临床前阶段的整合医学内容和学生在整个见习过程中寻找到的可能有用的相关素材串联起来。这些"精粹"以摘要的形式（1～2页）提醒学生面对患者时应着重关注哪些方面。（它们还有一个深层的作用，就是让实习主管、实习带教教师和行政员工了解三年级之前应该教给学生整合医学的哪些内容。）例如，"与患者就整合医学进行沟通：与患者谈对CAM的建议"就是一个精粹。这一页篇幅的摘要包括了关键术语的定义、与患者讨论的问题和提示以及重要参考文献。实践证明，这种课程资源在帮助学生回忆重要的整合医学知识和引导他们在见习过程中运用这

些内容方面是很有效的。

跨专业标准化病人考试

　　人们日渐意识到，医疗卫生行业的学生面临着从个体化教育模式到适应团队化工作环境转换的挑战。随着从个体行医到医疗团队的模式改革，将整合医学纳入跨专业系统教学，对于实现真正的医疗团队工作非常必要。课程必须反映团队医疗工作中的真实场景，为学生将来在实践中面临多变的复杂情况做准备。

　　"整合医学和跨专业教育的协调是跨专业标准化病人考试（interprofessional standardized patient exam, ISPE）设计中的组成部分之一，它的常规考查目标是以团队为基础、以社区为重点、以患者为中心的医疗，要求加州大学旧金山分校的卫生职业相关专业的全体学生参加。"

　　整合医学与跨专业教育领域涉及许多方面的考查，包括团队成员之间的有效沟通、问题的共享和解决方案的制订、综合行动方案中不同知识架构的融合等。两个领域的协调是跨专业标准化病人考试（ISPE）设计中的组成部分之一，它的常规考查目标是以团队为基础、以社区为重点、以患者为中心的医疗，要求加州大学旧金山分校的卫生职业相关专业的全体学生参加。多学科团队的协作中，包括从事老年医学和安宁疗护的同行。一个整合医学的例子就是处理一个慢性腰部疼痛和抑郁的患者，并讨论如何选择包括针灸和冥想在内的治疗方案。学习目标包括有关整

合医学的有效沟通以及兼顾患者个人喜好的协调。这就要求跨专业标准化病人考试不但考查了学生的整合医学知识、技能和态度，由于这个考试是高利害的，还提供了证明整合医学教育在跨专业教育中应用重要性的契机。

四年级的高级选修课

　　尽管有证据表明部分医学院校课程获得了显著效益，将整合医学作为大多数医学生必修内容的应用范畴仍非常有限。通常只是给学生们介绍一下整合医学，其深度和广度都不够。考虑到医学院课程体系上的结构性限制，如学时不够，在四年级开设高级选修课可能是一个最好的方案。

　　许多医学院校已经为有兴趣进一步学习的学生开设了选修课，供他们深入探索。这种 2～4 周的经典课程模块，包括因地制宜地设置了整合医学的历史人文概述，以及接下来的理论部分（如 CAM 在美国的应用模式，中医、印度医学，医疗资源匮乏地区群众的 CAM）、实践部分（太极拳，冥想，意念，针灸）、跨专业学生的过渡课程（小组讨论和与当地中医院校学生的交流活动）及社区医院导师制（涉及社区针灸治疗师、赤脚医生和按摩师）。这种进一步探索的模式（Adler，2013）已成功应用于长期开设整合医学选修课的医学院校，且已被证实有助于拓展该领域教学的深度和宽度、提供整合医学的实战演习、提高团队医疗服务水平以及为进一步深入探讨整合医学的临床与基础研究提供可行性。

　　尽管有教育工作者在整合医学教学中遇到一些较为个案的问题，如对生物医学

领域的传统质疑，其他医学院校教师面临将现有大纲之外的内容纳入课程体系的挑战（如社会行为科学）。类似于之前的其他非传统主题，如何将整合医学内容合理制度化非常重要。比如在一所声誉较高的院校里推进整合医学教育就会有很大帮助，不过更多的还是需要通过完善的、战略性的措施来促进课程整合。

由于许多院校都进行了课程体系改革，于是就有机会与那些充分认识到课程改革非常有效的学生合作。也就是说，若有心拓宽医学院课程体系，教师和学生就能提出当今课程体系改革中所遇到的与整合医学相关问题的解决方案。例如，在关于补充医学和整合医学的使用中，运用文化胜任力理念来与标准化病人进行沟通；或是在有严谨而规范实验设计的循证医学教学中，考查近年来针灸研究的概述并试图理解其对临床的影响及安慰剂作用。

毕业后医学教育中的整合医学

住院医师阶段

家庭医学教师协会于 2000 年首次发布了住院医师培训阶段 CAM 的培训课程体系的目标（Kligler et al., 2000）。但要直接完成生物-心理-社会医学模式下的学习及把人看作整体的综合医疗的任务，家庭医生无疑最适合作为整合医疗培训的对象。尽管这些只是作为推荐学习而非大纲要求，这有助于为美国正盛行的家庭医生培训计划纳入的课程体系打好基础。绝大部分内容都以选修项目提供，但有些项目开始将补充/整合医学的基础培训指定为家庭医生核心培训的必修内容。

这些早期的课程体系试验，以及需要更规范的整合医学知识和技能传授的理念，最终导致 2007 年亚利桑那整合医学中心推出了住院医师整合医学（IMR）项目（Lebensohn et al., 2012）。IMR 项目是一个 200 学时的在线课程，用于社区医院住院医师培训，作为导师指导下的现场医疗活动的补充。这项计划最初是以 8 个家庭医生项目为试点的，如今已应用于美国和加拿大的 60 多个试点项目。IMR 大纲中的技能要求已被美国毕业后医学教育认证委员会（ACGME）借鉴，作为促进住院医师培训计划制订者广泛接纳这个课程体系的策略。该模块化课程可根据既定住院医师培训计划的结构和需求，以不同的方式嵌入住院医师课程体系。

> "住院医师整合医学计划（IMR）最初是以 8 个家庭医生项目为试点的，如今已应用于美国和加拿大的 60 多个试点，并扩展到其他社区医生培训计划。"

如今 IMR 已经超越了家庭医学的住院医师，扩展到包括儿科、内科和预防医学的一些专科培训计划中。一项为儿科培训项目量身定制的课程改革正在美国的 6 个住院医师培训点试行。全美有逾 60 处住院医师培训点推行了 IMR 项目，其中很多是为那些对整合医学特别有兴趣的住院医师提供深入研究的机会，其他则是整个课程体系中的必修内容。对该项目的评价已显示它能有效提升整合医学内容的知识以及住院医师在处理该领域患者时的信心和能力。IMR 课程还明确有解决医师职业倦怠和自我保健等的内容。

近年来联邦卫生资源和服务管理局（Health Resources and Systems Administration，HRSA）的介入显著促进了整合医学教育在毕业后医学教育（GME）层面的发展。HRSA 隶属于美国卫生及公共服务部，它在近 4 年中资助了几项在毕业后医学教育中扩大整合医学教育范畴的重大项目，第一个就是预防医学专业的整合医学（IMPriME）项目，该项目支持将整合医学作为预防医学的一个特色专业的相关建设以及相关能力培养的课程改革（Jani et al.，2015）。在这些项目之后，目前 HRSA 正在支持的是一些确保将整合医学作为其核心必修课的预防医学住院医师培训项目。

在打破医学教育边界、实现整合医学培训的跨专业教育巨大变革中，HRSA 还资助了国家整合医学初级保健中心，一个由国家倡议发起的旨在规范包括初级保健在内的卫生相关专业的能力标准和课程项目。该项目由 HRSA 与亚利桑那大学整合医学中心以及整合医学学会合作——其范围不仅包括初级保健专业（家庭医学、内科学、儿科学和预防医学），还包括护理学、药学、行为健康学、推拿、针灸、理疗、公共卫生和口腔医学。这个项目制订并发布了一系列胜任力共识（框 30.1）。

这个 45 学时的在线核心课程于 2016 年进入试行阶段。该项目的终极目标是将整合医学作为部分必修课，并使整合医学参与到初级保健环境中的每个卫生相关行业中，创建、检验并推广支持这套教育资源所需的实践活动。因为医疗保健转变为

框 30.1　整合医学初级保健的胜任力

1. 实施以患者为中心、基于医患关系的医疗。
2. 获得应用包括心理-身体-精神、营养学、传统医学、补充医学和整合医学疗法的综合卫生医疗史。
3. 与个人或家庭合作，制订一个包括生活方式调整和运用心身疗法在内的增进身心健康的个体化整合医疗保健方案。
4. 具备整合医疗保健的技术证明。
5. 具备传统医学、补充医学和整合医学疗法的知识。
6. 促进个人、家庭和社区的行为生活方式的转变。
7. 作为跨专业医疗团队的成员之一有效地工作。
8. 致力于推行增进健康的个人行为和自我保健。
9. 将整合医疗保健纳入社区医疗卫生系统。
10. 与个人、组织和社区的互动活动需符合伦理标准。

一个更加团队化、跨专业化的行为，这些教育资源能促进在初级保健中应用整合医学的高效工作团队的发展。

关于整合医学是否首先是一个独立的亚专业，需要专业团队层面的培训项目，抑或它主要是医疗整体活动的一个手段，是否应该纳入各层次、各专业培训的问题已经激烈争论了约 20 年。这场辩论得出的结论实际上是双向的：既包括上述宽口径策略的培训，又包括学会层面的培训项目设计。

专科培训

在专科医师培训中纳入整合医学的做法，可追溯到 1996 年美国亚利桑那大学的住院医师培训项目。这是一个为期 2 年的、重在临床技能和领导力训练的住院医师培训计划。该项目后来转变为一个为期 2 年的、含 1000 学时的远程学习项目（仍包括

3周的住院医师实习），在过去的10多年中已毕业了超过1000人，涉及所有医学专科。同时，受训时间通常为1年的深度专科医师培训项目在全美剧增，至2015年底达20个左右。该类培训点数量的增长，在一定程度上受到整合医学至今不被认证，因此也就无法得到美国联邦资助的状况的限制。2014年，整合医学与健康学术联盟制订并发表了整合医学教育在专科深度培训层次的一套核心胜任力要求，这套要求极有可能最终成为该领域专科医师培训项目的认证与证书授予条件的基础框架。

小结

在过去的30年中，公众已经将整合医学作为一种尝试方法，主要针对那些经典医学方法不足以应对的慢性病症。基础和临床研究者密切关注着对非药物镇痛、肿瘤对症治疗、焦虑等的最新研究热点。医生需要掌握一定的补充医学和整合医学知识，以便能为患者应用这些方式进行医疗及康复提供正确的建议。如今大部分医学院校和住院医师培训项目在本科生和研究生课程中都包含了在知识、技能和态度等方面提升补充和整合医学的内容。此外，其他因素（如跨专业教育和文化素养）可增进在临床培训中的整合医学教育，以培养通过临床技能考试并满足公众需求的高素质的医疗卫生人员。

参考文献

Academic Consortium for Integrative Medicine and Health: Definition of Integrative Medicine. Available at: http://imconsortium.org/about/about-us.cfm. (Accessed 27 January 2017).

Adler, S., 2013. Benedict's Lens: Medical Students' Perspectives on Integrative Medicine Education. EXPLORE-NY 9 (5), 331.

Jani, A.A., Trask, J., Ali, A., 2015. Integrative medicine in preventive medicine education: competency and curriculum development for preventive medicine and other specialty residency programs. Am. J. Prev. Med. 49 (5 Suppl. 3), S222–S229. doi:10.1016/j.amepre.2015.08.019.

Kligler, B., Maizes, V., Schachter, S., et al., 2004. Core competencies in integrative medicine for medical school curricula: a proposal. Acad. Med. 79, 521–531.

Kligler, B., Gordon, A., Stuart, M., Sierpina, V., 2000. Suggested curriculum guidelines on complementary and alternative medicine: recommendations of the Society of Teachers of Family Medicine Group on Alternative Medicine. Fam. Med. 32 (1), 30–33.

Lebensohn, P., Kligler, B., Dodds, S., et al., 2012. Integrative medicine in residency education: developing competency through online curriculum training. J Grad Med Educ. 4 (1), 76–82. PMID: 23451312.

Lee, M.Y., Wimsatt, L., Hedgecock, J., et al., 2007. Integrating complementary and alternative medicine instruction into medical education: organizational and instructional strategies. Acad. Med. 82, 939–945.

Ring, M., Brodsky, M., Low Dog, T., et al., 2014. Developing and implementing core competencies for integrative medicine fellowships. Acad. Med. 89 (3), 421–428.

Saba, G., Satterfield, J., Salazar, R., et al. The SBS Toolbox: Clinical Pearls from the Social and Behavioral Sciences. MedEdPORTAL Publications; 2010. Available from: http://dx.doi.org/10.15766/mep_2374-8265.7980.

全球意识
Global awareness

P. K. Drain，A. M. Wylie

（译者：吕志跃　审校：黎孟枫）

第**31**章

Chapter 31

趋势

- 全球意识是实践现代医学中的基本元素，它的教与学始于对本地卫生健康问题的理解。

- 在医学教育和教学活动中整合全球意识的方法在不断演化。

- 6个主要学习目标包括：全球疾病负担、健康的社会经济及环境决定因素、卫生系统、全球卫生治理、人权与伦理问题以及文化多样性与健康。

- 为了促进全球卫生意识的良好实践，应当鼓励师生追求全球卫生领域的教育和选修经历。

引言

自20世纪以来，随着国际旅行与国际贸易的增长、全球经济的整合以及劳动力流动的日益频繁，世界各地间的相互联系与日俱增。尽管全球化促进了科学、知识和技术的传播，但同时也导致了传染性疾病更迅速的传播。此外，在许多资源匮乏的国家，全球化使得其疾病负担更偏向于慢性非传染性疾病，如心血管疾病、糖尿病和癌症等（Bhutta et al.，2010）。全球卫生是联合医学和公共卫生学科的新兴领域，旨在从原则上通过减少健康不均等和不平等，识别和处理好决定健康的可变社会因素，以改善全人类的卫生状况。全球卫生原则最早由热带医学和国际健康学科发展而来，当前全球卫生原则还包括了更全面的措施以实现全球范围内的健康均等（Koplan et al.，2009）。虽然理解全球卫生原则对于维持稳定健康人群和减少冲突都至关重要，不少健康科学项目类课程却滞后于这些原则的教学。本章旨在阐述在医学、护理学课程等医学教育中纳入全球意识的原理，并提供全球卫生教育课程设计以及将其与现有课程体系整合的一些实践经验。

全球意识的原理

日新月异的全球形势和不断发展的教育实践为重新审视健康科学教育创造了新的机遇。2010年，"21世纪医学教育委员会"成立，旨在培养能更好应对当今和未来卫生挑战的新一代医学教育专业人士，提升人类健康（Bhutta et al.，2010；Frenk et al.，2010）。该委员会由时任哈佛大学公共卫生学院院长 Julio Frenk 博士和中华医学基金会主席 Lincoln Chen 博士联合担任主席。它的成立恰逢 Flexner 报告发表 100 周年，旨在强调全球卫生劳动力和卫生系统的重要性。这些新的医学教育理念更加意识到健康决定因素的变化特征、人群流动、技术进步和卫生系统创新之处，进而更好地解决全球意识和当地关切的当务之急。

委员会的报告指出，不同国家之间以及各国内部存在明显的制度缺陷，且人群数量或疾病负担与医学教育费用支出不成比例（Bhutta et al., 2010）。虽然中国、印度、巴西和美国拥有数量众多的医学院校①，但全球仍有 36 个国家一所医学院校都没有。这份报告形容全球认证系统"脆弱且操作性参差不齐"，有关医学教育研究的信息总体上也极为匮乏。报告提出的一项主要建议即进行教学改革，达到"采用基于胜任力的方法来进行教学设计，并利用全球资源，让这些胜任力适应迅速变化的当地情况"。此外，委员会还强调了所有国家的医学院之间建立合作项目以鼓励交流、资源共享以及为共同目标开展协作的诸多益处。

委员会的调查结果和建议是基于实证研究以及有关发病率和死亡率的影响因素是不断变化的专家观点。世界卫生组织详细描述了慢性非传染性疾病相关死亡率的全球性增长，以及传染性疾病相关死亡率的全球性下降。人类迁徙、冲突、异地就医和大规模流动的其他变化，使得全球

卫生原则与医学教育整合的需要变得更为迫切。

医学检查（medical examination）的一个重要部分是探寻和了解患者健康的社会决定因素，包括种族和人种背景、职业以及有无吸烟喝酒史等（Behforouz et al., 2014）。必须拓宽患者"社会史"范围，才能了解他们所患疾病的决定因素以及获悉他们获得健康的资源和能力。拓展的患者"社会史"应包括文化健康理念、对医疗的认知以及获取并利用医疗服务的能力。因此，询问更全面的患者"社会史"是在每次医疗接触中融入全球意识的一种手段，可使个体化医疗方案兼顾患者恢复健康过程中的个人和结构性障碍，以及患者所拥有的能力、机会和资源。

由于拥有更强的全球意识，新一代临床医生在他们扮演的医疗角色中应更有能力为患者提供个性化、恰当和持续的医疗。那些对患者的全球环境和信念有着更全面理解的医生能更有效地进行临床判断和患者管理（Wylie & Holt, 2010）。处理好妨碍或者促进良好健康的社会决定因素，不仅可提供性价比最佳的医疗，而且医患双方均会满意。

理解医学教育的全球卫生议程

2012 年，《柳叶刀》杂志发布了 6 项提议的学习主题，以及 21 项在医学课程中讲授全球卫生的特定成果（框 31.1）（Johnson et al., 2012）。虽然这些主题和成

---

① 全球医学院校密度图见：Frenk et al., Health professionals for a new century: transforming education to strengthen health systems in an interdependent world. *The Lancet* 376（9756）: 1923-1958, 2010——译者注

框 31.1　适用于医学生的全球卫生学习主题

1. 全球疾病负担
- 讨论全球传染性和非传染性疾病
- 讨论局部地区的国际旅行和移民对疾病的影响
- 讨论全球流行病的成因和控制方法

2. 决定健康的社会经济学和环境因素
- 增强如社会、政治、经济、环境和性别差异等健康的非临床决定因素的意识
- 根据社会相应指标调研人群内和人群间健康如何分布不均
- 阐述环境与健康间的全球性相互作用

3. 卫生系统
- 讨论使用 WHO 模式下卫生系统的关键组成部分
- 认识到全球不同地区卫生系统架构不同，发挥的作用也不尽相同
- 认识到全球人力资源分布的不均等，并解释医务工作者迁移的原因
- 调研卫生人力分布不均的原因和程度

4. 全球卫生治理
- 形成对全球卫生治理复杂性的意识，包括国际组织、商业领域和公民社会在全球卫生治理中的角色

- 讨论 WHO 作为国家卫生部门的国际代表机构的角色
- 讨论如何在全球范围内开展和主导健康相关研究

5. 人权和伦理
- 一视同仁地尊重每个人的权利和平等价值，为每个人提供人文关怀
- 调研国际法律框架如何影响当地医疗保健的开展
- 讨论并批判性地看待健康权利的概念
- 叙述弱势群体和移民的特定健康需求
- 讨论医生作为他们患者的拥护者的角色，包括将健康需求置于其他所有关切之前，以及遵守职业行为法则

6. 文化多样性和健康
- 展示对文化重要性以及文化可能影响行为的理解，同时意识到"来自特定社会群体的人会采取某种特定行为方式"这种假定的危险
- 与来自不同种族、宗教和社会背景的人进行有效交流，如有需要，使用外部协助
- 与来自不同种族、宗教和社会背景的同事高效协作

果提供了一些指导，但创新和良好实践的传播离不开持续合作和对话。尽管框 31.1 提供了向医学生传授全球意识的蓝图，全球卫生不断变化的本质仍可能使得这些学习主题和目标需要频繁改进。

2015 年，联合国成员国一致同意采用 17 项可持续发展目标（sustainable development goals，SDGs）来代表直至 2030 年的全球发展框架。虽然所有可持续发展目标都影响实现全球卫生原则途径，但仅第三项目标（SDG-3）与全人类的健康和实现健康平等直接相关。SDG-3 涵盖未来 15 年内全球卫生社区要实现的 9 项可量化的目标。这些目标与母婴健康、传染性疾病、

慢性非传染性疾病、药物滥用、创伤、卫生系统及环境健康有关（United Nations，2015）。网址为 http://www.un.org/sustainabledevelopment/sustainable-development-goals/

医学本科教育和研究生教育中的所有学生都应了解这些可持续发展目标，学生对普遍的全球卫生议程目标的积极追求应当常规得到鼓励和认可。学生可通过加入或组织学生兴趣小组或团体等途径参与这项议程，如加入国际医学生联盟（IFMSA）、美国医学生联合会（AMSA）以及英国的 MEDSIN。

为全球意识整合活动和资源

在大多数医学院校，课程计划和修订

是一个持续过程，常需不时的小修和定期大改。课程的变化往往受管理机构、医疗重心和资源的变化以及教育研究进展的影响。本章提供了一种医学课程安排的通用方法，但具体使用时可能需要调整特定细节来适应当地条件。

一些全球卫生课程采用"垂直式"或者"螺旋式课程"体系，帮助学生建立系统的且不断发展的知识技能结构。"垂直式"是指某个主题或科目贯通于与核心内容相关并建立在现有知识技能之上的课程之中。"螺旋式课程"是将几个主题或者科目运用于当下核心学习原则的背景之中（Wylie & Holt，2010）。这两种教学方法都应围绕某组主要知识或临床技能的核心而组织。这种模式通过整合教学和基于技能的实践，避免了将某个模块或者授课与相关背景相剥离。通过这种方式，全球卫生教育将会成为医学教育的一个有机组成部分（Wylie，2011）。对于模块化或者特定的全球卫生研讨会来说，教师可能会提出探究健康与疾病成因的开放式问题（Johnson et al.，2012）。

全球卫生原则的教学应包括内容主题、临床接触和实践经历，在学生的医学训练中应尽早开始。在整个课程中，教师与学生从始至终都应当不时被鼓励去探讨最相关的全球卫生主题。学生通过定期回顾相同问题，可在临床学习中获得进步，从而得以深入了解全球卫生的一些基本原则。过程具体如何实施和评价方法等可能不尽相同，但这些应该基于学术探索、实践经验和相关讨论等进行认证后而定。

教师和学生应该提出并探究以下问题：

- 什么导致了健康和疾病？
- 发病率和死亡率的模式为什么会发生改变？如何改变？
- 影响疾病模式的可控的危险因素有哪些？
- 医务工作者应当如何应对全球卫生不平等问题？

全球卫生教育从理解当地卫生问题开始

进入医学院的学生拥有广泛多样的背景和经验。在资源有限的环境中，有些学生拥有非常丰富的医疗卫生相关工作经验，但另一些学生对相关议题或者全球卫生原则知之甚少。并非每个医学生都有兴趣到遥远地区治疗患有被忽视的热带疾病的患者，但是几乎每个医学生都会面临社会行为学、文化、经济方面的挑战以及难以获得高质量医疗保健的患者。因此，每一个医学生和低年资医生都将在他们当地的社区内遇到全球卫生问题。

从当地卫生问题着手是让所有学生参与到全球卫生问题当中的一种方法。在医学院学习初期，教师可以通过练习引导学生找出影响当地街区内健康问题的显著因素。这些练习可包括确定医疗的可及性（通过计算到诊所、医院或者药店的距离），或者评估良好饮食的可能性（通过调查新鲜水果和蔬菜的价格）。学生还可以评估当地人群的种族多样性，并且询问邻近诊所是否配备常用语言的口译或笔译服务。

早期接触临床几乎必然会遇到来自广

泛种族背景的患者、近期移民或外国游客。对这些患者健康需求的讨论应当包括不同的卫生问题和全球化背景下的潜在诊断。例如，对于近期去过西非一个疟疾高发国家的发热患者，应当怀疑是否感染了疟疾。了解某些基因和种族相关疾病也非常重要，例如，镰状细胞贫血或者地中海贫血在当地社区可能有不同的侵入性，而缺乏全球卫生意识和训练的临床医师对此则不知情或不会有所怀疑。在学生临床接触过程中，指导医生应当与医学生和低年资医师回顾全球卫生原则和诊断结果。

进入更高年级的医学生很可能采取以患者为中心的策略以提高其医疗交谈的质量。这种交谈关注的是表现出某种症状或疾病的患者，而非仅是患者的症状或疾病。通过关注患者本身，完善的病史可能揭示体征及症状以及与患者社会种族背景有关的医学信念和健康行为。随着医学生学习到行为变化和目的性访谈的多种方法，他们应当知悉文化敏感性、当地资源和可能的社会支持。

在许多医学院校，沟通技巧的教学被整合到核心医学课程之中，且其重要性被反复强调。学生应被教会如何和何时使用口译和笔译服务，也应意识到有可能被误解、泄密、强迫以及患者的脆弱等。对于症状、医疗问题和所得信息的叙述常常是复杂且易被误解的（Wylie，2011）。同时，还可能包含关于医疗诊断和治疗费用的隐晦考虑。一些患者可能期望采取家长式，而非以患者为中心的交谈方式。无论是否使用医学翻译，医学生都需要学会查明可靠的病史，并解释明确的诊断和治疗方案。

对于更高年级的医学生，应当强调并强化更为复杂的全球卫生议题。例如，低年级学生可能不知道对一个使用其他语言的移民患者应当询问的最相关的临床问题，但高年级学生应当被训练与语言翻译和文化协调者一起工作，这样他们才能询问恰当的问题，包括精神、宗教和文化信仰方面的问题。此外，高年级学生应当有能力设计可满足患者需求的治疗方案，并带着文化敏感性来解释诊断和治疗方案。

高年级学生应该已经开始探讨广义范围的全球卫生问题。通过这种方式，他们被鼓励以广阔的视角来看待基于人群的影响措施。在这几年时间里，额外的讲座和教学法可以拓展教学主题。对于这些学生来说，相关主题可能包括对不同卫生系统的理解、资源有限背景下卫生服务的相关问题以及与收入不均和贫穷有关的卫生问题。随着高年级学生逐渐对全球卫生问题获得更全面的理解，他们将会或者应当渴望成为善于表达、见多识广的为患者谋利益者。

在即将完成医学训练之际，学生应当重视医疗的复杂性、共同临床决策的概念以及对多样化种族和文化问题的理解，包括基因易感性和弱势患者问题。大多数高收入国家拥有非常多样化的种族和多文化的人群，每种背景的人群都拥有不同的医疗目标，他们对于医学的理解存在差异。患者信任以安全和适宜方式解决其医疗需求的医生，医生发展这些技能则有赖于医学教育中全球意识的整合。

评价

评价对每位医学生的学习都有着驱动作用，因此在一个特定的课程体系中，学习目标应当能被可接受的标准或形式所测量。客观知识作为医学课程中非常重要的部分，通常可采用基于知识的评价形式，例如多项选择题。另一方面，全球卫生中的许多学习目标更为复杂，不容易简化为多项选择题。就这点来说，对全球卫生理解的考查应当经过细致和审慎的计划，这在课程开发阶段更容易实施。

考虑对全球卫生学习目标采用"垂直式"和"螺旋式课程"的方式。在医学院早期，这种方式可能与某些事实和知识相关。例如，对常用全球卫生数据和趋势的考查可以使用仅有一种最佳解答的问题来评估。随着学生继续接受教育，他们可能会被要求撰写关于已被发现的全球卫生问题的短篇文章。这个写作过程让他们完全理解那些全球卫生问题及文献综述，并用批判性眼光看待权威数据。参加国际临床轮转的学生回校时可能被要求上交一份报告、学习心得或者评估汇报。这些学习心得型的作业鼓励医学生叙述性地展示他们的知识和经历，从而清晰地表述健康不平等、卫生系统以及资源分配和治理的作用。

☞ 评价方法需要在课程开发阶段有计划地进行，这些评价方法需适合学习结果、讲求实际、可靠且能合理使用资源。

医学生在临床环境中与患者交谈以及进行医学检查时必须获得并表现出色的技能。

客观结构化临床考试（OSCE）是一种观察和评价医学生对标准化病人开展医疗咨询的已确立的方法（Wylie & Holt，2010）。OSCE 也可被用于教授和评价学生处理全球卫生问题的知识和能力，例如，医学生可能被要求在使用医学翻译服务的情况下进行医疗咨询。这种医疗接触的目标是评价学生对使用不同语言的患者查明症状并提出诊疗计划的能力如何。这种能力应成为医生的日常技能，并能被 OSCE 系统地评价。

其他可能的 OSCE 情景可以是一个携带特定地区某种感染的归国旅客，或者一个属于某种已知疾病高患病风险的特定种族群体的人，高年级医学生被期待表现出对全球卫生问题进一步的理解，这也可以用 OSCE 来考核。在这种情况下，高年级医学生应当可鉴别不同的文化信仰和风俗、医疗可及性的差异以及影响健康的社会行为学因素。

医学生和医生将需要与多种拥有不同文化、种族和宗教背景的患者有效沟通，任何沟通途径都将需要依赖包括患者和医学生的语言沟通技能在内的多种方法。然而，所有医学生都应被要求展示出使用医学翻译，表现文化敏感性、专业性，以及对来自不同种族背景或文化信仰的患者做出合理判断的能力。

让学生为国际经历和国际选修做好准备

临床轮转、研究和志愿者机会带来的国际交换对于学生是一种富有意义甚至是革新性的经历。海外游历也可能具有挑战性，实习医生和医疗提供者需要承担与国内已形成的习惯不同的风险。从海外医疗安全来说，为任何国际临床轮转做好充足准备必不可少，这样学生才可以充分利用这种经历。可以找到详尽涵盖这些方面的可靠资源，以及出发前疫苗接种目录和医疗疏散方案。本部分我们仅探讨最突出的话题。

如果有说明，所有学生都应到旅行诊所获取行前疫苗接种以及感染前、后的预防药物。国内（美国）大多数健康保险方案未覆盖在国外受到的疾病或伤害，抑或是紧急疏散的费用。因此，学生应该和他们的机构核实，以了解覆盖面，如有必要则购买额外保险。去往资源有限区域的学生应该考虑获得医疗疏散保险。虽然有很多可供选择，一份全面的旅行保险计划会包括旅行健康保险、医疗疏散、紧急医疗费用和遣送回国。

在出发之前，学生应该熟悉目的地的治安情况。包括美国国务院在内（http：//travel.state.gov）的许多政府发布各个国家最新的旅行报告和警告信息，英外交部也发布即时旅行信息。各国详细的健康卫生信息可以从世界卫生组织网站（http：//www.who.int/countries/en/）和疾病控制与预防中心网站（http：//www.cdc.gov/travel/destinationList.aspx）获取。到达目的地时，学生应该向该国接待方寻求当地安全建议。最后，理解、欣赏和尊重当地文化非常重要。这些准备应当成为交换计划中的一部分。

 "全球卫生是一个将为全球人口改善健康并将争取健康平等放在首要地位的学习、研究和实践领域。"

Koplan et al., *2009*

对于全球意识的教师发展

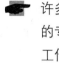 许多临床医师即便没有任何全球卫生的专长，也可能有意或无意地在临床工作中融入一些全球卫生的概念。我们需要识别并强化这种现象，此外，教师可以查阅 SDG-3，并思考它对于实践和教学的意义。http：//www.un.org/sustainabledevelopment/sustainable-development-goals/

全球意识的教师发展对于学生接受合适的全球卫生教育是至关重要的，负责教学的医生需要掌握有能力且富有同情心的临床医师所具有的知识和技能，而这要求一定程度的全球意识。为了充分理解某些疾病的危险因素，临床医师至少需要对他们患者的人口结构背景和近期旅行史有一定的了解，例如特定种族群体的集中分布可能导致局限于当地的能引起某些疾病的健康理念和行为。拥有全球意识且有能力的临床医生将能获取更详细的病史，知晓近期国际卫生事件，并将这些知识整合于他们的治疗方案中。一些教师也可能担当更活跃的角色以提升对关于当地卫生问题的意识，并参与到寻求合适解决方案中去。

应当支持临床教育者增强他们的全球意识，并优化他们治疗患者和医学教学的能力。考虑到一些教师先前可能未接受全球卫生训练，应为全部教师提供这种支持。此外，所有教师应能获取合适的学习和教学资源。培养医学教育者的能力在学生和医学课程的评价中意义非同一般，这应当成为整个过程的有机组成部分。

提升医学教师全球意识的途径有多种。第一，医学院校可以提供继续医学教育项目或会议，以允许医学学科的教师学习有关全球卫生问题。第二，各院系可提供针对某一医学专科的研讨会或工作坊。在这种情境下，拥有全球卫生经历的临床医生可以与其他教师分享他们的案例和经验。第三，学校可以提供新颖的在线教学模块，供想要更深入了解全球意识议题的人学习它们，如当地移民群体流行疾病。

为了提高教师参与度，医学院校可以对参加发展工作坊提供奖励。在医学领域内对全球卫生意识做出贡献的教师，可获奖金奖励或与职称评定挂钩，超出期望并通过全球卫生意识完善他们的临床知识和技能的临床教育者应当得到奖励。

伦理问题与国际选修课程

参与国际卫生选修课程的医学生和医务工作者常常热衷于贡献自己的精力，以求为当地医疗需求做出有意义的贡献。有时，好意的来访者误将资源的匮乏看作员工知识和能力的不足，这可能导致疑惑或无意的侮辱。更为严重的是，那些忽视当地卫生系统能力的医学生可能会对患者造成极大的伤害。通常而言，当地医务工作者熟知他们医疗体系中的疾病和医疗实践。通过观察和学习与当地资源和医务工作者专长密切相关的医疗实践，访问学生或教师可获益良多。

缺乏充足职业训练的受训医生在地区工作时，常常会遭遇到严峻的伦理问题（Elit et al., 2011）。在某些情况或环境下，一些受训医生被期待在缺乏足够的监管下行使他们能力以外的责任。虽然学生本人可能想提供帮助，受训医生应该避免行使未经足够训练或未获得资格来行使的医疗行为或责任，因为随之而来的影响可能会对患者的结局产生严重后果并给接待方医生的关系带来恶劣影响，这两种结果都会有碍全球卫生合作伙伴关系。合格的医师培训应该确保他们的医疗保险和医疗过失险在国外有效，并可能仍然考虑购买额外的保险。

小结

全球卫生已成为临床实践和公共卫生干预中的一个重要方面。对于本科和研究生医学教育而言，全球卫生都应当成为常规组成部分。然而，在经过整合的医学课程体系内开发学习结果和评价办法仍然存在挑战。来自各个临床专科的所有医学教育者都应当在他们各自的核心课程内纳入全球卫生意识的学习目标。本章叙述了帮助医学教育者让学生在他们不断演变的职业中做好充分准备，以及对更高年级学生开始海外医学选修提供指导的方法和手段。

无论在何处执业，伦理问题意识和职业行为都处首要地位。临床医师必须结合当地需要，在了解他们自身限制的情况下开展工作。不同国家、地区的医疗需求和重点将会随着时间变化，所以临床医生需要有能力从恰当的来源获取确凿、可靠和值得信赖的信息，了解如何批判性地看待并解释复杂和存在异议的信息，合理察觉并审慎地对待资源。通过在核心课程中整合全球意识并使用合理的方法学来评价学生的学习，这些目标均可实现。作为医学教育者，我们身负重任，要让全球卫生存在于常规医学课程中并与之有关联。全球卫生系统的演变将有赖于我们自身能尽到多大程度的责任。

参考文献

Behforouz, H.L., Drain, P.K., Rhatigan, J.J., 2014. Rethinking the social history. NEJM 371 (14), 1277–1279.

Bhutta, Z.A., Chen, L., Cohen, J., et al., 2010. Education of health professionals for the 21st century: a global independent Commission. Lancet 375 (9721), 1137–1138.

Elit, L., Hunt, M., Redwood-Campbell, L., et al., 2011. Ethical issues encountered by medical students during international health electives. Med. Educ. 45 (7), 704–711.

Frenk, J., Chen, L., Bhutta, Z.A., et al., 2010. Health professionals for a new century: transforming education to strengthen health systems in an interdependent world. Lancet 376 (9756), 1923–1958.

Johnson, O., Bailey, S.L., Willott, C., et al., 2012. Global health learning outcomes for medical students in the UK. Lancet 379 (9831), 2033–2035.

Koplan, J.P., Bond, T.C., Merson, M.H., et al., 2009. Towards a common definition of global health. Lancet 373 (9679), 1993–1995.

United Nations, 2015. Transforming out world: the 2030 Agenda for Sustainable Development United Nations.

Wylie, A., 2011. Health Promotion in General Practice. A Textbook of General Practice. A. Stephenson. London, HodderArnold.

Wylie, A., Holt, T., 2010. Health Promotion in Medical Education: From Rhetoric to Action. Radcliffe Publishing, Oxford.

第32章 信息时代下的医学教育
Medical education in an era of ubiquitous information

Chapter 32

J. Patton , C. P. Friedman

（译者：秦丽娜　审校：郭开华　吴红斌）

趋势

- 信息越来越多地通过数字化的方式被获取。
- 生物医学知识通过互联网运用于医疗参考更加简易可行。
- 对卫生系统的学习，使医疗服务得以持续发展，并逐年缩短医疗质量提升的时间。
- 由于新的临床证据在医疗过程中不断产生，医生在进行临床决策时需要有效对待临床证据的不确定性。
- 临床推理和决策辅助的把握性有必要不断提升。

无处不在的信息

在现代世界，医疗健康信息无处不在，并且越来越多地被数字化，这使得这些信息不仅可以被人直接获取，也可以被具有储存和赋值功能的信息设备获取。凡参与健康和医疗服务或对医疗卫生方面有兴趣的人，包括医护人员和患者，以及支付医疗服务的机构、教师、研究人员和服务质量改进专家，都可以获得信息。

近几年最大的变化可能就是医疗相关信息对普通大众的开放，包括个人医疗数据和医药常识。接受医疗的患者可以了解他们接受的医护情况，并且可以通过佩戴传感器或使用移动通讯设备获取自己的医疗数据。

信息资源可以促进健康和医疗服务，但这一效应并不会自动发生。在信息方面，医疗的所有参与者必须学习成为严谨的信息产出者、经验丰富的信息导航员和认真分辨的信息使用者。人们对接触的信息准确度要持有良性的怀疑态度。在消息的选用上也要认真避免受到大量无关信息的冲击（Friedman et al., 2016）。

数据、信息、知识

清楚数据、信息和知识三者的区别，有助于开发不同的教学策略，便于学习者与数字化的医疗照护环境共处共赢。"信息"是典型的涵盖性术语，是包含从数据到知识的系列性概念，这一章我们都将使用这一概念。连续体的一端——数据这一概念指原始数据表达符，而另一端——知识则是帮助我们分析复杂情况的规则和假说。在当今环境下，以数字化形式储存的知识与日俱增，已经无处不在。

"相比于最近其他的技术进步来说，医疗健康信息技术可能已经迅速成为患者医护服务等各个方面的关键基础。由于医疗事业的复杂性和不同医疗团队合作的复杂性增加，为了评价新治疗方式的有效性和对特定人群的服务质量，提供医疗服务的个体或者团队整体，必须能够快速而高效地收集、分析、选择干预和行为表现数据。作为医学生，无论选择何种专科，都将必须把握和处理迅猛增长的生物医学与临床数据。"

Triola et al.，2010

知识的可计算形式可以为我们下一步的行动提供参考建议。知识以期刊文章和书本的形式存在了几十年，这些知识虽然可以浏览，但是不容易获取，也不能够按照需要给予相应的建议。我们知道，最近 10 年数字化的知识可以提供风险预测和临床指南的相关数据。现在临床医生越来越有条件、有必要具备获取这些数字化知识的胜任力。

获得相应患者的正确信息，在恰当的时机提供有质量、有效的医疗服务能力是电子健康档案给全世界医疗人员带来的巨大益处。除了医疗系统自己生成的数据外，患者提供的数据和呈爆炸性指数增长的医学知识数据共同创造了一个动态、急剧变化的医疗信息环境。作为临床医生，识别选择所需要的医学知识是个人必备的能力，在需要时从哪里获取哪些知识已经成为医生胜任力的一个重要标准。人和技术之间相互协作，持续发展，并最终可以满足这种需求。作为教育工作者，我们必须确保我们的学生能够最大程度地使自己和数字信息资源之间形成这种协作关系。

数字时代的医疗（与云端生物医学知识）

在数字化世界，信息可以轻易地从它所在的地点到达需要它的地方。当前医疗环境正向从电子健康档案中提供数据和信息，从学习型健康系统中不断更新知识，并且生物学知识被储存在云端方面转变。这些技术的发展，对医学教育产生了巨大影响，我们将依次解释这些影响。在数字化时代，随着生物医学知识的爆炸性产生，信息技术已不仅仅是临床实践中的决策所需要的。这就需要转变职业观念，认识到最佳的实践将开始越来越依赖医护中的临床诊断和决策系统，比如临床决策支持系统。

电子健康档案

全球大多数资源表明，医疗文件的数字化将快速持续发展。在美国，专家预测到 2019 年，80% 的医疗文件将被记录在电子健康档案上，而不是纸质档案上。从 20 世纪 90 年代开始，英国的电子信息档案就已经很普遍了，并且急症诊疗的数据文档化转变仍在持续增加。像丹麦和荷兰等北欧国家已经几乎全部转换为数字系统。2009 年在约旦实施了全国范围内开放的 VistA 电子健康档案系统。在像马拉维这样的发展中国家仍在建设关键的基础设施，努力实现电子健康档案系统在各个医疗点形成医疗卫生信息网络，改善患者的医护质量。纸质档案到数字化档案的进一步发展有很多好处，包括被授权者更方便访问，以及可以更加方便地进行分析利用。

除了医护人员可以更加便捷地获取患者电子信息，还有两类受益群体：其他国家或国际机构的医护人员和医疗卫生系统本身。医疗信息在不同地点间的交换变得更加方便和严谨，使得国内或者世界另一端的医生可以对患者有更加全面的认知，并提供更加精准的医疗。

学习型健康系统

同样的信息最大程度地被卫生系统获得，从而可以学习和提升自身。学习型健康系统的概念在美国和欧洲持续发展。这个公共平台在各种特定的医疗问题上提供同步的良性学习循环周期。一个学习周期包括三个主要阶段：①数据的汇总和分析；②知识的创造和在改变临床实践上的应用；③记录应用的结果以及接下来的持续改进。学习型健康系统有很多用途，如公共卫生跟踪、流行病的管理、新药物发布到市场后的监管、发现一些常见疾病（如哮喘等）的最佳治疗方法。

"一个更高效、有效、安全的卫生保健系统需要知识从实验室到临床应用上更加快速的发展。"

Friedman et al.，2010

云端的生物医学知识

最新知识在其出版之前通常可以从数字化平台上获取。生物医学信息（关于人体和健康的总体信息）和相关知识（以清单、最佳实践指南、模型和算法的形式）都可以在网络上获得，因此以上信息可以为人类可读或机器可计算的模式呈现。两种模式都成就了"知识云"，只要联网就可以随时随地获取知识。在未来10年，向知识云上提出医学问题的能力或基于现有最佳证据在云端提供临床决策将成为最好的临床实践。

临床诊断推理和决策的帮助

即使在今天，医生都需要从本地医疗系统中获得支持来辅助做出临床诊断。然而这并不是一个新概念，在全世界医生的外套里都有一个小手册。长期以来，对于哪些信息医生必须记在脑子里以提供即时的医疗服务，哪些信息不需要记忆、只需要参考，我们是有区分的。我们目前乃至未来将继续面对的困境是，大量持续增加的信息无法全部储存在大脑内。医学界需要更多可靠的外源性资源为其提供所需要的信息，从而提供给患者更加有效安全的治疗。同样重要的是，作为教育者我们也应更加适应这种医护模式，我们必须认识到自己实践和认知的不足。这将有助于我们去帮助学生根据自己的能力特点进行实践——去理解哪些是他们应该知道的知识，哪些是他们只需要知道如何去检索的即可。这将会改变我们对学生表现的考核方式，将我们对他们的期望转变为他们对自己的期望。

"首先必须承认随着医学信息技术的发展，要求以知识为重的医生放弃很多他们之前认为很重要的东西。"

Blumenthal，2010

数字原住民学习者

许多教育工作者认为由于我们年轻的学生在谷歌和智能手机的陪伴下成长，他们可以熟练地使用我们提供给他们的数字工具，但这个观点和现实相差甚远。我们很多同事了解后发现，那些被称为数字原住民的学习者并非如此。

研究还表明成长中使用这些信息化工具的一代人可以很好地胜任这些工具并且在学术领域应用（Gallardo-Echenique et al.，2015）。由于这些学习者不能像预期一样可以胜任，因此首先要确保其具备的基线胜任力可以与现在的数字医疗环境相适应。

最开始应该了解学员能力和技术之间是否相适应。本章作者 Patton 发现，从同一年龄段年轻学员的教育经验来看，学员的设备使用情况存在极大的差异性。其中一部分学员可以进入私人网络登入模拟的电子医疗档案，其他的一些学员连登入自己的电脑都有困难。这是 Patton 第一次认为有必要就这个主题进行介绍。在此之前他一直很放心地认为学员具备成功操作这些平常的系统的综合能力。

我们建议作为最基本的要求，学员必须具有使用电脑和手机硬件的能力，具有可以利用上网设施和其他数字资源并且能够使用它们进行检索的能力。培养我们学员的基本信息检索能力可能不是简单的事情。Thompson（2013）发现当学员使用像短信之类的简单快速通信技术时，表现出缺乏深入并且有意义的搜索能力。接下来需要做的第一步是树立学员建立搜索体系的能力，这样才会获得更多有价值的信息。这将在本章的后半部分进行介绍。

我们假设在信息时代原住民学习者和后期接触电子信息的学习者之间存在时代差距，以 20 世纪 80 年代之后接触大众媒体的人群作为人为界限（Gallardo-Echenique et al.，2015）。作为教育者我们应该关注所有的信息学习者，而不去考虑他们属于哪一代。这就需要我们穿过整个职业生涯去了解医学生，并把电子信息技术作为学习者应该具备的最基本能力，这些我们将在本章后半部分进行阐述。

信息时代的 3 个关键胜任力和支持数字学习者的教育策略

信息时代的医学教育课程需要改变或增加现有的教育目标和教育策略。我们将介绍医学生的 3 个关键胜任力，以及进行相应的课程设计、学习和评价的策略。这些是我们为 2020 年及之后在信息时代有效培养医生进行医疗实践的建议。

个人知识中的元认知和意识的差距

在信息无处不在的时代，医生了解在临床情境中他们的知识和方法是否正确，比其本身是否正确更加重要。如果他们对临床情境的评价是有缺陷的，而他们能够认识到他们的缺陷，通过外界资源获取和理解知识是极其重要的，他们可以进行改正。而如果他们认为他们是对的而不进行常规的对资源的查询，他们一些不正确的行为可能会对患者的健康带来风险。我们建议的第一个技能是一名合格的医生必须意识到他们知道和不知道的事情，而且知道如何处理信息。在临床决策时，当有些情况已经到达他们知识极限时，他们必须知道什么时候应该寻求帮助。总的来说，这些技能和态度属于元认知。

元认知

元认知是能够终生学习的学习者的特点。Mark Quirk（2006）描述了医学生的5个关键的元认知技能：①定义并且优先选择一些目标；②对于这些目标需要进行具体的预期和评价；③运用经验来满足这些目标的需求；④认识到自己与他人观点的区别，承认差异；⑤持续地关注有关知识和问题的解决方法。第5点在日常的临床实践中起至关重要的作用。医学，和其他职业技能不同，它贯穿个人一生的职业发展，帮助医学生提升他们知识水平和能力可能会拯救许多生命。通过提供一个可以让医学生们获得和利用这些能力的环境，我们需要让这些准医生在未来困难的情况下也可以表现出应对困难的信心。

可信度校准（confidence calibration）

Friedman（2016）等人描述的可信度校准矩阵（图32.1）显示当医生对自己的知识评价和自我认知对与错时会发生的情况。当医生通过适当访问相关信息进行正确校准后，他们通常是安全的。然而，还有一种可能就是对于信息资源的利用欠佳，有可能会导致临床评价从对到错。我们可以使用下面的策略来防范：

第一种错误发生在医生是正确的但却不能肯定或以为是错的情况下，这样通常安全，但是这样的决策会导致较慢的临床

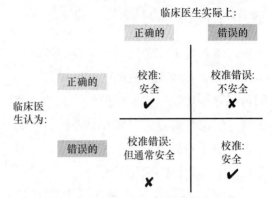

图32.1 可信度校准矩阵

最初发表：Friedman CP，Donaldson KM，Vantsevich AV：Educating medical students in the era of ubiquitous information. *Medical Teacher*，38（5）：504-509，2016

决策，在某些临床情况下可能会有危险。第二种错误发生在医生实际是错误的但是却坚信自己是正确的情况下，这是最危险的情况，因为医生不会去从其他的资源寻找帮助，即使决策支持工具察觉到了这个问题，医生也可能会忽略这个建议。

第二种错误很难防范。人们在这种情况下一般不会寻求帮助，除非他们引起了一次医疗事故。通过下面的几点可以很好地阻止学生和医生发生这类错误。

医学教师应首先辨别出不正确的医学生，并让他们意识到自己的错误。这需要认知上的改变，即使不知道答案也应该认识到一个人知识的局限性，知道怎样去建立桥梁获取知识，这和得到正确的答案同等甚至更加重要。具有这种能力的学生可以理解自己的思维过程和知识，通过访问和检索资源，并且利用这些资源去改正他们的想法与行动。

元认知的展示与评价

让学习者展示这种行为的策略可以在

查房中当学习者陈述某一病例时使用，也可以在一些小组讨论科学原则时使用。教师应该在评价中询问学员们的可信度程度和他们得出结论的原因。这样可以促进形成有意识考虑个人可信度水平的习惯，可以常态化地评价他们应对各种临床情况的可信度。

为了加强这种方法，执业医生们应该针对同样的行为建立模式。作为医学教育工作者，我们需要更加内省，也要意识到并愿意去讨论我们自己的可信度校准水平。

> 这种反思的价值仍然被医学生们所怀疑。帮助他们去了解这些活动的价值以使他们认可并做更多有意义的工作。

这种类型的反思是评价元认知的好方法。通过精心设计的引导性反思，医学生可以进行自我监控并接受别人的反馈（Sandars，2009）。评价反思应该包括对于反思深度的评论、对自我和他人观点的检查。

信息检索以及提出恰当问题的能力

首先我们需要意识到个人知识上的漏洞，其次要保证有适当的技巧使学生构建一个好的问题，通过可利用的资源渠道去弥补他们知识的漏洞。然而，要知道从哪里开始，必须对目前的主题有一定的了解。

为了说明这一点，在检索数字资源之前，学习者和医生需要了解三种可能的状态（图 32.2）。第一种状态：人们缺乏充足的知识来构建合适的问题。这个阶段的学

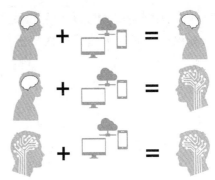

图 32.2　信息时代不同的知识状态。最上面的是知识不足，人们无法构建问题，也不能扩大知识面。中间是有部分知识储备，人们可以提出问题，从可用资源中获得更多的知识。最底下是基本掌握全部知识，不再需要额外的信息

大脑肖像图片出自 Wes Breazell，云端服务器和电脑图标来自 Creative Stall，手机图标来自于 Cengiz SARI，以上均来自 Noun Project

生不能通过任何资源获取帮助，也不能应对他们目前面对的情况。第二种状态：学生对感兴趣的问题有部分的了解，可以构建一个好问题。第三种状态：学生的知识储备已经很完善了。在最后一种状态，已经不再需要检索资源，然而生物医学的知识量不断扩增，学生直到职业生涯的结束都不可能达到这一状态。

基础、高级与专业的医学知识

教会学生这个能力需要将重点从给学生们课堂教授所有可能的知识，转移到只教他们学习需要的知识，这样可以让他们提出适当的问题。这种教学方法强调在课程中整理知识，讲授的知识对于学生来讲是真正的基础知识而非高级或者专业内容。这种从大量灌输知识到讲授基础知识的转变可以为学生提供一个平台，为学习进一步发展以及后期的专业学习做准备。

课程库存软件，包括几个免费使用的应用包，简化了编辑课程数据的任务，也使得对数据的共享、浏览和获取意义更容易。

第一步是将现有的课程编目、改组，使得可以在恰当的时间向学生传递恰当的知识。很多学校已经开始为学生编排授课内容以及记录每学期的学习目标（Dexter et al.，2012）。为了充分利用所收集内容，根据从基础到高级别知识学习过程，将学习内容分为不同的层次，从有利于学生获得资源的角度，筛选出必须要讲的内容。一旦编目完成，就更容易重排课程，早期为学生提供基础平台，向更高年级的医学生教授高级知识，按学生需要提供专业知识。

提出恰当的临床问题

信息专家和图书管理者在教育医学生构建适当临床问题中起到重要作用。一旦进行适当的检索，图书管理者就可以指导评估哪一个信息来源可最好地回答这个问题。图书管理者运用启示法，比如使用信息源的声誉（可靠性）、方法论、出版日期等做出推荐。学生和医学教师还可通过这些探索式问题来评价信息源。

医学生需要练习构建好的问题来为未来学习数字信息检索做准备。为了做到这一点，信息检索课程应使用目前可用的云资源版本，只要信息足够完善，就可以提供有效建议，即使这些工具还不能在临床实践中应用。这些有利于我们将课堂上提出的临床问题投射到将来的实践中。尽管这项技术仍在发展中，但当日后这项技术日渐成熟并被广泛应用时，依然可帮助学

生在需要时使用它。总而言之，这个课程中学生所面临的挑战是需要使用数据信息资源来解决问题，不论在这个时间点这些资源处于什么状态。

信息检索的分析和评价

为了评价提出合适问题和检索恰当信息的能力，考试中可以通过开卷形式让学生展现这方面的能力。从闭卷中学习大量的知识转变到开卷中学习需要了解的内容是为了学习得更多。在医疗信息时代，信息无处不在，我们没有任何理由继续使用传统的闭卷考试。

制订这种评价策略可以通过使用加拿大麦克马斯特大学提出的"三级跳"测试来完成（Smith，1993）（图32.3）。第一轮是基于学生所掌握知识的闭卷考试。第一轮用基础分（scaffold score）来评价学生的基础知识。第二轮中学生能够通过获取信息资源进行提炼而得到问题的答案。第二轮有两个成绩，一个是过程分，根据学

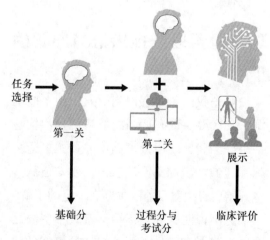

图 32.3 信息时代的"三级跳"测试

大脑肖像图片出自 Wes Breazell，云端服务器和电脑图标来自 Creative Stall，手机图标来自于 Cengiz SARI，以上均来自于 Noun Project

生利用现有资源的程度，另一个是考试分，评价学生在这种情况下利用资源进行帮助的能力如何。在第三轮中，学生把他们在第二轮中的发现展示出来，评价者对他们的知识和过程提出质疑。评价的最后一轮考验即时获取知识的能力以及思维理解力。

☛ 为了追踪学生的数据浏览记录，数据可以通过 xAPI 以及学生记录商店获取。http：//experienceapi.com/overview

评估和权衡证据以做出判断；意识到患者与跨行业同事可作为额外的信息来源

在数字化医疗健康环境下，一个能够识别所有信息来源和医疗信息库的使用者必须能够处理未知局面。第三种能力保证学生将有足够的知识和技巧来评估、纳入/剔除和权衡所有现有的证据。部分参考信息来自临床指南和电子讲义。实时信息来自学习型健康系统，并且有系统的回馈和结果的可信度。在很多情境之下，临床医生将会面对不完整的或矛盾的信息。因此，在数字化时代，医生的知识必须与在不确定情况下做出决策相关。

☛ 在一个课程中每年都穿插讲授循证医学的内容，而不是或早或晚固定在一个时间。

为了让学生获得这种能力，课程的重点必须集中在一些话题上，比如正式的决策模型和分析、循证决策的制订、文献的批判性评价、荟萃（meta）分析以及数据挖掘和信号检测等。近些年来，医学院开始向学生引进循证医学内容，并且循证医学在临床实践中更加流行。使循证医学与学生和执业医生都息息相关付出了一番斗争。随着我们在信息时代中前行，一代代学生们对获得这种能力的需求也日益显著。

不确定性评价与决策共享

客观结构化临床考试（OSCEs）可用来评价这种能力。一个很好的例子就是对于一个复杂的临床病例，在临床决策时同时需要考虑患者的社会或文化背景这些决策决定因素。学生需要展现他们收集必要信息的能力，并在他们解释做出决策的依据时，陈述他们所掌握或获得的知识的可信度。

☛ 学生如何权衡证据以及处理不确定情况可以整合在 Mini-CEX 评价系统中。

小结

医疗卫生领域更多的患者信息与医学知识逐渐数字化，这让人激动。在这个数字化信息新时代，为了更好地实践，掌握一些基本的能力是必要的。我们已经重点强调的 3 个关键胜任力，这是未来 10 年医生在临床实践中取得成功的关键。能够觉察个人知识上的不足可以提高医生的专业知识，有助于减少医疗差错的发生、迅速提出合理的临床问题并且获得相关可靠的信息源的能力，有助于防止医生被大量信息所淹没。最后，评估、权衡可用信息的能力将帮助医生处理可能遇到的不确定情况。

参考文献

Blumenthal, D., 2010. Expecting the unexpected: health information technology and medical professionalism. In: Medical Professionalism in the New Information Age. Rutgers University Press, New Brunswick, NJ, pp. 8–22.

Dexter, J., Koshland, G., Waer, A., Anderson, D., 2012. Mapping a curriculum database to the USMLE Step 1 content outline. Med. Teach. 34 (10), e666–e675.

Friedman, C.P., Wong, A.K., Blumenthal, D., 2010. Achieving a nationwide learning health system. Sci. Transl. Med. 2 (57), 57cm29.

Friedman, C.P., Donaldson, K.M., Vantsevich, A.V., 2016. Educating medical students in the era of ubiquitous information. Med. Teach. 38 (5), 504–509.

Gallardo-Echenique, E.E., Marques-Molias, L., Bullen, M., Strijbos, J.W., 2015. Let's talk about digital learners in the digital era. Int. Rev. Res. Open Distrib. Learn. 16 (3), 156–187.

Quirk, M.E., 2006. An emerging paradigm for medical education. In: Intuition and Metacognition In Medical Education: Keys to Developing Expertise. Springer Pub. Co., New York, NY, pp. 1–10.

Sandars, J., 2009. The use of reflection in medical education: AMEE Guide No. 44. Med. Teach. 31 (8), 685–695.

Smith, R.M., 1993. The triple-jump examination as an assessment tool in the problem-based medical curriculum at the University of Hawaii. Acad. Med. 68 (3), 366–372.

Thompson, P., 2013. The digital natives as learners: technology use patterns and approaches to learning. Comput. Educ. 65, 12–33.

Triola, M.M., Friedman, E., Cimino, C., et al., 2010. Health information technology and the medical school curriculum. Am. J. Manag. Care 16 (12 Suppl. HIT), SP54–SP56.

第33章

评价的概念和标准设定
Concepts in assessment including standard setting

Chapter 33

J. Norcini , D. W. McKinley
（译者、审校：汪　青）

趋势

- 虽然并未获得或达到有效性（即效度），但收集到的证据支持对评价结果的解读。随着时间的推移，越来越多的信息支持这种解读或有效性论据。本章提供了通过这种有效性来透视评价的框架。

- 随着注意力转向基于胜任力的、以学生为中心的学习，形成性评价受到更多关注，更强调支持性和创造性学习。形成性评价强调反馈，尤其是在工作环境中，研究已开始论证其有效性。

- 虽然使用固定分数来决定考试通过与否并不罕见，但这种做法会产生许多问题。固定及格分数忽略了学生能力和考试难度的差异。然而，有一些方法可以解决此类问题。本章介绍了分数等值和标准设定的相关内容。

对评价相关文献进行粗略回顾，可以发现一系列令人困惑的二分法和概念。这些概念往往有重叠，而作者使用时不像所期望的那么精确，使得第一次尝试进行评价的临床教师尤感困惑。本章的目的是诠释其中一些概念，并提供其含义、产生及应用的背景资料。

测量理论

测试理论或心理测量模型试图解释当一个人接受测试时发生了什么（Crocker & Algina, 1986）。这些理论提供有关如何选择试题、测试时间需要多长、可以从分数中得出怎样的推论以及最终结果可以信赖的程度的信息。每个模型都有不同的假设，基于这些假设，优势各有不同。在众多心理测量模型中，有三个模型常用于医学教育，值得关注。

经典测试理论（classical test theory, CTT）

起源于19世纪末、20世纪初的CTT数十年来一直是考试的主导模式（Lord & Novick, 1968）。该模式假设考生在考试中的分数（即观察分数）包含两部分——

真分数[1]和误差分数[2]。要在实际的测试中应用 CTT，就必须设置一系列非常严格的假设。坏消息是，这些假设在实践中常常被违背，但好消息是，即使发生这种情况，也很少带来实际的差别（即模型在违反假设的情况下也很稳固）。

以 CTT 为基础开发了许多有用的概念和工具（De Champlain，2010），其中最强大的是信度（reliability），它表示所观察分数中的误差量。同样非常有用的还有试题统计，有助于测试开发的过程。CTT 对一系列优异测试方法的开发做出了重要贡献，现今依然在继续使用并且仍有帮助。

概化理论（generalizability theory，GT）

GT 起源于 20 世纪中叶，1972 年 Cronbach、Gleser、Nanda 和 Rajaratnam 等人出版的 *The Dependability of Behavioral Measurements* 使 GT 声名鹊起。与 CTT 一样（CTT 可视为 GT 的特例），GT 假定考生在考试中的分数包含两个部分——真分数和误差分数。但与 CTT 相比，GT 的假设相对较弱，因此，它用于评价的适用范围很广，并且也像 CTT 一样，即使这些假设被违背，通常也不会有什么实际差别。

GT 有许多超越 CTT 的优势（Brennan，2001）。例如，GT 允许测试中的误差有多个不同来源。因此在评分时，GT 可将与评分者相关联的错误同与所填的评价表相关联的错误分离开来。同样，GT 支持区分不同的分数，有些分数是为了给考生排名，有些用来表示考生知道多少。鉴于这些优势，GT 尤其适用于医学教育领域的各种情形的考试。

项目反应理论（item response theory，IRT）

对 IRT 的兴趣始于 20 世纪 70 年代，其使用在国家测试机构中得到了显著的增长（Hambleton et al.，1991）。与 GT 不同，IRT 对试题、测试和个人都做出了很强的假设，这些假设很难满足，因此有许多不同的 IRT 模型，每个模型都有适合于特定评价情况的假设。

一旦假设得到满足，许多优势就显现出来（Downing，2003）。例如，考生个人的分数与考的是哪套试题无关，而试题统计也与谁参加测试无关。所以，考生可以参加不同试题的考试，但其分数仍然可以比较。另一个例子是，IRT 支持针对特定分数（通常是考试通过还是失败的及格分）的测试的创建，由于 IRT 的这种构建最精准（可靠），使得考试时间比其他情况缩短。

> 与 CTT 相比，GT 和 IRT 提供了不同且强大的优势。不过，任何测试理论都足以应对大多数实际的日常工作。

评价的类型

可以用各种不同的方式对评价进行分类，其中许多分类方式都是合理的。一种

---

[1] 真分数是指被测者在所测特质（如能力、知识、个性等）上的真实值——译者注

[2] 由于测量误差的存在，导致的真分数与观察分数之间的差异即误差分数——译者注

有用的分类是分为形成性评价、终结性评价和诊断性评价（Hanauer et al.，2009）。尽管有些评价可同时服务于多个目的（例如，终结性评价也提供形成性信息），但要做好很难。因此通常以一个目的为主。最好是建立一个良好的评价体系，包含不同的测试方法，每种方法很好地服务于单一目的。

形成性评价

形成性评价常指在教育干预过程中对学员的评价。此类评价有双重目的。首先，向学生和教师提供反馈以指导学习。其次，最新研究表明，评价行为本身就可创建学习，因此形成性评价是教育不可或缺的一部分。

 "相当多的精力在过去50年间都投入到终结性评价的发展中，尽管仍有大量工作要做，但现在许多针对医学知识、临床技能和其他能力的终结性评价方法容易获得。最近的重点转向了形成性评价，聚焦支持性和创造性学习。我们需要更好地理解如何构建和使用这类评价。形成性评价强调反馈，尤其是在工作场所，已开始有研究论证其有效性。"

Lefroy et al.，2015

此类评价有很多实例，其中一类是基于工作场所的评价［如小型临床演练评估（mini-CEX）］、操作技能直接观察法（direct observation of procedural skills）。这些方法通常需要某种形式的直接观察，然后进行评价并给予即时反馈。尽管形成性评价对促进学习至关重要，但对此类评价方法的发展和改进却没有得到足够的重视。最近的研究尤其关注反馈的提供（如DiVall et al.，2014）。

终结性评价

在一段时间的学习结束时对学员进行的测试通常称为终结性评价。此类评价的目的是确定学员是否已经掌握了所学的知识。测试往往与某种决定相关联，因此通常是累积性的，表明学员是否已具备继续培训或实践的能力。

终结性评价的实例有：在单元/课程/学期和学年结束时进行的考试、毕业/领取执照/获取证书等所要参加的考试。此类测试在医学院极为普遍，所以当大多数学生被问及的时候，他们会把所有的测试都描述为终结性评价。

诊断性评价

诊断性评价指进入某一特定教育过程之前对学员所做的测试。此类评价的目的是确定学员的教育需求，以优化学习。评价通常会显示学员的长处和不足的基本状况。

此类测试在继续医学教育中最常见。根据测试表现，学员可自主选择或被分配到特定的教育阶段。有时，当医生离开医疗实践一段时间后，就需进行诊断性评价（Varjavand et al.，2012）。一般来说，诊断性评价在正规的培训中没有得到充分利用，因为这些培训主要着眼于教育过程。随着教育观念向基于胜任力的教育转变，此类评价会变得越来越重要。

良好评价的质量

判断评价质量的方法很多。从历史上看，曾把重点仅仅放在考试的测量特性（信度和效度）上。最近，van der Vleuten（1996）扩展了质量评价清单，在传统的测量特性之外加入了与测试效果、可接受度和可行性相关的问题。这些标准在 2010 年渥太华会议上得到了重申，并写入会议的共识声明，从而产生了有关良好评价的如下标准（Norcini et al., 2011）。

- **效度或关联性**。应该有证据表明关联性，并支持对特定目的的测试结果的使用。
- **再现性或一致性**。如果在相似情况下重复测试，其结果应是相同的。
- **等值**。跨机构或跨周期实施测试时，同样的测试方法应产生等值的分数或决策。
- **可行性**。在不同环境和背景下，测试都应是实用的、切实可行的和合理的。
- **教育效果**。测试应激励受试者以教育上有益的方式来准备和应对。
- **催化效应**。测试应从创造、促进和支持教育的角度来提供结果和反馈，推动未来的学习。
- **可接受性**。利益相关者认为测试过程和结果都是可信的。

> "随着时间的推移，许多作者已经详细介绍过上述标准中的大多数，其重要性显而易见。但最近特别强调催化效应（catalytic effect），这个标准指的是评价如何能很好地提供结果和反馈，从而使学习被创造、促进和支持。它是不断发展的评价理念的核心，既是促进学习的手段，又能决定这种促进作用的程度。"
>
> *Norcini et al., 2011*

效度理论

确定评价目的，确保测试开发、试题构建和评分都支持这一目的，是医学教育尤为关注的问题。效度理论为这一关注提供了有用的框架，其发展有很长的历史（Cook & Beckman, 2006）。Kane（2013）描述的框架与本章目的的契合，提供了有用的介绍。该框架有四个组成部分，Kane 认为，确定效度就是根据各组成部分积累证据。

> "在确定效度时，重要的是收集证据来支持基于测试评分、泛化（generalization）、推断（extrapolation）和结果解释/决定而做出的阐释。"
>
> *Cook & Beckman, 2006*

评分部分关注的是：测试实施是公平的、学生评价是适当的、标准应用是一致的。只有进行测试时所有学生的条件都相同，才能证明不管在哪里考、谁来实施，测试都是公平的、测试条件都是相似的，这也被称为标准化。测试题的难度水平应该与被测试的群体相匹配，评分标准应公平地应用于所有参加考试的学生，没有人可以比他人更占优。支持评分部分的已有证据包括满足可再现性（信度）的标准。

泛化部分需要证据证明测试的内容能充分地代表所测领域，并且取样足够的内容以产生相当精确的分数和决定。经典测试理论的信度系数或概化理论的概括性系数通常可以为泛化提供支持证据。

推断部分需要证据证明分数与感兴趣的构想有关,不受与此无关事物的影响。该证据表明测试是"一致的",分数与预期的方式有关。下一节"分数解读"将给出更多相关信息。

结果解释/决定部分要求所收集的证据显示测试使用与测试结果之间的关联。例如,如果要做出考试通过或失败的决定,就应当有证据支持对考生划分类别的过程及其有效性。"标准"一节会提供更多相关信息。

分数解读

分数是一个字母或数字,反映考生在测试中的表现。测试开发时首先要做的决定就是如何解读分数:用常模参照还是标准参照(Glaser,1963)。这一决定影响到试题或案例如何选择、学生/教师和机构使用该分数时意味着什么,以及对分数的可靠性或再现性是如何考虑的(Popham & Husek,1969)。

常模参照的分数解读

从常模参照的角度解读,分数往往代表考生个人在受测群体中的表现。例如,若说某个考生的表现高于均值一个标准差,则表明其表现得比84%的受试者好,而不能说明该生答对了多少问题。

常模参照的分数解读尤其适用于名额有限并需要选择最优秀(或最合适)考生的情况。如在招生决策中,往往名额有限,而目标是选出最好的申请者。但如果目的是了解候选者知道多少或能做什么,这种模式就不适用了。

标准参照的分数解读

从标准参照[有时被称为域参照(domain-referenced)]的角度解读,分数可提供考生在所测领域内知道多少或能做什么的信息。例如,若说某个学生在测试中做对了70%的题目,就意味着其知道所需知识的70%,但无法说明该生与他人比较表现如何。

标准参照分数解读在胜任力测试中尤其有用。例如,旨在提供反馈以改进学习的评价,就应使用标准参照模式的分数。同样,结课考试也应采取这种模式,以表明学生掌握了多少内容。在基于结果或基于胜任力的教育课程中,标准参照模式的分数特别有用,但并不适合用来给学生排名。

掌握性测试(mastery test)是标准参照分数解读的一种常见变异形式,该测试以二元分数评分(通常是通过或不及格),以确定就某一特定目的而言考生是否掌握了足够的内容。

分数等值(score equivalence)

进行评价时,许多情况下需要参照及格线来比较考生之间的分数或比较不同时间的测试成绩。很明显,如果所有考生测试完全相同的题目或遇到完全相同的患者,其分数就可以比较,就能做出是否通过考试的等值决定。有些测试方法的产生,如多选题(MCQs)和标准化病人(SPs),在一定程度上就是为了确保所有考生都能面对同样的挑战,因而其得到的分数也完全等值。

在许多重要的测试情况下,当分数

不等值时，可以做出调整。如在多选题或标准化病人考试中，试题或案例通常会随着时间的推移而改变，虽然尽力维持测试内容的相似性，但在版本或形式上保持完全相同比较困难。这一问题可以通过测试等值处理（equating）来解决（Kolen & Brennan，1995；van der Linden & Hambleton，1997）。等值处理是用来调整分数的一系列程序、设计和统计数据，完成后就好像每个人都做了同样的测试。虽然这提供了调整分数的手段，但方法非常复杂、费时费力。因此，这常用于国家级测试中，很少在一般测试中使用。

在另一些重要的测试情况下，分数是不等值的，但进行较好的调整又是不切实际或不可能的。例如，几乎所有通过观察考生与真实患者接触时的表现来评分的测试方法，所产生的分数都不等值，因为患者不同和呈现出来的挑战不同，同时观察者在评分的严格程度上也有差异。为尽量减少这些不期望出现的影响因素，通常的解决办法是：扩大患者样本量（希望平衡难易程度）、增加观察评分的教师数量并加以培训，以及使用一些基于 IRT 的方法，从统计学上最大限度地减少观察者之间评分的差异（Linacre，1989）。然而，这一切并非完全令人满意，尽管此类测试对于医生的培训和获取证书来说很有必要，但用于终结性评价时还是必须谨慎地解读结果。这些用于形成性评价则非常合适。

标准

有很多原因需要做测试，这常常表现在老师用来检查学生学到了什么，其他情况还有提供反馈、决定谁被录取或者获得许可证或其他资格等。根据评价目的的不同，就要确定测试工具的使用，这涉及是要考量个体的胜任力还是精通程度。有时，在测试中对考生表现进行分类很重要，通常是通过或不及格（尽管常常有两个以上类别）。把通过者和不及格者区分开来的分数称为标准或及格线。"多少才够？"这就是答案。在这些测试中标准就是把成功与失败区分开来的分数。标准有两类——相对标准和绝对标准（Norcini，2003）。

 "标准设定就是将所期望的表现水准的特征描述，转换成数值，用于特定测试的过程。标准的可信度在很大程度上取决于标准制订者及其所使用的方法。标准制订者必须了解测试的目的、设立及格线的原因，了解内容并熟悉考生。选择何种方法来设定标准是次要的，关键是这种方法所产生的结果是否符合测试的目的。这种标准设定方法依赖经验丰富的专家做出判断，应是敬业尽职的体现，要有研究证据支持，并且易于解释和实施。"
McKinley & Norcini，2014

相对标准

对于相对标准而言，及格线是用来根据各人表现好坏而区分考生的。例如，可以选择一个及格线让 80% 的考生都通过（即 80% 的考生获得最好的分数）。相对标准与常模参照测试在相同情况下使用，更关注受试群体的表现。

相对标准最适用于需要选拔特定群体的情况。例如，在招生录取时，名额有限，而目的是挑选最好的学生，使用相对标准最合理。相对标准不适用于评价学生的胜任力（即学生是否对某一特定目标有足够的了解）。

绝对标准

对于绝对标准而言，及格线是用来根据各人知道多少和表现好坏来区分考生的。例如，可以选择一个及格分，使答对80%试题的学生通过考试。

绝对标准尤其适用于需要确定胜任力的情况。此类标准适用于标准参照（或域参照）测试模式。例如，年终考试的目的是确定掌握了足够知识的学生可以进入下一学年的学习，此时用绝对标准最合理。绝对标准不适于为特定目的而选拔一定数量或百分比的学生。

测试及格分的选择过程有赖于对标准及相关及格线的可信度研究证据（Norcini & Guille，2002；Norcini & McKinley，2009）。所选择的方法应该易于向过程参与者解释，并得到研究的支持。过程设计是为了达到测试目标，所有参与者都应全心投入。过于纠结全面考量或过快决策都容易站不住脚，但选择过程也不应耗时太长。这个过程应该展示出，在标准的概念形成和相应及格分的确定等方面已做出了相当的努力。

考试大纲

测试中所包含的内容对测试结果的质量至关重要，并为分数的效度和信度以及由此做出的决定提供证据。好的测试从好的考试大纲开始（有时被称为说明书），其中应详细说明涵盖哪些内容（Downing & Haladyna，2006）。考试大纲应在考前让受试者知晓。

例如，美国内科医学会公布了内科学专业资格考试的大纲（www.abim.org）。它使用了患者的人口统计数据（如妇女健康占6%）来规定"病患问题"的考试内容（American Board of Internal Medicine，2016）。超过50%的考题需要综合分析或判断才能得出正确结论。该大纲详细规定了每一医学学科门类的内容在考题中的占比（如心血管疾病占14%，感染性疾病占9%，精神疾病占4%），还有如老年医学（10%）和预防医学（6%）之类跨领域的交叉分类。每一测试都包含基本的内容类别，同时还可能包含交叉类别的内容（例如心血管疾病的预防问题）。因为这是一个国家级考试，牵涉许多利害关系，所以大纲非常详细。对于一般的测试和考题或案例较少的情况（如OSCE），不必如此详细，但大纲仍然是证明结果有效性的必要证据。

"对于诸如获取证书之类的资格考试，内容和大纲应该基于实践的特性，而非基于培训。因此，此类考试的大纲通常在职业分析的基础上制订。在测试内容与实践所为之间建立清晰的联系，可以支持测试分数的效度。"

Calton et al.，1991

测试内容的来源取决于测试目的。例如，如果要确定学生掌握了多少课程内容，那么测试内容应该从教学大纲中提取。

而如果要测试学生是否已准备好进入职业实践，那么测试内容就应该针对这种实践中相应的患者相关问题。有多种复杂的设计和统计方法来支持适用于风险较高的测试的大纲的编制（Downing & Haladyna，2006）。

自我评价

自我评价在医学教育中占有重要的地位。一般来说，个体选择其认为重要的内容来做评价，决定如何进行评价，然后使用评价的结果来确认自身的优势并找出不足之处。就这个意义而言，几乎所有的评价方法都可用于自我评价。

"在 20 项自我评价与外部评价的比较研究中，13 项显示很少或没有相关性或负相关，而 7 项显示正相关。许多研究发现，最不熟练的医生和最自信的医生自我评价的准确性最差，这些结果与其他职业的结果一致。"

Davis et al.，2006

社会赋予医生和其他专业人员自我调节的能力，要求他们必须能够准确地进行自我评价。这种能力反过来也能推动日常实践和终生学习。同样重要的是，准确的自我评价使医生能够将自身行为限定于能力范围之内。鉴于这一关键作用，期望医学教育能培养学生和医疗从业人员的相关能力也就不足为奇了。

尽管自我评价很重要，但有充分证据表明，医生和其他专业人士并不擅长进行自我评价。最近 Davis 等（2006）的一篇文献综述得出结论，医生进行准确的自我评价的能力有限。Eva 和 Regehr（2005）也认为，自我评价"是一个复杂的、多层面、多用途的现象，涉及许多相互作用的认知过程"。鉴于这种复杂性，目前既没有研究资料也没有可供选择的教育策略，可以证明最纯粹的自我评价是可以依赖的。

有三个重要建议可以确保自我评价按正确的导向进行，从而使其更为有效（Galbraith et al.，2008）。第一，最基本的是自我评价的选择应与学生或医生的学习或实践经验相关，而不应完全是自选的。第二，自我评价应与教育经历直接挂钩，这可以降低难度。第三，应定期进行外部评价，以保证自我评价结果的有效性。

客观与主观评价

在文献中，作者常将某些形式的评价称为"客观评价"，而另一些则被称为"主观评价"。一般来说，客观评价有一个或多个明显正确或不正确的应答或行为，较易观察，实例包括多选题和检核表（checklist）。相比之下，主观评价往往需要对应答或系列行为做出判断，实例包括问答题和评分量表。

"有很多研究对检核表（被视为客观评价）与综合评价量表（被视为主观评价）进行了比较。事实上，检核表的分数更可靠一些，而综合评价量表的评分更有效一些，但差异相对较小，因此使用任何一种方法都能产生好的结果。"

Norcini & Boulet，2003

这种二分法在许多方面并不管用。多选题可以说是最客观的评价方法，但还是要通过测试构建、评分和标准设定等过程来进行判断。撰写大纲需要对内容的重要性和出现频率做出一些判断。出题者会对患者的年龄、诊疗地点、在可能的应答选项中应包含哪些诊断性检查和治疗等做出判断。对于评分来说，也需要判断每一应答选项的权重、这些权重如何加分、在总分中所涉范围和及格分应该是多少等。

所有评价都需要判断

不同评价方法的唯一不同之处就在于这些判断的收集方式和涉及的专家数量。多选题的优势在于许多专家可以为创建测试出力，这样试题易于排除，不同观点可以被顾及，产品（即最终的测试）容易得到团队的认可。此外，许多不同的临床情境可以被有效地取样。床旁口试也是如此，只不过专家数量和可以包括的临床情境受限。如果专家和患者数量增加到一定程度，口试的"客观性"就与多选题接近。

小结

本章的目的是明确评价的基本概念，并为其含义、发展和使用提供背景。构成评价基础的测试理论已经被概略地描述为所应用的评价类型和判断成功与否的标准。正如"考试大纲"一节中所强调的，测试内容的重要性在评价质量中起着核心作用，而诸如分数解读、分数等值和标准等更多的技术问题必须与评价目的相一致，以便按照预期执行。最后，还有很多关于自我评价和主观与客观测量的内容。本章对这些热门话题提出了一些潜在的关注和澄清。

参考文献

American Board of Internal Medicine. Internal Medicine Certification Examination Blueprint. Available at: http://www.abim.org/~/media/ABIM%20 Public/Files/pdf/exam-blueprints/certification/ internal-medicine.pdf. (Accessed 2016).

Brennan, R.L., 2001. Generalizability theory. Springer-Verlag., New York.

Colton, A., Kane, M.T., Kingsbury, C., Estes, C.A., 1991. Strategies for examining the validity of job analysis data. J. Educ. Meas. 28 (4), 283–294.

Cook, D.A., Beckman, T.J., 2006. Current Concepts in Validity and Reliability for Psychometric Instruments: theory and Application. Am. J. Med. 119 (2), 166.e7–166.e16.

Crocker, L., Algina, J., 1986. Introduction to classical and modern test theory. Harcourt, Brace, & Jovanovich, Fort Worth TX.

Cronbach, L.J., Gleser, C.G., Nanda, H., Rajaratnam, N., 1972. The dependability of behavioral measurements. Wiley, New York.

Davis, D.A., Mazmanian, P.E., Fordis, M., et al., 2006. Accuracy of Physician Self-assessment Compared With Observed Measures of Competence: a Systematic Review. JAMA 296 (9), 1094–1102.

De Champlain, A.F., 2010. A primer on classical test theory and item response theory for assessments in medical education. Med. Educ. 44 (1), 109–117.

DiVall, M.V., Alston, G.L., Bird, E., et al., 2014. A Faculty Toolkit for Formative Assessment in Pharmacy Education. Am. J. Pharm. Educ. 78 (9), 160–169.

Downing, S.M., 2003. Item response theory: applications of modern test theory in medical education. Med. Educ. 37 (8), 739–745.

Downing, S.M., Haladyna, T.M. (Eds.), 2006. Handbook of test development. Erlbaum, Mahwah, NJ.

Eva, K.W., Regehr, G., 2005. Self-Assessment in the Health Professions: a Reformulation and Research Agenda. Acad. Med. 80 (10Suppl), S46–S54.

Galbraith, R.M., Hawkins, R.E., Holmboe, E.S., 2008. Making self-assessment more effective. J. Contin. Educ. Health Prof. 28 (1), 20–24.

Glaser, R., 1963. Instructional technology and the measurement of learning outcomes: some questions. Am. Psychol. 18 (8), 519–521.

Hambleton, R.K., Swaminathan, H., Rogers, H.J., 1991. Fundamentals of Item Response Theory. Sage Press, Newbury Park, CA.

Hanauer, D.I., Hatfull, G.F., Jacobs-Sera, D., 2009. Active Assessment: Assessing Scientific Inquiry. Springer.

Kane, M.T., 2013. Validating the Interpretations and Uses of Test Scores. J. Educ. Meas. 50 (1), 1–73.

Kolen, M.J., Brennan, R.L., 1995. Test equating: Methods and practices. Springer-Verlag, New York.

Lefroy, J., Watling, C., Teunissen, P.W., Brand, P., 2015. Guidelines: the do's, don'ts and don't knows of feedback for clinical education. Perspect. Med. Educ. 4 (6), 284–299.

Linacre, J.M., 1989. Many-facet Rasch measurement. MESA Press, Chicago.

Lord, F.M., Novick, M.R., 1968. Statistical theories of mental test scores. Addison-Welsley Publish Company, Reading MA.

McKinley, D.W., Norcini, J.J., 2014. How to set standards on performance-based examinations: AMEE Guide No. 85. Med. Teach. 36 (2), 97–110.

Norcini, J.J., 2003. Setting standards on educational tests. Med. Educ. 37 (5), 464–469.

Norcini, J., Anderson, B., Bollela, V., et al., 2011. Criteria for good assessment: consensus statement and recommendations from the Ottawa 2010 Conference. Med. Teach. 33 (3), 206–214.

Norcini, J., Boulet, J., 2003. Methodological Issues in the Use of Standardized Patients for Assessment. Teach. Learn. Med. 15 (4), 293–297.

Norcini, J., Guille, R., 2002. Combining tests and setting standards. In: Norman, G.R., van der Vleuten, C.P.M., Newble, D.I. (Eds.), International handbook of research in medical education (Part two), vol. 1. Kluwer Academic Publishers, Dordrecht, The Netherlands, pp. 811–834.

Norcini, J., McKinley, D., 2009. Standard Setting. In: Dent, J., Harden, R. (Eds.), A Practical Guide for Medical Teachers (Third). Elsevier Churchill Livingstone, Edinburgh; New York, pp. 311–317.

Popham, W.J., Husek, T.R., 1969. Implications of criterion-referenced measurement. J. Educ. Meas. 6 (1), 1–9.

van der Linden, W.J., Hambleton, R.K. (Eds.), 1997. Handbook of modern item response theory. Springer-Verlag, New York.

van der Vleuten, C., 1996. The assessment of professional competence: developments, research and practical implications. Adv. Health Sci. Educ. 1 (1), 41–67.

Varjavand, N., Greco, M., Novack, D.H., Schindler, B.A., 2012. Assessment of an innovative instructional program to return non-practicing physicians to the workforce. Med. Teach. 34 (4), 285–291.

第 34 章

笔试评价
Written assessments

L. W. T. Schuwirth , C. P. M. van der Vleuten
（译者、审校：汪 青）

趋势

- 关于试题能测试什么，试题内容是最基本的，而试题格式却不是。开放式的问题不一定能测试高级认知技能，而多选题不一定只测试事实性知识的记忆。

- 编写试题最重要的是质量控制，为确保高质量的评价，教师发展和同行评审不可或缺。

- 没有任何试题类型天生就好于其他类型，每种方法都有其自身的优缺点，或用法不同，各有其适用范围和利弊。

引言

尽管基于工作场所表现的评价越来越受欢迎，但笔试评价仍可能是教育中最广泛使用的评价方法，其受欢迎的部分原因是管理上的便利和经济适用。与许多其他方法相比，笔试评价易于组织实施且成本低廉，并能得出可靠的分数。但笔试并非万能灵药，因为任何单一的评价方法都不是万能的。要进行能力的综合测试，就需要各种笔试和非笔试的方法。目前，程序

性评价（programmatic assessment）的概念正迅速流行，这种方法有目的地将不同评价方法结合使用，实现优势互补。要做到这一点，了解各种评价方法的优缺点很有帮助。因此，本章的目的在于提供笔试评价方法的长处和不足。

要全面测试医学能力，需要使用各种笔试和非笔试的评价方法。

问题形式

开放式问题和封闭式问题的格式通常有区别，多选题被视为封闭格式。

因为仅仅通过识别各选项就可能找到正确答案（即所谓的"暗示效应"），多选题通常被认为不适用于测试高级认知技能（例如医学问题的解决）。从比较应答形式的文献中可以很清楚地看到，应答形式（开放式或封闭式）并不那么重要，而提问形式（你问什么）是关键。

 "多选题对正确答案具有'暗示效应'的缺点，在文献中多有报道。然而，多选题在相反方向也有明显暗示，即可能导致考生选择错误的答案。"

Schuwirth et al., 1996

考虑以下关于应答格式的两个问题：

你是一名全科医生并接诊了一位 46 岁的患者。她出现阑尾穿孔和局限性腹膜炎症状。下一步最佳处理措施是什么？

你是一名全科医生并接诊了一位 46 岁的患者。她出现阑尾穿孔和局限性腹膜炎症状。下面哪一项是下一步最合适的处理措施？

1. 服止痛药并在 24 小时内再次检查她的状况。
2. 服止痛药并让她自己开车去医院。
3. 不服止痛药并让她自己开车去医院。
4. 服止痛药并打电话叫救护车。
5. 不服止痛药，并叫救护车。

以上两个问题，在提问内容上差别很小，而应答的方式是不同的。

现在我们考虑以下两个问题的提问形式：

脑膜炎最常见的症状是什么？

用 SWOT 法分析政府关于缩减卫生服务系统候诊名单的新规则。

这两个问题回答的形式相似，但问题的内容却完全不同。第二个问题期望引发的思考过程完全不同于第一个问题。

▬ 提问形式：问题内容将决定回答试题的思考过程。

因此，在本章的其他部分，我们将谈到应答形式和提问形式之间的差别。

试题的质量控制

无论使用哪种评价方式，考试的质量总是与单个试题的质量相关。因此，如果我们不能尽可能地保证试题的质量，那么讨论各种类型试题的优缺点及其应用都将是无意义的。试题质量最重要的一点是它可以清楚地区分哪些考生拥有足够的知识，哪些考生没有相应的知识。因此，试题是"对医学胜任力的诊断"。这意味着，当一名未掌握相关知识的学生却正确回答问题时，就可被视为假阳性结果（false-positive result）；反之，则是假阴性结果（false-negative result）。在试题质量控制程序中，测试实施之前进行诊断并排除可能产生假阳性和假阴性结果的试题是必要的。此外，确定试题的适宜性、课程目标与考试内容的契合度、试题分析的应用以及学生评论等也是控制评价质量的重要因素，但本章我们重点关注单个试题的质量。

应答形式

开放式简答题

概述

这种开放式问题要求考生做出通常不超过一个或几个词语的简短回答。例如：

"网球肘"影响的是哪块肌肉组织？

应用要求（何时使用和何时不使用）

回答开放式简答题通常需要一些时间。因此，在固定的考试时间内仅能提问少量试题。考试分数的可靠性和试题数量之间呈正相关。所以，开放式简答题会导致考试分数的信度不高。而且，这些试题需要由课程内容专家来评分，操作上更低效，成本更高。有些情况下，所要测试知识的正确答案会自动生成。

比如以下问题：

哪个肾位置更高？

其作为多选题不是很合理，因为只有两个可能的答案。

另一方面，像这样的问题：

对含糊不清地诉说疲劳、口渴、伤口不易愈合的老年人，应首先考虑哪个诊断？

这个问题用多选题形式就不适宜。

因此，除非试题内容真正需要应用开放式简答题，否则建议不要轻易使用。

命题技巧

确保试题措辞清晰明确，以免学生误读。您当然不希望学生的阅读能力不佳，但若这不是需要测试的目标，就会成为错误的来源。应当使用短句，并避免使用双重否定。如果不能确定是为了表达清晰而使用较多的词句，还是为简练而使用较少的词句，最好使用较多的词句以保证表达清晰。

确保问题答案要点明确，必须阐明正确和不正确的答案，其他可能的备选答案也要预先明确（由多位命题组成员确定）。如果阅卷人员超过一人，此点尤其必要。

确保考生清楚哪种答案是考试预期的。开放式简答题可能使考生很难搞清楚哪种答案是考试预期的，或者答案的细节应该细致到何种程度。例如，关于胸部感染问题，预期的答案到底是肺炎、细菌性肺炎，还是细致到肺炎球菌性肺炎？下面这个问题在答案预期方面也不够清晰：

左肺和右肺的主要区别是什么？

这里预期的答案应该是：左右对称、肺叶数量、主支气管角度、表面或对气体交换的贡献。

指明答案的最大长度很有用。学生们经常采用"漫无边际"的方法，这意味着尽他们所能写下所有的答案，以希望其中一部分是正确答案。通过限制答案长度可以避免这种情况。

有效地采用多名阅卷者。如果不止一位教师参与阅卷，较好的办法是另一名阅卷者给所有学生的另一题或另一组题判分，而不是一名阅卷者给一组学生的整个试卷判分而另一名阅卷者给另一组学生的整个试卷判分。后一种情况下，考生可能因为阅卷者宽松而得分高或者因为阅卷者严格而得分低；前一种情况下，所有考生的分数来自同一组阅卷者，可获得较高的信度。

> 对于开放式简答题，预先要清楚地了解什么是正确答案和什么是错误答案。

论述题

概述

论述题属于开放式试题，需要的答案较长。理想的论述题要求考生运用推理的方法，评价一个给定的情况或者具体地把所学的概念应用于解决新问题。例题：

约翰和吉姆都是15岁，在早春时节去游泳。水仍然很凉。约翰建议看谁能在水下待的时间长。他俩决定比一比。入水前约翰深吸了一口气，而吉姆则深呼吸了10次才潜入冰冷的水中。当约翰憋不住时浮上水面，令他震惊的是看到吉姆沉在水底。他设法将吉姆拖到泳池边，一位旁观者开始给吉姆做心肺复苏。

从病理生理学角度解释吉姆发生了什么、为什么丧失了意识，并解释为什么同样的情况没有发生在约翰身上。

当然，发生在约翰和吉姆身上的情况对学生来说是新的，并且在理论教学或实习期间都没有解释过这种现象，这一点很重要。另一个例题：

解释波尔效应以及它如何影响血氧饱和度。

这个问题不太适合作为论述题。尽管问到了相关知识，但这个问题要求事实性知识的再现，用其他试题形式会更有效。

应用要求

论述题仅用于某些特殊目的，主要原因是信度较低，并且需要专家的手工评分。因此，最好在要求由考生自主做出回答，并且回答篇幅较长时应用论述题。实例有：

- 评价某一特定行为或情况，例如：

用 SWOT 法分析政府关于缩减卫生服务系统候诊名单的新规则。

- 应用学过的概念解决新的问题，例如：

在课上你已经学过 ACTH 生理反馈机制的要点，应用这一原理解释利尿的调节机制。

- 生成解决方案、假设、研究问题。
- 预测或估计。
- 比较，寻找相似之处或讨论不同之处。

对论述题的评分很难不受考生写作风格的影响，但并无规则要把这一因素考虑在内。如果考试目的仅仅是衡量学生的知识掌握和理解程度，那写作风格不重要，但当目的是考查学生对所学知识能否解释的时候，写作风格就很重要。因此，虽然

没有普遍的规则，但无论对自己还是对学生，搞清楚评价的目的很重要。

☞ 论述题的评分很难不受考生写作风格的影响。

命题技巧

对论述题的命题建议基本上与开放式简答题相似：

- 试题用词必须尽可能清晰准确，考生应该清楚试题所预期的答案。
- 必须写清楚答案要点，并事先确定，包括其他可能的正确答案和貌似合理但不正确的答案。
- 必须规定答案的最大长度，以确保回答简练，避免"漫无边际"的答案。

论述题的一个特殊类型是改进型论述题，它由一个病例和一系列问题组成。这些问题通常按照病例进展时间顺序排列，这可能会导致问题的相互依赖，即如果考生回答错了第一个问题，他就很可能答错后续所有的问题。这是一个严重的心理测量学问题，可以通过测试管理程序来避免，这就需要在允许考生回答下一个问题之前，要求其确认或提交答案。

是非题

概述

是非题要求考生判断所给陈述内容的对错。例如：

题干：对于军团菌肺炎的治疗，最有效的抗菌药物是：

试题：红霉素　对 / 错

第一部分题干给考生提供了信息，这

一部分总是正确的。试题部分是考生必须指出对或错的部分。

应用要求

是非题可以在相对短的时间内覆盖广泛的学习内容，从而保证了较大的考查容量。是非题通常主要用于测试事实性知识的掌握程度，或许这也是它最适合的测试内容。然而，是非题有些固有的缺点。第一，要做到在命题上没有缺点是非常困难的，试题构建必须非常小心，以保证正确或错误无懈可击。因此是非题经常出现人为的措辞，例如：

题干：一些疾病合并发生的可能性多于这两种疾病因纯粹的巧合而同时存在的可能性。例如：

试题：糖尿病和动脉粥样硬化　对／错

第二个缺点是，当考生正确判断出一个错误的陈述时，人们只能了解他们知道陈述是不正确的，而不了解他们是否知道正确的陈述。例如：

题干：对老年患者急性痛风发作的治疗，可以应用某些药物，其中一种药物是：

试题：别嘌呤醇　对／错

如果考生回答"错"，人们不清楚他们是否知道应该用的正确药物。

命题技巧

在需要时使用题干。在题干中放上所有与问题无关的信息是有好处的，这样考生对什么应该考虑、什么不应该考虑非常清楚，并且可以避免许多常见的命题缺陷。

避免半定量的术语。"经常"和"很少"这样的词很难准确定义，不同的人有不同的理解，所以答案是"对"还是"错"就成了一个看法的问题，而不是实际知识的问题。在这种情况下，陈述必须包含明确的比例。例如：

题干：有一定比例的急性胰腺炎患者是自限性的。

试题：这个比例更接近于80%，而不是50%。

避免用词太开放或太绝对。一些词语例如"可以""可能"，或者"决不"和"始终"等可引导精于考试的学生做出正确的回答。对于太开放的陈述最可能的回答是"对"，而对于太绝对的陈述最可能的回答是"错"。应用近义词、同义词也是一样。

确定问题的措辞准确，以使答案无懈可击。

题干：动脉粥样硬化的原因是：

试题：高胆固醇血症　对／错

在这道试题中，人们可以争论有许多原因或者一系列致病因素引起动脉粥样硬化。在这道题中询问危险因素要好于询问原因。

避免双重否定。这一点在是非题中尤其重要，因为答案是"错"时也可能被看作一种否定。不幸的是，并不是所有试题都能避开这种情况。

题干：一些药物对于高血压患者是禁忌的，此类药物有：

试题：皮质类固醇激素　对／错

这里有双重否定"禁忌"和"错"（答案），不可能通过结合使用"适应证"和"对"就可以简单地加以解决，因为那样的话试题是不正确的。

单选题

概述

这无疑是最为熟知的试题形式，也常被称为单项最佳选择题。它由题干、问题（称为引导句）和多个选项组成。考生要指出哪一个是最正确的选项。

题干：在成人的心肺复苏过程中，必须进行胸腔按压来维持循环。双手叠压放在胸骨上，并给予适当的压力。

引导句：下面哪一项是双手放置的最正确的位置？

备选项：

1. 胸骨柄与胸骨接合点

2. 胸骨上半部

3. 胸骨中部

4. 胸骨下半部

5. 胸骨剑突

应用要求

单选题被认为是最灵活的试题类型。尽管它并不总是完美无缺，但命题简单、易于管理，回答和评分不占用太多时间，实施效率高。当要求大范围抽样和测试大量考生时，最好应用单选题。单位考试时间内，单选题能够得出可靠的考试分数。不应使用单选题的两种情况是：

- 当答案需要考生自己撰写时（参见开放式简答题的解释）。
- 当实际命题中正确选项数目过多时。

在其余的情况下单选题是开放式问答题的一个很好的替代。

命题技巧

前面已经提到的一般技巧（句子清楚，正确答案没有漏洞等）同样也适用于单选题，但有一些技巧仅适用于单选题。首先是使用同质的选项。

悉尼是：

a. 澳大利亚的首都

b. 一个肮脏的城市

c. 位于太平洋沿岸

d. 澳大利亚的第一座城市

在这个例子中，所有选项涉及不同的方面。为了得出正确答案，考生不得不将苹果与橘子相比较。更好、更有针对性的选项是：

以下哪一个是澳大利亚的首都？

a. 悉尼

b. 墨尔本

c. 阿德莱德

d. 珀斯

e. 堪培拉

使用等长的备选项。一般最长的选项就是正确答案，因为编制正确选项所用的词语似乎总比不正确的选项多。学生了解这一点，会以这个提示来指导答题。

避免无意义的备选项。通常需要4～5个备选项，但却只发现3个实际的选项，这就会导致产生无意义的选项（即添补项）。有很多原因反对这么做：

- 考生将认出这些无意义备选项，并立即弃之不理。
- 更难以评估以随机猜测方式答对此题的概率。
- 在无意义选项最终确定之前，会耗费大量试题编写时间以期找到另外的选项（这些时间用在其他试题上会更好）。

- 命题者可能代之以使用组合选项
  （"以上都是"或"以上都不是"），
  这是不适宜的。

仅使用简单的多项选择的形式。

与心血管疾病相关的主要症状：

1. 胸痛、呼吸困难、心悸

2. 运动时症状加重

3. 疲劳、眩晕、晕厥

4. 休息时出现

　　a. 1、2 和 3 是正确的

　　b. 1 和 3 是正确的

　　c. 2 和 4 是正确的

　　d. 只有 4 是正确的

　　e. 以上都正确

在这个例子中，问题没必要如此复杂化。这样不仅导致考生在选择组合选项时出现错误，而这种错误与考查医学能力无关，而且复合选项也可能会给出重要线索，以至于仅凭逻辑关系就可以做出正确回答。对这类格式的原则很简单——不要使用。

尝试编写从理论上讲不看备选项也能给出答案的试题。这保证了有清晰明确的引导句，并且所有备选项都是针对同一方面。例如，在题干或病例陈述后，引导句"下面哪一项是正确的？"太宽泛，而引导句"下面哪一项是最可能的诊断？"更明确，而且理论上，即使是开放式问题也能回答。

多项是非题

概述

在这类试题中，考生可以选择多个选项。多项是非题有两种样式，一种是告诉考生应该选择多少选项，另一种则没有说明。当正误之间没有清楚的区别时，使用前者，例如：

　　选择两个最可能的诊断。

如果有清楚的区别，则使用后者，例如：

　　选择在本病例中采用的药物。

这种试题的评分可以采取不同的方式。标准方法是把所有选项都看作正误判断题，然后把所标记选项视作"对"，其他选项视作"错"。试题的分数就是正确的标记选项和非标记选项的和除以选项的总数。另一种计分系统是将正确回答计为 1 分，其他所有回答计分为 0。

应用要求

此种形式最好在确实需要从有限的选项中选出正确答案，并且无法使用开放式简答题的情况下使用。

命题技巧

不同于多选题和开放式简答题，这种题型没有特别的技巧。

提问形式

扩展型配伍题

概述

扩展型配伍题由一个主题描述、一系列选项（最多 26 项）、一个引导句以及一系列小病例或短文组成。

主题： 诊断

选项：

a. 甲状腺功能亢进

b. 甲状腺功能减退

c. 催乳素瘤

d. 甲状旁腺功能亢进

e. 嗜铬细胞瘤

f. 艾迪生病

g.……其他

引导句：哪一项是下列病例最可能的诊断？

短文片段：一名 45 岁男子因为周期性多汗来就诊。每天有一两次，他会在短时间内大量出汗。在这期间他感觉很热，他妻子发现他脸色通红。这种情况已经持续了 3 周多。刚开始他以为症状会自然减轻，但现在他不再这么认为。心肺检查没有发现异常，血压 130/80 mmHg，脉搏 76 次/分，这都符合规律。

应用要求

因为这类试题寻求做出决定，而且提问内容是病例，所以扩展型配伍题更侧重于做出决策或解决问题。选项数量多削弱了暗示的影响。因为试题相对较短，可以很快回答，扩展型配伍题可以在单位考试时间内覆盖广泛的知识。这种题型适用于要用可行的方式测试大量考生的所有情况。

命题技巧

首先确定主题。这很重要，因为这有助于将所有选项集中到同一个方向。为了使暗示的影响最小化，最好理论上全部选项都能用于所有短文。

选项应该简短。选项越简短、越清晰，提供正确答案线索的可能性就越小。最好避免在选项中使用动词。

引导句应该清晰明确。引导句如"对于下面每篇短文最合适的选项是"太宽泛，经常预示着选项不同质，或者短文与选项的关联不密切。

编制扩展型配伍题需要：

- 首先确定主题。
- 使用简短的备选项。
- 确保引导句清晰明确。

关键特征步骤题（key-feature approach questions）

概述

另一种试题形式是关键特征步骤题。它由一个简短清楚叙述的案例或问题和一定数量的询问基本决策或关键特征的问题组成。这种测试通常由许多不同的简短病例组成，从而可以覆盖该领域的多种情况，并且在单位时间内得到相当可靠的测试结果。这类测试已被证明在评价医疗决策或解决问题方面是有效的。虽然对应答形式有一些规定，但可以根据问题的内容选择使用不同的应答格式。

关于关键特征步骤题：

- 确保所有重要的信息都出现在病例中。
- 确保问题直接与病例相关。
- 问题必须询问关键性的决策。

命题技巧

除了对所有其他题型都适用的命题技巧之外，有些命题技巧对关键特征步骤题尤其有针对性。

确定所有重要的信息都出现在病例中。这不仅意味着医学的相关信息，也包括情境任务的信息（你在什么地点接诊患者，你的职责是什么，等等）。在编写完试题后，最好再次阅读病例以检查是否提供了所有必要的信息。

确保问题与病例直接相关。不阅读病例就不可能正确回答问题。最理想的是必须用病例中所有的信息来得出答案，正确的答案要基于对所有信息的仔细权衡。

问题必须询问关键性的决策。一个不正确的决策必然会导致对病例的错误处理。在某些情况下，诊断可能不是关键特征，这样即使诊断不同，仍然可能导致相同的处理。检查这方面内容的另一种方法是看如果病例的某些因素（诸如症状的部位或患者的年龄）被改变，答案的要点是否也会改变。

 "已经证明，编制病例不经过共同讨论是不合适的。"
Schuwirth et al.，1999

一致性脚本测试（script concordance test questions，SCT）

概述

Charlin 等在有关临床专业知识形成的认知理论基础上，提出了一致性脚本测试（SCT）。这种测试使用了定义不明确的问题，以及一种将专家评分变异考虑在内的聚合评分方法。临床情境剧本并未提供能解决问题的全部资料，而是提供一系列选项目录，考生可在一个＋2～－2的区间量表上标记出每个与解决问题有关的选项发生的可能性。例如：

一名25岁的男性，因从摩托车上摔落直接伤到耻骨而被送入急诊室。重要生命体征正常。X线片显示骨盆骨折合并耻骨联合断裂。

如果你考虑诊断：尿道破裂

接着你会发现：尿道出血

这种假设变为：－2　－1　0　＋1　＋2

SCT 可在单位时间内进行信度良好的测试，并且有大量的出版资料支持其有效性（Lubarsky et al.，2011）。SCT 专门用来测试临床推理。

命题技巧

之前提到的许多技巧都适用于构建SCT 试题。短文的清晰措辞是必要的，同时要慎重选择考虑的诊断和相关症状。这种形式考试的开发者推荐使用专家团队来构建试题及得分点。

 "由于编制高质量的试卷工作任务重且费用高，最后一点建议就是要寻找可能与其他教研室或教师合作。"
Schuwirth et al.，1999

小结

必须再次强调，不存在单一的最佳题型，进行一次好的综合医学能力评价需要各种测量工具。本章对各种笔试题型作了简要概述，指出了其优缺点，并给出了一些使用提示。更详细的资料参见参考文献和拓展阅读。

参考文献

Charlin, B., Rogh, L., Brailovsky, C., et al., 2000. The script concordance test: a tool to assess the reflective clinician. Teach. Learn. Med. 12 (4), 185–191.

Lubarsky, S., Charlin, B., Cook, D.A., et al., 2011. Script concordance testing: a review of published validity evidence. Med. Educ. 45 (4), 329–338.

Schuwirth, L.W.T., van der Vleuten, C.P.M., Donkers, H.H.L.M., 1996. A closer look at cueing effects in multiple-choice questions. Med. Educ. 30 (1),

44–49.

Schuwirth, L.W.T., Blackmore, D.B., Mom, E.M.A., et al., 1999. How to write short cases for assessing problem-solving skills. Med. Teach. 21 (2), 144–150.

拓展阅读

Cantillon, P., Hutchinson, L., Wood, D. (Eds.), 2003. ABC of Learning and Teaching in Medicine. BMJ Publishing Group, London.

Case, S.M., Swanson, D.B., 1993. Extended-matching items: a practical alternative to free-response questions. Teach. Learn. Med. 5 (2), 107–115.

Case, S.M., Swanson, D.B., 1998. Constructing Written Test Questions for the Basic and Clinical Sciences. National Board of Medical Examiners, Philadelphia.

Farmer, E.A., Page, G., 2005. A practical guide to assessing clinical decision-making skills using the key features approach. Med. Educ. 39 (12), 1188–1194.

Page, G., Bordage, G., Allen, T., 1995. Developing Key-feature Problems and Examinations to Assess Clinical Decision-making Skills. Acad. Med. 70 (3), 194–201.

Schuwirth, L.W.T., 1998. An Approach to the Assessment of Medical Problem Solving: Computerised Case-Based Testing. University of Maastricht, Maastricht.

Swanson, D.B., Norcini, J.J., Grosso, L.J., 1987. Assessment of clinical competence: written and computer-based simulations. Assess. Eval. High. Educ. 12 (3), 220–246.

第35章

行为和工作场所评价
Performance and workplace assessment

L. Etheridge , K. Boursicot

（译者：吴　凡　陈雪婷　林常敏　审校：边军辉　杨　苗）

趋势

- 注重"督导式学习活动"多于"基于工作场所表现的评价"。
- 越来越重视定性书面反馈而不仅仅是定量评分。
- 开发评价工具以观察不同环境中的工作表现，如临床交班、领导力。

引言

学徒们通过观察导师来学习，而导师则通过观察学徒的表现来帮助他们进步的学徒制模式的医学教育已有上千年历史。因此，工作表现评价并不是一个新概念，只是随着当今医疗环境中"问责论调"（discourse of accountability）的出现，其在确保医务人员获取、保持实践所需专业知识和技能中的作用越来越大。许多国际学术和专业机构已将工作表现评价纳入其行业准入、专业持续发展和培训过程这一完整的评价框架中，如美国医师执照考试（USMLE）第二阶段中使用的临床技能结构化测试。在英国和澳大利亚的皇家学院为受训者提供的评价框架中，就包括一

个基于工作场所的评价（workplace-based assessment，WPBA）工具的档案袋。

 "胜任力只描述一个人能做什么……而工作表现则反映了一个人在临床实践中的真实水平。"

Boursicot et al.，2011

"表现"和"胜任力"这两个术语通常是可以互换的。"临床胜任力"这个词是专业管理机构和医学教育文献中最常用的术语。胜任力包括几个方面，用于评价这些胜任力的广泛的、有效的评价方法也已形成。传统方法侧重于临床模拟环境中进行的胜任力评价，而新的方法则强调如何系统地建立日常工作环境中的医疗从业者形象，具体评价他们在临床工作中与患者和同事沟通时所运用的专业技术技能和人际交往技能。米勒（Miller）模型（图35.1）提供了一个评价方法的框架，用于了解和测试不同方面的临床胜任力。

在此章中，我们将研究不同的临床表现评价方法，包括在学术和实际工作环境中进行的临床技能及行为的评价（这些方法位于米勒金字塔最顶端两层），讨论使用它们的目的和方法，同时指出教育者需要考虑的一些实际问题，探讨各种工具的优

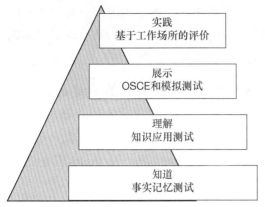

图 35.1　米勒胜任力模型

改编自 Miller GE：The assessment of clinical skills/competence/performance，*Academic Medicine* 65（9 Suppl）：S63-S67，1990.

缺点，以及使用时悬而未决的问题。

选择正确的评价方式

　　确定评价方式的关键是考虑评价的目的以及它在教育项目中的定位：工具只有"在其位，才能谋其政"。考虑内容包括：如何乃至是否需要判定及格或不及格；如果需要，如何界定及格标准，评价是否存在"高利害"（high-stake），如何给受评者反馈，对受评者的学习将产生何种影响。例如，如果评价主要用于学位资格审核，那么其标准应该与以促进学生学习为主要目的评价不同（Downing，2003）。给特定评价系统挑选最佳工具时，教育者应该从多个来源收集信息以确保最有力的评价，如框 35.1 所示（Schuwirth & van der Vleuten，2009）。

　　我们必须考虑教育效果对学习者的影响，因为评价的方式不可避免地会影响他们的学习策略选择。评价时间、评价结果（及格与否）和评价的形式等因素都会影响学习者的行为。以前用于终结性评价的许

框 35.1　对评价工具的评估

效度——评价工具是否真正评价了既定内容？
- 评价内容与学习结果存在有意义的关联：制订评价计划
- 严格把控考题质量
- 评价结果（分数）准确地反映出受试者的表现
- 对评价结果进行统计学（心理测量）分析：可接受性、可重复性和项目分析
- 能公平、合理地做出及格／不及格的决定
- 测试的结果是公正的

信度——分数具有可重复性，即如果重复测试，可以得到相同的结果
- 通过数学模型计算信度系数，最常见的是克伦巴赫（Cronbach）α系数

普适性——一种考虑不同环境下、相同考试模式的信度计算方式，如不同的 OSCE 场次
- 允许对差异的来源进行更严格的审查

可接受性——所有的利益相关者都认可评价方式，同时认为具有可操作性
- 内部的利益相关者，如教育者和学习者
- 外部的利益相关者，如监督部门、招聘单位、公众

成本效益——评价是否"物有所值"？
- 评价成本与高质量的评价之间的平衡

多工具现在被用于督导式学习（supervised learning events，SLEs），即通过学习者和导师的互动实现即时反馈和反思性学习。SLEs 的目的是促进师生参与、提供反馈、培养学习能力，同时不再过分强调"及格"或"不及格"的结论。

　确保评价内容与预期学习目标一致，是激励学习者获得最重要学习结果的有效途径。

临床胜任力评价

　　对一个学生或医生的能力评价可以在

模拟环境下进行，其优势在于可以同时进行多个个体的评价。其中，我们最熟悉的就是客观结构化临床考试（OSCE）。

客观结构化临床考试（OSCE）

什么是 OSCE ？ OSCE 由一系列结构化的测试站点组成，受试者依次参加这些站点的考试。在每个站点，受试者都要完成特定的任务，通常包括临床技能，如病史采集、体格检查或实践操作技能。通过模拟病人、部分任务训练师、表格和结果、复苏模型或计算机模拟，可以在不同程度上模拟临床场景，以广泛测试受试者的思维过程和操作技能。每个站点都有时间限制，评分规则也是事先设计好的。

☛ 设计 OSCE 的基本原则：每个受试者在相同时间内完成相同的任务，并接受相同标准的评分。

如何使用 OSCE ？ OSCE 通常用于本科和毕业后阶段的高利害终结性评价，主要优势在于可以用同样的方法同时评价大量受试者的各种临床技能。OSCE 从以下四个方面保证其高度的可靠性和有效性：

- 设计结构化的评分细则，以保证考官给分的一致性。
- 在不同站点由不同考官收集多个独立的观察结果，以降低考官的个人评价偏差。
- 在不同的病例和临床技能之间进行更广泛的抽样，以提高评价整体临床能力的可靠性。
- 受试者完成多个站点的评价测试，使评价结果更全面。

总的来说，考生的分数不再像传统的长病例考试或口试一样，高度取决于考试时的考官是谁，以及选择的患者是谁。

☛ 决定 OSCE 信度的关键是站点数量：（不同考官打分的）站点越多，OSCE 的结果越可靠。当然，也必须考虑实际情况，因为 OSCE 的时间越长，麻烦越多。

组织： 组织 OSCE 是一件复杂的工作。应该在考试前提前开始详细计划。同时，必须确保考试当天为所有考生准备足够的患者、模拟病人、考官、工作人员、茶点和设备。认真计算考生的数量、每一轮完整考试所需的时间，以及需要进行多少轮考试。考试站点的组合取决于课程和评价的目的，必须提前选定。

☛ 举办一场成功的 OSCE 有两个最简单的方法：一是事先起草一份大纲，概述考试将如何实现其目标；二是遵循标准操作规程（standard operating procedure，SOP），描述实现这些目标所需的步骤。

OSCE 考试大纲的制订确保了内容效度，即 OSCE 中选取的技能水平与整个课程的学习目标相匹配。图 35.2 是一个简单的大纲，该例子详细描述了课程的不同方面以及选择的考站将如何覆盖这些内容。此外，也必须考虑到各个考站的用时，每个考站的用时应尽可能地适应所需完成的任务。在理想情况下，考站都需要预先演练，以便及时发现考站设置或评分表可能存在的问题。此外，还应该对考官、标准

	病史	体格检查	健康促进	实践技能
心血管系统	心悸史			心电图解读
呼吸系统	呼吸困难史		戒烟的建议	
消化系统		腹部体格检查	解释高纤维饮食	
神经系统		步态检查		腰椎穿刺术

图 35.2　OSCE 考试大纲示例

化或模拟病人进行培训。

> "如果准备 OSCE 的时间不足，后果将不堪设想。举办一场成功的 OSCE，预先计划是必不可少的。"
>
> *Harden & Gleeson，1979*

　　悬而未决的问题：OSCE 自其诞生以来，已经逐渐发展并被认可。在过去的 10 年里，高保真模拟技术在医学教育中的应用越来越多，使得复杂的临床情境可以随时再现，也使得个人和团队得以训练他们的临床技能、管理技能并获得形成性反馈。OSCE 的评分原先提倡使用清单式计分表，考官对各个考项进行评分。这种方法的优点是降低了考官评分的个体偏差，提高了评分者间信度（inter-rater reliability）。然而，近来也有声音质疑某些专家的资质，因为他们往往会偏离严格规定的操作规程（Hodges et al.，1999）。综合评价量表（global rating scale）作为一种更全面的、应用弹性更大的评分方式正在开发中。

 目前达成的共识是，清单式评分表适用于早期的、初级实践阶段的水平测试，而综合评价量表更适用于评价逐渐提高的临床专业水平。

　　同时，我们还需考虑谁是评分的最佳人选。在世界上大部分地区，OSCE 都是由临床医师考官来评分的。然而在一些国家，如美国，常见的做法是由标准化病人来评分。正如评价要素所包含的，我们需要考虑到测试的目的和正在被评价的内容。如果一个考站的主要目标是考查受试者与患者沟通的技巧，那么患者考官可能是最合适的评价人选。但是，如果要评价一项复杂的临床操作，那么由一个对此项操作有背景知识的临床医生来评分将会更好。有些机构会将临床医生和患者的评价结合起来计分。

临床胜任力的其他评价方式

　　OSCE 的一个缺点是，受试者在每个考站所花的时间都很短，只能完成部分临床操作，而不是临床情境的全过程。客观结构化长案例考试记录（objective structured long case examination record，OSLER）尝试通过整体评价受试者与真实患者互动、评价和管理患者的能力来解决这一问题，同时又可避免传统长案例所带来的偏差和不确定性。OSLER 会评价考生对标准化病人进行病史采集、体格检查和交流的过程。2 名考官需要预先审核这个案例，再使用结构化的评分表来评分。与传统的长案例考试相比，OSLER 更可靠，但需要大量不同的病例，以达到高利害终结性评价所需的信度。

工作场所表现评价

评价医生在实践中的表现需要在工作场所中进行。这引发了若干问题，因为将传统的能力测试"嫁接"到繁忙的临床环境中并非易事，所以这种评价必须具有可行性，确保不会对临床工作或患者医护造成太大的干扰。

☞ 利用种类繁多的 WPBA 工具，有助于甄别不同实践领域的优缺点，比如专业技术能力、职业行为和团队合作能力。

虽然目前各个机构都在开发各种各样的工具来满足自身具体需求，本章概述了文献中描述的以及在医学教育中使用的主要工具。

> "人们担心，在工作场所的教学环境中，受训者很少被观察、评价并给予反馈。因此，教育者越来越关注各种需要观察并提供反馈机会的形成性评价方法。"
> *Norcini & Burch，2007*

小型临床演练评估（mini-CEX）

什么是 mini-CEX？ mini-CEX 由美国内科医学会开发，用于评价住院医师的临床技能，着重于病史采集和体格检查。考官直接观察医生与患者在实际临床接触中的表现，然后与其讨论诊断和患者管理，并针对接诊过程的表现给予反馈。在 mini-CEX 中，医生在临床工作中的整体表现以及各个领域的具体表现都会得到评价。一场 mini-CEX 的平均用时为 15 ～ 25 分钟。考官必须给予即时反馈，帮助医生认识到自身的优缺点，并提升技能（Norcini，2003）。

如何使用 mini-CEX？ 作为 WPBA 方案的一部分，mini-CEX 应该在多种场合中进行，并配备不同的患者和考官。曾有几项涉及不同临床专业的研究，专门研究足以可靠评价临床能力表现的最佳评价次数。虽然已有证据证明 mini-CEX 的信度较高，但大多数研究都只是在实验条件下而非现实环境中进行探讨。实验中某一胜任力表现可以由多个考官同时打分，但在实际临床环境中这是不可行的。通常认为，假如由不同的考官打分并且在多个患者中实施的评价，则需要先后进行 10 ～ 14 次评价才能形成良好的评价信度（Boursicot et al.，2011）。然而，在真实的临床实践环境中，临床演练（encounters）的数量多寡还需要与信度要求相平衡。

优缺点： 据报道，考官和被评价者对 mini-CEX 的满意度都很高。学者认为 mini-CEX 能够获得这么显著的教育影响的原因是，它能够提供系统的反馈，使医生有机会纠正存在的问题，继而成长为专业人员。同时，它增加了低年资和高年资医生间的互动，起到监督教育进度、发现教育需求的作用。

"反馈如果来源于权威可靠的机构，并在长达数年的时间里系统化地进行，就足以改变医生的临床表现。"

Veloski et al.，2006

mini-CEX 能够有效地区分初级和高级学员，更多高年资医生（学员）在临床能力和综合能力评估中获得高分。同时，它围绕真实的患者和临床演练（encounters）开展评价，在工作场所中相对可行。然而，安排一个 mini-CEX 确实需要学员和高年资医生双方的付出。在繁忙的临床环境中，时间和动力不足可能会给评价带来重重困难和压力。报道指出，mini-CEX 的评分者间信度是不同的，即使在相同的考官群体（assessor groups）中也是如此。此外，不同等级的考官评分也有差异。研究显示，实习医生比主治医生打分更宽松（Kogan et al.，2003）。为了降低评分者间的差异，应该让更多的考官给更少的临床演练打分，而不是少数考官执考多场。同时，正式的考官培训也可能有所帮助。但研究结果也存在差异，比如一些研究表明，培训对降低评分差异的作用很小，而另一些研究则表明，考官在培训后评分更加严格，并得到更强的信心（Boursicot et al.，2011）。最后，需要阐明 WPBA 方案中 mini-CEX 的目的：如果目标是为了证实学员已经取得令人满意的进步，那么可以减少临床演练的次数；如果目标是为了充分区分学员的水平高低，并进行排名，则需要增加评价的次数，但与此同时会削弱这种评价方法的可行性。

基于案例的讨论（case-based discussion，CBD）或模拟临床病例回顾（chart-stimulated recall，CSR）

什么是基于案例的讨论？ 在英国和澳大利亚称为 CBD、北美称为 CSR 的这种结构化面试中，从业医生（practitioner）就他们曾参与过的某个病例展开讨论，以显示他们的临床推理能力、决策能力和对伦理的理解。各种临床问题都可以用于讨论，同时，讨论可以在各种环境中进行，如诊所、病房或考试机构。从业医生选择合适的病例，这些病例必须有不同的复杂性，再将他们书写的病例记录提前交给考官。从业医生向考官汇报病例后，考官将通过提问来检测他们的临床推理能力以及专业判断，并对培训项目中的预期能力进行评分。考官从不同方面进行评分，以勾勒出考生在这个培训项目中各方面预期能力的水平。一次 CBD 通常需要 15～20 分钟的病例汇报和问答，之后再进行 5～10 分钟的反馈。

如何使用 CBD？ 与其他 WPBA 工具一样，CBD 需要经过多次临床演练后才能形成对该从业医生临床水平的有效评价。尽管如此，也需要结合繁忙的临床环境来确定评价的次数。英国皇家全科医师学院要求受训者在前 2 年的训练中每年最少完成 6 次 CBD，在最后 1 年完成 12 次 CBD；但其他皇家学院要求的数量不同。有证据表明，这种评价方式信度良好、可靠性合理。与其他评价方法比较，使用 CBD 评价方法能够区分优秀的医生和表现不佳的医生（Boursicot et al.，2011）。

优缺点：与所有的 WPBA 一样，关于 CBD 实际成本的信息很少。直接费用包括考官培训费和记录 WPBA 的行政管理支出，还有考官和从业医生在手术室、诊所和病房中的时间有关的费用。此外，鲜有研究了解 CBD 对学习的影响。然而，与其他 WPBAs 方法一样，CBD 能够提供特定和及时的反馈，具备帮助学习者进步的价值。

操作技能直接观察法（direct observation of procedural skills，DOPS）

什么是 DOPS？DOPS 是英国皇家医师学院专门为评价实践技能而开发的一种评价方法。考官直接观察从业医生按照一定的流程对真实患者进行临床操作，继而对操作流程中特定的内容进行评分，最后给予反馈。DOPS 平均观察时间因不同操作而异；平均而言，大概需要额外 1/3 的操作观察时间用于反馈。

如何使用 DOPS？许多英国皇家学院正将 DOPS 纳入到他们的 WPBA 项目中。有些使用通用的评分表，从总体上看操作技能的各个方面；有的则开发了与评价的操作相关的具体评分表。DOPS 可以用来评价各类技能，从简单的操作，如静脉穿刺，到更复杂的操作，如内镜检查。同样，各组织机构对受训者的期望、应该评价哪些操作以及评价的频率各不相同。

优缺点：研究发现住院医师在接受训练的第二个半年中的分数，相对第一个半年有了提高，这表明 DOPS 这种评价方法的效度是令人满意的（Davies et al.，2009）。在调查中，大多数从业医生认为 DOPS 是一种公平的评价操作技能的方式，并且切实可行。目前鲜有研究揭示 DOPS 对考生学习行为的影响，但同样地，因为其能够提供反馈的机会，被认为是一种有潜力的教育工具。

 与 Mini-CEX 和 CBD/CSR 一样，DOPS 也需要多次重复，才能成为可靠的工作表现评价方式。

全方位反馈（multisource feedback，MSF）

什么是 MSF？全方位反馈（也称 360° 评价）的目标是收集那些与受评者合作或有过合作经历的人的结构化评价，通过系统化反馈形成个体工作表现的概貌。它取决于所使用的工具，MSF 的评价者可以包括上级和下级同事、护士、行政人员、医学生和患者。所有评价者都保持匿名，他们给的分数和评论都会反馈给受评者。与此类似的评价工具已经在工商领域使用了将近 50 年。

如何使用 MSF？在英国，有两种类似的工具用于评价培训中的医生。其中，Sheffield 同行评审评价工具（SPRAT）获得了儿科培训人员的认可。迷你同行评价工具（mini-PAT）则以 SPRAT 为基础，更多地在低年资医生中使用，已被英国的基础学院采用。mini-PAT 的目的是评价行为和态度，例如沟通能力、领导力、团队精神和可靠性（Archer et al.，2008），这类特质通常使用全方位反馈工具进行评价。mini-PAT 主要作为一种形成性评价，鼓励医生对收到的反馈进行反思，以改善其临床工作表现。

优缺点： MSF 的一个主要优点是匿名，能得到较真实的意见。但是，匿名也导致反馈延迟和缺乏特异性。已经有报道称评分者之间存在差异，主治医生考官倾向于给出较低的分数。然而，主治医生考官认识考生的时间越长，他们就越有可能给出更高的分数。高年资医生的得分在统计学上显著高于低年资医生的总体平均分数，这证实考试具有合理的效度。MSF 工具也有潜在的缺陷，包括歧视的风险和潜在的负面的反馈效应，这些都需要管理。无论如何，MSF 可以作为 WPBA 项目的一部分用以展示个人能力的进步，特别是关于专业和人际关系方面的技能。

 应充分利用丰富多样的临床实践并逐步建立从业医生真实的发展轨迹，才能最大程度地发挥基于工作场所的评价的价值。

悬而未决的问题

> "基于工作场所的评价为医学教育带来了一系列独一无二的挑战，即更新思路，构建有效的评价体系。"
>
> *Swanwick & Chana*，2009

基于工作场所的评价（WPBA）工具在当今医疗不同领域已经十分常见，许多机构在他们的评价项目中应用这些工具。然而，这些评价工具在临床医生中的使用仍遇到一些阻力，许多问题没有得到很好的解决。虽然 WPBA 的目标是评价临床医生在实践中的表现，但在结构化的方式中，"形式化的"医生观察确实有将实践降低到"方法展示"水平的后果（如米勒金字塔所示），因此可能无法反映真实情况。在某种程度上，这似乎是不可避免的，但随着 WPBA 越来越整合进入临床实践，这种可能性会减弱。然而，我们仍需考虑如何以最小干扰获得最大效果，将 WPBA 实践融进繁忙的临床环境中，且确保能被所有利益相关者所接受。虽然大多数关于 WPBA 信度和效度的研究已经在实验环境中完成，但仍很难确定如何在真实工作环境、不同等级、不同临床专业中更好地发挥其作用。

各医学教育机构必须清楚自身使用 WPBA 方案的目的：评价是纯粹的形成性目的，还是其结果将用于指导发展？评价的目标是确保表现的最低限度水平，还是用于学员的排名？如果机构没有明确地阐述评价目的，学员和培训者都会感到困惑。

到目前为止，研究者还不清楚 WPBA 在实践中的使用方式，研究倾向于将其作为一种形成性而非终结性评价的工具。有证据表明学习者发现难以适应评价中的文化转变。另有一个理解的误区，认为应该从一开始就"通过"所有的 WPBA 评价，而不是用评价来见证学习者的胜任力在此过程中的发展。这可能会导致学习者只关注成绩，而忽略使用评价和相应的反馈来促进学习。值得注意的是，有若干不同机构已经使用并大幅改编文献中描述的基本框架，运用 WPBAs 进行终结性而非形成性评价，而事实上进行形成性评价才是 WPBA 最初的目的。事实上，医学教育领域越来越倾向于在没有数值或分级量表的情况下使用 WPBA，所以 WPBA 的聚焦点在于工作表现和反馈，而不是终结性目的或其他目的。

尽管上面描述的所有工具都广泛应用于世界各地的毕业后评价，但在本科阶段，它们的应用也越来越普遍。不同阶段遇到的问题大致是一样的：我们需要有明确的目标，并使用一系列工具来建立一个关于学生的优势、劣势和进步的整体图景。

小结

每种评价方法都有其优缺点，需要使用多种评价方法对临床能力表现进行有效、可信的评价，才能够形成完整的从业者形象。这符合当前业界对于专业人士综合能力表现的要求。在本科和毕业后的学习背景下，OSCE 广泛应用于执照和晋升这类高利害的终结性评价，是一种经过充分验证的评价方式。在工作场所，已经开发了许多工具，可以从不同角度展示临床岗位胜任力。为了最大限度地发挥这些工具对学习者的教育潜力，以及指导专业发展，应该将重点放在督导学习和及时、具体、建设性的形成性反馈上，而不是终结性评价。相关机构需要考虑他们的评价策略和目标，充分利用不同的方法，使教育者可以在使用这些评价工具的过程中得到训练

和指导。

参考文献

Archer, J., Norcini, J., Southgate, L., et al., 2008. Mini PAT: a valid component of a national assessment programme in the UK? Adv. Health Sci. Educ. Theory Pract. 13 (2), 181–192.

Boursicot, K., Etheridge, L., Setna, Z., et al., 2011. Performance in assessment: consensus statement and recommendations from the Ottawa conference. Med. Teach. 33 (5), 370–383.

Davies, H., Archer, J., Southgate, L., Norcini, J., 2009. Initial evaluation of the first year of the Foundation Assessment Programme. Med. Educ. 43 (1), 74–81.

Downing, S., 2003. Validity: on the meaningful interpretation of assessment data. Med. Educ. 37 (9), 830–837.

Harden, R., Gleeson, F., 1979. Assessment of clinical competence using an objective structured clinical examination (OSCE). Med. Educ. 13 (1), 39–54.

Hodges, B., Regehr, G., McNaughton, N., et al., 1999. OSCE checklists do not capture increasing levels of expertise. Acad. Med. 74 (10), 1129–1134.

Kogan, J., Bellini, L., Shea, J., 2003. Feasibility, reliability, and validity of the mini-clinical evaluation exercise (mCEX) in a medicine core clerkship. Acad. Med. 78 (10), 33–35.

Miller, G.E., 1990. The assessment of clinical skills/competence/performance. Acad. Med. 65 (9 Suppl.), S63–S67.

Norcini, J., 2003. Work based assessment. Br. Med. J. 326 (5), 753–755.

Norcini, J., Burch, V., 2007. Workplace-based assessment as an educational tool: AMEE Guide No. 31. Med. Teach. 29 (9), 855–871.

Schuwirth, L., van der Vleuten, C., 2009. How to design a useful test. In: Understanding Medical Education: Evidence, Theory and Practice. Association for the Study of Medical Education, Dundee.

Swanwick, T., Chana, N., 2009. Workplace based assessment. Br. J. Hosp. Med. 70 (5), 290–293.

Veloski, J., Boex, J., Grasberger, M., et al., 2006. Systematic review of the literature on assessment, feedback and physicians clinical performance: BEME Guide No. 7. Med. Teach. 28 (2), 117–128.

档案袋、项目和论文
Portfolios, projects and theses

第**36**章

Chapter 36

E. W. Driessen , S. Heeneman , C. P. M. van der Vleuten

（译者：林常敏　陈雪婷　审校：边军辉）

趋势

- 电子档案袋用于收集评价资料。
- 档案袋在程序性评价中至关重要。
- 定性方法能有效地用于评价档案袋、论文、项目等复杂事物。

引言

本章介绍的评价原则和策略不仅可以用于档案袋，还可以用于其他领域，包括某些复杂评价，比如项目、文章、硕士论文评审等。

档案袋的目的与内容

在不到20年的时间里，档案袋在医学教育领域得到了高度认可。档案袋之所以大受欢迎，是因为它实现了其他教育方法难以达到的目标：监测和评价岗位胜任力和非技术性技能（如反思）的发展过程。因此，档案袋的出现与最新的教育发展理念相匹配，比如结果导向的教育和胜任力导向的学习。学生、住院医师、医生和教师需要定期建立档案袋。档案袋的目的、格式和内容多种多样。以下是我们对档案袋主要目的的分类：

- **指导**岗位胜任力的发展：要求学习者在档案袋中纳入关于自己学习和表现方面的批判性反思（critical reflection）。这类档案袋的最低要求是包含反思性文本和自我分析的内容。
- **监测**学习进展：这类档案袋的最低要求必须包含对学习者已完成或已学内容的概述。比如见习期间看到不同类型患者的数量，或者在一个特定的时期内获得的胜任力。
- **评价**岗位胜任力的发展：档案展现了某些特定胜任力如何发展及其发展程度。学习者通常还需要对其胜任力发展的重要方面进行分析，并指出哪些领域需要更多的努力。这类档案袋包含了证实其水平的证据性材料。

大多数档案袋都是针对目标的整合，包含了各种各样的证据、概述和反思（图36.1）。所以，不同的档案袋有不同的目标，目标决定了档案中哪一部分的内容更为重要。档案袋在适用范围和结构上也有不同。适用范围可大可小：小范围的适用于学习者在单一技能或某个能力领域或某个课程中的发展，比如本科生的沟通技能；而大的适用范围旨在展示学习者在长期教育过程中所有技能和岗位胜任力的发展进程。另外，在其形成过程中，不同的档案袋给学习者提供的指南也有差别。这个维度的特征体现在开放性和封闭性档案袋之间的对比。封闭性档案袋必须遵守详细指南和规则，要求学习者尊重档案格式和内容，相对而言弹性较小。因此，不同学习者的档案袋可比性很强，也容易操作。

　　开放性档案袋则只给出大致的方向，在具体的内容和形式上弹性较大。其提供的指导框架给予学习者选择如何展示自己的学习过程和学习结果的自由。但因为教师和其他学习者需要浏览多个档案袋，他们必须能够很容易地看到材料的大致结构，所以统一结构很重要。

　　封闭式结构档案袋具有比较高的可比性，而开放式结构档案袋则给学习者提供展示他们个性化的学习轨迹和胜任力的机会。

　　如上所述，档案袋包含概述、证据性材料和反思。我们把这三类元素摆在三角形的三个角上（图 36.1）。

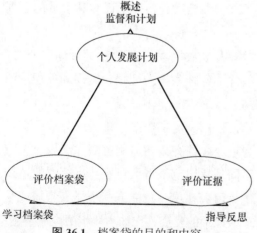

图 36.1　档案袋的目的和内容

档案袋可以包含各种各样的材料：

- 作品：如报告、论文、患者管理计划、出院小结、对某些话题的批判性评价
- 客观印象：如照片、视频、观察报告
- 评价结果：比如考试分数、反馈表格（例如 mini-CEX）、来自同行和导师的反馈、证书、患者的感谢信等

　　档案袋中材料的性质和多样性决定了学习者展示他们学习过程和进步的丰富程度。从学习者的角度，材料当然是越多越好，毕竟判断材料价值是评审专家的事。但由此带来的结果是既增加了导师和评审专家的工作量，还可能导致导师和评审专家"只见树木不见森林"。因此，学习者必须学会选择材料。最好的标准是，材料应该准确体现学生学习过程和进步。我们将在本章后面讨论档案袋的容量并进行可行性分析。

　　学习者可以使用标题来说明所收集或整理形成材料的背景、相关性以及纳入原因。

反思

　　许多档案袋都包含反思。反思通常是围绕岗位胜任力的框架来组织的。学习者可以将反思作为一项长期进行的日常工作。通过档案中的材料和概述来支持反思报告中的观点，这样做不仅有利于反思报告的形成，也能使其更有说服力，因为学习者的反思内容和证据材料会倾向于一致。同时，这也可以让反思内容更加具体。例如，学习者简单地说他们已经学会了如何做临床汇报是远远不够的，他们必须通过证据材料和概述来证实，并简单说明他们为什么要做以及如何做到这一点。

电子档案袋

大多数学校使用电子档案袋。电子档案袋有三种功能：①为所有材料（档案资料）提供存储空间；②为教务管理和后台评价提供服务（即可以通过多个平台直接在线加载评审和反馈表、设置哪些人有访问的权限、将信息碎片整合到整体框架中）；③协助快速浏览汇总信息（如全面的反馈报告）。建立电子档案袋，用户友好性是至关重要的，必须保证每一个电子档案袋用户都能够轻松使用。这里有一个基于工作评价的电子档案袋示例（http://www.epass.eu/en/about-epass/instructionclips/）。

档案袋成功因素

> 辅导是档案袋使用的精髓。

尽管档案袋这个概念很简单——学习者记录学习活动过程和结果的文件档案，但事实证明，档案袋并不是一成不变或一直有效的。有关档案袋的文献结果喜忧参半。这里的关键问题在于，是什么因素导致档案袋在一种情况下能成功，而在另一种情况下却不那么成功？这些关键因素在许多文献中均有阐述（Buckley et al.，2009；Driessen et al.，2007；Tochel et al.，2009）。

辅导

辅导是档案袋使用的精髓。导师利用个性化的档案袋给予学习者反馈，确保学习的深度，帮助学习者挖掘学习需求并制订学习目标（Driessen et al.，2010）。当学习者没有收到任何反馈，或者没有人质疑他们的自我分析时，他们可能会停止档案资料的收集工作。在大多数情况下，导师既是教师，也是同伴。辅导可以是一对一的会议，也可以在导师小组中进行。因此，导师的充分准备是很重要的。同时，辅导也需要讲究方法，它不同于教师在教学或指导患者及其家属时惯用的方法。

可行性

我们还应考虑使用档案袋的可行性。学习者和教师可能很容易将档案袋视为繁重的文书工作。档案袋的规模可能很大，往往工作量惊人。为避免过度的工作量，我们可以采用一些简单的预防措施。首先，鼓励学习者有目的地挑选他们要纳入档案袋中的材料，只纳入与学习和岗位胜任力发展相关的内容。这就要求相关人员向学习者和教师清楚地解释需要做什么，包括要达到的各种岗位胜任力、档案袋标准、项目内容和目的。现代的电子档案袋有时能将档案袋中不同的信息归类到不同的岗位胜任力中，让使用者快速了解每个岗位胜任力的发展概况，同时也方便查看原始资料，如点击一下鼠标即可。

预期效果（感知有用）

必须让学习者在完成档案袋收集的过程中直接受益。当一个项目需要自我指导时，档案袋对学习者的帮助是不言而喻的。例如，住院医师在临床工作中需要对自己的学习负责，将档案袋作为讨论其工作和进展的起点，可以促进这种学习。住院医师可以要求反馈，并安排更多时间用于处理与他们学习相关的事情，这将为完成档案袋的工作提供动力。如果一个项目无需自我指导，例如，大班授课或涉及团队的项目，那么学习者可能会觉得档案袋对他们没有什么实际用处。

预期效果是否起作用取决于档案袋与整个项目的结合程度。如果档案袋是课程的组成部分，并被设计成用于学习的工具，那么它在学习者眼中的价值就会比它仅仅是另一项孤立的教育活动大得多。最后一个影响档案袋教育价值的因素在于，它能在多大程度上反映学习者之间的个性化差异。当学习者可以在档案袋中展示个人资料时，他们可能会更重视档案袋。

☛ 学习者必须在完成档案袋收集工作的过程中直接受益。

档案袋评价

如果说近几年档案袋有什么迅猛发展，那一定是它的评价方式。传统心理测量方法以标准化和可被解析的评审标准为特征，可以实现客观判断。而事实证明，这种评价模式与档案袋的非标准化特点格格不入，因为档案的内容和格式因人而异，与标准化背道而驰。

除了数字信息（如分数）之外，档案袋还包含多种定性信息。档案袋也用于评价一些技术能力以外的"软实力"。通过权衡档案袋中的信息来评价某项岗位胜任力，如职业素养，评审专家需要运用自己的判断来分析这些信息。这种类型的评价很难通过大量严格限定的标准化量表来作为分析评审流程。

为了使评价与档案袋的特点相匹配，我们提出一种基于定性研究的方法（Driessen et al., 2005）。定性研究也需要对不同类型的定性资料进行分析，从而就那些定义模糊的问题得出有意义的结论。

可信度的概念是定性研究的核心，各种程序性措施可以确保研究的严谨性，以此证明结论是有数据支持的。评价定性研究质量的原则和方法可以转化成评价档案袋的原则和程序（Driessen et al., 2005）。以下的策略可用于档案袋评价。

定期在档案袋中纳入反馈循环

对档案袋内容的收集工作进行定期的反馈循环，以确保最终的评价意见不会让学习者一时难以接受。由于收集档案袋的内容通常需要较长一段时间，所以最好不要等到周期结束时再对其质量做出评判。中期的形成性评价，如导师的反馈，可以让学习者调整并改进档案袋。不管是从评价的角度还是从辅导的角度来看，在档案袋形成的不同阶段给予反馈都是明智的。正如前文所述，如果学习者没有收到反馈，他们可能会停止档案袋的收集工作。

☛ 定期为学习者提供关于档案袋内容收集情况的反馈循环，使得最终的评价意见不会让他们觉得一时难以接受。

获取多来源的反馈

评价信息获取渠道应该包括参与档案袋各个形成过程的人员。除了最终评价档案袋的专家之外，其他人也应该参加评价，这样才能确保评价结果是从不同角度进行多方验证的。我们已经提到过，档案袋通常是在较长一段时间内完成的。事实上，档案袋不仅仅是一个完工的作品集，如一个包含材料的文件或网页，它更是一个过程的展示，即学习者记录自己在一段较长时间内的进步。

参与档案袋收集过程的人员都可以参与到评价中。导师是最先对档案袋质量提出建议的人。他们通常最了解学习者，能够确定材料的真实性，同时也熟悉学习者的工作习惯。同行是另一个可以参与评价的群体。同行评价的优势在于，他们可以从经验中了解档案袋的意义，并通过参与同行评价，熟悉档案袋评价标准。

我们也可以要求学习者评价他们自己的档案袋质量。例如，可以要求他们对导师的建议做出反馈和（或）对不同的岗位胜任力做出自我评价。这种基于导师建议的自我评价往往可以引导学习者进行更有效的自我评价。研究自我评价的文献显示自我评价往往带有偏见，因此，Eva 和 Regehr（2008）建议，应该鼓励学习者积极寻找关于自己行为表现的信息，以获得客观有效的自我评价。

区分导师和评价者的角色

导师不参与终结性评价工作，以避免评价者同时具有多重角色。在前一项中，我们让导师参与到档案袋评价工作，优势在于他们拥有相关信息。然而，学习者也需要一个安全的学习环境，使他们可以自由地与导师讨论自己档案袋的不足之处。

因此，我们不建议导师参与最后的终结性评价。这些结论应该由独立的评审委员会负责。早期有一篇文章描述了导师在评价中所扮演角色的四个场景（van Tartwijk & Driessen，2009），这些角色大至全权评价，小至仅限于指导作用。

- **教师**：这是教育中最常见的评价场景。就像大多数小学、中学和大学的教师一样，导师和学生一起讨论学生的表现和进步，同时在课程最后对他们的胜任力水平进行评价。

- **博士生导师**：在某些情况下，导师在档案袋评价过程中的作用与博士生导师的作用相当。许多国家设立了专门委员会，对论文／档案袋进行正式评价。导师会邀请委员以外的同行参加委员会。一旦论文／档案袋得到负面评价，将会损害他们在同行中的声誉。因此，除非他们确信该档案袋符合标准，否则不太可能邀请同行参加评审委员会。所以，导师和学生有着共同的目标：完成能够获得正面评价的论文或档案袋。

- **"驾驶"教练**：在这个模型中，导师和评价者的角色是严格分开的。导师／"驾驶"教练指导学习者达到预期要求的胜任力，这些胜任力必须在档案袋中得以体现。如果导师认为学习者胜任力已达标，会从专业机构（就像司机和车辆授权机构的审查员）中邀请一名评价专家来评价学习者的能力。学习者也可以自己联系有授权资质的机构。

- **指导**：在这种模式下，学习者掌握主动权。例如，他们可以请高年资的同事指导他们，直至达到预期能力水平。这种模式适用于某些情况，比如当一个专业人员想要获得其他资格的时候。这种模式下的评价专家将来自外部机构。

> 导师不参与终结性评价工作，以避免评价者同时具有多重角色。

培训评价专家

组织一个评价专家的会议（在评价前和档案袋收集中间阶段），可以让他们校正自己的评价，讨论评价流程及其结果。评价档案袋中海量、繁复的信息需要专业的判断，而评价专家对评价标准的解读往往存在个体差异。例如，某些判断可能取决于之前的评价经验、个人观念、对教育以及所评判胜任力的看法。因此，组织评价专家讨论会可以减少评价的差异性。通过讨论校正档案袋评价的基准点，使专家对评价标准的理解趋向一致，并对评价程序达成共识。评价专家讨论会不仅需要在评价之前开，也需要在档案袋收集中期阶段开，这样评价专家可以将自己对档案袋的评价结果与其他评审者的进行比较，讨论各自在理解上的差异。在最终评价之后，评价专家将获得所有评价信息，从而更好地把握整个评价过程。

建立有序的评价流程

组织一个有序的评价流程，以确保一旦有相互矛盾的信息出现，我们能够收集到更多的资料。马斯特里赫特大学医学院已经开发了一种提高评价效率的流程（Driessen et al.，2005）。首先，导师对学生的档案袋评价提出意见，学习者和一位评价专家共同决定他们是否接受这个评价意见。如果他们同意，评价程序就完成了；如果他们不同意，档案袋就会提交给高一级的评价小组。这样，一旦对档案袋的评价存在疑问，其就会更加严谨。这为可靠的评价过程提供了更有力的保证，因为在有疑问的情况下，会咨询更多的评价专家，专家间的讨论也将有助于进一步明确评价标准的应用（详见"培训评价专家"）。

使用陈述性信息

在档案袋中必须加入陈述性信息，以便提供定性的、陈述性的反馈，并在评价过程中赋予其较大的权重。与定量反馈相比，陈述性的评论为学习者和评价者提供了更丰富的信息。例如，在 10 分制的评分中打 7 分对学习者哪方面做得好、哪方面做得不好几乎没有什么指导意义。只有使用陈述性反馈来评价表现的优缺点时，这种评价才真正有意义。基于工作场所的评价存在的另一个问题是评价者的尺度把握。在实践操作中，打分通常偏高，因此，分数的区分度通常不高。而陈述性反馈往往能更好地提供与学习者胜任力发展相关的信息。在评价表格的顶部预留空间插入对优缺点的描述，可以促进陈述性反馈的使用。

提供质量保障

必须在程序中建立质量保障体系：

- 为学习者提供对评价决议提出申诉的机会。

- 仔细记录不同阶段的评价过程（一份由考试委员会批准的正式评价方案，包括对结果的概述）。
- 与第三方评价人员一起组织质量评价程序。

使用"里程碑"（milestones）

教育机构通常会投入大量的精力用于建立胜任力档案袋。一种做法是列出学习者必须做的所有工作的具体标准列表，另一种是提供基本大纲而没有实际指导的全局描述，如何在这两者之间寻找一个平衡点非常重要。换句话说，关键是在具体罗列和总体标准之间找到平衡点。我们可以通过让学习者和评价专家了解每项胜任力的预期水平，以找到正确的平衡点。在这方面，里程碑或评价指标都非常有用（在表 36.1 中给出了一个示例）。它们通常包

含对每项胜任力不同级别的描述，例如分别根据对新手、合格的专业人员和专家预设的胜任力要求来设置对三个级别的描述。

论文和项目组

通常期末论文或毕业论文、项目报告都是在一两名教师的指导和评审下由学生独立完成。在大多数情况下，学生的学习只局限于自己的工作和教师的反馈。对于学生人数众多的课程，教师每年都要花费很多时间指导论文作者。此外，毕业论文的评审结果通常与毕业资格挂钩，也是学生在未来就业或今后求学中展示的资本。评审必须做到标准明晰、结论确凿。因此，评审过程越来越多地使用独立的第二评审人。为了解决指导教师时间不够、精力有限的问题，同时使学生能够互相学习，"论

表 36.1　最后一年医学生使用的"里程碑"

	低于预期	达到预期	高于预期
临床表现（例如使用 mini-CEX 进行评价）	病史采集和体格检查的速度很慢；考虑的都是无关紧要的方面；诊断速度很慢；缺乏重要结论 经常无法制订处理计划，需要详细指导	病史采集和体格检查速度适中；能考虑到相关问题诊断速度适中；诊断中包含重要结论 为简单的临床表现制订合理的诊疗计划 需要一些指导 在实习的后半段实现这些目标	快速完成病史采集和体格检查 做出准确诊断、时间适中 为简单的临床表现制订合理的诊疗计划 无需指导；在实习开始时就实现这些目标
职业素养（例如使用 360°反馈进行评价）	不守约；某些必要时刻没有寻求上级医师帮助；对反馈持抵制态度；无法应对压力；不注意个人形象；经常行为失当或不尊重他人	守约；在必要时能及时请求上级医师帮助；在反思和考虑其他替代方案时需要帮助，能理性应对反馈；在应对压力时偶尔需要帮助；形象得体，举止有礼	守约；在必要时能及时请求上级医师帮助；能够批判性地反思、恰当应对反馈并主动承认错误；能理性应对压力；形象得体，举止有礼

来源：马斯特里赫特大学

文组"应运而生。一个论文组由若干学生和一两名指导教师组成。教师和学生共同负责指导和评审该组中学生的论文（Romme，2003；van der Vleuten & Driessen，2000）。论文组定期聚集开会。会议有固定的模式：开篇、设定时间点/日程安排、讨论论文内容、结尾。各组由选举产生的主席主持，秘书负责计时。

从经济角度看，论文组对于教师而言，优势在于提高了效率，因为在构思阶段，阅读任务被分配到多个参与者身上；同时，由于教师在同一时间与几个学生见面，所以指导时间也缩短了。此外，论文组的目的是通过激发学生与学生以及学生与教师之间的反思、合作和责任分担，来促进合作学习，强化评价反馈功能。在内容上，关于论文的开始和进展的讨论最重要。组内成员的反馈是为了帮助论文作者。决策的制订需要达成共识：在主席提出的投票表决中，如果没有成员（学生或教师）提出一个合理的反对意见，就会做出决议。这种方式被用于选举主席，也被用于毕业组，在教师、同行及自我评审三者相结合之后做出评审结论。在正式规则的基础上，有严格的程序确保公平公正。因此，每个毕业组都有一套规章管理制度。

对指导和评审专家的角色定位势必要求学生独立学习。其他合作学习形式的经验表明，那些习惯了事事由教师指导的学生很难进行自主学习。他们可能很快就会觉得自己"被扔进了深渊"。所以，训练学生掌握论文组工作中所需的技能是非常必要的。那些已经有了自主学习经验的学生，例如在基于问题学习或其他以学生为中心

的教育形式中的学生，在论文组里就会感到比较自在。

各组正常运转的另一个条件是，教师有效地与学生共同承担指导和评审责任。

小结

在医学教育中，档案袋承载着不同的目的。这些目的可以概括为指导、监测和评价学生岗位胜任力的进步。一个档案袋往往包含了几个目标。除了目标的不同，档案袋在范围上也有不同，包括教育周期的长短、胜任力范围的大小以及结构的开放程度等。档案袋是无法自动生效的。要想确保档案袋真正有益于学生，必须满足若干个条件。辅导、确保可行性以及让学习者立刻受益是档案袋成功的关键因素。档案袋评审需要采用异于传统的方法，其中，基于定性研究原则的方法比心理测量方法更合适。为确保评审的严谨性，还可以采用多种策略：在程序中纳入反馈循环，让导师和学生参与评审，将导师和评审专家的角色分开，培训评审专家，使用有序的评审程序，使用陈述性信息，提供质量保障并使用"里程碑"/量表。这些策略也适用于其他复杂资料的评审，例如对项目和论文的评审。

参考文献

Buckley, S., Coleman, J., Davison, I., et al., 2009. The educational effects of portfolios on undergraduate student learning: a Best Evidence Medical Education (BEME) systematic review. BEME Guide No. 11. Med. Teach. 31, 282–298.

Driessen, E., van der Vleuten, C., Schuwirth, L., et al., 2005. The use of qualitative research criteria for portfolio assessment as an alternative to reliability evaluation: a case study. Med. Educ. 39, 214–220.

Driessen, E., van Tartwijk, J., van der Vleuten, C., Wass, V., 2007. Portfolios in medical education: why do they meet with mixed success? A systematic review. Med. Educ. 41, 1224–1233.

Driessen, E., Overeem, K., van Tartwijk, J., 2010. Learning from practice: mentoring, feedback, and portfolios. In: Dornan, T., Mann, K., Scherpbier, A., Spencer, J. (Eds.), Medical Education: Theory and Practice. Churchill Livingstone Elsevier, Edinburgh.

Eva, K.W., Regehr, G., 2008. "I'll never play professional football" and other fallacies of self-assessment. J. Contin. Educ. Health Prof. 28, 14–19.

Romme, S., 2003. Organizing education by drawing on organization studies. Organ. Stud. 24, 697–720.

Tochel, C., Haig, A., Hesketh, A., et al., 2009. The effectiveness of portfolios for post-graduate assessment and education: BEME Guide No 12. Med. Teach. 31, 299–318.

van der Vleuten, C.P.M., Driessen, E.W., 2000. Assessment in Problem-Based Learning (Toetsing in Probleemgestuurd Onderwijs). Wolters-Noordhoff, Groningen.

van Tartwijk, J., Driessen, E.W., 2009. Portfolios for assessment and learning: AMEE Guide no. 45. Med. Teach. 31, 790–801.

第 37 章

反馈、反思和指导：一种新模式

Feedback, reflection and coaching: a new model

S. K. Krackov, H. S. Pohl, A. S. Peters, J. M. Sargeant

（译者：陈雪婷　林常敏　审校：边军辉）

趋势

- 反馈（feedback）、反思（reflection）和指导（coaching）在学习过程中是相互关联的，同时也是培养、保持岗位胜任力的必要因素。

- 四种不同的反馈类型：任务反馈、过程反馈、自我调节能力反馈及自我反馈。对每种类型需妥善应用。

- 反思可以加深对反馈的理解，指导可以促进学习者对反馈的有效运用。

花费多长时间（相比传统课程所花费的时间）（Cohen et al., 2015）。Ericsson（2015）将"有意练习"描述为"由教练或教师专门设计、通过精益求精的重复练习达到改善个人特定行为的个性化训练"。Ericsson的前提是，胜任力导向学习和有意练习都可以促进学习者知识和行为的逐步发展。要培养精湛的专业技能，必须持续进行反馈和反思的有意练习。

 "有意练习包括：学习者对目标明确的任务进行反复练习，在场的教师提供有效反馈，帮助他们不断提高和完善自身的岗位胜任力。"
Holmboe, 2015

引言

本章描述反馈、反思和指导在体验式、胜任力导向学习模式中的相互关联及重要作用。该学习模式旨在系统地运用这三种活动的优势，促进学习者构建知识、技能和正确行为的能力培养，以期成为合格的医疗保健人员。从概念上讲，该模式是基于胜任力导向学习和有意练习的整合。"胜任力导向教育"的关键在于学习者必须达成的学习目标——即取得的胜任力，不论

胜任力导向教育

21世纪的医疗制度在不断发展，其特点是基于团队的医疗保健，并强调个体的岗位胜任力水平及保持。因此，当代医学教育亟需倡导以岗位胜任力为导向（掌握性学习）的课程模式。在这个课程模式中，不同专业的医疗保健人员一起学习如何进行患者评估，为提高医疗质量而交流互动。

通常，仅评估岗位胜任力可能限制了对知识和人际交往能力的考核（Aschenbrener

et al., 2015)。例如，"采血"训练看似是一种孤立而机械的技能，但在临床实践中却不然。医务人员必须掌握采血的基本原理以及结果可能对临床鉴别诊断产生的影响进行评估、不同临床检验方式成本效益、实际原理、结果呈现的区别等知识。像这些操作性较强的临床工作可以用"可信赖的专业活动"（entrustable professional activities，EPAs）进行评价。这种评价模式的特点是以专业为主体，整合了多种临床岗位胜任力（Ten Cate，2013）。近日，ACGME（2013）又引入了"里程碑"（milestones）这一术语来评价毕业后教育的发展进程。"里程碑"是对学习者在不同专业发展进程中获得某项预期胜任力或胜任力组合的预期。在为医务人员提供的继续教育项目中，单项胜任力或与 EPAs 和"里程碑"结合的胜任力是反馈、反思和指导的基础。

对于"学习"的概念而言，为学习者提供反馈、帮助他们取得进步是其中非常重要的环节。但是，将反思、指导与反馈联结起来，以帮助学习者达成学习目标的方法却常常被忽视。如图 37.1 所示，这种方法帮助学习者通过周而复始、循序渐进、体验式的闭环实现关键的学习目标，提高学习效率，并为自己的学习负责。

课程模式描述

我们的课程模式符合每位学习者应对现代医疗保健系统的要求。

阶梯式的教育模式建立于前文所述的模式之上（Krackov & Pohl，2011），形成了一套整合的、螺旋式上升的胜任力导向

课程教育策略。其中，体验式学习与定期反馈—反思—指导相辅相成。同时，这种模式必须具备明确的、基于结果的学习目标和有意练习方案，且学习内容和教学方法应与目标相匹配。所有课程都需要形成性评价、反馈、反思和指导，直至达到某个胜任力的要求。一旦学习者完成了一个目标，他们就进入下一个层次的学习，循环往复以上过程。学习者通过这种模式提高操作技能、监管自身学习进程、最终获得岗位胜任力。

课程模式的内容

1. 基于结果的目标： 2001 年，Anderson 和 Krathwohl（2001）（布鲁姆分类法修订版）提出了以学习者为中心的、可评价的、基于结果的目标的教育理念，指出目标的设计应保证学习者能够循序渐进地进行知识和技能的培养，同时学习者是目标实施的主体，为自己的学习负责。

2. 确定关键内容的范围： Harden（1986）认为，关键内容的纳入原则是，基于课程目标，为后面的学习"打基础"，同时兼顾批判性思维的培养。将反复的有意练习与反馈—反思—指导相结合，才能逐步建立起学习者的核心知识、技能、态度和行为。

3. 教学方法： 教学方法以学习者为中心，基于明确的学习目标和内容，并形成周而复始、有意练习的学习模式，这种多元的学习模式可以满足所有学习者的需求。

4. 评价： 通过形成性评价、反馈—反思—指导共同组成的综合评价系统，学习者达到了成果目标中某些能力和岗位胜任力的要求，同时在学习过程中进一步确定

未来的学习目标（图 37.1）。如此周而复始的学习过程帮助他们培养了终生学习的能力，洞悉如何在职业生涯中借助反馈—反思—指导模式促进学习（Heen & Stone，2014）。形成性评价帮助学习者改善学习，以达到预期成果。终结性评价在每个阶段性的学习结束时进行，目的是确定学习者是否已达到预定的结果目标，并做好进入下一阶段学习的准备。同样地，终结性评价也需要加入反馈—反思—指导的环节。

接下来，我们将重新审视反馈—反思—指导的重要作用，这些作用通常会在形成性和终结性反馈的评价方案中凸显出来。

反馈

我们将观察到的学习行为与既定标准进行比较之后，提出特定的反馈意见，旨在激发学习者的动机，改善其行为

（Kluger & DeNisi，1996）。在讨论、展示、观察的过程中或结束后的形成性评价中提供的反馈，可以使学习者有机会在高利害的终结性评价之前进行改进（图 37.1）。终结性评价后的反馈有助于终生学习，并引导学习者进行下一步计划，这可以帮助他们填补学习空白、磨炼技能，或精进业务。

正如我们这里所讨论的，反馈是复杂的。为了达到预期的结果，教师需关注与反馈相互作用的因素，建立与有意练习原则相结合的反馈系统（Ericsson，2015）。教师必须依据学校标准，与学习者合作，完成上述基于结果的学习目标；必须有意识地进行教学，以达到预期认知水平或操作技能的学习（即知识获取、理解和评估等）（Anderson & Krathwohl，2001）；必须鼓励学习者使用行为标准进行反思和自我评估；必须开展互动式反馈对话，逐步

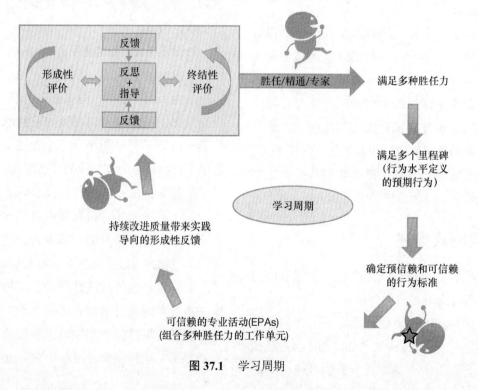

图 37.1　学习周期

将获取反馈的责任转移给学习者（即被指导者）。我们将在下文解释这个过程。同时，我们还将探索影响反馈有效性的、与反馈内容和时间相关的具体因素。

反馈类型如何影响学习？

Hattie 和 Timperley（2007）定义了反馈内容的四种类型，除了第四种，前三种均以积极的方式影响学习。

1. 任务： 针对题目答案或成绩评价中正误的反馈（即以任务为中心的反馈）会强化所预期的行为并减少错误，这样的强化或纠正信息通常会促进改善。但是，这种信息往往不会促进学习的转移，即将以前学到的知识或技能应用于新的情境以促进学习或解决问题。

2. 过程： 与简单的任务导向的正误反馈相比，在更丰富、印象更深刻的背景中，会出现关于如何为任务做准备、如何得到正确的答案或掌握技能的反馈。当学习过程的反馈与任务的反馈相结合时，更有可能促成学习方面的应用能力（学习转移）。

3. 自我调整： 反馈可以促进自我调整。当学习者要求得到反馈、使用反馈、努力学习、对自己的行为进行反思和自我评价时，这种促进作用将会显现。通过这些活动，他们获得了自我效能、自我监控技能和对自己学习的控制感，从而成为更好的学习者（比如，相信努力工作比天分更有可能获得成功）。

4. 自我： 对自我的反馈是指对个人特征的批评、赞扬和评论。由于个人特征不易改变，所以这一类型的反馈不能促进学习，反而往往会危害学习。例如，假设学习者是因智力等固有特征而成功或失败，就会使他们感到沮丧，失去对自己学习的控制，也就是说，当他们不能很快地掌握一项艰巨的任务时，他们可能会觉得自己天生不具备完成这项任务所需的技能，而且注定要失败（Dweck，2006）。

除了上面列出的反馈类型之外，通常的反馈（"做得好！"或者"再多加阅读"）缺乏特异性，没有告诉学习者下一次应重复什么，特别是他们应该做什么。一般的正面反馈相当于表扬，让人暂时感觉良好，但并不促进学习（Dweck，2006）。

如果不将防御型学习者考虑在内，那么这样的反馈讨论是不完整的。这类学习者倾向于将负面反馈归因于外部因素，比如教师的偏见。在这种情况下，反馈的内容必须真实清楚地、以不带感情色彩的语气阐明，有时候还需要反复强调（Weeks，2015）。针对任务提供事实反馈比较直截了当，但对完成任务的过程和自我调节中出现的不足提出反馈往往富有挑战性，因为这类行为通常很难被观察到。在这种情况下，教师可能会把重点放在结果而非学习目标上。例如，有人可能会说"上周，我给你的反馈是你对于二手资料的过度依赖，你同意在今天的课堂上对肺结核的初步研究作批判性回顾。但你今天的演讲并不是一个批判性综述"。如果调整反馈的内容，使之符合已达成共识的、明确的目标，则可以减少学生的防御行为，有利于培养防御型学习者接受反馈并从反馈中学习的能力。

适时反馈意味着什么？

适时反馈并不一定需要立即进行。相

反，反馈的时机（实际上，往往取决于情境和便利性）应该取决于任务性质。如果是动作技能，我们应迅速加强或纠正，以便学习者正确地反复练习。较低级的认知任务（例如记住手掌骨骼名称，或理解为什么身体某一部分的疼痛可能源于另一部分）也能从即时反馈中受益，因为反馈可以强化知识点记忆或理解水平信息的认知（Anderson & Krathwohl，2001；Foerde & Shohamey，2001），为完成高阶任务（例如将上述的理解应用于患者的诊断）奠定基础。从事高阶任务时则不同，学习者需要时间来理清自己的思路，包括从长期记忆中获取信息（Foerde & Shohamey，2011）。例如回忆各种看似不相干的知识点，再以特有的方式思考，而立即反馈恰恰可能扰乱这种思维过程，影响学习者创建新的突触连接，建立深层次的学习。

为什么有时候适时、具体的反馈无法改变学习行为？

适时、具体的反馈有可能改变行为。但即使反馈给予得当，也可能无法改变行为，因为反馈还与学习者动机、对反思和反馈的理解以及接受程度等因素相互作用。例如，学习者对反馈效用的看法取决于他们对主题的兴趣、获取成功的动力以及目标实现时的自我成就感（Pekrun，2006）。因此，在进行反馈之前，为了帮助学习者做好下一步改进计划，教师需要先了解学习者的学习目标以及学习动机，了解他们是因为领悟了获得这些技能的长远意义而学习（Harackiewicz & Hulleman，2010），还是只想通过这门课程。如果学习者认为课程的学习目标与他们自己的学习目标吻合（即认为对他们的职业目标有用），他们可能会从中获得努力学习的动力，自信自己有能力完成任务，同时相信反馈是有帮助的。

当反馈的内容对学习者而言缺乏可信度或相关度时，反馈往往就会失败。学习者可能会拒绝他们认为不可信的反馈——也许是因为它不是基于观察的，或者是与他人的反馈不相符。同样地，即使教师对反馈的观察可能是准确的，但是如果最终没有提出改进计划和支持承诺，学习者也可能会拒绝这个目标，因为他们认为这是不可取的或难以实现的目标（Kluger & DeNisi，1996）。

给反馈提供者的建议

反馈是一个不间断的重复过程：教师参与到计划、教学、观察、讨论、给予反馈、指导这一周期中；学习者则参与执行、反思、回应、与教师一起做下一步规划（图 37.2）。框 37.1 提供了实现每个步骤的指导原则。

反思

"在学习背景中，反思这一通用术语用于描述个体在智力和情感活动中探索经验，以获得新的理解和认识"（Boud et al.，1985）。反思对体验式学习至关重要，因为对经验的反思和思考过程是我们学习的来源。

反思是反馈不可缺少的一部分，原因如下。首先，鼓励学习者反思可以激发他们思考如何将反馈与自身联系起来，以及如何使用反馈来改进学习。其次，对反馈的反思可以促进理性的自我评价，例如促

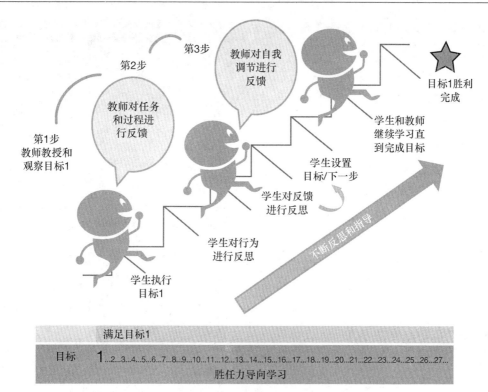

图 37.2 习得胜任力的步骤

框 37.1 提供反馈的主要建议（见图 37.2）

提供反馈之前

1. 了解学习目标以及教学将如何实现这些目标。

2. 与学习者讨论目标。

3. 确定目标如何与学习者的目标和兴趣达成一致。
"我们将评估你快速缝合打结的能力。我知道你打算成为一名内科医师而不是外科医师，所以我们一起思考一下你学习这项技能的效用。"

第 1 步：教授和观察目标

4. 带着学习目标和已达成共识的计划去观察学生

第 2 步：对任务和过程进行反馈

5. 将对任务的反馈融入教学中，使其变得普遍且受期待。不过需要注意两点：①避免让学习者对一成不变的反馈产生依赖（例如"对，好问题"）。②根据任务选择合适时机提供反馈，适

当给学生时间思考和反思。

6. 询问学习者如何准备、如何回答问题等。当出现明显的思考过程时，可以给予评论。将他们的学习过程与行为联系起来。
"掌握基本的肺部病理生理学知识有助于做出正确的诊断，如果你没有掌握好，那么患者的症状可能会误导你。"

第 3 步：对自我调节进行反馈

7. 给学习者反馈：是否按照先前的反馈采取行动并表现出对学习的投入。
"上次谈话中，我们已达成共识，你将研究 X 用于不同年龄孩子身上的剂量。如果这样做了，你本可以更快治愈那个婴儿。"

进他们对自身行为表现以及相关反馈进行批判性思考（Sargeant et al., 2010）。最后，对反馈的反思可以促进学生自我评价或自我管理能力的培养。换句话说，它可以教

授终生学习所需的自我分析过程。

如前文所述，促使学习者接受和使用反馈的方法有多种。其中之一就是鼓励学习者根据自己对所要求的行为标准或胜任力

水平的理解，反思和评估自己的表现，然后对收到的反馈进行反思，并思考反馈与自我评价之间的异同。这种反思促使学习者批判性地看待评估和反馈，也为教师提供机会讨论反馈并分享他们的理由。后者尤为重要，因为如果教师的反馈与学习者对行为的自我评估不一致时，将会引起前文所说的自身心理防御反应（Sargeant et al.，2010）。

在一段时间内，与教师讨论多种来源的反馈和信息可以使学习者参照标准，加强对自身优缺点的认识。收集证据和增加讨论可以加强学习者对数据的信赖，使他们无法以"教师的偏见"为由无视反馈。这些积累的证据也有助于学习者校正自己的行为，成为更准确的自我评估者。反过来，愿意反思和评价自己行为的学习者不仅更愿意接受反馈，而且能控制自己的学习，从而使反馈看起来合乎需要并且有用。

 "反思的过程似乎很有用，参与者通过反思不仅考量、吸纳了反馈，还加入了对反馈内容的情感回应和关注。"
Sargeant et al.，2008

一般来说，反思作为某个学习过程的一部分，发挥其促进、引导的作用比单独进行更为有效（Sargeant et al.，2008）。教师通过指导性、开放式问题促进学习者的反思过程，进而引导学习者对自身行为及所收到的反馈进行客观、具体的思辨（框 37.2）。反思不仅关乎学习者认知能力的提高，还涉及其情感能力的发展。对于学习者而言，反思自身对具体情境或信息的情绪反应，与反思数据或事实一样重要。反思自身行为以及对行为的反馈可以使学习

框 37.2　用于反思的关键问题

任务 / 知识 / 表现（做得对还是错？）图 37.2 的步骤 2

1. 做 X 时，你今天的目标是什么？
2. 你认为你哪些方面做得好？哪些方面需要改进？

过程（如何学习？）图 37.2 的步骤 2

3. 你如何准备今天的工作？
4. 你能告诉我你在做 X 时的想法吗？
5. 你做这个的策略是什么？

反馈：自我调节（目标设置 / 自我评估）图 37.2 的步骤 3

6. 比较一下我的观察和你的自我评价，哪些我们达成了共识？哪些存在分歧？
7. 是什么原因导致了我们的分歧？
8. 反馈的目的是指出改进的方法。你现在想要改进什么？

者理解、吸纳反馈并因此取得进步。在早期工作中，"反思似乎是衡量接受反馈与否的过程，是决定是否接受和使用反馈不可或缺的一部分"（Sargeant et al.，2008）。

指导

指导一词与反馈在胜任力导向教育中的核心作用一致。提供反馈的目的在于让学习者利用反馈继续改进和成长，以抵达下一个里程碑或迈上新台阶。"反馈"一词通常意味着评价和批评，即负面的活动和感受；而"指导"一词是指帮助学习者改进和成长，尽其所能做到最好，即积极的活动和感受（Heen & Stone，2014）。在医学教育中，指导意味着以促进和反思的方式提供反馈，鼓励学习者进行自我评价，反思其得到的反馈，并利用反馈持续发展（框 37.3）。对于教师而言，成为一名学习指导者意味着从提供说教式、指令式的反馈转变为提供行

指导学习者取得进步

1. 既然我们已经讨论了 X，你有什么改进目标？
2. 你需要做什么来实现你的目标？
3. 我作为你的导师，可以如何帮助你？
4. 你还需要其他什么资源或学习？
5. 你希望什么时候能实现这个目标？

为数据以鼓励学生进行反思并改进规划。

 "评价使你清楚自己的定位、期望以及被寄予的期望。指导则使你学习和改进，并有助于你在更高层次上进行发挥。"

Heen & Stone，2014

　　反思和指导也是为了培养学习者对自身行为和使用反馈的内控点（internal locus of control），培养一种自我监控和改进的能力。

小结

　　体验式课程以预设的成果目标为基础，

与策略性反馈、反思和指导相互联系。该课程将提升学习者的能力，帮助他们达到专业水平，能够提供优质医疗服务。反馈、反思和指导形成了一个互存互助的策略，使学习者消除学习差距，并进入下一阶段的教育。学习者借此获得了理性的自我评价、审思自我行为的能力，能够更好地对自己的学习过程负责，并反复强化自己的专业基础。适当地给予反馈，能使学习者明确自己在实现目标的道路上与预设目标之间的差距，并利用这些信息取得下一个成就。运用反思，学习者对其学习方法进行构建、分类和评估。指导可鼓励对反馈进行反思，促进改进计划。学习者一旦意识到指导的效用，就可以帮助他们养成仔细思考后去寻求反馈、使用反馈的习惯。有效的反馈、反思和指导有助于学习者提高终生增值学习所需的洞察力和技能，这是维持高质量医疗保健的基础（图 37.3）。

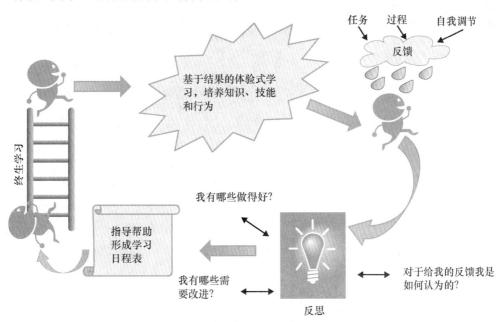

图 37.3　终生学习

为了提供这种支持系统，帮助学习者获得胜任力，教师需提高对任务安排、执行过程和自我调节过程的反馈能力，使其更有效与及时。只有帮助教师理解反思的艺术、辨析反馈与指导的差别，才能有效开展这种综合的体验式学习模式。

参考文献

Accreditation Council for Graduate Medical Education (ACGME); American Board of Pediatrics. The Pediatrics Milestone Project, January 2013. Available at: http://peds.stanford.edu/program-information/milestones/documents/Pediatrics_21_Subcompetencies_with_Milestones.pdf. (Accessed 2015).

Anderson, L.W., Krathwohl, D.R. (Eds.), 2001. A Taxonomy for Learning, Teaching and Assessing: A Revision of Bloom's Taxonomy of Educational Outcomes, Complete Edition. Longman, New York.

Aschenbrener, C.A., Ast, C., Kirch, D.G., 2015. Graduate medical education: its role in achieving a true medical education continuum. Acad. Med. 90, 1203–1209.

Boud, D., Keogh, R., Walker, D. (Eds.), 1985. Reflection: Turning Experience Into Learning. Routledge-Falmer, London, p. 19.

Cohen, E.R., McGaghie, W.C., Wayne, D.B., et al., 2015. Recommendations for reporting mastery education research in medicine (ReMERM). Acad. Med. 90, 1509–1514.

Dweck, C.S., 2006. Mindset: The New Psychology of Success. Ballantine Books, New York.

Ericsson, K.A., 2015. Acquisition and maintenance of medical expertise: a perspective from the expert-performance approach with deliberate practice. Acad. Med. 90, 1471–1486.

Foerde, K., Shohamey, D., 2011. Feedback timing modulates brain systems for learning in humans.

J. Neurosci. 31, 13157–13167.

Harackiewicz, J.M., Hulleman, C.S., 2010. The importance of interest: the role of achievement goals and task values in promoting the development of motivation. Soc. Personal. Psychol. Compass 4, 42–52.

Harden, R.M., 1986. Ten questions to ask when planning a course or curriculum. Med. Educ. 20, 356–365.

Hattie, J., Timperley, H., 2007. The power of feedback. Rev. Educ. Res. 77, 81–112.

Heen, S., Stone, D. Find the coaching in criticism: The right ways to receive feedback, Boston: Harvard Business Review, 92:108–111, January-February 2014.

Holmboe, E.S., 2015. Realizing the promise of competency-based medical education. Acad. Med. 90, 411–413.

Kluger, A.N., DeNisi, A., 1996. The effects of feedback interventions on performance: a historical review, a meta-analysis, and a preliminary feedback intervention theory. Psychol. Bull. 119, 254–284.

Krackov, S.K., Pohl, H.S., 2011. Building expertise using the deliberate practice curriculum-planning model. Med. Teach. 33, 570–575.

Pekrun, R., 2006. The Control-Value Theory of achievement emotions: assumptions, corollaries, and implications for educational research and practice. Educational Psychology Review 18, 315–341.

Sargeant, J., Armson, H., Chesluk, B., et al., 2010. Processes and dimensions of informed self-assessment: a conceptual model. Acad. Med. 85, 1212–1220.

Sargeant, J., Mann, K., van der Vleuten, C., Metsemakers, J., 2008. Reflection: a link between receiving and using assessment feedback. Adv. Health Sci. Educ. Theory Pract. 3, 399–410.

Ten Cate, O., 2013. Nuts and bolts of entrustable professional activities. J. Grad. Med. Educ. 5, 157–158.

Weeks, H. How to give feedback to someone who gets crazy defensive, Harvard Business Review, Harvard Business Publishing, 15 August, 2015. Available at: https://hbr.org/2015/08/how-to-give-feedback-to-someone-who-gets-crazy-defensive. (Accessed 2015).

态度与职业素养评价

The assessment of attitudes and professionalism

V. J. Wass，A. Barnard

（译者：范冠华　杨　苗　审校：边军辉　林常敏）

第38章

趋势

- 更加人性化的评价维度：价值导向的医学实践评价。
- 培育反思型职业素养。
- 以积极、持续的形成性评价促进学习。
- 建立基于工作场所的个人、团队和机构三个层面的评价体系。
- 完善关于职业素养实践标准的国家规范。

为什么要评价态度和职业素养？——厘清内涵和外延

医学教育界越来越重视对态度和职业素养的评价，这在一定程度上是继医疗服务失效之后对临床医生的价值观（包括同情心、同理心、正直等）有所要求引发的。医学教育界希望这些价值观通过职业行为来实现，并反映在临床工作的文化氛围之中。同时，有证据表明，学生在医学院校接受医学教育期间出现的不良职业行为可能会导致其后续不佳的工作表现。很多国家正在为执业临床医生制订监管措施，同时制订临床医生在整个培训和执业过程中

应遵守的业务守则。越来越多的人认为必须将职业素养明确列为课程内容，并且在评价职业行为时，最大限度地提高教育效果。我们必须遵循从评价中学习的原则，坚持对行为进行形成性反馈，因为这是确保个体职业素养不断发展的重要保证。同样非常重要的是要确保学生参与到评价的过程中并重视评价。

> 评价不是一个测量问题，而是一个教学设计问题：学生必须从评价中学习。

原先医学界重视评价学生的行为"是否符合行医规范"，并以此为据惩罚不良的行为，但此种做法正遭受质疑。我们越来越担心此举反而会削弱对职业素养的培养，虽然这样做依然重要，但人们普遍赞成将识别和记录职业行为失误置于独立的系统中，不与职业素养评价混为一谈。

在整个临床实践过程中加强职业素养的良性和形成性发展，是现今医学教育界的重要趋势，这也是评价课程设计的关键之处。医学界越来越多使用评价进行形成性和反思性实践，以培养高水准的职业实践，同时识别和支持在接受教育初期学习有困难的学生。如果认为不良的职业行为是一个值得关注的问题，那么可以将受训

者转介到适合行医这样的训练程序，但这一过程应该与职业素养评价区分开来。

医学界对于如何界定个人态度评价已有明确认识。内在价值属个体特征，深植于内心深处而不易被发现。毫无疑问，医疗卫生工作者应当了解自己内心的态度和偏见，以及这些态度和偏见会如何对他们与患者和同事之间的互动产生积极或消极的影响。但个体的自我意识和反思是医学教育中相对被忽视的领域。在此领域，有一系列评价内心态度的心理学工具可供使用。例如，内隐联想测试（implicit association test，IAT）（https：//implicit.harvard.edu/implicit/takeatest.html）以及诊疗关系共情量表（consultation and relational empathy measure，CARE）（http：//www.caremeasure.org/）。学生如果意识到正在被评价，会调整对测试的真实反应，因此，对这些态度进行公开评价颇为困难。

个体的外在行为的确比较容易评价，虽然这可能仅是个人价值观"冰山"中浮出水面的"可被观察部分"，但确实是最切合实际的。本章主要通过可观察行为来评价外在行为，目的在于最大限度地提高评价的形成性教育效果，并且将重点放在促进学习的评价，而不是关于学习的评价。

职业素养的内涵——达成共识

任何评价的第一基本原则都是厘清评价内容，这也是评价的最困难之处。在日新月异、全球化快速发展的医疗环境中，职业素养深受社会和文化价值观的影响，形成了一个复杂、多因素和多维度的概念。

如此看来，人们不理解职业素养的普遍定义（Birden et al.，2014）也就不足为奇了。尽管我们在职业素养的价值内涵上容易取得共识，但也要尊重它在不同文化中的差异表现（如家庭内部的私密性和未成年人的知情权等）。虽然目前各种文化背景下关于职业素养的论述正在兴起，但是已发表的大部分相关的研究文献都是围绕西方医学教育模式展开的。从反映其本土的职业价值观的角度而言，不同国家地区的医学教育机构都必须定义自己的职业素养，同时制订相应的预期学习成果（intended learning outcomes，ILOs）。培训机构的环境和氛围也应该与这些价值观吻合，以期为学习者树立正面的榜样。要做到这一点，教师培训尤为重要。所有教师的职业道德取向必须一致，才能使职业素养评价发挥积极的影响。

☞ 每个机构都必须制订自己的职业素养定义并且达成共识，学习者则必须了解评价的内容和目的。

我们在框38.1中定义了职业素养，将之用于本章的论述。

该定义突出了职业素养的复杂性，以及选择相应评价工具的必要性。职业素养涵盖了与监管流程、法律和道德准则相关

框 38.1 职业素养的定义

这个概念与从业群体的教育背景、培训背景、态度和道德实践相关。它是一个受准则制约的教育和培训体系，有其监督和维护的具体标准。它有一个道德框架，体现了从业者和他们的业务对象之间良好的工作实践模式。职业素养的特点是通过对实践的反思，使得从业者能够维持其技能水准（Birden et al.，2014）。

的基础知识。教育者不仅要关注学习者的态度和行为，而且要确保他们了解、应用这些道德框架，并将职业价值观融入实际的临床技能实践中。同时，必须培养学习者卓越的反思实践的能力，即培养对自身态度和行为的洞察力，以满足患者及其家属、医疗团队中成员的需求。做到这些谈何容易！有一个从事职业素养评价的国际工作组曾经强调，在评价职业素养时需要运用多维度、多范式的方法，因为职业素养在三个层面影响着医疗卫生人员：①个体层面；②与医疗团队的人际关系层面；③机构和社会层面（Hodges et al.，2011）。

☛ 职业素养是多维度、多范式的：从个人、人际关系和机构-社会不同层面影响着受训者。

何时评价职业素养？

人们越来越认识到，职业素养的内在本质决定了对其培养必须是持续进行的，因此需要在本科入学时就开始其培养和评价。我们呼吁医学院校在选择学生时更多考量学生个人的价值观，并且将定期进行行为评价作为职业发展的常规做法。有一些国家甚至要求医生直至退休前都必须进行基于职业经验总结的反思性档案袋评价，以方便常规的执业资格审核。从医生受训之初到成为专家的过程中，持续性、形成性评价变得越来越重要。这意味着我们对医生职业行为规范要求已提高，明显不同于传统的、仅对个别工作过失进行甄别和处理的做法。

☛ 职业素养评价是一个连续统一体，涵括了从入行到退休的整个过程。

如何评价职业素养？

关键步骤

第1步：制订基本原则

职业素养的属性因特定情景或案例而异，所以它并不具有通用属性。故职业行为衍生于其所在的工作环境也就不足为奇了。与患者互动时，临床医生的反应必然受其学识、技能、个人感受、人际交往以及所处医疗系统的交织影响。上午门诊时和熟悉的同事一同处理疑难病例，半夜时分和科室的临时护工一起应对危重患者，在这两种情景中，医生的表现很可能截然不同。因此，对职业行为的评价必须覆盖较长时间段中不同工作场景的工作表现。

☛ 职业行为不具有通用属性，也并非特定时间内的表现。其评价必须基于一段时间中不同工作场景的综合结果。

第2步：设计课程

要评价职业素养，必须有清晰、明确和可被评价的预期学习成果。课程伊始时就需要按照从新手到专家的成长过程，遵循复杂性递增的原则，确定预期学习成果。应该在医学教育专家带领下进行跨越整个学习过程的纵向职业素养课程开发，以实现不同临床内容的横向整合，并形成螺旋渐进式的学习规划。最后，相应的评价方案需要吻合和支持上述课程开发（O'Sullivan et al.，2012）。

第3步：根据已达成共识的行为准则设计评价框架

我们可将设计好的行为准则用于职业素养评价。这些行为准则本来是为执业医生设计的，但随着国际上对于早期进行职业素养和职业认同感培养观念的建立，逐渐形成医学生的行为准则（如http：//micn.otago.ac.nz/wp-content/uploads/micn/2008/03/20151217-medical-student-code-of-conduct-2015.pdf）。尽管目前这些规范主要来源于西方的医疗保健体系，但是经改写之后它们可以用于良好职业行为发展的校准和监管，因而没有必要另起炉灶设计一个新的框架。我们可以采纳或修改既有的行为准则，为医学生提供规划和收集证据的理论框架，以便建立形成性职业行为档案袋。具体例子见框 38.2。

第4步：设计评价方案

与其他评价一样，设计评价方案尤其重要。我们应该根据纵向的职业素养主题，在课程的适当阶段制订相应的预期学习目标。评价方案必须反映教育意图，并且能清晰明了地传达给学生。因为职业素养的内容 / 案例的特异性（第1步），只有通过设计评价方案才能够依据不断递增

框 38.2   行为准则的例子

CanMEDS http：//www.royalcollege.ca/rcsite/canmeds-e（访问于 2017 年 1 月 28 日）

Good Medical Practice http：//www.gmc-uk.org/Medical Board of Australia

http：//www.medicalboard.gov.au/Codes-Guidelines-Policies/Code-of-conduct.aspx（访问于 2017 年 1 月 28 日）

的复杂性，使不同评价者在不同时期纵向地评价学生在各个工作环境中的职业素养。评价方案应该综合衡量所有已经明确的评价内容（参见"为什么要评价态度和职业素养？"部分）。职业素养在课程中的横向 / 纵向整合（第2步）使得职业行为既可以被独立评价，也可以整合到临床情景中（参见"跨越整个医疗实践过程的职业素养评价工具"部分）。为了确保评价的信度，我们必须采用多种评价工具，聘请不同学科背景的评价者（Wilkinson et al.，2009）。

☛ 在课程实施过程中，需要多种评价工具和评价者，以保证职业素养评价的信度。

第5步：厘清每个测试的目的

在设计评价方案的内容时，厘清评价目的至关重要，评价职业素养时也不例外。所选择的评价方法必须具有效度，即能够测量它所要测量的内容，并恰当地评价预期的学习和行为。我们必须明确评价的主要目的是提供形成性反馈，以制订改进措施，还是为了提供终结性反馈，以测试是否到达预期学习成果。如果评价是终结性的，用于确定学习进程，则务必确立评价方法的信度。

☛ 明确测试目的，选择有效工具。

第6步：选择有效的评价工具

评价职业素养的工具多种多样，有一系列选择，米勒金字塔模型（图 38.1）为此提供了一个有意义的框架，本文将在以下"跨越整个医疗实践过程的职业素养评

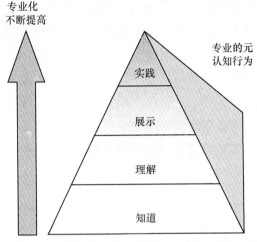

专业化
不断提高

专业的元
认知行为

实践

展示

理解

知道

图 38.1 采用米勒金字塔模型评价不同层次的岗位胜任力

价工具"部分中——列举。这套工具可以用于测试越来越高的专业技能。正如米勒金字塔模型所示,职业素养本质上与这些评价工具一致。

第 7 步:培训评价者

校方必须确保评价者具备与该机构要求相匹配的职业价值观,并能身体力行(参见"职业素养的内涵"部分)。树立正面榜样很重要,但实现并不容易。对评价者的培训可以确保在职业素养评价过程中其言行和评判标准的一致性,更重要的是提供有效反馈。评价者做出可靠判断的前提是认同并内化所评价的内容(参见"职业素养的内涵"部分)。现在倾向于将需要评价的内容罗列出来,再对职业行为的基本元素——进行分析。有证据表明,评价者能够胜任对学习者的职业素养进行全面判断。一方面,因为职业行为的复杂性及其与临床环境紧密整合的特点,评价者需具备做出全面判断的能力。另一方面,随着个体专业技能的不断增长,这些要素在实践中逐渐由显

而易见(有意识的能力)变得含蓄而不明确(无意识的能力),因此评价者很难将职业素养概念中的重要元素在评价中剥离分析出来。也因为如此,我们需要帮助评价者分析并了解需要评价的基本元素。

> 谨防只见树木,不见树林。信任评价者凭借专业知识做出的全面判断。

第 8 步:让学生参与其中

让学生参与到不同阶段的评价中至关重要。我们必须创造性地运用评价,以确保学生参加职业素养的学习,同时培养必要的反思性学习技能。每个阶段的评价都要清晰明确,以便鼓励形成性反馈和个人持续发展。当前,教育者逐渐意识到人性化地进行临床实践培养的必要性,职业素养评价对医学生来说是一种重要的学习工具,它是专业知识学习的过程。学生需要理解校方对数据的重视,这些数据包括学生在工作环境中展示的职业价值行为(例如同情和同理心)、与患者和同事建立的诚信关系、与患者充满关爱的互动。职业素养评价项目提供了建立于社会行为学之上的学习模式,并且让学生参与,一起实现这一目标(Carney et al.,2016)。

 "成功地变得更人性化,是我们需要完成的伟大工作。"
Jose Saramago,*1998* 年度诺贝尔文学奖获得者

工具

米勒金字塔为我们提供了一个有用的框架,对目前常用的职业素养评价工具进

行分类。Stern（2006）和 Wilkinson 等学者（2009）都曾概述或评论过职业素养评价。虽然有一系列的工具来评价行为能力，但只有一小部分被证明有较高的信效度。在选择适当的工具之前，重要的是设计方案（第4步）并考虑评价目的（第5步）。为便于实际运用，本章仅选用能解释以下四个方面的工具：①信度、效度和可接受度方面的证据；②新的方法论；③形成性反馈与终结性测试（预期学习成果）之间的平衡；④在操作层面评价基于价值的实践的动力。表38.1 总结了这些将要讨论的工具。我们正在努力发展更强大的基于价值观的职业身份认同工具（Cruess et al.，2016），因此鼓励不断发展新的评价方法。

认知：知道

职业素养的知识基础可以通过传统的书面评价，如多项选择题（MCQ）、简答题（SAQ）和论文来评价。尽管按理说这些形式比较容易操作，但除了医学院的早期学习阶段，真实的答案并不符合复杂的职业实践。只有在早期学习阶段我们才会去问诸如此类的问题：在多少岁时才可以合法地给阑尾切除术的未成年人提供知情同意书？

认知：理解

我们强烈建议评价学生对知识的应用。即使在培训之初，临床情景也可以嵌入到多项选择题（MCQ）和简答题（SAQ）中，或者用于分组讨论。后者可能涉及反思成分，也可以用于跨专业学习。在整个培训过程中，可以引入越来越复杂的书面和反思任务。这些可能是基于假设的情景［短文修改题（MEQ）］、情景模拟或真实的患者案例研究（与培训水平相关的角色）。例如：

一名16岁有学习障碍的儿童被带到 A & E，他需要做急诊阑尾切除术，但是联系不到他的父母。运用你所学到的法律知识和相关道德规范，分析你应该怎么做。

类似于上述这样的"情景判断测验"（situational judgement tests，SJTs）（Patterson et al.，2016）越来越多地被用于入职培训测试。在评价日益复杂的临床工作时，SJT 情景设计可以书面或视频方式进行，并强调人际交往中遇到的难题。这种方法在教授和评价职业素养方面很有发展潜力。另外，个人反思活动法也非常重要，可以敦促学生将知识应用于个人、人际和机构三个职业素养层面的临床经验。

表 38.1 评价工具

米勒金字塔评价层次	评价工具
知道：法律定义/监管框架	多项选择题/简答题/论述题/小组作业
理解：将知识应用于日益复杂的环境	基于场景的多项选择题/个案研究/短文修改题/情境判断测试/反思性活动（例如关键事件）
展示：用相关的知识来示范技能和行为方式	OSPE/OSCE/临床模拟/标准化病人
实践：观察演练过程	全方位反馈（MSF）/同行评审（例如小型PAT）/小型临床演练评估（mini-CEX）/职业小型评价测试（P-MEX）/可信赖的专业行为（EPAs）/案例库讨论

这些活动可以针对个人反思，也可融入更广泛的群体活动，例如主持讨论会。在反思活动中，回应性、支持性的反馈是必不可少的。

　（这些评价工具）旨在通过具体情景，在应用层面评价知识认知能力。

行为：展示

主动观察学员在与临床相关的模拟情景中的表现，能够看到他们如何以专业方式处理问题。在这个层面上，情景可能有明确单一的职业素养主题，也可能是越来越复杂的情景，将态度/职业行为整合进医患互动中。客观结构化实践/临床考试（OSPEs/OSCEs）与标准化模拟病人可以模拟日益复杂的社交模式，因此被大范围推广。例如：

你是一名住院医师，刚为一个 16 岁有学习障碍的男孩行急诊阑尾切除术，他的母亲对你的做法很生气，不顾医嘱想要男孩出院。

围绕职业行为，设计由医疗专业人员模拟进行的标准化职业接诊（standard professional encounters，SPEs）情景，在进行医疗卫生团队机构层面的评价时，是有一定作用的。随着对这些职业行为的日益关注，教育者越来越倾向使用复杂的模拟情景来反映实际医疗实践。对那些达不到整合的结构化临床考试或临床模拟情景中的"职业"标准的行为表现，我们需要仔细描述，以期改进。

行为：实践

现在，教育者更倾向于通过直接观察工作场所中特定情景或一定时间跨度中的人际交往，对学生进行更真实的职业素养评价。这方面有多种评价工具可供选择（Norcini & Burch，2007），既可用于专门评价职业素养，也可以将其整合到其他评价内容中。十分重要的是，评价者自身必须了解并展示本机构的职业素养要求，接受这方面的培训，并为学习者做出有效的判断和反馈（第 3 和 7 步）。

在临床工作中，对来自同事、相关的医疗保健工作者、患者的全方位反馈正在取代传统的、单一教师的评价。如果此方法使用得当，将是工作场所就个人和团队层面收集职业素养信息的有效手段。我们可以采用类似问卷调查的评分等级来评价指定的职业素养行为，此问卷评分方法被广泛用于工业界，现在更常用于医疗环境（Donnon et al.，2014）。有一些问卷的效度已经得到验证，走向商业化模式并不断推陈出新。同行评议也可用于评价学生进入临床前的表现，侧重于评价与培训相关的职业行为，例如团队精神、心智稳定性和对不同意见的尊重程度。需要强调的是，在运用任何终结性评价之前，这些模式应该先用于形成性的、提供反馈的（特别是否定性反馈）评价，使之支持学生改进行为。

诸如小型临床演练评估（mini-CEX）之类的工具为职业行为提供了具体的情景化观察，并且可以评价现实环境中的临床表现和提供反馈，更重要的是可以改进学生的行为。职业小型评价测试（P-MEX）专门用于评价职业素养的 4 大类型、24 个属性：医患关系技能、跨专业技能、反思技能和时间管理技能（Cruess et al.，2006）。

可信赖的专业行为（EPAs）是一种新兴的工具，虽然教育者尚未完全验证其效度，但它已经被越来越多地用于研究生教育。EPAs 将与职业素养框架一一对应的职业能力（第 3 步）转换为独立的工作内容，指引受训者去完成。像所有的评价一样，我们也需要审慎选择 EPAs 以涵盖职业素养的各个要素（Ten Cate et al.，2015）。

跨越整个医疗实践过程的职业素养评价工具——职业素养档案袋

从医学生入学开始，其职业发展档案袋就是一个非常有用的工具，它可以将整理、监控贯穿于整个临床实践过程和加强整个临床实践过程的积极性、形成性的职业素养发展。我们需要一个有力的框架来设计这一档案袋的结构（第 3 步）。它可以长时段、有目的地收集材料，有效地反映对学习进程和成果的反思，并解决本科学习和研究生培养之间经常出现的脱节问题（Buckley et al.，2009）。

职业发展档案袋可能包含以下内容：

- 个人和职业发展计划
- 具体评价结果：全方位反馈、同行评审、小型临床演练评估、职业小型评价测试
- 反思性评价任务
- 反思关键事件
- 适当自我照护的证据
- 与导师的会面记录
- 特定技能或能力的证书

小结

21 世纪的医疗行业要求从业者具有更体现人性化从业价值观的职业行为。我们应该将对职业行为的培训纳入课程内容中并进行形成性评价。在从新手到专家的培训过程中积极持续地培养自我意识、反思性实践和持续发展的职业认同。职业素养在社会和文化层面非常复杂，这给职业素养相关工作带来很大的挑战。地方机构必须明确定义职业素养的内涵，得到全体员工的认可和身体力行，并清晰无误地传达给学生。职业素养是情境化的，并不具有通用属性，因此必须长时间使用各种工具、案例和评价者进行评价，以监督其个人、团队和机构层面的执行情况。促进学习的评价应该贯穿整个过程，以达到最佳的教育效果并鼓励学生参与。随着全球化的迅速发展和对医疗保健需求的不断变化，持续发展对职业素养的评价工作至关重要。我们在努力使医生这个职业"变得更加人性化"的同时，应当大力鼓励和验证新的评价工具。

参考文献

Birden, H., Glass, N., Wilson, I., et al., 2014. Defining professionalism in medical education: a systematic review. Med. Teach. 36 (1), 47–61.

Buckley, S., Coleman, J., Davison, I., et al., 2009. BEME Guide: No. 11 The educational effects of portfolios on undergraduate student learning: a Best Evidence Medical Education (BEME) systematic review. Med. Teach. 31 (4), 282–298.

Carney, P.A., Palmer, R.T., Fuqua Miller, M., et al., 2016. Tools to Assess Behavioural and Social Science Competencies in Medical Education: A Systematic Review. Academic Medicine 91 (5), 730–742.

Cruess, R.L., Cruess, S.R., Steinert, Y., 2016. Amending Miller's Pyramid to Include Professional Identity Formation. Acad. Med. 91 (2), 180–185.

Cruess, R., McIlroy, J.H., Cruess, S., et al., 2006. The Professionalism Mini-evaluation Exercise: a preliminary investigation. Academic Medicine 81 (Suppl. 10), S74–S78.

Donnon, T., Al Ansari, A., Al Alawi, S., Violato, C., 2014. The reliability, validity, and feasibility of multisource feedback physician assessment: a systematic review. Academic Medicine 89 (3), 511–516.

Hodges, B.D., Ginsburg, S., Cruess, R., et al., 2011. Assessment of professionalism: recommendations from the Ottawa 2010 Conference. Med. Teach. 33 (5), 354–363.

Norcini, J., Burch, V., 2007. AMEE guide: No 31 Workplace-based assessment as an educational tool. Med. Teach. 29 (9), 855–871.

O'Sullivan, H., van Mook, W., Fewtrell, W., Wass, V., 2012. AMEE Guide No 61 Integrating professionalism into the curriculum. Med. Teach. 34 (2), e64–e77.

Patterson, F., Zibarras, L., Ashworth, V., 2016. AMEE Guide: No. 100 Situational judgement tests in medical education and training: Research, theory and practice. Med. Teach. 38 (1), 3–17.

Stern, D.T., 2006. Measuring Professionalism. Oxford University Press.

Ten Cate, O., Chen, H.C., Hoff, R.G., et al., 2015. AMEE Guide: No 99 Curriculum development for the workplace using Entrustable Professional Activities (EPAs). Med. Teach. 37 (11), 983–1002.

Wilkinson, T.J., Wade, W.B., Knock, L.D., 2009. A blueprint to assess professionalism: results of a systematic review. Academic Medicine 84 (5), 551–558.

第39章

程序性评价
Programmatic assessment

Chapter 39

C. P. M. van der Vleuten, S. Heeneman, L. W. T. Schuwirth
（译者：杨　苗　审校：边军辉）

趋势

- 形成性评价和终结性评价相结合的综合评价正逐渐兴起。
- 在本科生和研究生培养中推广基于胜任力的教育，但因为评价方法不恰当，基于胜任力的教育未能得到长足的发展。
- 提倡程序性评价，使评价方法与建构主义的教学理念一致。

引言

在培训项目中，程序性评价可用于替代安排评价，提出不同于传统的"评价促进学习"的观点。程序性评价源于研究和实践中的观察，被称为评价思维的范式转变。在质量标准方面，任一评价均有所妥协（van der Vleuten，1996），它不可能兼具完美的信度、效度、教育影响力、可接受性和低成本。至于在哪方面做出妥协，则取决于评价的背景和目的。

　　评价中的一个信息点就如同图像中的一个像素。而任何一个单项评价，都仅仅是评价中的一个信息点，因此效用有限。

采用何种评价方法关键在于什么时候该强调什么。程序性评价的基本原则是利用不同评价方法之间的互补性，设法实现最富有成效的联合评价，而不是要完美达到所有可能的质量标准，或者使每个单一的评价方式都趋于完美。采用联合评价时，各个部分的评价汇总在一起，将促进整体评价。这种评价方法要求我们做出不同的选择。在此过程中，为了实现最佳学习效果，进行教育论证尤为重要。我们将在本章进行以下阐述：解释在向程序性评价转化的过程中，传统的评价方法可以在哪些方面获益；解释何为程序性评价，并援引已有的评价项目为例；讨论最近在实施程序性评价时出现的一些反思和问题。

传统的方法

结业评价是最主要的评价方法，这个方法是将学习者的表现与最低标准进行比较。如果学习者没有通过考试，通常需要补考。如果多次考试不及格，学习者通常需要重修课程，然后再次参加考试。这就是学习者在一个完整的培训计划中必须完成的任务。许多培训计划还包括最后的全面评价，即期末考试。学习者在通过所有考试之后，将具备学习更高级课程或进入专业实践的资格。虽然这种经典的学习方法历史悠久，并且良好地满足教育要求，但是我们认为尚有改进的空间。

传统的评价方法是模块化的。它假设学习者在通过考试时已经掌握了所学的全部知识，这经常被称为"掌握性学习"。虽然学习仅仅由短时间的评价触发，但我们仍假设学习者会一直"掌握"这些知识。在大多数情况下，这是不可能的，因为遗忘很正常。心理学的遗忘曲线显示：已掌握的学科知识有 50% 在几周后就被遗忘。教育要解决的最根本的问题之一就是知识转化的问题。学习者拥有了知识，但是不能保证他们一定能够在适当的场合（即完成专业任务的时候）应用这些知识。因而，在某一时刻掌握知识与以后能否使用这些知识之间几乎没有联系。所以，在许多领域中，纯粹的掌握性学习是一种过时的学习模式。现代学习课程是建立在"建构主义"理念的基础上的，如果学习者主动"建构"信息或知识，学习会更加有效且高效。从这个意义上说，学习意味着处理信息，而不是"消费"信息。学生只有内化、理解并使用信息，才能使学习富有成效。因此，教学不仅要传递信息，还要让学习者在完成真实专业任务时不断地练习知识转化，使他们能够最大限度地理解信息。鉴于此，有学者（Vandewaetere et al.，2015）提出通过运用"整体任务"，将知识、技能和态度三方面加以整合。基于问题的学习、基于团队的学习、胜任力导向学习和基于结果的学习是建立在建构主义理念基础上的现代教育在实践中的具体

运用，目前这些方法广泛应用于本科生和研究生教育中。

在传统评价中，评价成为学习的主要动力，这可能会诱导不良的学习行为产生（Cilliers et al.，2012）。

 "虽然目前还没有取得巨大成功的个例，但更好地利用评价来促进学习一直是高等教育的目标。"
Cilliers et al.，*2012*，*p. 40*

学习者希望将评价的通过率最大化，并尽一切努力去通过评价。他们认为评价内容就是课程的全部内容，因而往往依据评价的要求来学习。然而，这样的教育评价实践事实上助长了不良的学习方式，其中包括死记硬背的策略，由于最低标准或竞争性考试形成的保底策略，或者由于有大量的补考机会而造成的拖延学习的行为。

现代教育的特征是制订超越知识领域的教育目标。在利益相关者的大量投入下，许多国家已经制订了胜任力框架。值得注意的是这些框架之间存在着共性：尽管它们的描述不尽相同，但都强调沟通、协作和领导力、职业素养、反思能力等。由此可见，关于医疗专业人员应该具备哪些胜任力及技能来改善医疗保健，国际上已达成共识。这些技能的确很重要，因为它们决定了一个人在职场的成败。因此，这些也被称为 21 世纪的技能或"软"技能。我们还称之为"独立于领域的技能"（domain-independent skills），因为它们不单与医学，还与其他领域的学习都有关，在教育中培养这些技能将带来重大影响。首先，一个单独的课程无法讲授或测

试这些技能。也就是说，不能通过一个 4 周的"沟通"课程，安排一次考试（例如 OSCE），就得出结论——学习者已成为出色的沟通者。这些技能需要长期学习，在日常或习惯性的行为中展现，并通过持续的反馈塑造而成。因此，独立于领域的技能必须高度依靠米勒金字塔顶部的非标准化评价（Miller，1990）。现代培训方案通常将这些岗位胜任力交织贯穿于整个课程，形成连续的"学习线"。其纵向性质很难与传统的以"掌握"为导向的评价方法相协调。

传统的评价体系往往缺乏反馈。由于经济原因，许多评价实践并没有将评价内容（例如评价的项目）透露给学习者。它们通常以分数评判是否及格，而分数是一种极差的反馈形式（Shute，2008）。当评价独立于领域的技能时，传统的评价系统基本上起不了作用，因为它们没有为学习者提供可供改善的信息。如果学习者只通过量表或所谓的行为目标列表来学习复杂的技能，他们往往会轻视被评价的内容，从而导致了不良的学习策略。高质量的反馈更能激发学习的积极性，而我们的教育实践却恰恰经常缺乏反馈的环节。

> "无论反馈是来自教师或计算机，还是来自课堂或其他地方，形成性反馈的主要目标都是改善学习或行为，或两者兼有，从而形成准确的、目标明确的概念体系和技能。"
>
> *Shute，2008，p. 175*

最后，尽管自主学习对终生学习尤为重要，传统的评价方法并不鼓励这种学习。在传统的"掌握性学习"评价方法中，并没有自主的内容，因为在固定的评价设置中，一切都是固定的、标准化的。

简言之，传统的评价方法相当简化。评价系统提供的信息很匮乏，而提升则完全基于离散和累积的行为决策（基于最低行为表现），这通常导致不良的教育后果。每当教育目标和评价目标发生冲突时，后者往往占上风，这种情况堪忧。所以，现代教育基于需要运用有别于此的评价方法。

程序性评价

程序性评价基于一整套评价原则，这套评价原则源自关于评价的研究（van der Vleuten et al.，2010）。表 39.1 对这些评价原则做了总结。

我们可以借助课程隐喻来解释何为程序性评价。过去，课程是由教师的个人贡献组成的，但在现代教育中，情况已然不同。现代课程经由计划、实施和评价等环节，最终进行修改完善。我们所制订的计划需经过深思熟虑，以普遍适用于各个内容。其整体效应大于局部之和。程序性评价还基于一个综合的评价计划。我们对采用何种方法以及何时使用这些方法进行仔细考量，依据特定时期、特定的教育目的，协调整个评价计划，最终选择了多种方法。有的评价方法要求学习者用语言表述，有的则要求学习者整合信息、撰写报告、进行操作等。因为这些评价方法都是根据它们在整个计划中所起的作用而制订的，所以需要经过慎重考虑。与课程一样，评价方案也需要评估，并在必要时做出相应改变。程序性评价的基本原则是：单次评价不影响学习者是否"及格",仅当经过多次评价收集到足够的信息时才会决定学习者及格与否。

☞ 单一评价不计入学习者的及格评判标准。

根据评价原则(表 39.1)和早期有关优质评价因素的研究(Dijkstra et al., 2012),我们制订了程序性评价的核心内涵(van der Vleuten et al., 2012):

1. 每项评价只代表一个信息点。任何一个单项评价在质量方面均有所妥协,而且没有任何一项评价能够优化所有评价质

表 39.1　来自前人研究的评价原则,分为标准化评价和非标准化评价(van der Vleuten et al., 2010)

标准化评价:依据米勒金字塔评价"知道""理解""展示"	具体描述	对实践的启示
1. 不同情境有不同的胜任力,并非通用	无论使用何种方法,学生在一种测试方式(项目、案例、口语、考试站点、患者)中的行为表现无法很好地预测其在另一种测试方式中的行为表现。这被称为"内容特定性问题",与知识转化问题相关	• 在每个评价项目内对学习者的行为表现进行广泛采样 • 跨评价方法或跨评价时间合并信息 • 避免在单项评价中做出高利害决策
2. 客观性有别于可靠性	即使评价内容具有特定性,问题抽样仍是获取可重复测试信息的主要策略。主观措施可能可靠,客观措施也可能不可靠,一切取决于如何抽样	• 必要时使用综合的专业评判 • 结合使用多种主观评价方法
3. 被测定的内容更多取决于提问形式,而不是回答形式	在测试中给学习者设计的任务(即提问的形式),比回答的形式更能决定所测试的内容。不同的形式可能得到相似或不同的测试结果,这都取决于提问形式	• 任何方法都可能用于评价高阶技能 • 针对学习任务的提问形式尽可能真实,如运用场景和案例等 • 学习任务同时也作为评价任务使用
4. 有效性"内置"	在设计测试材料时,需做好质量保证,可以在测试前期(如撰写测试项目)、测试过程中(如良好的测试指引)或测试后期(如进行项目分析和测试分析)等不同时期进行	• 在项目和测试开发时周期性地采用质量保证措施 • 使用同行评审 • 使用心理测量信息 • 使用学生信息
非标准化评价:评价"实践"	**具体描述**	**对实践的启示**
5. 偏见是专业评判的固有特征	无论何时作出评判,都带有偏见,但不能因为有偏见而弃用综合专业评判。评估复杂技能时,专业评判必不可少,所以正确的做法是采用减少偏见的策略	• 通过抽样减少系统误差 • 使用程序性措施保证评价者恪尽职守、减少非系统性误差、增加评判的可信度(比如委员会决策、多重周期反馈、决策过程中的学习者能动性等)

续表

非标准化评价：评价"实践"	具体描述	对实践的启示
6. 评价的有效性取决于工具的使用者，而非工具本身	评价实施的严谨性决定了评价的价值；给予反馈和接受反馈是一种技能。因此，在评价过程中，人这一因素至关重要	• 根据评价者和学习者在评价中的角色为其准备和培训 • 创造可以进行评价的工作环境
7. 定性、叙事性的信息具有重要作用	在许多评价中，"文字"比"分数"信息量更大。评价复杂技能，如独立于领域的技能时，尤其如此	• 使用文字来评估复杂的技能 • 注意量化信息带来的副作用
8. 需要协助学习者有效使用反馈	反馈通常被忽略，特别是在终结性评价中。反馈的质量、反馈来源的可信度、反思和追踪都可以促进反馈的使用	• 创建反馈对话 • 创建反馈追踪 • 创建有意义的师生关系

总体评价	具体描述	对实践的启示
9. 没有完美的评价方法	没有哪种评价方法能够涵盖米勒金字塔的所有元素。任何一个方法都是折中方案	• 使用不同的评价方法 • 综合多个来源的评价信息
10. 评价可驱动学习	评价决定了学习者学习的内容和方式。学习者都将优化策略，以便在评价中获得最大成功	• 验证评价对学习的影响 • 策略性地运用评价对学习的影响以达到预期的学习效果

量要素，因此我们仅将每项评价视为一个单一的评价信息点。

2. 每个评价信息点都为学习而优化。 单项评价不会在教育效果方面打折扣，因此，为了达到良好的学习效果，我们会优化每个单一信息点。该信息点是反馈导向的，无论是以评分还是以文字表述，都有着丰富的内涵，为学习者提供有效的信息，真实反映学习任务。有时，为了支持和促进良好的学习行为和学习策略，学习任务本身也会被评价。

☞ 每一个评价信息点都最大程度地为学习者提供有意义的反馈。

采用何种特定的评价方法完全取决于该方法的教育合理性，以及该方法在特定时刻的使用目的。事实上，并没有所谓的"坏"方法。以前，我们认为某些方法（例如口试或长病例）过于主观而将其弃用。但如果我们的主要目的是给予反馈而不是做出决定，那么主观性就不是问题了（更何况多重的主观判断也可以是稳健有力的，见表39.1的原则2）。评价更复杂的技能时，专业评判是必不可少的，这种评判可能来自同事或患者。在评价方案中，能动性和真实性缺一不可（Harrison et al.，2016）。任何新老方法，只要具备这些元素，并在特定的教育环境中起到有意义的教育作用，就是恰当的方法。

我们提倡课程相关评价和纵向或连续评价。一直以来，与课程相关的评价占据主导地位，但当培训方案基于胜任力框架、侧重独立于领域的技能和个人发展的培养时，则需要更多的纵向评价。知识也可以采用纵向评价，比如运用过程测试（Wrigley et al.，2012）。

3. 评价结果代表了评价中的风险连续体。 在程序性评价中，连续体取代了"规范性"和"终结性"，涵盖了从低利害到高利害的变化范围。单一评价不计入学习者的及格评判标准，这是低利害决策，但同时又不意味着"没有利害"。低利害的评价信息点所提供的信息也可能用于以后的高利害决策。

4. 利害程度和评价信息点的数量是相关的。 决策的利害越高，形成决策的信息就必须越稳健有力。我们对中期决策和最终决策做出区分。在培训方案执行期间，一年一次或两次做出中期决策。中期决策一般基于多个评价信息点，评价结果可用"及格／不及格"或其他资格术语表述。更为重要的是，中期决策可以用于诊断（学习者进展如何？）、治疗（需要采用什么补救办法？）和预后（学习者会发生什么变化？）。学习者在中期决策结束之后可能会采取补救措施，这与重修课程或重新评价有着本质区别。补救措施是学习者个人的行为，需自己负责。当需要做出进展性的决策（有关选拔或结业的决策）时，我们就要做最终决策。最终决策是高利害的，必须基于许多评价信息点。

评价信息点就像照片中的像素，单个像素看不出什么，但将像素组合起来则会显示出图像。有时几个像素就足以清晰地呈现图像，有时则需要更多像素才行。因此，信息收集和决策具有目的性。我们需要对所得信息进行三角验证，从中找出潜在的模式。模式越明显，评价的结论就越清晰。信息不同，所需时间和数量可能不同，但最终都会达到信息饱和状态。

☞ 像素越高，图像越清晰。同样地，高利害决策也应基于多个评价信息点。

5. 我们需要引导学习者使用反馈。 在社交互动中创造对话，从而促进反馈的使用和自主学习。实现这一目标的有力途径之一就是指导。与德高望重的教师建立信任，将所有评价和反馈信息都与他们共享和讨论，这是使用反馈的一个非常有效的策略。学习者自己准备讨论内容，通过分析评价和反馈的数据进行自我指导，有时会根据反馈之后的再次评价确定学习目标。如果这一点做得好的话，学习者能够从像素中描述图像，即能够从评价反馈中获知自己的学习状况。导师则提出问题、追问，鼓励学习者进行深层次的反思，讨论补救措施，尽一切可能支持学习者。然而，导师毕竟不是心理治疗师，他们仅关注学习者的学习和健康的学习心态。因为指导是一种资源密集性活动，所以对每个学习者的支持是有限的。这一点可以通过其他的社交活动来弥补，比如建立同事群体和伙伴系统（如高年级学生和低年级学生的组队）。个人关系持续的时间越长，指导的效果就越好。

☞ 反馈的使用和自主学习需要支架式辅导，需要通过学习者和可信赖的教师（导师）之间的交流来达成。

6. 我们可以通过有意义的实体来整合评价信息。 使用中期和最终决策意味着必须将信息进行整合。传统的做法是整合评价方法，例如，集合 OSCE 中各个站点间的信息。然而，这些站点之间可能不存在有意义的联系（例如病史采集和复苏），这种做法就如同简单地把苹果和橘子放在一起，并没有实际效果。相比之下，程序性评价的目的是将多种方法聚合到有意义的实体中。例如，与沟通能力有关的信息不仅收集自 OSCE，而且还来自全方位反馈（MSF）和小型临床演练评估（mini-CEX）。要建构有意义的实体，需要设立总体框架。这些框架通常见于成果系统和胜任力框架。它们不仅有助于构建课程，而且给评价框架增添了意义。评价工具应依据总体框架来构建，这点很重要。否则，有意义的聚合将会变得复杂。

7. 落实程序性措施可以增加决策的可信度。 我们在做高利害决策时必须信心十足。汇总信息并做出决策不可能是一个简单的自动化过程。在通常情况下，如果同时具备定量和定性信息，则不可能简单地计算出平均值。根据"图片"得出推论需要另一项专业评判。为了使这一评判变得稳健或"值得信赖"，可以采取多项措施。首先，任命一个进行决策的委员会，其成员应不受学习者和导师的任何影响。委员会对这些信息进行权衡和审议，以便做出有依据的决策。对这一评价过程应进行有效组织，以便节约资源。对大部分学习者的评价可能不需要太多的时间或过多的深思熟虑，但有些则不同。委员会成员可各自分担部分任务。基本上根据现有的信息

量，会调整专家的专业水平和评价者的数量。如果进展顺利，就不需要投入太多时间，反之，则需要投入更多的时间。虽然导师的独立程度也将提高决策的可信度，然而，由于导师是最了解学习者的人，所以这也会造成一个类似防火墙的难题。如果导师也参与进展的决策，那么他们与学习者的关系可能会受到危害。一个折中的办法是让导师向制订决策的委员会提交一份由学习者注明的建议。这将增强学习者的能动性，为决策的制订提供更多信息。另一种做法是导师不作任何评判，仅为学习者证实所提供的证据真实可靠。

我们还可以采取许多其他的程序性措施来提高决策的可信度。与决策的合理程度一样重要的，是委员会的规模及对评价过程和评价信息的跟踪审核。同样地，之前的中期决策也至关重要，因为它们降低了最后决策的不可预知性。我们也可以运用外部因素来提高决策的可信度，比如使用申诉程序、制订标准或可达到目标等。最后，我们也可以通过培训会议或事后讨论优秀案例的方法帮助委员会的评价者达到既定标准。诚然，要保证评价者做决策时能恪尽职守，以上每项措施都只是沧海一粟。然而，当我们联合使用这些措施时，就具备了进行人为评判所必需的可信度。

 "在根据汇总的信息做出高利害决策时，可以通过设置超过个体评价者'权力'的程序来维护决策的可信度。"
van der Vleuten et al.，2010

上述 7 个核心内涵帮助程序性评价

实现其优化学习和评价决策的目的。通过关注反馈、注重引导学习者、强调自我发展和自主学习，学习者的学习行为会得到提升。这些基于大量的评价信息点、决策者的主要专长和丰富的数据而做出的决策也会稳健有力。这样的信息比单一的考试（不管是多大型的考试）更有效。最后，程序性评价优化了课程评价，包括评价体系。导师将对课程进展有一个全面的认识。从这个意义上而言，他们本身就是改善课程的最佳信息来源。在本章中，我们特意使用了"优化"这一术语，专门用于描述整个评价过程的优化，因为仅凭单项评价很难做到这一点。

一个实例

为了展示程序性评价的表现形式，下面我们将提供一个实例。我们不准备讨论最早实施的方案之一，即克利夫兰诊所勒纳医学院项目（Dannefer Henson，2007），或者随后出现的在本科生和研究生阶段、在医学领域内外出现的许多其他的实践。我们将介绍一个亲身经历的方案——马斯特里赫特大学医学研究生项目。

该研究生项目是一个为期 4 年的培训项目，学习者完成学业后不仅能获得医学博士学位，而且在接受研究技能的重点培训之后，还可获得临床研究的科学硕士的第二学位。所以，事实上这是一个为期 4 年的双学位项目。课程根据加拿大医学专家教育定位（CanMEDS）来构建。教学安排上，第一年进行经典的基于问题的学习（PBL），第二年提供基于真实患者的问题导向学习（PBL 内容），第三年进行

临床轮转，最后一年是在临床情景下进行长期研究。要求学生至少要有一个生物医学科学的学士学位，并通过多个微型访谈（MMIs）程序筛选学生。该项目对学生寄予很高的期望，学生也知道必须努力才能成功完成。

我们的评价方案包括前两年以模块为单位进行的评价和模块交叉进行的纵向评价。前者采用了多种不同的方法，如多项选择题、开放性问题、作业、项目、（小型）客观结构化临床考试（OSCE）等。某些模块还有一系列的小测试。二年级的学习者需要写患者病例报告，主要参加根据个人经历设计的口试。最后两年的评价由一个精心设计的工作评价系统构成，包括使用 mini-CEX、客观结构化技术技能的评估（OSATS）、现场记录和全方位反馈（MSF）工具。纵向评价包括进度测试系统，也即与认知领域相关的期末考试。该次考试为笔试，共 200 道多项选择题，涵盖了所有学科和器官系统。所有学生在完成课程期间每年要接受 4 次测试。当然，低年级学生无法像他们经验丰富的同伴一样回答那么多问题，我们也不期望他们能做到。每 3 个月会有一个新测试，题目也相应更新。对于学生来说，复习几乎是不可能的，我们也不希望他们这样做，因为任何内容都可能被考到。相反，我们鼓励学生定期学习，这样他们会得到更高的分数，也减轻学习压力。在评价加拿大医学专家教育定位（CanMEDS）中独立于领域的能力时，我们主要依靠定期的同伴评价和导师评价。第三年和第四年的工作评价与模块相关，也是纵向的。如同连续照护

的方法一样，学生的评价信息会从一个轮转科室转到另一个科室。最终，我们会根据学生毕业前的工作表现评价他们的职业行为。

所有评价都是低利害的。单项评价是没有学分的［即欧洲学分转换系统（European credit transfer accumulation system，ECTS）中的学分］。然而，这些评价是有信息量的，相当注重以"评分/文字"形式给予的反馈。例如，学习者可以回顾自己在单个进度测试中的表现，也可以在网上收集自己在一系列连续测试中的信息，用于回顾自己多年来取得的进步。这样，他们可以选择任何类型的评价结果，例如关于特定的学科或器官系统的评价结果。学生如果将自己的个人表现与年级的整体表现进行比较，就能对自己在课程中所掌握的知识基础有全面的了解。图 39.1 中的蜘蛛图说明了如何把第三年和第四年中的反馈作为工作评价的一部分。在这种情况下，反馈总结了学生的整体表现，而实际上还可以生成各种类型的图形进行概述。学生可

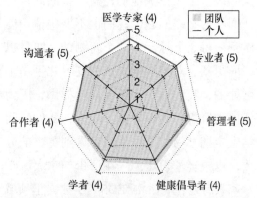

图 39.1 由多渠道评价信息点汇总的信息蜘蛛图。基于相对分散的加拿大医学专家教育定位框架中的能力要求，该图体现了个人表现与团队表现之间的关联性（括号内的数字代表观察次数）

以轻易获得这些图表中的单项评价信息点，并回顾原始评价表中所有的定量和定性信息。最后，学生还可以生成陈述性信息来总结自己的学业情况。所有的评价信息和相关材料都可以由学习者存储在电子档案袋中，或者由电子档案袋评价服务自动生成，进行全方位反馈评价时就是用这样的管理方法。

在 4 年学习期间，为每位学生指派一位导师。导师是正规教员，每人负责监督 5～10 位学生。他们有完整的权限访问电子档案袋，也会定期与学生见面开会。为了准备这些会议，学生会写报告汇报学习进展，也会根据档案袋里的证据制订跟进学习计划或学习目标。每年年底，导师会写下学生在第二年的晋级推荐信，所有导师会共同提供另一封推荐信作为补充。然而，学生能否晋级不是由学生自己的导师决定的，而是由独立的档案袋评审委员会决定的。如果通过评估，学生将获得学分。在我们的案例中是每年 ECTS（欧洲学分转换系统）60 学分。

在本项目中，程序性评价的效果很好。学习者已养成主动寻求反馈的习惯，并懂得自我调节学习。与其他医学培训项目相比，进展测试的结果令人欣喜（Heeneman et al., 2016）。教师们喜欢和这些学生一起工作，他们认为这是担任导师得到最多的回报。许多学生发表了他们的研究，而且约 50% 的毕业生会攻读哲学博士学位。这个研究生项目每年招收 50 名学生。我们已经将相似的程序性评价方法运用到一项规模更大的本科生医学培训项目中，该项目每年招收 340 名学生。

实施程序性评价

虽然程序性评价是以研究为基础的，但研究尚未证明该方法是否成功，以及成功的原因。这项研究仍在进行中，但目前我们已经可以从该研究和积累的经验中得到初步发现。

从传统的评价方法向程序性评价转变，其跨度不亚于从传统课程向基于问题学习（PBL）课程的转变。它要求教师和学习者具有不同的思维模式。在传统的评价方法中，教师在课程中拥有绝对的特权，可以直接让学生不及格。许多大学制订了校内通用的评价条例和评分系统，但这往往会阻碍评价方法的转变。与其他任何重大教育改革一样，改变管理是成功的基础。具体而言，有效的变革需要适当的自上而下和自下而上的策略，而这反过来又要求有效的领导力。师资培训同样重要，及时对教师进行工作培训，可以帮助转变有效地进行。让教师接触此类改革成功的项目，或者学习程序性评价课程，可能会加速转变的进程。教师学习的方式和学生一样，所以我们用于促进学生学习的方法同样适用于教师。和教学生一样，只将信息传递给教师是没用的。基于问题的学习（PBL）方法有多种实现途径，程序性评价同样如此。有些评价方式更容易实现，有些在某些特定机构中能满足某种特定需求，运用这些方式可能会产生有效的混合动力。

☞ 程序性评价是一项需要变革管理政策的重大创新。

获取高质量的评价反馈是执行程序性评价的一个挑战。提供反馈需要时间，时间往往不足。此外，提供反馈是一种可以习得的技能，因此培养学生和教师学会提供反馈有助于推行新的评价方法。同样，对反馈进行反馈也会有帮助，就像使用促进反馈的现代工具（应用程序）和软件一样。

经常发现，定位为低利害的评价在学生看来并非如此，因此程序性评价也涉及文化改变。需要采取一切措施以降低评价中的"粘贴效应"。首先，所有利益相关者需要就低利害评价的目的进行良好沟通。有些学校在采用程序性评价之外，还会安排再次评价（我们的计划中也有一些），这种做法本身就提高了评价的利害程度。

尽管程序性评价似乎最适用于强调体验式学习的教育，但它也可以用于医学培训的任何阶段。这种适切性体现在对认知和复杂技能的体验式学习的强调。

你可能注意到，我们并没有使用评价话语中常用的标准语言。程序性评价引入了与传统的心理测量学观点不同的评价方法，但这并不意味着我们反对用心理测量学来分析评价。正如表 39.1 中的原则 4 所示，质量保证是良好评价的必要组成部分。有时，心理测量师在质量保证方面起着重要作用，但他们只考虑一个视角，而程序性评价还要考虑至少另外两个视角。一个视角涉及教育，其目的是以教育上的最佳方式培训合格的专业人员。因此，培养学生参与评价尤为重要。我们可以通过给他们挑战性的任务、赋予其自主权、创建和谐的社会关系和提供个人指导来实现该目标。因此，准确地说，是学习驱动评价，而非评价驱动学习。另一个视角是关于定性询问（Govaerts & van der Vleuten，2013）。定性询问以自己的方法论处理复杂问题，我们从中获得了很多可用于评价的概念。事实上，程序性评价可以说是一种混合研究法，使用了大量定量和定性信息对培训项目中学习者的成绩进行研究，帮助学习者对个人的学术生涯发展进行有意义的诠释和理解。

　"在评价项目中，我们应该小心平衡定量和定性方法的使用，所做的决策必须基于评价目的和对学习及岗位胜任力的理解。"

Govaerts & van der Vleuten，2013

小结

　　程序性评价认为，评价是一个关于最优化的问题。在个人评价方面，选择一种与学习任务最匹配的评价方法，为学习者提供有意义的反馈，可以对学习进行优化。在制订决策方面，在多个评价中广泛收集信息，可以对决策进行优化，从而做出有利于学习者进步的结论。一旦顺利实施，程序性评价将带来许多实质性利益。胜任力导向的教育的迅速兴起，使评价与教育紧密结合的需求显得更为迫切，我们认为，程序性评价可以帮助实现这一教育目标。

参考文献

Cilliers, F.J., Schuwirth, L.W., Herman, N., et al., 2012. A model of the pre-assessment learning effects of summative assessment in medical education. Adv. Health Sci. Educ. Theory Pract. 17, 39–53.

Dannefer, E.F., Henson, L.C., 2007. The portfolio approach to competency-based assessment at the Cleveland Clinic Lerner College of Medicine. Acad. Med. 82, 493–502.

Dijkstra, J., Galbraith, R., Hodges, B.D., et al., 2012. Expert validation of fit-for-purpose guidelines for designing programmes of assessment. BMC Med. Educ. 12, 20.

Govaerts, M.J.B., van der Vleuten, C.P.M., 2013. Validity in work-based assessment: expanding our horizons. Med. Educ. 47, 1164–1174.

Harrison, C.J., Könings, K.D., Dannefer, E.F., et al., 2016. Factors influencing students' receptivity to formative feedback emerging from different assessment cultures. Persp. on Med. Educ. 5, 276–284.

Heeneman, S., Schut, S., Donkers, J., et al., 2016. Embedding of the progress test in an assessment program designed according to the principles of programmatic assessment. Med. Teach. 1–9.

Miller, G.E., 1990. The Assessment of clinical skills/competence/performance. Acad. Med. 65, S63–S67.

Shute, V.J., 2008. Focus on formative feedback. Rev. Educ. Res. 78, 153–189.

van der Vleuten, C.P., Schuwirth, L.W., Driessen, E.W., et al., 2012. A model for programmatic assessment fit for purpose. Med. Teach. 34, 205–214.

van der Vleuten, C.P., Schuwirth, L.W., Scheele, F., et al., 2010. The assessment of professional competence: building blocks for theory development. Best Pract. Res. Clin. Obstet. Gynaecol. 24, 703–719.

van der Vleuten, C.P.M., 1996. The assessment of professional competence: developments, research and practical implications. Adv. Health Sci. Educ. Theory Pract. 1, 41–67.

Vandewaetere, M., Manhaeve, D., Aertgeerts, B., et al., 2015. 4C/ID in medical education: How to design an educational program based on whole-task learning: AMEE Guide No. 93. Med. Teach. 37, 4–20.

Wrigley, W., van der Vleuten, C.P., Freeman, A., Muijtjens, A., 2012. A systemic framework for the progress test: strengths, constraints and issues: AMEE Guide No. 71. Med. Teach. 34, 683–697.

第**6**篇

教　师

Staff

第40章

教师发展
Staff development

Y. Steinert

（译者：王 舟 审校：厉 岩）

趋势

- 教师发展是推动医学教育卓越和创新的重要组成部分。
- 教师发展的长期项目（longitudinal programs）能产生更广泛、更持续的结果，其重要性在最近十年开始逐渐突显。
- 工作场所学习——归属于一个实践共同体——应该被视为一种重要的教师发展形式。
- 导师制对医学教师的成功发展起到关键作用。
- 为了最大限度地发挥效益，教师发展应该聚焦于组织变革与发展。

引言

教师发展，也称教职员工发展，已经成为医学教育越来越重要的组成部分。在医学教育连续统一体的各个阶段（本科医学教育、毕业后医学教育和继续医学教育），目前都已经有一些旨在促进教学效果的教师发展活动。同时，在许多情境下，也为医务人员提供了各种各样的培训与发展项目。

在本章的讨论中，教师发展是指学校为更新或帮助教师履行其职责而开展的范围广泛的活动（Centra, 1978）。也就是说，教师发展被作为一项有计划的活动，旨在为院校及其教职员工适应其角色做好准备（Bland et al., 1990），并提高个人在教学、研究与管理领域的知识和技能（Sheets & Schwenk, 1990）。在此背景下，教师发展的目标是向教师传授与其所在机构和岗位相关的技能，以补充在工作场所发生的非正式学习，并且使他们在现在和将来都能保持医学教师的活力。

 "不言而喻，只有自身在学习的同时，才能教得成功。"

Sir William Osler

虽然一个全面的教师发展计划应当包括对教师所有角色的关注，如科学研究、写作和领导力等，但是本章重点讨论的是旨在提升教师教学能力的教师发展。第一部分将回顾教师发展的常规做法和面临的挑战以及工作场所学习；第二部分将对正式（结构化）的教师发展项目的设计、实施和评估感兴趣的个人提供一些实用性的指导。

常规做法及挑战

了解教师发展所涉及的主要内容领域、常规教育形式、常见的挑战以及效果，将有助于指导设计并实施具有创新性的教师发展项目。以下将对这些主题进行讨论。

主要内容领域

大多数教师发展计划侧重于以改善教学为目的。具体来讲，就是为了提高教师在临床教学、组织小组学习、大组演讲、反馈及评价等方面的技能（Steinert et al.，2006）。同时他们还针对教学理念和教学方法（Steinert et al.，2016）、具体的核心能力（如职业素养的培育和评估）、新兴的教育重点（如社会责任、文化意识与谦逊、患者安全）、课程设计与开发、现代教育技术在教学与学习中的使用。事实上，本书中许多章节的内容都可以作为教师发展项目的主题。

相对而言，对于医务人员的个人发展、教育领导力与学术能力培养以及组织的发展变化的关注相对较少。尽管教师的教学效果十分重要，但是教师发展仍然应该考虑教师个人的综合发展，使他们在人才培养中能发挥强有力的领导力、担任教育导师，并能设计和实施创新的人才培养方案。教师发展还应发挥其重要作用，提高教学的学术地位，营造一种能对教育领导力、创新和卓越教学进行有效鼓励和奖励的教育氛围。宏观而言，我们还要记住，在促进组织变革中教师发展可以作为有用的推手，而医学院校在此重要事件中起着根本

的作用。正如 McLean 等（2008）所说，"教师发展不是可有可无的奢侈品，而是每所医学院校的必需品"。

到目前为止，大多数教师发展方案都是将重点放在医学教师身上。其实，教师发展活动还应该面向人才培养方案设计和实施的负责人、负责教育及教学实践的行政人员以及所有涉及教学与学习各方面的医务人员（Steinert，2014）。此外，虽然教师发展从根本上讲是教师自愿选择参加的活动，但是现在一些医学院校越来越认同教学的专业性，因此对教师在这种专业发展活动中的参与做出了要求。

 "教师的主要职责就是教学；其他所有职责都可能在别的职业中出现；然而，自相矛盾的是，教师的这项主要职责正是他们最薄弱的环节。"
Jason & Westberg，1982

教师发展还应该面向支持教学与学习的组织机构。例如，教师发展可以通过帮助学校形成支持和奖励卓越教学的政策、促进学术晋升标准的重新审定，以及为年轻师资创造交流机会，从而致力于促进组织文化的变革。显然，为了获得成功，我们需要关注组织机构的氛围和文化。

教育形式

最普遍的教师发展活动形式是工作坊和长期项目（longitudinal programs）（Steinert et al.，2016）。工作坊由于内在的灵活性和能促进学习者主动学习，而成为最为普遍的形式之一。实际上，教师喜爱这种形

式中的各种各样的教学方法，包括互动式讲座、小组讨论和体验式学习。教师发展的长期项目通常由多个部分组成，包括大学课程、每月研讨会、独立研究项目以及参与各种各样的教师发展活动。这种形式使得教师在不脱产的情况下，提高了自身教育教学方面的知识水平和技能，因此对教师很具吸引力。长期项目在使活动参与者获得团队归属感的同时，还能提升其教育领导力和教学学术能力。与此同时，由于医学院校和医务人员的需求和发展重点在不断发生变化，教师发展应该考虑更多的形式，包括分散式活动、自主学习、同伴互助及在线学习和导师制。以下将一一讨论。我们还应记住，教师发展活动会沿着两个维度发生：从个体（独立）经验到团体（集体）学习，从非正式途径到正式途径（Steinert，2010）。许多医务人员是通过"做"，然后反思该经验，进而从经验中学习；另外一些人是通过从同事或者学生反馈中学习的，而这些人学习的关键是基于工作的学习和归属于一个实践共同体。虽然医学院（作为一个组织机构）应该主要负责组织更加正式（有组织）的活动，但是我们一定要意识到在非正式场合，尤其是在工作场所中可以进行强有力的学习。

　"人生最大的困难在于有效地运用知识，并把其转化成实际的智慧。"

Sir William Osler

分散式活动

教师发展活动通常以部门为单位或者集中组织（如全院范围内开展）。如今教学对于一个团体的指导者和流动性教学场所的依赖性越来越高，因此，教师发展活动应该走出大学的校门。分散式、特定场所的培训活动有一个额外的优势，即可以帮助那些原来可能不会参加教师发展活动的个人，并且有助于创造出自我提升的单位氛围。

自主学习

自主学习虽然在教师发展文献中少有描述，但是其作用非常明显，它能促进"在行动中反思"和"对行动进行反思"，这两种技能对于有效的教学和学习都至关重要（Schön，1983）。正如 Ullian 和 Stritter（1997）所说，应该鼓励教师通过自我反思、学生评估及同事反馈判定自身需求，学会设计自身发展活动。自主学习在继续医学教育（CME）中已经得到广泛的应用，教师发展活动应该以这些经验为基础。

同伴互助

同伴互助作为一种教师发展的方法，在教育研究文献中有着广泛的论述。其关键要素包括认定个人学习目标（如提高某项教学技能），由同事就该技能进行重点教学观察，提供反馈、分析及支持等（Flynn et al.，1994）。这种未被充分利用的方法有时候被称为"合作教学"或"同伴观察"，因为它是在教师自己的教学实践环境中进行的，能够促进个性化学习并且增强合作，因而有着特殊的吸引力。这种方法还能让医务人员在合作教学的同时相互了解，有助于促进跨专业的教育和实践。

在线学习

在线学习及计算机辅助教学与自主学习有着紧密的联系。由于专业发展的时间有限，而创建网上互动教学方案的技术又已具备，应该探索利用在线的方式开展教师发展活动。很多时候，在线资源能够针对个人的特定需求，实现个性化学习，因此可以作为集中组织活动的补充（Cook & Steinert, 2013）。在线学习还可以作为医学教师发展后期的"阶段性方法"，不过我们也绝不能轻视与同事在同一环境下工作的价值和重要性。

导师制

导师制是推进医学院校社会化、发展和成熟的常用策略（Bland et al., 1990），也是一个极有价值却未被充分利用的教师发展策略。导师可以在多种场合就许多主题为教师提供指导、指引方向、给予支持或提供专业帮助。还可以帮助教师理解他们所处的组织文化，给他们引荐珍贵的职业人脉（Schor et al., 2011）。事实上，据医学教师称，导师对于个人成功及学术成就都非常关键，有效的导师制也被证明能提升职业满意度、减少教师倦怠感（Boillat & Elizov, 2014）。Daloz（1986）描述了一个能平衡三大要素（支持、挑战及对个人未来职业的展望）的导师制模型。该模型可以作为教师发展中一个非常有用的框架。从奥斯勒（Osler）时代开始，人们就强调榜样

和导师的价值，尽管新的技术和方法不断出现，但是我们不应该忘记这种专业发展方法的益处。

"导师制对于培养新的领导者和形成新的领导力十分重要。"
Anderson，1999

"我们必须找到新的方法帮助教师在应对新的角色和岗位职责所带来的日常需求的同时，适应这些新的变化。"
Ullian & Stritter，1997

工作场所学习

工作场所的非正式学习是教师发展不可或缺的一部分。事实上，恰恰是教师进行临床、教学、科研等活动的日常工作场所，才是学习发生最频繁的地方（Swanwick, 2008）。教师正是通过在医院或社区环境中教学，才得以获取新的知识并提升他们的教学和学习方法，因此，基于工作场所的学习居然没有被视为是教师发展的一种常见形式，是非常令人吃惊的。一直以来，教师发展活动都是在教师工作场所以外的地点展开，要求教师参加活动后将他们"学到的知识"带回到工作中去。现在该是改变这种趋势的时候了，我们应该考虑如何促进在真实环境中已经发生的学习，应该尽可能地让这种学习显现出来，从而可以作为教师发展的重要组成部分，并得到认可，这样做是很有意义的。工作场所的教学法包括个人参与、按学习逻辑将教学活动排序、提供指导以促进个人学习、获得学习机会的环境支持、反思及榜样的示

范作用（Billett，2002）。这些特点恰好也是教师发展的关键特征。

实践共同体（a community of practice）是一个与基于工作的学习紧密相关的概念。Barab 等（2002）这样定义实践共同体："由一群有着相同的知识背景、理念、价值观、历史及经验的人形成的一个连续、持久、致力于共同实践和（或）共同事业的社交网络"。很多时候，加入一个教学共同体可以视为教师发展的一种方法，我们应该想尽办法使医学教师参与这种共同体（以及认可它所产生的学习）的过程变得更加轻松方便。我们还应该想办法为教师构建社交网络和同事间支持以及认可这个共同体的价值。

常见的挑战

设计和实施教师发展项目必须要考虑学校支持、组织目标和发展重点、计划所需资源以及教师个人需求和期望等因素。教师发展经常面临的挑战包括：确定目标和发展重点、平衡教师个人需求和组织需求、激励教师参加教师发展活动、争取学校支持和认同教师发展项目、推进对教学产生新的兴趣的"文化变革"、克服有限的人力和财力资源困难等。激励教师参与教师发展活动是最重要的挑战之一，对此我们将进行更详细的讨论。

教师在许多方面不同于学生和住院医师。他们生活阅历更丰富，行为更加根深蒂固，更加害怕改变。此外，他们可能缺乏学习动机，也没有固定规律的学习时间。教师发展项目必须要解决这些挑战。教师不参加教师发展活动的原因很多。有些人认为教学或者提升教学水平并不重要，而另一些人没有感到有提升的必要或者感觉他们所在学校不支持或不重视这些活动。许多人不知道教师发展项目和活动的益处在哪里。我们必须在教师发展计划阶段就认识到所有这些问题。

为了激发教师参加教师发展活动的积极性，我们需要营造一种促进和鼓励教师职业发展的文化，采用多种方法达到同样的目标，调整教师发展项目以满足教师个人和组织的需要，并确保其成为与教师密切相关的"高质量"活动。我们还应该建立一个由感兴趣的教师们组成的网络，鼓励传播活动信息，利用学生反馈来显示对教师发展的需要，认可教师的参与，并在可能的情况下提供"脱产"的机会。只要有可能，就可以将教师发展活动和正在进行的培养方案（如医院轮转、继续医学教育项目）联系起来，提供一系列的学习方法以及给予自由而灵活的选择。组织机构对教师发展的支持十分关键，同样，教师发展活动针对组织规范和价值观（例如认识到教学的重要性）所采取的策略也是非常重要的。

 "教师发展的目标是提升教师能力，使他们在教育者的角色中出类拔萃，并在此过程中为组织营造出鼓励和奖励持续学习的氛围。"
Wilkerson & Irby，1998

项目效果

尽管对教师发展项目已经有了许多的描述，但是大多数教师发展活动的有效性缺乏研究证明（Steinert et al., 2006; Steinert et al., 2016）。很少有方案采用综合性评价，而且许多活动的有效性是缺乏数据支持的。这个领域中，大多数研究都评估了参与者的满意度，有些探讨了认知学习或表现发生的变化，还有几个研究考查了这些干预措施产生的长期影响。虽然大多数研究依靠的是自我报告，而不是对变化的客观观察或对成果的客观测量，但是评估教师发展方案的方法其实有很多，包括活动结束时的评价、跟踪问卷调查、认知或态度变化的前后评价、对教学行为的直接观察、学生评价和教师培训后的自我评价等。常见的问题包括没有设置实验组或对照组、测量变化时过分依赖自我报告、研究样本太少以及较少使用定性研究方法。

尽管存在这些不足，我们确实了解到，参与者对教师发展活动评价极高，认为非常有益，并且推荐同事参与。大量研究已经证明了教师发展对于教师的知识、技能和态度产生了影响，一些研究还显示因为教师参与教师发展活动，导致学生的行为因此发生变化（Steinert et al., 2006; Steinert et al., 2016）。教师发展的其他益处还体现在教师个人兴趣和热情增加、自信心增强、团体归属感提高、教育领导力和创新能力提升等（Steinert et al., 2003）。

 "我对自己作为一名教师的看法已经从一名信息提供者转变为学习的'指引者'。"
McGill，教学学者

这个领域所面临的挑战是从开始阶段就应该对教师发展方案进行更加严格的评价，考虑采用多种不同的项目评估模型，利用定性研究方法以及扩大评估的重点。在这个领域，加强合作或跨学科的需要比其他任何领域都大。

 "培训结束时，我重新焕发青春，准备再教 1000 名学生！"
McGill，教学学者

设计教师发展项目

下述指南旨在帮助个人设计和实施有效的教师发展方案。指南还基于这样一个前提，即医学院在机构影响力、适当的资源分配和对卓越教学的认定方面都发挥着关键作用（McLean et al., 2008）。

了解机构／组织文化

教师发展方案是在特定的机构或组织范围内开展的。了解该机构的文化，对其需求做出反应是非常必要的。教师发展人员应该充分利用组织的优势，与领导层共同协作以确保成功。文化环境在很多方面可促进或增进教师发展工作。例如，在教育改革或课程改革的时期开展的教师发展活动，其重要性更加突出（Rubeck & Witzke, 1998）。同样重要的是，需要对机构就有效的教师发展活动和游说的支持情况进行评估。教师发展不可能在真空中进行。

☞ 充分利用机构的优势，促进组织的变革与发展。

确定合适的目标和发展重点

与设计其他任何方案一样，必须事先明确目标和发展重点。方案想要达到的目的是什么？为什么这么做很重要？认真确定总目标和具体目标是非常必要的，因为这会影响到活动的选择、方案内容和方法。此外，虽然确定发展重点有时候不是那么简单，但是平衡教师个人和组织的需要却是必不可少的。

开展需求评估以确保项目的相关性

如前所述，教师发展方案应该基于组织和教师个人的需要。考虑学生需要、患者需要和社会需要都有助于确定有意义的活动。为了完善目标、确定内容、确定优先的学习形式以及确保活动的相关性，有必要进行需求评估。需求评估也是促进教师尽早"买账"的一种方法。需求评估常用的方法有：设计书面问卷或者调查、与关键人物（如参与者、学生、领导等）的访谈或焦点小组、对行动中的教师观察、文献综述以及对现有的方案和资源进行环境扫描。只要有可能，我们就应该想方设法从多种渠道获得信息，区分"需要"和"需求"。很明显，教师个人自身感受到的需求可能不同于通过其学生或同伴的描述而总结出来的需求。需求评估也有助于进一步将方案总目标分解成具体目标，从而成为方案规划和结果评估的基础。

☞ 需求评估的目的就是完善目标、确定内容、确定首选的学习形式，促进教师尽早"买账"。

开发不同的项目以适应各种需求

在前面一节中已经描述了不同的教育形式。显然，医学院校设计的教师发展方案应该实现不同的总目标和具体目标、合适的内容范围、满足个人和组织需求。例如，如果目标是提高教师的授课技能，那么半天的互动式授课工作坊可能是最佳选择。相反，如果目标是提高教育领导力以及促进教师同伴间教学学术交流，就需要组织一个教学学术项目（如 Steinert et al., 2003）或者教育研究项目。这种情况下需要记住，教师发展还包括生涯规划、岗前培训、表彰和支持等多种活动，不同的活动实现不同的目标。教师发展的内容和方法还需要随时间推移而改变，以适应不断变化的需要。

成人学习原理与教学设计原则相结合

成人参加学习时，常常带有各种各样的动机，对教学方法和目标的期望也各不相同。成人学习的关键原则（如 Knowles, 1980）包括：

- 成人是独立的。
- 成人参加学习时，常常带有各种各样的动机，对学习目标和教学方法的期望也各不相同。
- 成人学习的方式不同。
- 成人学习多属于"再学习"，而非新的学习。
- 成人学习常常涉及态度和技能的改变。
- 大多数成人喜欢通过经验学习。
- 成人学习的动机来自于个人。

- 反馈往往比测试和评估更重要。

将这些原则融入到教师发展项目的设计中，能够提高活动的相关性、教师对活动的接受度及参与度。事实上，这些原则应该用于指导所有不同主题及形式的发展项目，因为医生及其他医务人员都具有很高的自我指导能力，并且拥有无数的经验，这些经验可成为学习的基础。

☞ 融入成人学习原理，以提高活动的相关性、教师对活动的接受度及参与度。

也应该遵循教学设计的原则。例如，一定要制订明确的学习总目标和具体目标、确定关键的内容范围、设计恰当的教学和学习策略、建立对学生和课程合适的评价方法，这些都非常重要（图 40.1）。同样重要的是，要将理论和实践结合起来，确保学习内容与工作环境和专业的相关性。学习应该以参与者先前的学习和经验为起点，注重互动式、参与式和体验式教学，并保持积极的学习环境。所有利益相关方参与详细的策划和组织也是至关重要的。

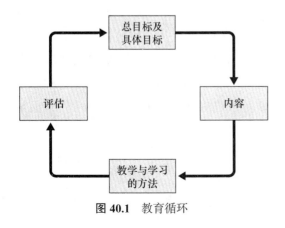

图 40.1 教育循环

提供多样化的教育方法

根据成人学习的原则，教师发展项目应该努力提供各种各样的教育方法，促进体验式学习、反思、反馈以及学习内容的快速运用。常用的学习方法包括互动式授课、案例演示、小组练习和讨论、角色扮演和模拟、录像评论和现场展示等（这些方法中的许多内容在本书的前面章节已有介绍）。实践后提供反馈也非常关键，它为反思个人价值观和态度提供了机会。在线教学模块、小组辩论和反应、期刊俱乐部、独立研究项目可以作为补充方法予以考虑。比如先前讨论到的例子，关于互动式授课的工作坊可以包括交互式大会、小组讨论与练习以及为实践和反馈提供机会等。教育研究项目可以包括小组研讨会、独立研究项目及结构化阅读等。无论采用哪种方法，都应该尊重参与者的学习偏好和需要，且这种方法应与目标相匹配。

☞ 促进体验式学习、反思、反馈和学习内容的快速应用。

促进教师认同并有效推广

参与教师发展项目或活动的决定并不像乍看上去那样简单。教师要对某项推出的活动做出反应，并有发展或者加强某项具体技能的想法，在活动期间还能安排出时间，并且能够克服心理障碍承认自己有发展的需求（Rubeck & Witzke，1998）。作为教师发展人员，我们面临的挑战是就算我们不情愿，我们也要克服困难，推广我们的"产品"，让其成为学习的资源。

在我们自己的教师发展项目中，我们已经看到有针对性的宣传、精心设计的宣传手册以及树立"品牌"来吸引教师兴趣等的做法都很有效果。继续教育学分和自由而灵活的培训项目也能促进教师参与和提高出勤率。"认同"包括认可其重要性、广泛支持、投入时间和资源，涉及组织和个人两个层面的推广。所有教师发展项目设计最初都应该要考虑"认同"的问题。

克服常见的问题

诸如缺乏机构支持、资源有限和教师时间有限等经常遇到的问题，已经在前面一节中进行了讨论。教师发展人员必须通过创造性的设计、熟练的推广、有针对性的筹款和提供高质量的教师发展活动来解决这些问题。拥有灵活的时间安排和协作设计，同时针对特定需求的培训项目，可以从根本上保证成功。

培养教师发展人员

教师发展人员的聘任和培养鲜有报道。然而，对教师发展人员进行认真的招聘、有效的培训、创造性的合作以及借鉴以往的经验都是非常重要的。教师可以以多种身份参与到教师发展项目中，如合作促进者、项目设计者或咨询师等。在我们自己的教师发展项目中，我们尽力使每一项教师发展活动都有新教师的参与，召开预备会议进行排练，以审查活动内容和过程，征求反馈意见，促进形成"主人翁"感。每次活动结束后，我们会专门安排一次项目报告会，讨论经验教训并制订未来的计划。教师发展人员应该尽可能是受到同行尊重的人，并且拥有一定教育学专业的知识和促进团队合作的经验。有一种说法"教就是再次学"，这显然是影响教师发展人员的激励因素之一。

"我被给予了新的教学工具。这些工具不仅是用语言描述给我的，而且是就在我面前通过使用来展示给我的，而我自身就是展示的一部分。"
McGill，教学学者

评估-证明-效果

显而易见，有必要对教师发展项目和活动进行评估。事实上，我们必须记住，对教师发展的评估不仅仅是一项学术活动，其评估结果必须应用于项目的设计、实施和推广。如前所述，教师发展必须致力于教学学术地位的确立和提升，我们应该在一切行为中示范这种做法。

在准备评估一项教师发展项目或活动时，我们应该考虑评价的目的（如项目策划与决策、政策形成与学术咨询）、数据来源（如参与者、同行、学生或住院医生）、常用的评价方法（如问卷调查、焦点小组、客观测试、观察法等）、支持评估的各种资源（如机构支持、研究基金等）以及项目评估的模型（如目标达成情况、决策促进）。Kirkpatrick 和 Kirkpatrick（2006）评估等级也有助于成果评估的概念化和框架化。它们包括以下内容：

- 反应：参与者对学习体验的看法。
- 学习：参与者在态度、知识或技能方面的改变。

- 行为：参与者行为的变化。
- 结果：组织系统内部、患者或学习者发生的变化。

切实可行的评估至少应该包括对实用性、相关性、内容、教学和学习方法、观念改变等的评估。此外，由于评估是教师发展项目计划中不可或缺的一部分，因此在任何项目开始时，都应该设计好评估方案。它还包括利用各种方法和数据来源，对学习和行为的变化进行定性和定量评价。

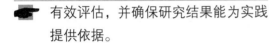 有效评估，并确保研究结果能为实践提供依据。

小结

学术活力取决于教师的兴趣和专业知识。教师发展在促进学术卓越和创新方面发挥着关键作用。展望未来，教师发展的重点应该放在超越某项具体教学技能提升的内容领域，它包括教育领导力和教学学术、教师学术发展和职业发展；采用各种不同的教育形式，如工作坊、整合的长期项目、分散式活动、自主学习及同伴互助等；认识到基于工作场所的学习和实践共同体对促进教师发展的益处以及教师发展对于培养教师团队归属感的价值；利用教师发展项目和活动促进组织变革和发展；评估我们一切活动的有效性，使实践促进研究、研究促进实践。我们还应该保持创新精神和灵活性，以便能够适应我们的教师、我们的机构和我们所在的医疗卫生系统不断变化的需要。

 "医学院最宝贵的财富就是其教师队伍。"
Whitcomb，2003

参考文献

Anderson, P.C., 1999. Mentoring. Acad. Med. 74 (1), 4–5.

Barab, S.A., Barnett, M., Squire, K., 2002. Developing an empirical account of a community of practice: characterizing the essential tensions. J. Learn. Sci. 11 (4), 489–542.

Billett, S., 2002. Toward a workplace pedagogy: guidance, participation, and engagement. Adult Educ. Q. 53 (1), 27–43.

Bland, C.J., Schmitz, C.C., Stritter, F.T., et al. (Eds.), 1990. Successful Faculty in Academic Medicine: Essential Skills and How to Acquire them. Springer Publishing Company, New York.

Boillat, M., Elizov, M., 2014. Peer coaching and mentorship. In: Steinert, Y. (Ed.), Faculty Development in the Health Professions: A Focus on Research and Practice. Springer, Dordrecht, the Netherlands.

Centra, J.A., 1978. Types of faculty development programs. J. Higher Educ. 49 (2), 151–162.

Cook, D.A., Steinert, Y., 2013. Online learning for faculty development: a review of the literature. Med. Teach. 35 (11), 930–937.

Daloz, L.A., 1986. Effective Teaching and Mentoring. Jossey-Bass, San Francisco.

Flynn, S.P., Bedinghaus, J., Snyder, C., Hekelman, F., 1994. Peer coaching in clinical teaching: a case report. Fam. Med. 26 (9), 569–570.

Jason, H., Westberg, J., 1982. Teachers and Teaching in US Medical Schools. Appleton-Century-Crofts, Norwalk, CT.

Kirkpatrick, D.L., Kirkpatrick, J.D., 2006. Evaluating Training Programs: The Four Levels. Berrett-Koehler Publishers, San Francisco.

Knowles, M.S., 1980. The Modern Practice of Adult Education: From Pedagogy to Andragogy. Cambridge Books, New York.

McLean, M., Cilliers, F., Van Wyk, J.M., 2008. Faculty development: yesterday, today and tomorrow. Med. Teach. 30 (6), 555–584.

Rubeck, R.F., Witzke, D.B., 1998. Faculty development: a field of dreams. Acad. Med. 73 (9 Suppl.), S32–S37.

Schön, D.A., 1983. The Reflective Practitioner: How Professionals Think in Action. Basic Books, New York.

Schor, N.F., Guillet, R., McAnarney, E.R., 2011. Anticipatory guidance as a principle of faculty development: managing transition and change. Acad. Med. 86 (10), 1235–1240.

Sheets, K.J., Schwenk, T.L., 1990. Faculty development for family medicine educators: an agenda for future activities. Teach. Learn. Med. 2 (3), 141–148.

Steinert, Y., 2010. Becoming a better teacher: from intuition to intent. In: Ende, J. (Ed.), Theory and Practice of Teaching Medicine. American College of Physicians, Philadelphia.

Steinert, Y. (Ed.), 2014. Faculty Development in the Health Professions: A Focus on Research and Practice. Springer, Dordrecht, the Netherlands.

Steinert, Y., Nasmith, L., McLeod, P.J., Conochie, L., 2003. A teaching scholars program to develop leaders in medical education. Acad. Med. 78 (2), 142–149.

Steinert, Y., Mann, K., Centeno, A., et al., 2006. A systematic review of faculty development initiatives designed to improve teaching effectiveness in medical education: BEME Guide No. 8. Med. Teach. 28 (6), 497–526.

Steinert, Y., Mann, K., Anderson, B., et al., 2016. A systematic review of faculty development initiatives designed to enhance teaching effectiveness: a ten-year update: BEME Guide No. 40. Med. Teach. 38 (8), 769–786.

Swanwick, T., 2008. See one, do one, then what? Faculty development in postgraduate medical education. Postgrad. Med. J. 84 (993), 339–343.

Ullian, J.A., Stritter, F.T., 1997. Types of faculty development programs. Fam. Med. 29 (4), 237–241.

Whitcomb, M.E., 2003. The medical school's faculty is its most important asset. Acad. Med. 78 (2), 117–118.

Wilkerson, L., Irby, D.M., 1998. Strategies for improving teaching practices: a comprehensive approach to faculty development. Acad. Med. 73 (4), 387–396.

学术标准与教学学术
Academic standards and scholarship

S. P. Mennin

（译者：邱海林　审校：厉　岩）

第41章

趋势

- 为现在和未来培养医学人才的教师们应向社会负责，制订并维护医学教育实践和专业学术标准。
- 学术标准与教学学术应具有足够的稳定性，以便识别和持续性发展，并能把医学教育者和实践者团结在一起。
- 学术标准与教学学术应具有足够的灵活性，以适应在瞬息万变的世界中不断变化的本地和区域的需要。

"……教学学术……也就意味着要从自己的研究中跳出来，寻找联系，在理论与实践之间架起桥梁，并把自己的知识有效地传递给学生。"
Boyer，1990

引言

学术标准是大学、学院、研究机构和社会共同认可的质量标准，它对教授职位的角色、职责和行为做出了规定。学术标准和教学学术涉及对学术的衡量、评价和评估，因此不是中立的。它们具有政治性、社会性和历史性（Freire，1993），涉及为未来的医务人员学什么、如何学以及为谁学而选择相应的研究主题。教学学术还为教师在学术界和整个社会中如何生活和工作设立了标准。

学术标准，如同文化一样，对不断变化的环境的适应是缓慢的。当今的社会发展迅速，医学教育仍需进行适应性变革，采用现代化课程设计，使其具有更高的社会责任感，同时还应结合不同的教学法，引入早临床、多临床、反复临床，促进切实可行的基于社区的教育，并将新技术应用于学习和评价过程中。与此同时，当今医学教育实施中的许多文化都存在于经济紧张的环境中，而且还必须应对医务人员的频繁流动，进一步扰乱了已不堪重负的卫生系统。因此医务人员的工作压力比以往任何时候都大。有限的资源，特别是经济压力，正迫使学术医学中心、教学医院和诊所的领导层采用更适合商业社会的企业价值理念和财务政策，从而背离了这些机构的医疗保健、人才培养和科学研究的初始目标。在这样的大环境下，近年来私立医学院校的数量迅速增加，显而易见的风险就是以人才培养和科学研究为核心的价值观很有可能会屈服于追求利润的压力。

互联网、跨国界传播的疾病、冲突和其他国际事件的发生，突显了在棘手地区和跨国问题上相互协作的重要性。国际医学教育标准需尊重区域文化完整性的呼声日益强烈。尽管依然有问题存在，但是结果导向的医学教育正在成为标准（Frank et al.，2010）。然而，与之相矛盾的是，人们在努力获得明确且可测量的教育产出时，在医学人才培养过程中却忽视了讨论、反思以及解决诸如医疗卫生系统的失灵和数以百万计的人们享受不到基本医疗保健服务等这些全球性的卫生问题。

双重标准：科研、医疗和教学

 "如果社会学家所要求的所有数据均能一一列举出来就好了，那样的话，我们就可将其在 IBM 之类的机器上运行，并像经济学家那样绘制出图表。但是，并非所有可以被统计的数据都重要，也并非所有重要的数据都可以被统计出来。"

William Bruce Cameron，1963

学术实践的现状显示，学术成功具有双重标准：一个针对科研和医疗，另一个针对教育。科研和医疗有明确而完善的规则、目标和标准，以及培养其职业角色和职责的清晰而正规的路径。通过科研和（或）临床医疗获得外部经费的能力，便赋予了其在学术、机构和政治进程方面的影响力和地位。科研和医疗的文化高度发达，几乎被普遍接受。但是有关医学教育的学

术工作并未受到如此礼遇。

与科研和医疗活动不同，医疗卫生行业的教师对他们的教育角色几乎没有接受过如教学、学生评价、教育计划和合作等方面的正规训练。相对于质量低下的科研成果和不合格的医疗行为，糟糕的教学表现尚能让人忍受。同行评议在科研和医疗活动中已应用成熟，而在教学和相关的教育活动中的发展则相对落后。任职于医学院校和医疗机构的教师们都清楚地认识到，这些学校和机构对科研和医疗成果的奖励和认可是实质性的，而针对教育和教学的奖励和认可，即使有，也相差甚远。

在教育和与其相关的价值观中缺乏共同语言是实现教学学术、科研和医疗一体化的主要障碍。很少有医学教师能够描述出人们是如何学习的、对专业知识的发展有什么了解，或者如何应用基本的概念和方法来评估学习。能够提出并研究与卫生职业教育相关问题的教师更是凤毛麟角。令人不安的是，那些被委以指导和培养接班人重任的教师们对医学教育的学习、教学、教育和研究的当代方法知之甚少。我们关注从业者和学生的职业行为。我们自称专业人士，可是我们真的那么专业吗？

专业化教学

工作经验影响教师的职业认同感。我们认为，这种经验必须要把共同遵循的教育学术标准融入到日常临床医疗和咨询中，而不是与之分离。如何才能以可持续的方式实现目标？有一种方法就是扩大高校（医疗卫生机构）的学术价值观，根据公认的学术标准经由同行认可的教育工作

纳入到学术的定义范围内（Boyer，1990；Glassick，et al.，1997）。例如，新教学方法的开发、应用以及与已有教学方法相结合。对优秀的教学学术表现加以表彰和奖励，并且为在医学院校中形成良好的教学和教学研究氛围提供支持，这些做法都是可行的和必要的。

强化和延伸了公认的标准，承认教学的价值，视其为学术成就和职称晋升的基础，这一点尤其体现在医学教育急需变革的时期（McGaghie，2009；Mennin，2015）。

扩展学术的定义

"如今我们急需对学术这个概念有更全面的认识——承认学问可以通过研究、综合、实践和教学的方式获得。"
Boyer，1990

随着时间的推移，医学教育的实践、理论和标准也在不断演变和发展。如何看待和理解医学教师的工作，影响着我们对教育改革和创新成功标准的界定。对学术研究做出更广泛、更具包容性的定义，能促进以探究式为基础的医学教育（表 41.1）（Boyer，1990；Glassick et al.，1997）。对学术更广泛的研究方式应具有包容性。它

教育和教学的学术标准

"几乎所有成功的学者都把功劳归功于创造性的教师——在那些导师的眼里，他们的工作有着难以抗拒的魔力，使他们愿意终生为之奋斗。如果没有教学，知识学问就无法保持延续性，人类的知识储备将会越来越少。"
Boyer，1990

要达到学术标准（Boyer，1990；Glassick et al.，1997；Hutchings & Schulman，1999），意味着需遵循一些简单规则。在一个复杂的自适应系统中，简单的规则指导不同层级的局部开展工作。教育学术研究的例子包括：每一次交流中的教学与学习、用理论指导实践和把理论付诸实践、在公开的活动中发表看法、参与对教育工作的

表 41.1　4 个学术领域

学术的类型	描述	提出的问题
发现（discovery）	知识本身	哪些知识已知？哪些有待发现？
整合（integration）	建立跨学科的联系，如实阐明数据，对原创工作加以解释、绘图并阐述新见解	如何将这些发现整合在一起？如何将它们与已有知识整合在一起？这对我们意味着什么？对其他人又意味着什么？
应用（application）	应用已有的知识与社会相结合	如何应用已有知识解决后来出现的问题？这些知识如何有益于个人、机构和社会？
教学（teaching）	使他人获取知识，参与知识转化	现在我们能做什么呢？如何将已有知识共享？如何将已有知识转化？

来自 Boyer EL：Scholarship reconsidered：priorities of the professoriate.The Carnegie Foundation for the Advancement of Teaching，San Francisco，1990，Jossey Bass.

同行评审和评价以及以他人可以接受的方式分享工作等（Holladay & Tytel，2011）。

医疗机构的日常活动要求使得教师们很少有时间考虑教学学术的问题。有人提出把日常的教育活动和学术结合起来的一些策略（Morahan & Fleetwood，2008）。目前人们已经命名和描述了两个层次的学术研究：教学学术方法和教育学术（Simpson et al.，2007）。

1. 教学学术方法（scholarly approach）： 当一名解剖学家或儿科医生阅读关于某一主题的最新文献时，在教学中补充了目前最新的相关研究成果，并将其置身于与学习者能力相关的真实环境中，这就是在进行教学学术活动。这些教育工作者把已有的知识加以延伸并以他人的工作为基础进行教学活动，他们采用了学术性的方法进行教学。这对许多教师而言是非常重要的一步。

2. 教育学术（educational scholarship）： 当一名教师创作并用文字阐述了一项作品/成果，将该作品/成果与教育界人士公开分享，使之成为其他人研究的基础，这就是教育学术。教育学术是属于公共领域的工作，因此需要根据公认的标准进行同行评审。当一名教师将其作品/成果提供给其他教师，在同行认可的专业会议上介绍他的作品/成果，被一个公认的同行评审机构所接受，如医学教育门户 MedEdPortal（http：//www.mededportal.org/）等，或在网站上发布，这就证明该教师从事了教育学术工作。他已经参与教育学术并为更广泛的教育领域做出了贡献。教育学术的其他例子还包括制作和分享教学大纲、基于网络的教学材料、研究基金项目、继续医学教育项目、学习者表现性资料、学生成就和教育领导力方案等（Simpson et al.，2007；Morahan & Fleetwood，2008）。

认识和评估教学学术方法和教育学术

> "学者们对评估自己的专业研究能力比较有信心，但他们对其他类型的学术研究特点以及如何记录和奖励那些工作却不太确定。"
>
> *Glassick et al.，1997*

为学术认可和职称晋升而制订的学术标准要求提供令人信服的文件证明，这些证明包括：①教育活动的数量；②教育活动的质量；③对更广泛教育领域贡献情况的描述（Simpson et al.，2007）。数量是指承担教育角色和开展教育活动的类型和频率（Simpson et al.，1994）。质量是指衡量教育活动的有效性和卓越程度（Bleakley et al.，2014）。在教师利用已有专业知识进行教学（教学学术方法）和为专业领域贡献新知识（教育学术）的时候，他们都是在从事教育活动。表41.2把 Glassick 等（1997）阐述的学术标准应用到了对授课、言传身教、小组活动和教育管理的学术研究中（Fincher et al.，2000）。

增加对教学学术方法和教育学术的支持

与20世纪末相比，如今人们有了更多的渠道获得和支持经同行评审的医学教

表 41.2　对学术标准和教学质量标准评价的比较

教学是指促进学习的一切活动，包括授课、辅导、预习或制作相关教学材料

六大学术标准（Glassick et al., 1997）	教学质量标准（Fincher et al., 2000）	证明材料（Simpson et al., 2007）			
		数量	质量	传播知识（教学学术方法）	创造知识（教育学术）
目标重要、清晰、可及	建立清晰、可达到、可测量的相关目标	教学任务、时间（持续时间和次数）	获得奖励及学生、同行、顾问的评价	通过文献了解教学方法	开展一系列被同行评审认可的互动式学习活动
准备充分，了解研究领域已有的成果	鉴别和组织适合受众水平和目标的重要材料	地点（必修课程、活动场所）	学习的证据（自我报告、标准化考试的成绩等）	同行间展开讨论，对后续实践产生影响	受邀在国际、国内和地区性会议上报告教学方法
与目标相关的方法	选择教学方法和评价措施以实现和衡量目标	形式，学习者的数量与水平			
结果显著有效	评价学习者表现				
将学术成果有效地传递给有意向的受众	评价授课/教学质量				
反思以提高未来学术成果的质量	对引起变化的教学进行批判性分析，改善教学质量				

育学术出版物。目前好的在线搜索网站有医学教育门户（MedEdPortal）（https：//www.mededportal.org）和 MedEdPublish（http：//www.mededworld.org/MedEd-World-Papers.aspx）。许多纸质和电子期刊为医学教育的学术工作提供了公共平台（http：//guides.library.stonybrook.edu/medical-education/journals）。临床医学、口腔医学和基于学科的专业期刊都有教育专栏。国际医学教育家协会（International Association of Medical Educators）（https：//iamse.site-ym.com/）等专业协会和组织邀请基础科学教师出版和分享他们的作品/成果。教育者档案袋是为临床教师提供受认可的教学学术证据，使之达到晋升标准的一种制度策略。支持教师教学学术的其他机构设置包括医学教育的明确职位、办公室、委员会和资源以及可以查阅的相关期刊、网站和书籍。提供教师发展、新进教师定向教育方案、教师手册和教育奖学金是非常重要的。晋升政策的透明度、领导职位如各委员会主席都是至关重要的。最后，举行教育典礼承认卓越的教育学术成果，并将教育纳入教师会议的日常议程中，有助于为优化教学学术创造条件（Fincher et al., 2000）。

领导力：推动教学学术

> "只要教育的职责之一是延续和稳定我们的生活方式，那么它就难免带有倾向性。问题是如果我们仅仅简单地把教育或教育变化看成是一个复制过程，那么我们今天所憎恶或否认的文化差异将继续给我们带来困扰。另一方面，适应性教育本质上是根据个体差异、地方差异和文化差异而实施的。"
>
> *Eoyang*，2012

经验告诉我们，领导力对医学教育的改革和创新至关重要。在教育机构和教师个人两个层面上理论和实践俱佳的领导者，能够促进和维持教学学术的发展。领导力是一个适应性行为过程，在这个过程中，人们反复探究，从而理解并采取明智的行动（Eoyang & Holladay，2013）。从根本上讲，领导力就是认识环境中的不同模式，并参与多个适应性行动的循环（模式逻辑，www.hsdinstitute.org）。

因此，领导力就是为新的教学模式和生产力的出现创造条件，并且形成模式，对学习者、教师、行政管理人员、整个机构乃至整个医疗卫生系统等各个层次的目标、可持续性和适应力进行优化。

医学教育采用自上而下的传统特权等级的领导结构，它在医学院校或医疗实践的现代社会学中表现为指挥和控制（Bloom，1988；Mennin & Krakov，1998）。个人与他人分享信息，互相交流看法，并采取行动将自我组织发展成为实践共同体，这便是发挥自下而上的领导力。这两种形式的领导力（自上而下和自下而上）在教学学术中都是必要的，而且都需因地制宜地加以实施。明智的自上而下的领导者会放松约束，为自下而上的创新、试点项目和新方法等创造空间和提供资源。与组织的上层领导者相比，个人和小组的医疗和教学方式及方法更加灵活。

上一级的状况影响着下一级的领导力，反之亦然。社会赋予医生救死扶伤的自主权，使他们能够根据公认的专业知识、医师执照和机构认证（标准、同行评审、应对批评和机构透明度）实践治疗的科学与艺术。医生的自主权包括对未来医生的教育责任。有趣的是，最好的医生、最好的运动员和表演者未必就是最好的教师或教练。作为一名医生，专业知识是必要的，但对于从事有效的医学教育这还不够。总的来说，医学教育的领导力面临着一个重大挑战，就是促进和支持以学术为基础的教师适应能力的发展，这一点尤其体现在采纳和适应教学学术方面。

对于许多生物医学专家和学科专家来说，学习新的合作式教学方法和实践是非常具有挑战性的。从专家变成了新手，他们不免心存担忧。对于一些医学教育工作者来说，可能对有效的协作教学和团队合作感觉不爽，因为他们不确定什么时候应该采取行动，什么时候更适合回到支持性角色。幸运的是，实践中的自主文化、独立研究、专业地位和自主学习均可通过周期性的适应性行动来适应领导力和变革。

适应性行动：学术领导力

社会需要一个安全、敏锐和反应迅速的卫生系统。系统的不断变化引起了医疗实践和教育的改革。改革或简单或复杂，简单到公布一则消息，复杂到进行机构自查和审定。无论哪种情况，尤其是在更为复杂的情况下，具有适应性行动的有效领导力是一个反复的探究过程，由 3 个看似简单而又强有力的问题构成：是什么？那又如何？现在怎么办？（Eoyang & Halladay，2013）

1. 是什么？（What？） 数据是什么？我们知道什么？我们怎么知道的？

例如，教学学术在多大程度上符合现有的个人和机构价值、已有经验、潜在实施者的需求以及社会价值？在不降低"传统"发现的学术研究标准的前提下，扩展学术的定义将在多大程度上把应用、整合和教学的学术包括在内，创造一个更具包容性的环境？我们认为，基于对学术的狭隘理解（仅限于在著名期刊上发表文章、研究经费和获奖）而制订的晋升标准不符合日常临床工作日益增长的需求，并可能导致失去优秀临床医生和医学教育家。

可观察性。实施教学学术的效果在多大程度上可被观察和被测量？如果教师能够亲眼见到并感受到教学学术在自己的部门或者在他们所尊敬的人（意见领袖）身上行之有效，他们就更有可能接受邀请，考虑尝试不同的事务。成果公开（同行评审、公众可及）可促进同行讨论，并有助于领导层向其他人推广教学学术。

2. 那又如何？（So what？） 这对我意味着什么？对大家、部门、临床实践、其他人又分别意味着什么呢？在医疗卫生系统不同层次中嵌入与教学学术相关的变化，对于一个团体、一个部门、一次实践又意味着什么？那么当一所医学院校为了服务于区域性卫生需求和改善卫生职业教育而引入基于社区的医学教育改革，这又意味着什么呢？（Petroni Mennin，2015）

困难程度。这对我们意味着什么？对于我们来说，掌握和实施教学学术的理念到底有多难？（McGaghie，2009）对于一些教职员工来说，教育不是他们日常工作中最重要的部分。很少会有人将全部精力投入到尚未准备充分、并未完全理解且未得到充分认可的活动中去。教学，如果不能得到适当的回报，其结果就是教师在教育过程中放弃自己的兴趣。例如，路易斯维尔大学陷入了经济困难——行政管理层采用以研究为重点的晋升和奖励制度来评估临床教师（Schweitzer，2000），这是一种期望和评价的错位。他们采用了 Boyer 的方法，却不明白这种学术方法是如何在各种教师活动中加以应用的。他们的模型过于复杂和繁琐，因此没有被教师们采纳（Schweitzer，2000）。

3. 现在怎么办？（Now what？）

可试用性。现在我们该怎么办？与那些无法进行小规模试验的教学法相比，可进行试点的教学法获得成功的可能性更大。教学学术标准的采用促进了教师们和领导层之间的相互理解。教师可以编写受到认可并且符合学术标准的教学材料，实施教学创新。

肯塔基大学医学院发现，该院教师的招聘、发展、留用和晋升过程并不是最有效的（Nora et al.，2000）。大多数教师认为只有发现性的学术（即科学研究的发表）才是达到晋升要求的关键。一个具有广泛代表性的工作组接受了任务，他们收集数据、制订程序、研究政策和各种意见，与大多数教职员工、大学行政管理和理事机构保持密切联系，然后向全体教师公开报告了调查结果。随后，他们明确了晋升原则，并实施了支持教师的新机制，重申支持包括教学在内的所有形式的学术（Nora et al.，2000）。

针对"现在我们将要做什么？"而采取明智的行动，其结果是创造出新的局面，变成一个新的"是什么？"。好奇心、探究（抽样）、创造意义和采取行动是自然和生命系统的基本特征。适应性行动有助于医学教育工作者和领导者根据目标灵活应变，也为医学教育的理论和实践标准以及教学学术提供了适应性和可持续性。

小结

将医学教育学术的定义扩展为不仅包含发现、综合和应用，而且将教学纳入其中。像其他形式的学术一样，教育学术标准要求教学活动同时考虑到学科领域的最新理念、对公众公开并可及、接受同行评审和评价并成为他人研究的依据。从事日常教学活动的教师在借鉴其学科领域中已有的文献和已知的实践时，可以采取教学学术方法。当教师更进一步对与医学教育相关的现有同行评审资源做出独创性贡献时，教学就成为了教育学术。

以教育学术和教学学术方法为基础的学术认证和晋升标准要求有可信的文件证明，包括教育活动的数量和质量以及参与更广泛的教育界活动的情况描述。学术标准所面临的挑战是要促使教学学术文件得到认可，并把它作为教育者档案袋中的一个重要部分，以此证明教师的优异表现，支持教师晋升。

医学教育改革成功，例如目前学术定义的扩展、完善学术认可和晋升所需证明文件，这些都依赖于对适应性行动和领导力理论与实践的深入理解。对其的探究建立在3个简单而又深刻的问题上：是什么？那又如何？现在怎么办？这些问题影响着自上而下和自下而上的领导力行动。

医学教育标准和教学学术具有可持续性和灵活性的特点，要求专业人员和教师有能力拓展教育边界，同时建立能够承认和支持教学学术的制度。学术医学中心、教师和各种形式的教学实践与复杂的医疗卫生系统相依相存。我们每个人都有责任与周围的人交流，共同理解和实践教育学术。这样，一个"传统的"支持在医疗卫生职业教育中实施教育学术的"新"环境将建立起来，这对于满足社会健康需求有重大意义。

参考文献

Bleakley, A., Browne, J., Ellis, K., 2014. Quality in medical education. In: Swanwick, T. (Ed.), Understanding Medical Education: Evidence, Theory and Practice, second ed. Wiley Blackwell, Oxford, p. 48.

Bloom, S.W., 1988. Structure and ideology in medical education: an analysis of resistance to change. J. Health Soc. Behav. 29, 294–306.

Boyer, E.L. Scholarship reconsidered: priorities of the professoriate. The Carnegie Foundation for the Advancement of Teaching, San Francisco, 1990, Jossey-Bass.

Eoyang, G.H., Holladay, R., 2013. Adaptive Action: Leveraging Uncertainty in Your Organization. Stanford University Press, Stanford, California.

Fincher, R.M.E., Simpson, D.E., Mennin, S.P., et al., 2000. Scholarship as teaching: an imperative for the 21st century. Acad. Med. 75, 887–894.

Frank, J.R., Mungroo, R., Ahmad, Y., et al., 2010. Toward a definition of competency-based education in medicine: a systematic review of published definitions. Med. Teach. 32, 631–637.

Freire, P., 1993. Pedagogy of the Oppressed. The Continuum International Publishing Company, New York.

Glassick, C.E., Huber, M.T., Maeroff, G.I., 1997. Scholarship Assessed: Evaluation of the Professoriate. Jossey-Bass, San Francisco.

Holladay, R., Tytel, M., 2011. Simple Rules: A Radical Inquiry Into Self. Gold Canyon Press, Apache Junction.

Hutchings, P., Shulman, L.S. The scholarship of teaching: new elaborations, new developments, 1999. Change September/October:11-15.

McGaghie, W.C., 2009. Scholarship, publication, and career advancement in health professions education: AMEE Guide No. 43. Med. Teach. 31, 574–590.

Mennin, S., 2010. Self-Organization, integration and curriculum in the complex world of medical education. Med. Educ. 44, 20–30.

Mennin, S., 2015. How can learning be made more effective in medical education? In: Bin Abdulrahman, K.A., Mennin, S., Harden, R.M., Kennedy, C. (Eds.), Routledge International Handbook of Medical Education. Routledge, London, pp. 207–220.

Mennin, S.P., Krackov, S.K., 1998. Reflections on relatives, resistance, and reform in medical education. Acad. Med. 73 (Suppl.), S60–S64.

Morahan, P.S., Fleetwood, J., 2008. The double helix of activity and scholarship: building a medical education career with limited resources. Med. Educ. 42, 34–44.

Nora, L.M., Pomeroy, C., Curry, T.E. Jr., et al., 2000. Revising appointment, promotion, and tenure procedures to incorporate an expanded definition of scholarship: The University of Kentucky College of Medicine experience. Acad. Med. 75, 913–924.

Petroni Mennin, R.H., 2015. Benefits and challenges associated with introducing, managing, integrating and sustaining community-based medical education. In: Bin Abdulrahman, K.A., Mennin, S., Harden, R.M., Kennedy, C. (Eds.), Routledge International Handbook of Medical Education. Routledge, London, pp. 157–170.

Schweitzer, L., 2000. Adoption and failure of the 'Boyer model' in the University of Louisville. Acad. Med. 75, 925–929.

Simpson, D., Morzinski, J., Beecher, A., Lindemann, J., 1994. Meeting the challenge to document teaching accomplishments: the educator's portfolio. Teach. Learn. Med. 6, 203–206.

Simpson, D., Fincher, R.M.E., Hafler, J.P., et al., 2007. Advancing educators and education by defining the components and evidence associated with educational scholarship. Med. Educ. 41, 1002–1009.

Wenger, E., McDermott, R., Snyder, W.M., 2002. A Guide to Managing Knowledge: Cultivating Communities of Practice. Harvard Business School, Boston.

第**7**篇

学　生

Students

第42章

学生选拔
Student selection

I. C. McManus , H. M. Sondheimer
（译者：邱海林　审校：厉　岩）

趋势

- 学生选拔的目标应针对 3 ～ 4 个稳定的典型特征。它们很可能预测未来的职业行为，并且在医学院校应用中得到可靠性评价。

- 如果学校目前完全按照学业能力进行选拔，那么他们将不可避免地降低学业水平，以便根据非学业标准进行有效的选择。

- 应该认识到选拔的力量是有限的。影响变革的真正有力的工具是教育和培训（McManus & Vincent，1993）。

引言

学生选拔看似简单：如果申请者比录取名额多，只需选择最好的申请者。实际上，情况要复杂得多。选拔可能会出现以下情况：

- 有效性令人怀疑。

- 统计结果不可靠。

- 选拔过程的合法性和伦理性易受到批评。

- 因歧视等原因受到公开质疑。

- 受到社会的普遍批评。

- 资源不充足，考虑到社会、职业和医学院校的隐性期望。

虽然选拔学生传统上只与进入医学院校有关，但近年来，由于越来越受关注，研究生选拔也会面临同样的问题，因此类似的原则和方法也适用于研究生选拔。

 "一个真正适合从医的人，必须对医学有天生的爱好，接受过必要的指导，拥有良好的环境和教育，工作勤奋并投入足够的时间。首要的先决条件是具有天生的爱好，因为一个不情不愿的学生无论如何努力都是枉然。"

Hippocrates

为什么选拔？

选拔方案必须明确地说明选择的理由。如果唯一的原因是减少学生数量，那么采用抽奖的方式就行了。实际上，选拔过程在不同阶段由多个部分组成。

医学院校对学生的选拔

最直接的理由是选择最好的学生。尽

管表面上看起来很简单，但"最好"这个词隐藏了许多微妙而复杂的东西。在美国，越来越多的医学院采用基于任务的招生策略（Kirch & Prescoot，2013）。对于那些以培养未来的研究人员和学术医生为使命的教育者，他们渴望选拔出将来能以学术为职业的申请人。相反，一些医学院希望培养出在本州基层诊所从业的医生，因此会挑选有着不同特质的申请者。

选择医学作为职业的申请者

医学院申请人中只包含那些选择医学作为职业的人。许多没有申请的人不可能得到选拔，即使他们有可能成为优秀的医生。

申请者对医学院校的隐性选择

在学校选拔学生的同时，学生也在选择医学院校。如果最好的申请人选择了其他地方，那么学校的选拔制度再好也派不上用场。鼓励适合的学生提出申请是有效选择的基础。

申请者对医学院校的显性选择

当申请者收到两所或更多医学院的录取通知时，他们就会挑选医学院，而不是相反。

特定学术课程的选择

医学院越来越多地开发不同侧重点的课程计划。拥有大量 PBL 小组学习课程计划的学校，则很可能更喜欢有合作性而不是竞争性的学生。

由工作人员选拔学生

积极参与选拔的工作人员感觉自己是这个过程的主人，他们与未来的学生建立了一种关系，而这些学生则认为，通过工作人员选拔，他们俨然已成为了该机构的成员。

选拔的界限

"不幸的是，医学中最重要的品质是无法精确测量的。学校里可衡量的考试成绩既不一定与这些量化标准有关，也不能保证候选人具有智力潜能……在这个充满不确定性的海洋中，选拔过程是不完美和易受到人们批评的，或者补救措施不能立即显现，这并不奇怪。"

Richards，1983

一个常见的误解是医学院收到了许多申请。实际上，特别是在英国和美国，这个比例通常为一个录取名额约有 2.5 个申请人，但管理机构人员通常认为实际比例要高得多，因为每个申请人可做多项申请。选拔的结果最终取决于"选拔比例"，即每个名额的申请人的数量。随着比例的提高，选拔结果会更加有效。比例若低于 1.5：1，意味着整体招生人才的严重削弱，医学院可能不得不考虑那些他们认为在学业上不合格的申请者。目前 2.5：1 的比例，让所有医学院校都安心只考虑学业合格的学生。

选拔的界限很容易用数学表示出来。如果选择一个能力呈正态分布的单一标准（如智力）和 2：1 的选拔比率，那么最优选择法会将候选人按顺序排列出来，并且选择出中位数以上的候选人（图 42.1）。

当两个或多个标准被引入时，例如智力因素和沟通技能——两个本质上互不相

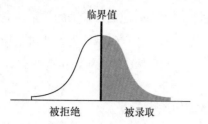

图 42.1 单一选拔特征的简单选择模型（超过临界值的被录取，低于临界值的被拒绝）

关的标准，选拔的界限变得特别清晰。候选人的情况呈二元正态分布（图 42.2），其目的是根据联合标准选出 50% 的最佳候选人。虚线表示每个单独分布的中位数。

选拔在两个标准中都要超过某个特定临界值的候选人，意味着这些人会出现在图的右上角。要实现这一点的关键是两个标准的临界值都应大大低于中位数。事实上，在有两个独立标准的情况下，入选的候选人只可能处在能力范围的前 71%，而不是前 50%，因此相比仅使用一种标准选拔出的候选人，他们的平均能力更低。如果允许在不同能力之间进行补偿，那么同样的结论也适用（McManus & Vincent，1993）。如果医学生的选拔主要是基于学业

成绩，同时大量考虑非学术因素，那么学术标准就会降低。

考虑使用非学术因素选拔学生的医学院会迅速列出一长串的清单，通常包含 5 个、10 个、20 个甚至 50 个要素。当选择的界限陡然增加时，图 42.2 的模型可以很轻易地扩展到 3 个、4 个、5 个或多个标准。假设标准在统计学上是独立的，那么随着标准数量的增加，在任何单一标准上被淘汰的候选人比例就会变得越来越小。坦率地说，"如果选拔按照一切标准，那就是没有标准"（表 42.1）。

表 42.1　基于多个标准的选择效果（假定每个名额都有 2 个申请者）

独立选择标准的数量	单一标准被拒绝的申请人比例
1	基线 50%
2	基线 29.3%
3	基线 20.6%
4	基线 15.9%
5	基线 12.9%
6	基线 10.9%
10	基线 6.7%
20	基线 3.4%
50	基线 1.4%
N	基线 $100 \cdot (1 - r^{-1/N})$ %

N：标准的数量；r：选拔比例（例如，若 $r = 3$，则每个名额有 3 个申请人，1/3 的申请人获选）。改编自 McManus IC，Vincent CA: Selecting and educating safer doctors. In Vincent CA，Ennis M，Audley RJ，editors：Medical Accidents，Oxford，1993，Oxford University Press，pp80-105.

哪些是选拔中的典型特征？

用于选拔的典型特征已经尝试被确定下来（McManus & Vincent，1993）。

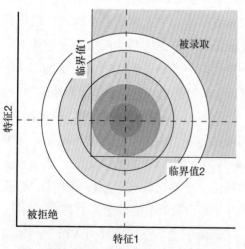

图 42.2　两个选拔标准的示例

智力因素

医生可以算是再聪明不过的人了。针对许多不同职业选择的荟萃（meta）分析显示，一般智力能力是预测工作表现和受训能力的最佳指标（Schmidt & Hunter, 1998）。尽管人们常常声称最低限度的能力水平已经"足够好"，但系统研究表明"越聪明越好"（Arneson et al., 2011）。

学习风格与动机

学生学习的原因大相径庭，不同的学习动机意味着他们会养成不同的学习习惯和学习风格。在 Biggs 的类型学（表 42.2）中，深度学习和策略学习（而不是浅层学习）都与医生终生学习所需要的自主学习和自我激励的学习方法相一致。

沟通能力

对医生的许多抱怨都涉及沟通问题，因此将沟通纳入选拔的标准中是有道理的。

表 42.2 浅层学习、深度学习和策略学习三种风格在动机和学习过程中的差异总结

风格	动机	过程
浅层学习	完成课程	死记硬背的学习事实和观点
		孤立对待各个任务
	害怕失败	对学习内容毫无兴趣
深度学习	对科目有兴趣	把观点和证据联系起来
	与职业相关	跨课程整合材料
	个人理解	弄清基本原理
策略学习 /成就感	获得高分	使用获得高分的技巧
	获得成功	获得最高分

基于 Biggs 的作品，1987, 2003

评价多不采用直接的方式，而是采用面试、多站式小型面试、问卷调查和情境判断测验等方法评价沟通能力。

人格特质

许多研究考查了外倾性、神经质、开放性、宜人性（agreeableness）和责任心的"大五"人格特征。Schmidt 和 Hunter（1998）的荟萃分析表明，在智力因素之后，工作表现和受训能力的最佳预测因素是诚实或者责任心。这主要的原因是，责任心强的人往往更加努力工作、效率更高，因此获得更多更好的经验。然而，当创造力或创新是选拔的重要标准时，责任心可能就不是一个很好的预测指标。在医学院校，责任心能较好地预测基础医学的成就，但不能很好地预测临床研究或者研究生的研究成果。

选拔的替代标准

尽管智力、学习风格、沟通和个性可能是选拔的基础，但是选择与之高度相关的衡量标准往往就足够了。毕业考试是一种替代性的考试，因为高分代表了足够的智力、恰当的学习方式和系统学习方法的结果［因此，学校毕业考试比单纯智力测验更能预测职业结果（McManus et al., 2013）］。一个智力较低的人可以通过大量的死记硬背和认真应试来通过考试，但是要获得更高水平的成绩则困难重重。在管弦乐队演奏或在运动队中效力也意味着认真练习、在合作时具有良好的沟通能力，以及对一项技能的更深层次的兴趣（内在动机）。良好的选拔过程并不是不加批判地使用这样的替代标准，而是必须考虑从这些简历资料中来评估哪些潜在的心理特征。

选拔的方法和过程

 "如果选拔者试图做得太多太好，他们将会以失败告终。"

Downie & Charlton，1992

选拔的过程和实施选拔的方法是完全分开的（Powis，1998）。医学院校应制订一项选拔政策，明确规定如何选拔、哪些特质和属性对该学校最重要、如何收集信息以及如何根据这些信息做出决定，包括各个组成部分的权重。决策最终应该是一个完全的行政过程，因为这能确保良好的实践，避免了歧视、不公平或选拔上明显不一致的现象。对系统的学术和教育投入应该纳入规则的制订中，并在必要时对信息做出精细的判断（例如评估申请表的各个方面或面试）。这项原则的一个重要推论是单独的信息应该单独评价。如果面试官被要求判断候选人从事一种职业所拥有的医学知识，那么他们就应该这样做；关于面试者的考试成绩、兴趣爱好等信息可能会导致"光环效应"。

评价选拔方法

许多选拔方法各有优缺点。每一种方法都应按照以下所列项目进行评价。

- **效度**。所有的选拔评价都应该是对候选人未来行为的隐性预测。如果与未来行为没有关联，那么无论评价者多么喜欢它，这些方法都毫无用处。

- **信度**。如果不同的选拔者对某一个特征有不同的意见，或者重新评价给出了不同的答案，那么说明这些信息可能是没有帮助的。

- **可行性**。如果一项评价涉及的成本太高，无论是在财力上还是在人力上，收益都可能抵不上支出。

- **可接受性**。候选人和他们的老师、朋友和亲戚以及一般公众必须认为选拔方法是合适的。

对选拔加以评价需要依靠数据，幸运的是，现在可以追踪最终结果，例如，一所学校的毕业生有多大比例进入了研究或学术领域、有多少比例的毕业生在初级医疗或农村地区从业。此外，大数据会很快告诉我们，在预约检查和开处方等方面，谁才是更好的医生。在选拔过程中明确界定人格和其他变量，便可以确定与未来实践变量的相关性。在一个重大项目中，英国医学教育数据库（UKMED，http：//www.ukmed.ac.uk/）正在整合英国的多个数据库的数据，以便在学生个体、医生和医学院校的不同层面开展研究。

不同的选拔方法

开放式和彩票式招生

避免选拔的艰难决定的招生制度有之前奥地利的开放招生制度和荷兰的加权彩票制度。这两种制度都已被放弃。最近的比较显示，经过选拔的学生比开放式或彩票式录取的学生在学业上表现得更好、学习上更有动力（Reibnegger et al.，2010；Urlings-Strop et al.，2011）。这些研究结果可能为以不选拔的方式来解决选拔问题的做法敲响了丧钟。

行政管理方法

这些过程一般由办公室工作人员执行，他们对申请表中的客观信息进行评价，主要是拒绝不合适的申请人。虽然这种方式通常信度高、成本低、可接受性强，但其效度取决于所使用的信息。

申请表的评价

申请表上的非结构化个人陈述和推荐信通常由确定最后人选的工作人员来评价，他们试图确定候选人的动机和从医的经历。

就像面试一样，它带有主观性，信度中等甚至相当差，效度也值得怀疑。但是，它符合成本效益，申请者也可以接受。通过培训、结构化评价协议的使用、明确的标准参照和对要识别的各种特征精心构造描述词，可以提高它的可靠性（信度）。然而，互联网的兴起确实意味着某些陈述可能被严重剽窃，例如：

"我在 8 岁生日那天做了一个化学实验，不小心把睡衣烧了几个洞，从此我对科学充满了热情。"

2007 年 234 名英国医学院申请者抄袭了该引文，后被专业软件检测出来（http://news.bbc.co.uk/1/hi/education/6426945.stm）

个人资料（简历）

简历可以通过开放式申请表（如"个人陈述"）或半结构化问卷进行评价。它的效用来自于心理学原理，即未来行为的最佳预测因素是过去的行为。一般来说，它是可靠的和有效的（Cook，1990），具有成本效益和可接受性，尽管可能需要进行验证以揭开伪装。背景也可以预测申请人未来行医的区域，如在美国和澳大利亚，来自农村地区的候选人最终更有可能在农村行医。

推荐信

如果推荐信是诚实的，这可能是有用的，但是推荐人往往对候选人（他们认识的）比对医学院（他们不认识的）更忠诚。有经验的校长说，医学院校应该"读出言外之意"，所以重要的不是说了什么，而是什么没说或者只是轻描淡写。不可避免地，推荐信的信度较低，效度值得怀疑，可接受性模棱两可。人们试图在推荐信中使用等级标准进行标准化评价，结果得出几乎一致的高分，从而否定了这些努力的价值。

面试

"每位学生的个性、天性和意志力决定了他的职业生涯，胜过任何来自他人的援助或任何阻挠……时间、地点、需要做的工作和它的责任都会改变；但是这个人则保持不变，除非他想改变自己。"

Sir James Paget，1869

尽管大多数英国和美国的医学院校都会进行面试，但情况并非总是如此。一对一面试的可靠性和有效性在很大程度上取决于对面试官的培训和清晰的面试结构。行为面试强调候选人在具体情况下的实际行为，这通常比对假设未来未知情况的问题更加有效。尽管面试所耗费的工作人员的时间成本很高，但对于一般大众来说，面试的可接受性较高。他们并不满足于纯粹从学术角度来选拔医生，然而事后，面试也常常受到候选人和教师们的诟病，也许实际上并不十分有效（Goho & Blackman，2006）。采用面试的一个理由是，面试至少在一定程度上是医学院的招聘工具，也是申请人展示自我价值的机会。

多站式小型面试（multiple mini-interviews，MMIs）

MMIs 是用于选拔学生的有效 OSCE，通常有 12 个左右的短站。信度肯定比传统的面试要好，而且据称也有预测效度（Eva et al.，2009）。实际上，MMIs 在加拿大的医学院校应用相当普遍，并且越来越多地被美国和英国的院校采用。首次参加 MMIs 的考生需要对考试形式进行全面了解。最近对 30 项研究的回顾（Pau et al.，2013）显示，MMIs 对于候选人而言可接受度较高，而对于那些曾经有过 MMI 训练经历的人则不利。MMI 成绩与随后在医学院就读期间的 OSCE 成绩相关度高，尽管这与入学前的学业成绩无关，但是对资格考试具有预测作用。

心理测试

心理测验有几种类型。对动机和个性的测量以及对心理运动特征如手的灵巧度的测量，多被工业界所使用，具有良好的预测效度，但目前很少被医学界使用。在医学领域，心理测量测试可能耗时长且管理成本高，而且可能不受考生欢迎，因为

他们担心有"脑筋急转弯"的问题，而这些内容似乎与医学职业无关。诸如美国 MCAT 医学院入学考试等测试成绩具有良好的预测效度（Donnon et al.，2007），但不可避免地与学校的教育成就测量相关。如 BMAT、UMAT、GAMSAT 和 UKCAT 等测试已经在英国、澳大利亚和其他地方流行起来，尽管被引入时，尚没有证据表明其具有预测效度。对 UMAT（Mercer & Puddey，2011） 和 GAMSAT（Wilkinson et al.，2008）的研究表明，当把教育程度考虑进去时，这些测试预测效度低。当心理测验具有预测性时，它主要适用于评估学业成就而不是能力或才能（McManus，Ferguson et al.，2011）。

情境判断测试

情境判断测试是多项选择形式的评估，其中一系列选项按顺序排列，通常不仅涉及事实性知识，而且还包括对现代卫生保健的社会过程和组织需求的整体认识（Weekley & Ployhart，2006）。它们正被越来越多地应用到研究生培训的选拔中，也正在考虑被应用于医学院入学选拔（Lievens & Sackett，2012）。一个有趣的理论问题是它们为什么会起作用。一种可能性是，它们展示了候选人创造性地将自己置于新的情境中，并预测结果的能力，因此它们可能正在评价候选人的同理心。

评价中心

评价中心是军队、公务员和大公司的核心选拔方法。候选人被集中起来，分成 4～12 人的小组，为期 1～3 天，进行一

系列新颖的练习，通常包括小组任务。如果重点是评价竞争时间压力下的能力或者团队活动中的合作能力，它们是特别合适的。目前，我们尚不知道有任何医学院投入时间和资源建立完善的测试中心。

选拔的成本

医学院选拔的直接成本难以估计，但大概每位新生 2000 英镑或者 3000 美元左右，主要来自工作人员的时间成本。没有明确和不可衡量的成功标准是毕业生到退休前，也许是 40 年后，都要从事高质量的医疗工作。问题是学生选拔目前是一个"开环"系统，没有对医学院进行反馈或问责。糟糕的医生让社会付出了巨大的代价，但这些代价都没有反馈到医学院。如果是闭环系统，毕业生在整个职业生涯中都要承担成本费用和（或）对他们的医学院校加以回报，那么选拔和随后的培训将成为医学院校活动的核心，而不是处于院校活动的边缘。

选拔的常规监测

选拔容易受到批评，甚至是司法诉讼，因此必须制订明确的政策，并收集常规数据以监测这一过程，特别是 2010 年《英国平等法案》所称的"受保护特征"（年龄 / 残疾 / 变性 / 婚姻和伴侣关系 / 怀孕和产假 / 种族 / 宗教或信仰 / 性别 / 性取向）的相关数据。简单的人数统计是不够的，因为群体可能在相关的背景因素上有差异，因此有必要采用多变量技术来识别可能存在的缺点并理解其中关键的问题。

扩大准入范围

对医学生和医生的人口统计和社会背景的监测引起了人们对扩大医学职业准入的关注，并试图提高较差社会经济背景或者特定种族或特定地区学生的参与度。如果人们认为候选人的选拔是基于配额而不是质量或能力，那么就会出现紧张局面。Prideaux 等（2011）提出了"政治合法性"在选拔工作中的重要性。Witzburg 和 Sondheimer（2013）指出，对每位申请人进行全面评价可以扩大录取范围，但并不意味着降低学术标准。针对那些对申请人进行全面评价的人，最近有一份出版物概要介绍了一种正在应用的评价方法（Roadmap to Excellence，2013）。

 "扩大准入范围是一个价值问题，而不是选择一种选拔方法的技术问题。社会政治问题推动了更广泛的准入。这些都是真正的担忧……社会责任要求对医学院所服务的群体负责，并确保这些学生能够代表他们所在的社群。由此衍生出了政治合法性的概念。"

Prideaux et al.，2011

研究选拔和从研究中学习

医学界有着孤立保守的恶名，对医学以外的研究和经验常常视而不见。有些医学院校甚至不认可在其他医学院校已经获得的经验，更不必说在工业界、商业界和公共部门所获得的经验。对人才选拔的研究较多，文献资料也十分丰富。一个很好的起点就是阅读《心理学年度评论》（*Annual Review of Psychology*）中定期更新的一系列文章（Sackett & Lievens，2008）。

循证医学和对选拔的科学研究

循证医学是当前医学界的信条，学生选拔也不例外。然而，我们应该认识到纯粹以证据为基础的方法的局限性。如果只接受金标准的随机对照试验作为证据的话，那么大多数医学教育就没有证据基础，其必然结果是让意见、偏见和奇闻轶事成为行动的基础。观察性研究和有影响力的流行病学研究方法也是有用的，就像社会科学的其他领域一样，尤其当这些方法深入到心理学、教育学和其他基础科学的理论发展中时，更是如此。当同时使用下列形式的参数评估选拔的方法时，会出现令人恼火的错误：

- "这些学生只进行了 5 年的随访，但我们的选拔过程是评价谁将成为未来的好医生。这些随访结果不足以让我们看到未来。"
- "这项研究是在 5 年前进行的，从那时起，我们改变了选拔程序和本科课程，医生们也将在不断变化的医疗体系中工作。这些结果只具有历史意义。"

这样看来，诡辩是显而易见的：长达 N 年的前瞻性、纵向研究必然是在 N 年前就已经开始了。当然，同样的观点在医疗实践中并不适用：研究 5 年生存率的化疗方案必须面对同样的问题，但试验仍在进行。

研究选拔的另一个问题是从事选拔工作的人自信不足。没有人愿意认为他们的行为是白费的，或者其深思熟虑的方案毫无价值。机构也不希望公布结果，表明他们的工作做得不完美。一种典型的条件反射反应是要求一个不合理的高标准的证据，这是完美的典范。然而，要求过高，反难成功。选拔的科学研究与任何其他科学的研究没有区别。人们不是在证明绝对真理，而是在解释假设的合理性，这些假设应该与证据相符，运用可接受的方法，把已知问题考虑在内，因此得到证明后能强有力地反驳反对意见，并做出有益的预测。这就是实践和进一步研究的基础。换句话说，就像医学一样。

小结

"医学院正在选拔最终作为医生进入卫生服务行业的个人。这意味着必须考虑除学业成绩以外的其他因素。医学院必须判断申请者是否具备在医学院学习期间可以发展的核心技能、价值观和特质，以便成为一名好医生。"

《选拔优秀者》（医学院理事会，*2014*）

选拔是医学院校活动的一个重要但资源投入不足的方面。医学院校选拔申请者，同时申请者也选择医学院校。

学校可以采用多种选拔方法，如单纯的行政审查、阅读申请表、评价简历资料、实施心理测试、面试、多站式小型面试、情境判断测试和评价中心等。

无论采用何种选拔方法，其过程都会产生成本及其效益，需要定期监测评价，并与最佳循证实践的实例进行比较。

参考文献

Arneson, J.J., Sackett, P.R., Beatty, A.S., 2011. Ability-performance relationships in education and employment settings: critical tests of the more-is-better and good-enough hypotheses. Psychol. Sci. 22, 1336–1342.

Biggs, J.B., 1987. Study Process Questionnaire: Manual. Australian Council for Educational Research, Melbourne.

Biggs, J.B., 2003. Teaching for Quality Learning at University. SRHE Open University Press, Milton Keynes.

Cook, M., 1990. Personnel Selection and Productivity. John Wiley, Chichester.

Donnon, T., Paolucci, E.O., Violato, C., 2007. The predictive validity of the MCAT for medical school performance medical board licensing examinations: a meta-analysis of the published research. Acad. Med. 82, 100–106.

Downie, R.S., Charlton, B., 1992. The Making of a Doctor: Medical Education in Theory and Practice. Oxford University Press, Oxford.

Eva, K.W., Reiter, H.I., Trinh, K., et al., 2009. Predictive validity of the multiple mini-interview for selecting medical trainees. Med. Educ. 43, 767–775.

Goho, J., Blackman, A., 2006. The effectiveness of academic admission interviews: an exploratory meta-analysis. Med. Teach. 28, 335–340.

Kirch, D., Prescott, J., 2013. From Rankings to Mission. Acad. Med. 88, 1064–1066.

Lievens, F., Sackett, P.R., 2012. The validity of interpersonal skills assessment via situational judgment tests for predicting academic success and job performance. J. Appl. Psychol. 97, 460–468.

McManus, I.C., Dewberry, C., Nicholson, S., et al., 2013. Construct-level predictive validity of educational attainment and intellectual aptitude tests in medical student selection: meta-regression of six UK longitudinal studies. BMC Med. 11, 243.

McManus, I.C., Ferguson, E., Wakeford, R., et al., 2011. Predictive validity of the BioMedical Admissions Test (BMAT): An evaluation and case study. Med. Teach. 33, 53–57.

McManus, I.C., Vincent, C.A., 1993. Selecting and educating safer doctors. In: Vincent, C.A., Ennis, M., Audley, R.J. (Eds.), Medical Accidents. Oxford University Press, Oxford, pp. 80–105.

Mercer, A., Puddey, I.B., 2011. Admission selection criteria as predictors of outcomes in an undergraduate medical course: a prospective study. Med. Teach. 33, 997–1004.

Pau, A., Jeevartnam, K., Chen, Y.S., et al., 2013. The Multiple mini-interview (MMI) for student selection in health professions training – a systematic review. Med. Teach. 35, 1027–1041.

Powis, D., 1998. How to do it: select medical students. Br. Med. J. 317, 1149–1150.

Prideaux, D., Roberts, C., Eva, K., et al., 2011. Assessment for selection for the health care professions and specialty training: consensus statement and recommendations from the Ottawa 2010 conference. Med. Teach. 33, 215–223.

Reibnegger, G., Caluba, H.-C., Ithaler, D., et al., 2010. Progress of medical students after open admission or admission based on knowledge tests. Med. Educ. 44, 205–214.

Richards, P., 1983. Learning Medicine: An Informal Guide to a Career in Medicine. British Medical Association, London.

Roadmap to Excellence: Key Concepts for Evaluating the Impact of Medical School Holistic Admissions. AAMC online publication, 2013.

Sackett, P.R., Lievens, F., 2008. Personnel selection. Annu. Rev. Psychol. 59, 419–450.

Schmidt, F.L., Hunter, J.E., 1998. The validity and utility of selection methods in personnel psychology: practical and theoretical implications of 85 years of research findings. Psychol. Bull. 124, 262–274.

Urlings-Strop, L.C., Themmen, A.P.N., Stijnen, T., Splinter, T.A.W., 2011. Selected medical students achieve better than lottery-admitted students during clerkships. Med. Educ. 45, 1032–1040.

Weekley, J.A., Ployhart, R.E., 2006. Situational Judgment Tests: Theory, Measurement, and Application. Psychology Press, Hove.

Wilkinson, D., Zhang, J., Byrne, G.J., et al., 2008. Medical school selection criteria and the prediction of academic performance: evidence leading to change in policy and practice at the University of Queensland. Med. J. Aust. 188, 349–354.

Witzburg, R., Sondheimer, H., 2013. Holistic review – shaping the medical profession one applicant at a time. N. Engl. J. Med. 368, 1565–1567.

第43章 学生支持
Student support

Chapter 43

B. Barzansky , G. H. Young

（译者：张润博　审校：厉　岩）

趋势

- 焦虑和倦怠会对学生的学习和他们作为照护专业人员的发展产生负面影响。
- 为了预防和减轻痛苦，需要在一个支持性的、积极良好的学习环境下为医学生提供一系列的服务。
- 促进学习和身心健康的服务应该是切实可行的，并且应鼓励学生利用这些服务。
- 克服学生对承认需要帮助的抵制是一项重大挑战，这需要使他们了解帮助的来源，并在相关情况下对其保密。

医学院求学阶段，是极其耗费体力和精力的一段时期。尽管世界各国的医学教育结构和特点有所不同，但许多国家的研究表明，有一定比例的医学生经历过如倦怠和抑郁等心理痛苦（Dyrbye et al., 2006; Hope & Henderson, 2014; Sreeramareddy et al., 2007）。这些痛苦反过来又会妨碍学生作为未来专业人士的学习和能力发展（Dyrbye et al., 2006; Dyrbye et al., 2010）。

医学教育的目的是帮助学生获得知识、技能和态度，使他们为最终的医疗实践做好准备。因此，医学院应该采取措施创造一个支持学生学习和专业发展的学习环境。这意味着要识别和减轻可能导致压力的潜在状况。

医学院教师和管理人员所采取的措施可以分为几个关键类别：支持学生学习、促进学生身心健康、创造一个综合性学生服务系统。这些措施一方面是为了预防未来的问题，另一方面被设计用来帮助正在经历学业和个人问题，如焦虑、烦恼、精神症状等不同程度心理问题的学生。

医学生焦虑普遍存在的证据十分充分，对其原因的描述也很多。然而，鲜有证据表明各种类型的干预措施在解决根本问题方面取得了成功。我们将为大家展示几个文献中提到的案例。尽管全球范围内有许多此方面的研究，但其通常只涉及一个单一的研究机构及少量样本，因此其普遍性是有限的。我们将从帮助学生减轻压力的成功案例中，总结研究类似的个别报告结果以及作者观察过程中的所见所闻。医学院校学生支持项目的筹划者，应该根据医学教育制度、具体医学院校及学生群体特点，建设符合自身特色的学生支持体系，除此之外，对学生的年龄因素、学校文化及民族文化也需要加以考虑。

尽管学校可以采取多种措施促进学生支持，但在执行中却发现有明显的重叠。每种做法都从潜在"体系"中获益，该体系定义为人们的协调行动以及基于组织政策和组织资源支持的人与项目 / 活动之间的相互作用。

☞ 有效的学生支持体系离不开良好的学习环境，良好的学习环境则离不开医学院校的领导及全体同仁的鼎力支持。

理论上，教学与学习的文化植根于对所有人的尊重，培养适应能力、卓越、同情心及诚信。积极的学习环境可以使医务人员执行医疗实践和科学研究，进而促进有建设性的合作及相互尊重的学习环境。因此，解决学习环境的问题是学生支持的基本要素。

学习环境包括学生学习的场所、专业人员、教师、管理人员、工作人员及在这些场所互动的初学者和高级学习者，以及指导互动的政策和过程。一个特定的学生将接触到许多这样的学习环境，包括教室、诊所和医院病房以及管理和执行政策和（或）提供支持和资源的办公室。学习环境的特点是既能缓解医学生的压力，也能使之加重。

在医学院校的控制下，学习环境的有些方面是可以改变的，所以找出那些可以用来支持学生健康的方面是很有用的。例如，如何对学生进行评价，包括使用的评分系统，都会使学生产生压力。美国一项基于一年级和二年级（见习前）医学生的多机构横断面研究结果显示，相比于三个或更多类别的评分系统，及格-不及格评分系统在统计上导致的倦怠和压力较小。就学生身体健康指标而言，在课堂上花费的时间或平衡临床与教学时间之间没有统计学联系（Reed et al.，2011）。

医学生可能遭到来自教师、住院医师 / 研究生、其他学生和在学习环境中的其他人的骚扰、不当对待和歧视。这个问题在全世界的医学院校中广泛存在，并且可引起学生的抑郁、焦虑及情绪健康问题（Fnais et al.，2014）。

不当对待行为包括言语或肢体上的不当对待、性别或民族 / 种族的骚扰以及剥夺学习机会。因此，应该建立防止这些行为发生的机制，并在学生认为遭受不当对待时及时做出响应。如前所述，机构政策和行为准则给师生的行为提出了要求。同时，应该有明确的程序允许学生报告不当对待事件。学生、老师及相关人员需要了解这些政策和程序。学校也应当有多种途径收集关于学习环境的信息，以便识别哪些地方可能会发生诸如不当对待的负面事件。这些信息可以通过学生评价课程和临床实践、个别学生关于不当对待的报告、老师或其他人的观察等来收集。一旦事件得到调查和证实，就应采取一系列的措施来解决问题，并防止再次发生。这需要学校领导的支持，他们可能需要行使权力来补救或惩戒承担责任的个人。

全校所有部门都有责任来共同营造积极的学习环境。然而，例如，学生服务部门的管理可以集中在医学院负责学生事务的办公室（Drolet & Rodgers，2010），或是一个能将学生事务和教育/课程事务等资源结合在一起的部门来负责（Slavin et al.，2014）。若由各单位（部门、办公室）自行制订计划，可能导致重复工作，并且由于缺乏协调计划而有可能导致服务出现缺口。

☞ 一个有效的学生支持体系离不开医学教育界许多成员的共同努力。

由医学院管理者、教师、相关顾问和支持人员共同组成的一个集中和相互协调的体系，可以有效地利用现有的机构资源。一个整合了广泛资源的综合系统是特别重要的，因为医学生个体可能有需求，或经历来自于互动的压力，因此需要多种来源的支持。

医学教育界的成员包括管理人员、教师、辅导员/学习专家、医生/心理学家和学生，在医学院内都有支持医学生健康的作用。我们使用的是美国范德比尔特医学院对于健康（wellbeing）的定义，涉及智力、心理、生理和环境四个方面的因素（Drolet & Rodgers，2010）。医学教育界的成员在学生支持系统中扮演着多重、相互关联的角色。这些角色将在下文进行描述。

☞ 应告知医学生所提供的支持服务，并鼓励他们在需要时利用这些服务。

应该让学生意识到支持服务的可用性。理想情况下，这应该在课程的早期，例如在正式课程开始前的新生入学教育进行。这种新生入学教育可以介绍学校的支持服务，并向学生介绍提供这些服务的个人。在医学生临床学习期间提供信息交流渠道也是同等重要的，因为这个时期的压力源是不同的。一些研究发现，医学生在临床见习/实习期间出现焦虑、注意和抑郁症状都是最多的（Chandavarkar et al.，2007）。

仅凭新生入学教育或许是不够的，因为学生可能不会保留这些信息。通过书面和（或）在线的形式，如学生手册、学校网站提供有关学生支持资源的信息，以及定期提醒学生在哪里以及如何获取所需的信息是很有帮助的。

支持学生学习

☞ 医学院校应该有资源来识别和纠正多种原因导致的学业风险和学业失败。

支持学生学习的策略可能以防止未来的学业失败或纠正当前的学业困难为目标。许多研究表明，学业困难可能是多种因素造成的，包括学习或时间管理能力不佳、学习障碍、知识和医学预科准备不足、个人或与健康有关的问题以及不支持学生实现教育目标的学习环境。医学院应该有能力来诊断某一位学生学业风险或失败的根本原因，并为其学术支持量身定制一个计划。

提高学习技能

医学生在掌握医学课程信息的广度和深度所需的技能方面可能存在缺陷。美国一项针对学生的研究表明，足够的学习技能（如时间管理和自我测试）是医学院早期学业表现的有力预测因素（West & Sadoski，2011）。在印度的一项研究中证实，考试焦虑也被认为是导致学业表现不佳的一个原因（Mysorekar，2012）。医学生也可能有以前未被诊断的学习障碍，因为他们能够在以前的教育经历中进行弥补。

医学院应具备早期识别这些领域问题的程序，因为学生可能没有意识到缺陷或者不知道如何克服这些缺陷。在医学院/医学教育培养方案和（或）大学不同层次的专门知识是至关重要的。例如，学习专家需要提供有关学习和时间管理技巧的课程，并为有学习障碍的学生诊断和制订解决方案。不管他们的组织所在地是何处，专家都应留有充足的时间来帮助医学生。

鉴别学习能力不足的课程可以尽早提供，例如在医学院入学教育期间确定可能面临学术挑战的学生，同时也要设定学生获得所需资源的期望。然后，学生可以被推荐给合适的专家。此外，还应为那些已经经历过学业失败的学生和那些被诊断为学习能力不足的学生制订专门的解决方案。

为知识不足提供支持

学业准备不足可能是导致学业表现不佳或学业失败的原因。根据医学预科教育的特点，学生在特定学科领域可能存在知识不足，这或许会影响他们在医学课程中的表现。通过审查学生的医学预科课程、医学预科考试成绩或者入学考试成绩，可以事先识别这些不足。包括此类审查在内的程序确保招生过程和招生人员融入到学生支持系统中。那些在医学预科阶段准备不足的新生，可以通过短期入学教育进行弥补，包括医学院学科领域的入门介绍（Office of Educational Programs，2015），或者在医学院或大学为尚未申请医学院的学生开设较长的课程和需要的必修课程（Andriole & Jeffe，2011）。

对那些担心他们学业表现不佳或者在特定学科领域存在知识不足的在校生来说，有各种各样对其有益的支持服务。例如，可以为一群学生提供具体科目的复习课，或为有特殊需要的学生提供一对一辅导。课外辅导可由负责某一门课程的老师或熟悉课程的高年级学生提供。总的来说，同伴教学已经被证实对教学双方都是有益的。即使在课程早期的学生，例如英国一年级医学生，也发现同伴导师教学是支持他们学习的一种有效方法（Jackson & Evans，2012）。

监督学生表现

学生在医学院期间的学业表现应该由学生本人和学校有关部门监督。在理想的情况下，学生应该能够在学业失败发生前判断他们的学业成绩，以便在确定需要时获得学习或学习技巧的指导和（或）辅导。在失败发生前监测学生的表现得益于形成性评价的有效性，这里定义的测试或研究问题是以学生学习为目的，而不是为了评分而提供的。课程应该尽早开展形成性评价，以使学生能够识别和加强他们的知识基础。即使有了形成性评价结果，学生也可能没有意识到或者不愿意承认他们有学业缺陷，因为许多人以前都是成功的，并且只是第一次经历不及格。因此，那些被邀请（或要求）参与补救活动的学生的教师辅导员和（或）学校管理人员也应当使用形成性评价的结果。

通过对与学业困难相关的变量进行回顾性分析，可以建立一个更结构化的系统来识别有学业风险的学生。例如，诺丁汉大学医学院在第一年和第二年的学习期间发现了一系列与后续严重的学业问题相关的指标（Yates，2011）。这样一组变量可被用来监测学生的表现，并量身定制补救计划。

支持学生身心健康

与学业表现一样，应由训练有素的专家采取预防和干预措施来促进学生的身心健康。

导师制

导师是学生服务系统的重要参与者。他们必须接受专项训练，并为他们的职责提供足够的时间和信息。

医学院教职工在学生支持系统中可以发挥各种作用。我们已经描述了他们作为专家的角色用于监督学生表现和提供辅导。在本节中，我们将使用"导师"（mentor）这一术语来涵盖教师帮助支持学生"个人和职业发展"的"向导"（guide）角色（Frei et al.，2010）。2008 年的一篇系统性文献综述指出，关于医学生导师制的报告主要来自美国，其他国家则相对较少（Frei et al.，2010）。

辅导可以由单个学生或一组学生与一名教师组成暂时的或者长期的关系。在小组辅导中，学生可能来自于同一个年级或各个年级。来自各个年级的小组中，教师指导和同伴教育将有可能共存，因为高年级学生可以帮助低年级学生（Drolet & Rodgers，2010）。

导师制方案可能有特定的目标和目的，也可能不那么有条理，所涉及的主题应该能引起学生和教师的兴趣。例如，以学生职业发展为目标的导师制方案，通常包括职业咨询，导师帮助学生分析专业选择，并为他们所选择的专业提供咨询和信息资源（Frei et al.，2010）。学校常常期望学生和导师用最少的会面次数，达到导师制方案所预期的目标。

无论导师制方案的具体目标是什么，重要的是要慎重选择导师，对他们进行学术、职业生涯和健康咨询等方面的培训，并向他们提供适当的信息和其他资源来支持他们在学生中的工作（Drolet & Rodgers，2010）。导师也应该熟悉相关的制度政策和资源，以便能直接给学生提供适当的人员与信息来满足他们的需要。必须要避免利益冲突，使学生能够自由地向他们的导师咨询他们目前关心的问题。例如，学生可能不太愿意与在他们的评价或晋升中发挥作用的导师畅所欲言。导师应该从其教学、科研和（或）临床角色中抽出足够的时间与学生一起度过，以便完成导师制方案的目标。

支持学生身心健康

压力及其后遗症，如倦怠，在世界各地的医学生中都有发生，可能对学生的身心健康造成严重后果。巴西的一项研究表明，倦怠，包括情绪耗竭和睡眠困难，对学生的身心健康有负面影响（Pagnin & de Queiroz，2015）。医学院应该有前瞻性的计划来解决学生压力的来源和支持学生健康。

如上所述，导师制方案可以成为支持学生健康的一个重要工具。医学院行政管理部门，特别是学生事务办公室的领导和工作人员可以发挥重要作用，包括为健康活动提供人力、财力和物力的支持以及引导学生使用资源的分类功能。为确保此项功能，学生事务工作人员在紧急情况下应保证随时可以通过电话或电子邮件提供服务。通过适当的培训，医学生可以在为他们的同龄人组织健康活动中担任同伴辅导员。最后，学校可以在正式课程中包含健康主题，帮助学生培养切合实际的期望以及学习如何应对压力（Benbassat et al.，2011）。

医学院和（或）大学可以提供额外的资源来支持健康。体育馆或运动设施可以帮助学生保持身体健康和缓解学业压力。应开设放松、正念减压和冥想技巧等方面的课程。此外，应将学生组织起来开展体育运动或社交活动，这些活动通常是由学生团体组织领导，并得到医学院管理部门的支持。

提供健康和心理服务

医学生需要得到医疗保健服务，以达到预防和治疗的目的。由于不同国家医疗保健的组织和筹资方式不同，确保学生可及的和适当的医疗服务机制也各有特点。提供医疗保健服务是学校的责任。例如，一所大学应有一个学生健康服务点，医生和其他卫生保健人员定时提供医疗服务。如果没有这样的现场医疗点，医学院应该

帮助学生找到一个合适的医疗点，特别是那些不在医学院所在地区的学生。无论如何，医学院应该有相应的政策，允许学生上课或者临床学习时请假，以获得所需的健康服务。

学生也需要了解心理和精神健康服务的信息和渠道。

> 医学院应确保学生不因寻求所需的生理和心理服务而受到歧视。

如上所述，一部分医学生经历了心理上的痛苦，包括倦怠和抑郁（Dyrbye et al.，2006；Hope & Henderson，2014）以及与自杀观念有关的抑郁（Givens & Tija，2002）。然而，医学生可能不愿意承认和寻求治疗抑郁症，这有许多原因，包括担心其保密性以及与来自于其他学生或老师对精神疾病的耻辱感（Givens & Tija，2002；Schwenk et al.，2010）。一个支持性的学习环境和文化使学生能够自由地讨论他们的心理健康问题，从而减少了寻求支持的阻力（Schwenk et al.，2010）。在创建这样一个安全的环境中，向那些对学生的评价及晋升不产生影响的精神病医生、心理学家和其他有资质的心理咨询师寻求帮助是十分重要的。此外，应向学生提供咨询，使他们认识到寻求治疗的重要性以及关于可供保密访问的选择。

在临床学习期间，学生可能会接触到传染性疾病和环境危害，如血源性病原体或传染病。医学院应该确保学生在第一次与患者接触前，都学会了如何避免这样的暴露。此外，应该告知学生一旦发生环境暴露，如针刺伤时需采取的措施，包括报

告这种伤害的过程和他们应去治疗的地方。为学生提供一个压膜卡片或其他便于携带的文件是很有帮助的，这使得在意外暴露发生时，学生能立即获得相关信息。

提供其他支持服务

👉 应该由知识渊博的人来提供职业规划和经济援助咨询。这些咨询师应该了解与这些领域相关的医学生的具体需求。

医学生在职业选择和经济方面作决定时需要帮助。这些帮助应该包括学识渊博的人的建议及有用的信息材料。

支持学生的职业选择

医学生需要的职业咨询类型将取决于所在国家从院校教育到毕业后教育之间的转换。高中毕业即进入医学院学习的国家，通常拥有6年医学课程，毕业后需要实习1年，在此期间选择一个临床专科进一步培训。例如在沙特阿拉伯，医学生在医学院毕业后进行1年临床实习，然后根据考试成绩和医学院等级申请进入临床专科。相反，在美国和加拿大，学生在大学毕业后进入医学院，医学生毕业后直接进入住院医师培训。

在这两种模式中，都需要帮助医学生来选择临床专科并且了解准入要求和期望。如前所述，教师导师可以成为有关专业和职业选择的重要信息来源。此外，教师对不同临床专科的培训和实践的介绍，以及学校人事部门关于住院医师选择的过程和要求对学生都很有帮助。学生可以通过观察各科医生工作来了解相关信息。学校人事部门应决定哪些机会应该是可选择的、哪些是强制性的、应在什么时候举办具体会议。例如在美国，随诊对临床见习前阶段的学生来说是很有价值的，而当学生进行临床见习时，召开有关住院医师申请的会议可能会更好。在有1年临床实习的国家，学生应该在临床学习阶段的早期咨询有关进入住院医师培训的一般要求，但具体情况可能更适合在实习期，因为这时住院医师的申请正在或者即将开始处理。

提供经济支持服务和咨询

医学教育资助制度因国家而异。在一些国家，公立医学院的第一个医学学位教育是免费的，而在另一些国家，医学教育的费用则是非常昂贵的。除学费外，学生可能在离家较远的地方求学，还需要承担生活开支、教材费和学杂费等。用以支付学费和生活费的经济资助可以来源于奖学金或助学金，这些奖学金、助学金可能有附加的服务要求，也可能没有，或者（和）来自于私营或公共部门的贷款。医学生需要了解他们自己的医学教育是如何被资助的。例如，学生在做出承诺前应了解贷款需要在毕业后偿还，奖学金可能会要求学生选择特定的专业或实习地点。与经济资助相关的咨询应该通过正式会议以及与专家一对一互动的机会，例如财务资助主任或主管学生事务的院长。正式的会议信息应该尽早开始，甚至可以在学生入学前。这将使得学生在借贷和预算上做出明智的选择。如果贷款是经费的主要来源，就应该不断向学生提供他们正在积累的债务信息。不管学生是否为他们的学业而借贷，都应该为其提供财务管理的信息。

建立学生综合服务系统

我们已经详细介绍了学生综合服务系统的要素以及提供必要服务的方法。

建立学生综合服务系统离不开包括教师、医学院管理人员、医护人员和咨询师在内的医学院多个团体中每个人的共同努力。他们每个人对学生综合支持系统的特定部分负责，但不应独自运行。相反，需要有一个合作计划和制度来保证所有的学生需求可以在有效的服务中得到满足。

为了实现一个完善的学生支持系统，一些规划中的注意事项和困难是必须提前预见和克服的。通常有以下几类。

识别和维持足够的资源

学生服务系统规划应考虑医学院或其他学院可能需要服务的学生总数，提供所需的每种服务需要的人员数量与类型以及支持该系统的其他资源，如信息技术。如果还没有准备，则可能需要雇用人员，并且为其提供足够的时间来为学生支持系统作出贡献。例如，当教师不得不把时间花在教学、科研和（或）临床上时，就会出现问题。从其他任务中留出时间是至关重要的，因为学生不会利用那些无法轻易获取的资源。那些有特长的人，比如学习专家，可在多个学院和专业中被共享。

提供各种服务的教师、管理人员和咨询师的办公地点应便于被找到，并且应该考虑学生的作息时间来制订办公时间，尤其是学生在临床实习期间或在校外时。愿意下班后回复电子邮件和电话的教师是很受学生欢迎的。

克服学生的抗拒

学生不愿接受服务的原因有很多，如服务可及性差或位置不方便。学生或许认为，作为未来的医生，他们不应该屈服于他们所认为的弱点，或者他们可能害怕被教师或同龄人歧视，这些可能对他们的职业发展产生负面影响。学生可能对咨询、心理和精神服务的保密性缺乏信任。

这些障碍可通过多种方法解决。学生应该在入学时及课程的全过程中被告知那些关于倦怠和抑郁的潜在性和发生频率，以及自我保健的重要性（Benbassat et al., 2011）。应密切监控咨询和健康服务的保密性，并调查学生对这些服务的满意度。问题出现时应尽早付诸行动，以便使学生明白这些服务是值得信赖的。在接受教育时，学生也应该留有足够的空间和时间与导师和其他学生交流他们的经验。

所有的学生都应很容易地从学习环境中了解到相关政策和程序，并清楚地知道如何处理不专业和（或）不当对待的问题和报告。或许学生支持服务的最佳倡导者就是学生自己，正如越来越多的学长学姐们告诉他们的学弟学妹们需要哪些服务以及这些服务的作用。

帮助学生培养监控和维持自身健康的技能，很可能会对他们的适应能力、职业和个人发展有益，也有助于他们最终为患者提供医疗保健能力。

小结

举办医学教育的机构应该认识到它们有责任提供学生服务，并应组织好这些服务，使其效率和效果最大化。这需要对支持学生学习以及全面发展的人力、财力和物力进行合理配置。学生也扮演着重要的角色。应鼓励学生愿意成为合作伙伴，共同建立和利用满足其需要的系统。

参考文献

Andriole, D.A., Jeffe, D.B., 2011. Characteristics of medical-school matriculants who participated in postbaccalaureate-premedical programs. Acad. Med. 86, 201–210.

Benbassat, J., Baumal, R., Chan, S., et al., 2011. Sources of distress during medical training and practice: suggestions for reducing their impact. Med. Teach. 33, 486–490.

Chandavarkar, U., Azzam, A., Mathews, C.A., 2007. Anxiety symptoms and perceived performance in medical students. Depress. Anxiety 24, 103–111.

Drolet, B.C., Rodgers, S., 2010. A comprehensive medical student wellness program - design and implementation at Vanderbilt School of Medicine. Acad. Med. 85, 103–110.

Dyrbye, L.N., Massie, F.S. Jr., Eacker, A., 2010. Relationship between burnout and professional conduct and attitudes among US medical students. JAMA 304, 1173–1180.

Dyrbye, L.N., Thomas, M.R., Shanafelt, T.D., 2006. Systematic review of depression, anxiety, and other indicators of psychological distress among U.S. and Canadian medical students. Acad. Med. 81, 354–373.

Fnais, N., Soobiah, C., Chen, H., et al., 2014. Harassment and discrimination in medical training: a systematic review and meta-analysis. Acad. Med. 89, 817–825.

Frei, E., Stamm, M., Buddenberg-Fischer, B., 2010. Mentoring programs for medical students-a review of the PubMed literature 2000–2008. BMC Med. Educ. 10, 32.

Givens, J.L., Tija, J., 2002. Depressed medical students' use of mental health services and barriers to use. Acad. Med. 77, 918–921.

Hope, V., Henderson, M., 2014. Medical student depression, anxiety and distress outside North America; a systematic review. Med. Educ. 48, 963–979.

Jackson, T.A., Evans, D.J.R., 2012. Can medical students teach? A near-peer-led teaching program for year 1 students. Adv. Physiol. Educ. 36, 192–196.

Mysorekar, V.V., 2012. Need for mentorship to improve learning in low-performers. Natl Med. J. India 25, 291–293.

Office of Educational Programs, UT-Houston Medical School: Pre-entry program, 2015. Available at http://med.uth.edu/oep/medical-education/student-programs/pre-entry-program. (Accessed 29 December 2015).

Pagnin, D., de Queiroz, V., 2015. Influence of burnout and sleep difficulties on the quality of life among medical students. Springerplus 4, 676.

Reed, D.A., Shanafelt, T.D., Satele, D.W., et al., 2011. Relationship of pass/fail grading and curriculum structure with well-being among preclinical medical students: a multi-institutional study. Acad. Med. 86, 1367–1373.

Schwenk, T.L., Davis, L., Wimsatt, L.A., 2010. Depression, stigma, and suicidal ideation in medical students. JAMA 304, 1181–1190.

Slavin, S.J., Schindler, D.L., Chibnall, J.T., 2014. Medical student mental health 3.0: improving student wellness through curricular changes. Acad. Med. 98, 573–577.

Sreeramareddy, C.T., Dhankar, P.R., Binu, V.S., et al., 2007. Psychological morbidity, sources of stress and coping strategies among undergraduate medical students of Nepal. BMC Med. Educ. 7, 26.

West, C., Sadoski, M., 2011. Do study strategies predict academic performance in medical school? Med. Educ. 45, 696–703.

Yates, J., 2011. Development of a 'toolkit' to identify medical students at risk of failure to thrive on the course: an exploratory retrospective case study. BMC Med. Educ. 11, 95.

学生参与
Student engagement in learning

S. Ambrose , D. M. Waechter , D. Hunt

（译者：王 舟 张家宇 审校：厉 岩）

第**44**章

Chapter 44

趋势

- 当授课、讨论或课程设计考虑到学生能力发展各阶段时，学习就会得到加强。
- 知道如何识别我们的知识盲点是成为终生学习者的重要一步。
- 设计让学生参与管理和改进的教育计划，可以提高整个学习过程。

为什么有时候我们一些成绩非常优秀的医学生也会难以适应医学院校课程的某些方面？作为医学教育工作者，我们能做些什么来解决他们的困扰并促进更深入的学习？我们可以控制的学习过程有多少？我们如何更好地激励医学生成为学习环境的积极参与者？我们如何让学生参与课程管理和教师评价体系，从而让他们有对自己教育的主人翁感？

这些常见问题有各种不同的答案，本章讨论有关学习和学生参与的各个方面，帮助我们教师解决这些问题。作为教师和教育工作者，我们有能力创造条件，帮助学生学到很多东西——或者让他们压根学不到什么东西（Palmer，1998）。我们只有

让学生参与到学习的过程中，并且了解我们自身和医学生的能力水平以及对于已掌握知识的认识程度，同时明白这些对教学和学习过程的影响，我们才能创造这样的学习条件。让我们先审视一下作为学科专家的自己。

 "教师有能力创造条件，帮助学生学到很多东西——或者让他们压根学不到什么东西。教学就是有意识创造这些条件的行为。"

Palmer，1998

专家水平

对于那些内容专家来说，帮助学生掌握知识的教学应该很容易，对吗？不完全是。正因为我们是专家，所以帮助学生发展能力是如此困难。我们越擅长，我们对自己能力的关注就越少，因为我们日常经历的许多策略、流程、协议、程序等都变得自动化或半自动化，我们经常跳过或合并一些步骤，这既是一件幸事（对我们自己的工作而言），也是一个问题（对我们作为教师 / 教育工作者而言）。只有当专家"教"非专家时，比方说在从事某项任务时，非专家会像专家一样做同样的事情，

如跳过或合并某些步骤，这时专家们才会意识到这一点。我们经常听到医学生非常看重向住院医师学习，例如系统复查或鉴别诊断等技能，以补充主治医师提供的信息，其部分原因就在于此。在组织、描述和理解患者的信息等方面，学生和住院医师之间相较于学生和主治医师之间有更多的共同点。主治医师处于"无意识有能力"（unconscious competence）状态，这种状态有时也称为"专家盲点"（Nathan & Koedinger，2000），当我们努力帮助我们的学生如何学习时，这种现象可能会对我们不利。

Sprague 和 Stuart（2000）在解释能力发展的各阶段时阐明了这一现象，能力发展阶段的最后一个阶段是无意识有能力，即达到专家水平（图 44.1）。随着学生能力的发展，学生逐渐获得某领域的能力，对于这些逐渐掌握并学会使用的技能，他们首先会有意识觉察，之后又会失去这种意识觉察。结果是专家们最终处于一种无意识有能力的状态，执行程序和流程等时，没有太多考虑自己是如何做的，并且完全没有意识到自己走了合并和（或）跳过某些步骤的"捷径"。想想你日常驾驶的过程，因为一切都太常规了（实际驾驶和路线），你经常甚至不会注意到你是如何到达

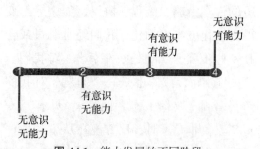

图 44.1 能力发展的不同阶段

目的地的，但其实许多复杂的认知和运动技能就在你这个驾驶"专家"身上自动施展了。你是处于无意识有能力的状态，然而，试想，如果要向初学者解释怎样驾驶，该多么有挑战。

因为专家盲点的存在，当我们作为教师处于无意识有能力的状态时，我们也会高估了新手的知识和能力，并且低估了新手为完成一项任务需要的时间。我们会预料不到新手会在哪里有疑惑，会以为新手是按照专家的方式来做事的（Hinds，1999；Nathan & Koedinger，2000）。

当我们设计小组讨论、授课，最终设计整个课程时，对教师和学生两方面的认识盲点会对学习环境产生负面影响。当学生处于无意识无能力阶段时，他们还不知道他们不知道什么、有多少他们不知道，这甚至会使他们难以提出问题。但很快他们就可以掌握一套基本的信息或技能，可以集中精力，有意识地使用这些信息或技能（因此他们处于有意识有能力的阶段），然而他们依然可能无法认识到差距，或者无法整合和综合信息（根据能力的不同发展阶段，下文将会讨论）。

正因为在这个阶段，住院医师在思维方式上会领先正在培训的学生几年时间，他们脑中还存有一些基本逻辑连接，操作中还留有一些基本步骤，能引领学生慢慢理解、逐渐掌握技能，他们对医学生起到催化的作用。在执行技能或诊断时仍然会在自己的脑海中一步一步逻辑推断的住院医师，能够解释那些在学生头脑中原本孤立的信息之间的联系。由于经验丰富的医生早已经过这些阶段，所以他们需要有意

识地努力，重新找回这些联系，以学生能理解的方式解释给学生。意识到这些因素，对学生的学习环境有很大的帮助。

那么，这对帮助我们的学生如何学习及发展能力意味着什么呢？

掌握

不管我们在教什么，我们的目标是让学生掌握所学内容，内容可以是一个概念（如患者的安全）、一个独立的技能（如肺部听诊）、一个过程（如制订患者问题清单）、一个系统（如获取药物处方），或一个临床操作（如执行静脉穿刺）等。为了逐渐发展能力，学习者必须获得基础知识和技能，练习整合它们并知道何时应用它们（图 44.2）（Ambrose et al., 2010）。

掌握能力的最初阶段是获取基本技能，乍一想，人们会认为专家可以很容易地教授这些技能。其实，如上所述，专家甚至

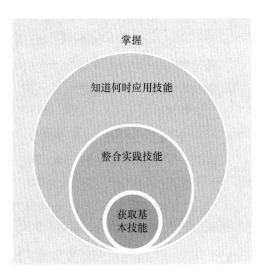

图 44.2　掌握能力的元素

摘自 Ambrose et al.: How Learning Works: 7 research-based principles for smart teaching, San Francisco, CA: Jossey-Bass, 2010

可能难以意识到构成这些过程或程序的组成部分，因为对于他们来说简单易懂的东西，通常包括他们不再意识到的知识点或基本技能的复杂组合。例如，知道什么时候该透过"斗志低落"的表象考查其抑郁情况，来判断自我堕落倾向的危险性，或了解糖类如何被代谢来预测糖尿病患者的最佳药物。这些都是复杂的技能组合，需要综合几个不同系统的信息，才能获得最佳的解决方案。

明确阐述和模拟出某过程或程序中的每个步骤，其重要性是双重的：它使得学生和教师都能识别出哪些地方学生有困惑或者对某过程中哪一步骤缺乏理解，这样可以帮助学生将注意力集中在必需的实践技能上。虽然基本技能的练习对于确保某些技能转化为自我技能（例如人们如何学习乘法表）是重要的，但同样重要的是，学生学会如何将这些技能与其他必要的技能互相结合使用，以此来执行复杂任务。

如果有机会练习使用组合技能，需要同时执行和协调多种技能，掌握能力的下一阶段就可以得以形成。专家之所以成为专家，部分原因在于他们对基本技能的熟练自如，能够结合多种基本技能来执行复杂的任务，这些都需要数年的时间才能掌握。专家们往往会忘记自己是如何努力才达到这个能力水平的。

当学生能够在适当的环境中使用他们所学技能，知道完成该任务必须组合使用哪些技能时，他们就达到了掌握能力的最后阶段。当然，这也是教育的主要目标之一——使学生能够将他们所掌握的知识和技能用于解决现实世界的问题。

我们也可以把掌握能力的三个要素联系到同样重要的三种类型的知识：陈述性、程序性和情境性（Anderson & Krathwohl, 2001）。陈述性的或事实性的知识，通常理解为"是什么"——它指事实、概念、术语、符号等知识。例如，能够描述循环系统、定义高钠血症、叙述患者病史或者列出心搏骤停的征兆等就是陈述性知识。

程序性知识，或者"怎么办"，是一种能够运用你所掌握知识——学科中的操作、技术和方法的能力。例如，描述全部切除或部分切除结肠的腹腔镜手术是相对容易的，而实际进行腹腔镜结肠切除术则为另一个层面。

情境性知识，是"知道何时"，与程序性知识密切相关，代表了知道何时使用所学知识的能力，包括适用的标准或条件。例如，根除鳞状细胞癌治疗的选择是基于肿瘤的类型、大小、位置、穿透深度以及患者的年龄和一般健康状况。如果你没有办法在"正确的"情况下有效地运用你所学的知识，这至少是毫无用处的；而在医学里，这可能是危险的。接下来会详细介绍情境性知识，但是下面先介绍一些解决专家盲点和学生知识掌握问题的策略，因为，假如我们在设计学习过程时，能够在头脑中有意识地考虑掌握能力的各要素，我们就应该可以看到学生能够在新情况下顺畅并且灵活地运用自己的知识和技能。

解决专家盲点和提升学生能力

既然我们已经了解了专业水平可能反而影响教学和学习，也了解了学生掌握知识技能的发展过程，我们接下来将讨论专家如何才能解决专家盲点问题，帮助学生更有效、高效地掌握所学知识。

- 在课程设计阶段和教学阶段，都要利用"中介人"——即介于专家和新手之间的人，比如住院医师和基础医学博士后——比如让他们审看你的讲义，识别出"知识鸿沟"，指出学生经常感到疑惑的地方，提出应该在哪些地方举出更多或不同种类的例子以帮助学生。（解决专家盲点）

- 把复杂的任务分解成其组成部分（中介人可以确保你能识别出每一个步骤或每一个组成部分，因此这方面可能会特别有用）。（解决专家盲点）

- 对同一原理、系统、理论、协议等进行不同的解释，针对有需求的学生提供多种解释来促进他们有效处理信息。（解决伴随着专家盲点而来的"你的学生不是你"的现象）

- 找出合适的类比来帮助学生更加轻松地理解新材料，并帮助学生将新知识与旧知识联系起来。（解决与上述相同的问题）

- 尽可能提供在更多情境中学习的机会——这样学生才能理解他们所学习知识的适用条件。（解决知识"迁移"问题，在新的情境中使用知识和技能）

- 平衡单一实践与整体任务实践，使学生能够整合知识和技能来解决问题，做出诊断，完成任务等。（解决掌握能力）

- 收集数据以便在安排作业、考试、项目等时使用，例如学生需要多长时间完成任务，以及他们完成任务的不同方式。（解决专家盲点中高估和低估的问题）
- 当你从事一项任务时，通过"自言自语"来展示出专家的行为。这让学生"看到"你在解决问题时所经历的步骤、你所考虑的问题、你问自己的问题等。（解决掌握能力）

情境学习和思维

"当学生刚进入临床时，我要求他们解释临床症状，这时，他们似乎对此一无所知。我觉得我必须重新教他们这些知识。"

经常会听到医院和诊所的主治医师这样说

作为病房的临床医生，你是否经历过要求学生解释糖尿病等疾病的病因时，看到学生回答问题时的一脸茫然（有时甚至是惊慌失措）、挣扎着的表情？你是否因为感觉这些知识都还需要我们来教，而问过你的同事，学生在临床实习前阶段学习了什么？这种常见的现象在一定程度上是由于学生在学习医学知识和发展临床技能时的情境因素所致。由于世界各地的许多学校采用了分段式——基础医学阶段（临床前阶段）和临床阶段的学习，所以情境学习的问题是在我们课程设计中需要认识和应用的另一个重要学习原则。

把在一个场合下学习到的知识或技能应用到另一个不同的环境中去，称为"迁移"（Ambrose et al.，2010）。如果学习环境和迁移环境相似，则迁移被认为是"近"的，而在环境不相似的情况下，迁移就是"远"的。我们特别需要让我们的学生做好远迁移的准备，因为大多数时候他们使用学习到的知识和技能的环境非常不同于最初学习这些知识和技能时的环境。例如，当一系列基础科学课程，如生理学和生物化学等在临床前阶段被单独作为课程教授的时候，即使提供了临床实例和案例，学生学到的也将会是那些可能在考试中出现的知识点，例如关于糖代谢的三羧酸循环（Krebs 循环），而不是糖尿病临床表现的情境。这里的情境相距甚远，从而导致医院中临床医生以为学生没有学习过这些知识。学生可能已经掌握这些知识点，但是这些知识点并没有以一种在遇到患者问题时能容易使用的方式被激活或联系起来。

正如本书第 2 章和第 3 章所描述的，为了让知识和技能到临床环境的迁移变得更容易，需要变革知识的传授方式。基于器官系统的课程设计整合的知识比单独的基础科学课程要好，但是仍然与情境相分离。患者不会表现出"心血管"问题，而是会表现出心律失常和充血性心力衰竭的症状。

基于问题的学习（第 18 章）减少了情境差异，但是由于对资源的需求增加，所以普遍性有限。由卡尔加里卡明大学医学院引入的临床汇报模式，使用 120 个临床报告来组织学生利用基础医学知识解决临床问题（Mandin et al.，1995）。由于每个临床报告的诊断方式推动基础学科和临床技能教学的组织，所以这些信息是以一种让他们能够将其所知道的知识应用于想象的临床训练和医学实践中的方式组织的。这里的情境是"接近"的，当在诊所或医院中遇到类似情况时，信息更容易获得。

 描述如何评估某任务及如何评估你在该任务中的优势和劣势时，让学生们听到你"大声说出来"。（"我对基本概念有很好的把握，但是我不知道在这个问题上的最新研究进展。"）

Ambrose，2010

发展医学生情境化思维的策略

- **展示知识在不同情境中的运用。**不仅仅教学生知识，而且要教学生什么时候运用它。清楚而明确地解释特定知识适用的条件和背景。例如，不仅要指导学生清创缝合术的步骤，更要教导学生会辨别哪些患者适用此手术。本书第3章着重介绍了该领域的课程设计概念。

- **提供在各种情境下运用知识和技能的机会。**教学生在不同的环境中运用知识和技能，可以帮助他们为将这些知识和技能迁移到新的情境中做好准备。为此，可向学生提出问题、案例或场景，并要求他们去解决这些情况或这些问题。例如，如果你正在教导学生如何撰写治疗方案，指定多个病例，让学生有机会在患有不同疾病的患者中做出诊断的情况下应用此技能。或者为学生提供一个关于甲亢患者的病例，并要求他们确定潜在的病因、诊断和适当的治疗方法。

- **通过讨论和作业，要求学生从具体情境拓展到更广泛的学习原则。**学生应该有机会去实践从特定的情境归纳出抽象原则的过程，以增加知识的灵活性，并将其迁移到多种或新的情况。例如，你可以问："鉴于此患者报告的症状，还要收集哪些额外的信息来确诊？"

- **为学生提供识别关键信息的实践机会。**如果学生没有识别病情的重要特征，学生可能不会适当地运用相应的知识或技能。建议为学生提供有关问题、案例或场景的结构化比较，可以帮助他们学习将病情的典型症状与一般症状区分开来。例如，可以向学生讲述最初症状同样是胸痛或头痛但其潜在的病因不同的两个案例。

- **要求学生想出应用特定技能或知识的情境。**另一种帮助学生在不同情境下有效运用知识和技能的方法是指定一项技能或一项知识，并要求学生想出适用或不适用于此技能或知识的不同情境。例如，在学生学习了如何用耳镜检查外耳道之后，应该向他们讲述在没有症状的情况下通过检查也可能发现异常。

- **使用提示语来帮助学生学习。**有时候，学生没有意识到自己掌握了一些与某情境或问题相关的技能或知识。老师的提示可以激发学生将情境与技能和知识联系起来。提示语的例子包括"我们以前在哪里见过这样的症状？"或者"回想一下我们上周讨论的治疗方案"。

学生参与到学习环境的管理中

当我们将这些概念融入到与学生的互动中时，让他们参与到自己的学习过程中也同样重要。让学生有机会参与课程的设计、管理和评估，这是成人学习原则的一个重要方面。确保学生知道他们的课程和教师评估的结果，以此形成闭环，可以帮助他们参与学习；当教师和学生成为伙伴关系时，他们之间的距离缩短，才能最大限度地发挥学生的学习潜力。欧洲高等教育区博洛尼亚进程（Bologna Process for the European Higher Education Area，EHEA）建议学校应该：

"要创造一种促进学生学习、创新教学方法、支持和鼓舞人心的工作和学习环境，同时继续让学生和教职工参与到学校各级管理工作中。"
EHEA，2012：5

这份共识文件中的一个关键表述是学生参与教育计划管理的重要性。让学生参与到这个过程中，可以培养他们的主人翁意识，让他们有机会从日常的学习中抽身而出，并了解和促进整体教育计划的提升。学生越能参与到课程计划的设计中，参与课程和教学质量的改进，就越能获得对自己学习的主人翁意识。学生在这个层面的参与促进了学生对自身学习过程进行思考的元认知，从而使学习更有效。

但是，我们如何了解一所学校是否已经拥有最好的学生参与式管理呢？这个问题现在可以从欧洲医学教育协会（AMEE）的 ASPIRE-Excellence 项目中逐渐出现的信息中得到回答。ASPIRE 项目汇集了来自世界各地的专家来制订类似认证的标准，以描述在医学教育的某一特定领域中需要记录一个示范性项目所需的证据。与定义最低标准的典型认证标准不同，ASPIRE 标准描述了卓越水平。已经发展成熟的讨论话题（也是本书的几个主题）有教师发展、学生参与、学生评价和模拟教学这几个方面卓越表现的标准。学校向 AMEE 提交证据，并由这几个方面的国际专家组成的专家组对其进行评判，给予学校反馈（http：//www.aspire-to-excellence.org/）。对于学生参与，一般标准及其支持要素如下：

1. 学生参与学校管理，包括学校政策、学校的使命和愿景。（7 个支持要素）
2. 学生参与学校教育计划的制订。（8 个支持要素）
3. 学生参与学术共同体。（2 个支持要素）
4. 学生参与当地社区和提供服务。（4 个支持要素）

从 2013 年开始，来自世界各地的学校提交了证据，这些证据包括学生分别对这四个领域意见的调查。国际专家组独立审查学校的数据，并就一所学校是否确实达到这些高标准和得到 ASPIRE 认可达成共识。在这个项目的前 3 年里，有 25 所学校提交了证据，有 13 所学校因在学生参与方面的卓越表现得到认可。这 13 所学校分布在 12 个不同的国家，反映出这一教育举措的国际性，说明让学生参与教育计划的管理和评估的重要性已经得到普遍认可。

这些专家组寻找的关键点是学生在课程和其他决策委员会中具有重要的代表性和充分的投票权的证据。专家小组很欣慰地看到因为学生的声音，学校对课程做出了很大的改动这样令人印象深刻的描述。

学生对教师的评价不仅仅用于教师奖励，同时用作教师晋升的基础，这一点同样重要。同伴教学、同伴评估、自主学习以及参与研究的机会也都是学生大力参与学习环境的一部分。

自主学习的一个尤其重要的方面与为终生学习做准备的学习能力有关。在所有行业中，我们常常可以观察到人们在生命的后半段往往将学习重点放在已经熟悉的领域。因此，让学生在医学院接触自主学习的技巧是很重要的，包括学生对学习需要的自我评价，独立识别、分析和综合相关信息，并评估信息来源的可信度。这很容易在第18章中描述的基于问题的学习情境下完成。

 "学生的学习动力能够创造、指导并维持他们的学习行为。"

Ambrose，2010

英国利兹大学医学与健康学院，这所在学生参与方面获得 ASPIRE 奖励的学校，以即使是在临床实习结束时，课程和教师评估表回收率也非常高而闻名。专家组很清楚，这个高回收率是学校在每个学年末给每个班级发送一份年度报告的结果。这封信被他们称为"你们说……我

们做……"的报告。报告让学生确切地知道他们的评论和反馈是如何被使用的。例如，"你们说生物化学考试时间和生理学考试时间太接近，于是我们把它们间隔了一周"。这样的学生反馈，让学生知道他们的课程评估表上的信息正在被采纳，从而形成反馈闭环，使得学生和教师之间的关系更加紧密。

小结

作为专家，由于我们已经达到了无意识有能力的状态，我们必须特别努力去重新找回引导我们做出判断或者让我们执行一个复杂程序的逻辑步骤。能够执行这些程序或得出这些结论的住院医师更接近学生，因为他们仍然在有意识地思考这些步骤，因而有助于构建良好的学习环境。了解能力发展的各个阶段可以帮助我们备课，对我们做整体课程设计也有帮助。当我们在制订教育计划时，学习 ASPIRE 项目中提供的经验是非常重要的，它已经确定了卓越标准和在学生参与方面表现卓越的学校。当学生把教育当作"他们自己的"事情，而不仅仅是为了他们好而做的一件事时，他们就会更深入、更快速地学习。

参考文献

Ambrose, S.A., Bridges, M.W., DiPietro, M., et al., 2010. How Learning Works: 7 Research-Based Principles for Smart Teaching. Jossey-Bass, San Francisco, CA.

Anderson, L.W., Krathwohl, D.R., 2001. A Taxonomy for Learning, Teaching, and Assessing: A Revision of Bloom's Taxonomy of Educational Objectives. Longman, New York, NY.

Hinds, P.J., 1999. The curse of expertise: the effects

of expertise and debiasing methods on predictions of novice performance. J. Exp. Psychol. Appl. 5 (2), 205–221.

Mandin, H., Harasym, P., Eagle, C., Watanabe, M., 1995. Developing a "clinical presentation" curriculum at the University of Calgary. Acad. Med. 70 (3), 186–193.

Nathan, M.J., Koedinger, K.R., 2000. An investigation of teachers' beliefs of students' algebra development. Cogn. Instr. 18 (2), 209–237.

Palmer, P.J., 1998. The Courage to Teach: Exploring the Inner Landscape of a Teacher's Life. Jossey-Bass, San Francisco, CA.

Sprague, J., Stuart, D., 2000. The Speaker's Handbook. Harcourt College Publishers, Fort Worth, TX.

第45章

同伴互助学习
Peer-assisted learning

M. T. Ross , T. Stenfors-Hayes

（译者：张家宇　审校：厉　岩）

趋势

- 同伴互助学习（peer-assisted learning，PAL）正日益成为医学和其他学科核心课程的一部分。
- 目前的研究致力于测量和最大化同伴互助学习对于同伴导师、同伴学生和医学院校的潜在益处。
- 同伴互助中的指导经历通常是旨在帮助学生和受训者学会教学的系列活动中的一部分。

引言

近些年来，把各种各样的同伴互教、同伴互评和教师培训的内容融入本科生教学的医学院校数量大幅度增加。与此同时，为低年资的医学教师提供教师培训课程、岗前培训和正式的教学机会等相关活动的数量也显著增加。从我们所能收集到的同伴互助学习的相关资料来看，这种教与学的方法已经被越来越多的文献和相关证据所提及。本章概述了同伴互助学习的原则及其与"协作学习"的关系，并用文献实例说明同伴互助学习在医学教育领域的应用前景，同时介绍了设计和开发新的同伴互助学习方案的一种实用方法，以便帮助读者预估和避免常见错误，确保参与者和院校的利益最大化。

医学生和研究生受训者在支持和帮助他们同伴和同事学习方面有着悠久的历史。相关文献例证可追溯至亚里士多德时代。尽管从前"看一次，做一次，就可以教别人了"（see one，do one，teach one）说法的来源已经模糊了，但是这种理念依然存在，只是现在通常都需要更多地考虑患者安全和质量保证。长期以来，社会需要医生和经验丰富的其他医疗卫生工作者承担教学责任，该要求在执业标准和合约中日益得到体现。然而，直到最近，才要求医学生和低年资医师把学习教学技能和获取教学经验作为他们正式课程的一部分。对于医学生和研究生人才培养方案中的许多学习结果和胜任力框架，现在都包含了一些有关教学的内容，同时申请各级医疗单位时通常会被询问教学经验和培训情况。同伴互助学习是一种有助于医学生和研究生得到教学经验、开展集中教师培训和获得对其教学技能的建设性反馈的有效方法。

 "一个刚学习并掌握了该课程的人最适合于担任本门课程的老师。"

Quintillian，*80 AD*

同伴互助学习的定义

同伴互助学习是指"不是专业教师，而是来自相似社会群体的人通过教学互相帮助学习和自学的一种方式"（Topping，1996）。根据定义，"同伴"拥有部分相似的特征，但不需要限定于同一门课程或同一个年级，因此它可能包括不同专业的学生和实习生，但是他们彼此之间在地位或资格上不应有显著差异。如果在其他相似的群体间有较大的差异，则有时会使用"相近同伴"这个术语。例如，低年资医生带教高年级学生，或者偶尔指高年级学生带教很低年级的学生。同伴互助学习是一个宽泛的总结性术语，不仅涵盖了广泛的教与学的活动，而且也包括了许多与教学相关的活动。由于同伴互助学习在不同的教育领域以不同的方式发展起来，所以这一术语是多种多样的，有时也会互相矛盾。同伴互助学习方法有时被称为同伴教学或同伴辅导（peer teaching or tutoring）、相近同伴教学（near-peer teaching）、同伴支持学习（peer-supported learning）、同伴辅助学习（peer-assisted study）、同伴评价（peer assessment）、协作学习（cooperative learning）、同伴小组学习（peer group learning）、学生帮助学生（students helping students）、学生指导或促进（student tutoring or facilitation）、学生辅导（student mentoring）、研究咨询计划（study advisory schemes）、教学辅助计划（teaching assistant schemes）、辅助教学（supplemental instruction）、下线链接与监督（parrainage and proctoring）。该术语不是标准化的，有时这些术语也可以用于描述非同伴互助学习的教学和学习情况。人们还使用各种各样的术语来描述同伴互助学习的参与者、活动内容以及教与学的场景，这主要取决于个人喜好及相关背景。为了本章和其他部分的清楚起见，我们尝试将术语标准化，以便在任何所开展的同伴互助学习"项目"（project）中，"施教者"（tutors）通过各种各样同伴互助学习的"互动"（interactions）或"研讨"（sessions）来帮助"受教者"（tutees）学习。然而，在某些情况下，如 PAL 的学习资源制作或课程开发中，大家认为施教者和受教者之间可能并没有产生直接的互动。同样在"交互式同伴互助学习"模式下，每位参与者在不同的时间都会交替扮演施教者和受教者的角色。

同伴互助学习和协作学习

协作学习可以用多种方式来定义，其中最广泛的是"两个或两个以上的人一起学习或尝试共同学习的情况"（Dillenbourg，1999）。医学本科生和研究生们通常一起工作、研究和学习，分享经验和故事，提供相互支持和建议。非正式的协作学习在朋友间或学习小组内、"咖啡厅"的讨论和团队会议中很常见。更正式的协作学习包括小组辅导活动、基于问题的学习和"一帮一"伙伴制。尽管有些类型的 PAL 涉及协作学习，反之亦然，但是它们往往是非常不同的。此外，同伴互助学习的施教者和受教者从互助学习经验中学习到或努力学习的东西是非常不一样的。

同伴互助学习的理论基础

大多数同伴互助学习的参与者都认为这种经历是令人愉快的，并且在诸多方面受益匪浅，在实证研究和系统综述中已经证明了其中的一些好处（如 Burgess et al., 2014）。研究结果表明，PAL 的施教者和受教者之间的互动和关系，与学生/学员和"专家"教师之间的互动和关系存在着本质的差异。有人提出许多理论来解释同伴互助学习的成功和吸引力。Topping 和 Ehly（2001）的文献中提供了通俗易懂的介绍，强调了认知因素、沟通因素、情感因素、社会和组织因素。

认知因素：挑战与支持

同伴互助学习通常会考验施教者和受教者的理解力、信念和判断，这会导致皮亚杰等人所认为的对学习至关重要的"认知冲突"的发生。尽管 Topping 和 Ehly 认为在同伴互助学习中观测学习者的表现，发现、诊断和纠正受教者的错误，通常需要施教者有较高的认知，但是如果没有这种较高的认知要求，施教者将不能通过同伴互助学习显著提高其学术水平（Topping & Ehly, 2001）。与"专家"相比，同伴互助学习的施教者更接近于受教者的学术水平，因此，他们可能会更好地理解受教者的困难，有时这被称为"认知一致性"（Ten Cate & Durning, 2007）。对于受教者来说，通过与更有经验的同伴进行互动以实践维果斯基（Vygotsky）提出的"最近发展区理论"（学习者独自学习的成果与在经验丰富者指导下所获得的成果之间的差距）中的"脚手架"学习，这被认为是非常有意义的（Topping, 1996）。在一项经典研究中，Bargh 和 Schul（1980）证明：为了教会别人而去学习比为了考试而去学习同样的内容，更有助于加深学习者对其的理解和记忆。尽管还需要进一步探索，在什么情况下，通过同伴互助学习辅导可以促使最大限度地掌握学习内容（Burgess et al., 2014），但是普遍认为这种目标导向的信息处理过程和构建学习内容的过程，为 PAL 的施教者的认知提供了显著的收益（Ten Cate & Durning, 2007）。

沟通因素

无论是施教者还是受教者，所有参与者都可能是平生第一次被要求复述、解释和建构他们所学习的内容。语言表达能力被视为同伴互助学习取得成功的关键要素。在 PAL 互动过程中，施教者和受教者都能在倾听、解释、提问、澄清、简化、总结和假设等技能方面取得显著进步。

 "在我明白自己说的话之前，我怎么会知道自己的想法呢？"

E. M. Forster

情感和社会因素

施教者的热情和能力很可能会激励受教者并增强其角色塑造。由于同伴互助学习的参与者水平相近，因此彼此之间容易建立和谐的关系。Ten Cate 和 Durning（2007）总结了目前对 PAL 的认识，主要关注了"社会一致性"对激励受教者和减少其焦虑方面的影响，以及 PAL 作为传播

"隐性课程"载体的作用。他们同样论述了同伴互助学习过程中施教者自身的情感因素，包括马斯洛对尊重的需要、角色理论、自我决定理论。这说明通过"扮演"专家，施教者很可能会在其能力、自主性、尊重和激励学生方面成为专家。

　"教者的权威经常是求知者的障碍。"
Cicero

组织因素及同伴互助学习过程

同伴互助学习往往是自愿开展的，并且作为核心课程学习形式的补充。就其本身而论，这可能会增加施教者和受教者的学习时间以及对内容的投入，同时可能给他们的学习带来更多的变化和兴趣。在某些情况下，教师会为施教者进行额外的教学，以便更好地开展 PAL。小组规模一般很小，使受教者得到的反馈比从教师那里得到的更加个性化和更加即时。通过同伴互助学习所获得的内在激励，如满足感和学习，与外在的奖励，如报酬、特权和参与证明，都被认为对施教者的态度和动机有显著的影响。

所有上述因素都被纳入到 PAL 过程，参与者可以在这个过程中扩展、修改和重构他们的知识和技能，发展共识，训练和巩固核心技能，形成具体的概念，给予并接受反馈和强化。这可以增强施教者和受教者的自我意识、元认知及自信心。

同伴互助学习的证据

目前医学教育和卫生保健教育的文献中已有大量关于同伴互助学习的项目评估、评论性论文及相关研究。结合其他学科的学校教育和后义务教育的研究（Topping, 1996），有大量文献支持和指导 PAL 的应用。当然，必须牢记，同伴互助学习不是单一的方法。尽管对特定情况下某些类型的内容，同伴互助学习已被证实其实用性、可接受性及有效性，但是它并不适用于所有情况。

同伴互助学习也有缺陷和难以预料的后果，尤其是随意的或者不恰当的应用。例如，如果一位施教者就一个自身知之甚少的话题进行讲授，或者试图教别人如何诊断或管理那些对其本身来说过于复杂的案例，那么对受教者的学习可能会造成不利影响。当然，同样是上述内容，如果施教者组织讨论，引导大家提出问题，那么可能将会产生非常好的效果，正如主持 PBL 或者教授具体明确的临床技能（就像 Knobe 等人在 2010 年文献中讲述的肩部超声）。下文将详细论述同伴互助学习在施教者、受教者及其所属机构三方面已被广泛认可的优势，以及潜在的缺陷。

　"同伴互助学习的相关策略已经得到了很好的研究，特别在提高学习成绩、培养社会责任、增进情感以及培养人际交往技能方面的有效性都有实质性证据支持。"
Topping & Ehly, 2001

对施教者有利的方面

许多同伴互助学习方法鼓励施教者反思和修正他们以前的学习，更加自主地去发现和解决与所教授主题相关的任何学习需求，同时增强他们在相关知识和技能方面的自信心。他们可能会非常积极地学习新的内容，并探索思考和构造内容的新方法。他们获得了与同龄人相比的实际经验和对教学的更多理解，这有助于他们为今后教学生和实习生做好准备，并能使他们对培养方案产生更大的参与感。同伴互助学习的施教者也有可能提高了他们的健康教育能力，但需要进一步的研究来探索两者之间的关系。

从已有文献来看，同伴互助学习有利于培养参与者的沟通交流能力、语言表达能力、观察能力、评价能力、给予和接受反馈能力、团队合作能力、责任心、组织能力、同理心等。在多年后的追踪调查中，同伴互助学习的施教者往往会认为这种经历对其临床实践、教学技能和态度均产生了显著的、持续性的影响。然而，对同伴互助学习的长期影响缺乏更严格的评估，这种影响不仅仅是对教学内容的学习以及施教者和受教者在临床实践上的应用，而且还涉及施教者在教学、评价和给予反馈方面的能力发展（Burgess et al.，2014）。

 "我认为会教学是未来医生必备的能力。"

PAL 的 施 教 者，引 自 O'Donovan & Maruthappu，2015

对受教者有利的方面

如果将同伴互助学习作为核心课程的补充，那么受教者就可以获得有效的额外教学，前提条件是这并不会造成内容上与核心教学的冲突或占用太多核心教学的时间。他们同样有机会针对自身的知识和技能提出问题并获得详细的反馈。如果同伴互助学习被用来替代专业教师所提供的核心教学，就会产生问题，PAL 导师如何能与专业教师进行比较？如果学生在专家教学方式下能够取得较好的学习效果，那么就没有必要选择同伴互助学习模式。

少量直接将 PAL 施教者和专家进行比较的研究表明，在特定情况下，他们在评价学生和考试成绩方面可以获得相似的结果（Knobe et al.，2010；Perkins et al.，2002）。也有人认为，在帮助学生获得明确的观察指标，例如给学生提供更加个性化的反馈这一点上，PAL 施教者可能比专家教师更有效；然而换一种情况，PAL 施教者则不那么有效（Burgess et al.，2014；O'Donovan & Maruthappu，2015）。观察指标的选取和许多其他因素将会影响此类比较。因此，在文献中经常见到诸如"同伴施教者等同于或优于专家教师"时，必须要谨慎解释这些片面的结论。同伴教学和专家教学似乎给学生带来了不同的学习经历，这本身就使得 PAL 成为进一步实证研究的重要领域。

同伴互助学习的互动通常是相对轻松的和非正式的，受教者可以有机会提问，哪怕是"愚蠢"的问题。他们可以自由地表达一些错误的看法或观点，而不必担心会因此影响其学习成绩。我们感觉同伴互助学习的施教者能够比专业教师更好地理解受教者所存在的问题，或是自身正在经历这些问题。这些施教者通常采用介绍自己的学习策略和技巧的方式来帮助受教者更好地学习，并发挥榜样作用来激励受教者。

当学习环境突然发生改变，例如新生或是从基础阶段刚刚转入临床阶段的受教者，同伴互助学习用于平稳过渡和文化变迁可能尤为有效。

> "这是一种用来衡量我们临床技能表现的好方法。"
>
> *PAL受教者，引自O'Donovan & Maruthappu，2015*

对机构有利的方面

同伴互助学习方法同样可以给学校带来明显的好处，可以帮助学生和受教者获得培养目标和外部所要求的教学经验。PAL还可以用来解决核心课程教学中知识的不连贯，鼓励同学之间形成协作学习而非竞争学习的文化氛围，并激励学生在整个大学期间主动参与各种事物。从质量保证的角度来看，培训同伴互助学习的施教者和规范其教学比培训专业教师可能更容易。原本由带薪的教师授课，现改为学生授课，无形中为学校节省了成本。然而，由于许多PAL项目是对课程的补充，需要对导师进行额外的培训、监督或奖励，因此实际上它可能会给学校带来额外的成本。

同伴互助学习的潜在缺点和关注点

关于同伴互助学习，许多作者在文献中提出了一定的担忧：由于施教者可能还没有足够的知识储备，因此他们可能会给受教者讲授错误的知识或者传递不正确的信息。学生施教者由于缺乏专业教学经验，使得其知识和技能的传授不到位。由于缺乏激发小组学习的经验，可能导致小组缺乏凝聚力和纪律约束。施教者可能给受教者许多无关的信息而加重学习负担，或者以一种与这门课程的其他内容相冲突的方式进行教学而导致混乱，或者可能存在性格冲突或个人关系而干扰施教者和受教者之间的互动。

如果PAL涉及同伴之间的体格检查（peer physical examination，PPE），那么也可能会潜在地增加同伴压力、尴尬和不当行为。据文献报道，这些都是在许多院校真实存在的重要问题，但同时我们应该认识到这些问题在专业教师的教学过程中也是同样存在的。由于有的学校教师待遇不好或者学生需要更优质的教学服务而引起的师资不足，此时在已开设的课程中采用PAL，其施教者可能会被认为是"廉价劳动力"，人们对此表示关注。还需要注意的是，实施同伴互助学习，培训施教者和监测结果所投入的时间和精力，可能会冲击主要的教学活动。在开展同伴互助学习时，我们需要考虑如何将其潜在的缺陷最小化和如何将其优势最大化。下一节将为大家介绍一种结构化的方法。

同伴互助学习的要素和选择

同伴互助学习已经以各种不同的方式得到广泛应用，包括面对面的教学和指导、辅导与支持、评价与反馈、资源开发以及一些类型的课程评估、研究和开发（Furmedge et al.，2014）。无论采用何种类型的同伴互助学习，在制订计划的早期阶段都需要考虑许多共同的问题，可以归纳为以下8个主题（Ross & Cameron，2007）。

背景

同伴互助学习项目是在非常广泛的教育领域内发展起来的，因此，需要结合具体人才培养的学习成果、时机和进展来综合考虑。学校的制度性因素和课程的结构、进程与原则决定了同伴互助学习的时机、限制、接受度以及应用前景。PAL 可能是必不可少的或者是对核心教学方式的补充。多个 PAL 项目可以联系起来，为某一特定年级的所有学生提供教学经验。至关重要的是要想清楚为什么要实施 PAL，要认识到所处的环境，并确定谁将领导这个项目。尽管 PAL 项目有时完全是由学生或者教师主导，但是多数情况下两者兼而有之。

目标

采用 PAL 的方法可能会涉及教育、社会、组织和财务等众多因素。这有助于分别从施教者、受教者和机构的目标角度考虑这些问题。同伴互助学习的目标通常与上面提到的 PAL 的优势有关。我们要确保 PAL 项目有清晰的教学目标和学习目标，以及能够有助于施教者熟悉资料的明确而结构化的学科领域，并提供这个教学活动的安排和重点。明确目标也很重要，以便能够恰当地评估 PAL 项目。

> 认真考虑项目的学习成果以及如何使同伴互助学习的施教者和受教者得到最大利益。

施教者

通过自愿报名或选取成绩优秀的学生作为施教者以辅助课程教学。尽管在医学方面，通过采取客观措施促进了施教者自身学习的实例很多，但是也有一些关于 PAL 招募成绩差的学生的相关报道，以此显示作为施教者的潜在认知益处。施教者通常来自于受教者的同一年级或者是更高年级，因此，和受教者相比，施教者通常就其所学有相同的或者是更高水平的能力。在极少的情况下，施教者也有来自低年级的。在一些 PAL 方案中，施教者和受教者的角色是互换的。重要的是，施教者们要有足够的自信能够很好地承担这项任务，并能够理解对他们的期望。在开展 PAL 活动之前，需要对施教者就教学内容或者教学方法进行培训。例如，这可能包括培训如何促进小组学习、怎样教授实践技能或者提供反馈等。施教者在实施 PAL 活动之前，可能也被要求研究一个主题，准备学习材料或者制订一个课程计划。

> 尽力确保施教者理解对他们的期待以及做好充分的准备，例如，在实施 PAL 活动前，给他们提供模拟环境下的教学实践，以增强其自信。

受教者

大多数 PAL 项目是在自愿基础上为目标群体的所有学生提供的补充教学。较少情况下，PAL 被用于核心教学，或仅适用于那些学业成绩不佳的学生。在所有的情况中，考虑受教者已有的学习和经验是非常重要的。尽管受教者有时可能会被要求阅读准备材料，甚至在 PAL 交互之前参与培训，但是大多数 PAL 项目不会额外增加受教者的负担。

互动

同伴互助学习的活动可以纳入到正常上课时间之外的课程和时间表，也可以根据学生的需要随时安排。PAL 的上课次数、上课地点、上课时长、施教者和受教者的配对、施教者的数量（从一对一到大课讲授）是灵活变化的。每次课有多位施教者参与，会增加施教者知识的广度，降低其个人因素的影响，并可以减弱其教学的特异性。课程可以由施教者或者受教者自己在各种地点组织进行。

在医学教育文献中，PAL 最普遍的形式是同伴主导的辅助小组学习，通常用于复习（模拟考试、历年试题或者讨论）、补习（帮助掌握内容或者学习技巧）或者临床技能的实践（临床观察与反思、回顾视频）。PAL 的一些形式包括采用更多说教式的辅导或者讲座给学生传授新内容（Knobe et al.，2010），或者采用不是很结构化的方法，如同伴辅导与支持。其他 PAL 的形式并未采用当面交流的形式，而是使用了社交网络工具，如博客和远程讨论、电子邮件和同步音频或视频通话（O'Donovan & Marthappu，2015）。

一些同伴互助学习可能不涉及直接的"互动"，相反，施教者可以通过产出学习资源如书面摘要、修订辅助和计算机辅助的教学片等，甚至偶尔通过课程评估、课程研究和课程开发来帮助受教者学习（Furmedge et al.，2014）。课程开发者可能希望探索不同类型的 PAL，为施教者提供包括大班教学、小组教学、个人教学、评价、给予反馈、创造资源、课程组织和学生支持等在内的多种教学经验。

评估

从简单的问卷调查到随机对照试验，可以在文献中找到许多评价和研究 PAL 的方法。在调查问卷的反馈中，同伴互助学习的施教者和受教者对于他们的经历均持肯定态度。对参与者、焦点小组、由教师所做的观察研究或者模拟病人的访谈，可以更好地揭示 PAL 互动是如何发挥作用的。对成果衡量指标的研究，如评估结果、不同类型的 PAL 相互作用的比较、施教者培训、同行评估和反馈的可靠性和有用性等，在文献中不多见，但为进一步的研究提供了丰富的基础（Burgess et al.，2014）。

机构

同伴互助学习项目的管理和经济成本主要取决于教学内容、培训数量、为施教者提供的帮助、是否由教师或学生制订教学进度并组织教学等。教学内容、PAL 方法和当地环境决定了教职员工的参与和对 PAL 的贡献。

正如规划高等教育或继续教育的其他任何教学改革一样，建议 PAL 以经过深思熟虑并使其符合逻辑要求的方式进行，要保证教学内容和过程与人才培养方案所需达成的学习成果相一致，并得到批准和利益相关方的参与。如果学生将从现有的同伴互助学习的课程列表中选择一个项目，使用在线注册工具将大大减少所需的管理时间。

实现

本章已经强调了 PAL 的一些潜在的缺

陷和意想不到的后果,其中绝大部分经过精心设计是可以避免的。只要事先考虑到这些潜在的问题并及早识别,就可以将这些问题降到最低程度。时间表和行动要点也将促进不同利益相关者之间的沟通,并确保不错过重要的最后期限。

表 45.1 列出了同伴互助学习的 8 大主题,每个主题包含 3 个问题,这些问题的答案将构成 PAL 项目设计方案的基础,并有助于确保考虑到这些重要的问题(Ross & Cameron,2007)。我们建议任何准备开展同伴互助学习活动的人,无论是教师,还是学生,都要解决这 24 个问题,然后将方案发送给其他利益相关方,以便在实施之前得到反馈和批准。

PAL 在医学教育中的应用实例

在同伴互助学习中已经运用了许多教学模式和策略,包括复习辅导、PBL、学生支持、各种类型的形成性评价和终结性

表 45.1　同伴互助学习的计划框架

领域	问题
背景	课程的现状和背景是什么? 为什么现在要考虑开展 PAL 项目? 谁负责该项目?谁领导该项目?
目标	该项目对于施教者的目的和目标是什么? 该项目对于受教者的目的和目标是什么? 该项目对于机构的目的和目标是什么?
施教者	谁将成为施教者以及如何招募他们? 施教者需要什么样的培训以及如何提供培训? 施教者怎样进行事前准备和事后反馈?
受教者	谁将成为受教者以及如何招募他们? 需要受教者已经具备哪些相关知识及经验? 受教者在互动前需要什么信息和做哪些准备?
互动	互动将采取哪些形式以及需要哪些资源? 在 PAL 互动中典型的活动计划是什么? 互动活动将安排在何时、何地以及如何安排?
评估	需要收集参与者的哪些意见以及如何利用? 该项目如何试点和评估? 有哪些学术假设和如何验证它们?
机构	谁是该项目的潜在利益相关者? 该项目所涉及的工作人员时间和经费问题是什么? 如何开发该项目以及它怎样影响课程?
实现	该项目成功的潜在隐患或障碍有哪些? 该项目的时间表上有哪些关键点? 需要采取哪些行动来开发项目和由谁来开发?

摘自:ROSS MT,Cameron HS:AMEE Guide 30:Peer assisted learning:a planning and implementation framework. *Medical Teacher* 29:527-545,2007

评价、讲座和制作学习资源。通过本章的参考文献可以找到多个实例和研究方法（特别是 Ross & Cameron，2007；Burgess et al.，2014）。下面概述了在医学教育中的 3 个同伴互助学习项目的实例。

"医学生作为教育工作者参与到一系列教育活动中，为学生和医学院校提供了很大的益处。"

Furmedge et al.，2014

肩部超声技能训练（Knobe et al.，2010，德国）

同伴互助学习在文献中最常见的形式之一就是面对面的教学和辅导。不计其数的例子表明，PAL 可以用来帮助学生学习沟通技巧、病史采集、体格检查、实践技能、循证医学、X 线或心电图的判读以及开处方。绝大部分包含了施教者和受教者自我报告的好处。在这个例子中，针对三、四年级的医学生，有 9 名自愿选择并接受了肩部超声的培训，其余的学生被随机分为 2 组，由培训过的同伴或者有经验的教师分别进行教学。在理论 MCQs 和实践 OSCE 考核中，同伴教学组和教师教学组之间的得分没有差异，但是经过培训的同伴施教者在这两种考核中的得分都明显高于前者。然而，在胜任力和无法回答受教者所有问题方面，学生对同伴施教者的评价要低于教师导师。

临床操作的在线形成性评价与反馈（O'Donovan & Maruthappu，2015，英国和马来西亚）

在文献中许多同伴互助学习的方法用于同伴评价与反馈，最常见的是面对面模拟 OSCE 的形式。然而在这个例子中，马来西亚的低年级医学生与英国高年级医学生进行配对，每周通过开放式在线视频的方式学习临床体格检查的一个内容。每周结束时，他们会使用平板电脑跟 PAL 施教者视频通话，展示他们已经学到的技能。PAL 使用 OSCE 的评分标准进行规范化评价，提供了个性化的反馈，并鼓励进一步的讨论。尽管参与者的数量少，但是学生们对此非常满意，并且都表示愿意推荐给其他人。由施教者提供的反馈特别受欢迎，所有的施教者和受教者都感觉到建立了友谊。

本科生心理健康课程的研究与开发（Furmedge et al.，2014）

文献中已经描述了由 PAL 施教者开发的许多短期课程和活动，但 PAL 施教者对其核心课程进行更正式的评估、开发或研究的情况并不常见。在本文献中提到的同伴互助学习的例子之一（"案例研究 4"），PAL 施教者回顾了医学本科期间心理健康课程逐年的教授方式，然后进行访谈、焦点小组讨论、问卷调查来了解其他学生的态度，并以此为基础对课程改革提出建议。他们的建议为课程的重大调整提供了依据，我们得知，这些调整提升了学生对心理健康问题的认知能力、信心和反馈。在这个例子中，PAL 的施教者虽然没有直接面对面的"辅导"，但是他们在与同龄人的关系中扮演了教育者的角色，因此它仍然符合我们对 PAL 的广义定义。

结论

大量的事实证明了同伴互助学习应用于各种情况下的有效性和可接受性。同伴互助学习尤其适用于严格定义的学科领域，例如基础科学或临床技能和沟通技能等实用技能的教学与评价，但是也可成功应用于更为复杂的培训，如帮助困难学生、促进自主学习、课程评估、教育研究和发展等。文献指出，同伴互助学习可能并不适用于需要教师具备广博的知识或者丰富实践经验的学科，例如高水平的诊疗技能以及在患者管理方面的综合决策能力，但是此领域仍需要进一步的研究。

开展一项新的同伴互助学习计划应当精心设计和对细节足够重视，并有充足的资源和支持、适当的施教者培训，以及要有与本科生或研究生课程的其他改革相一致的教育奖学金。特别重要的是，要确保与人才培养方案所要求的学习成果保持一致，与所有相关利益方协商后仔细设计该方法，并进行持续的评估和开发。

小结

同伴互助学习这一术语泛指相似背景人群间的互动行为，他们不是专业教师，也不是"专家"，其中一方通过某种形式的教学帮助另一方学习。这个概念可以追溯到古代，但是最近在医学教育中备受人们的关注，特别是在那些要求所有大学毕业生拥有教学技能和经历的国家。

在医学教育领域，有关同伴互助学习的文献越来越多，主要有使用 PAL 方法教授和评价基于知识的科目和临床技能、复习和帮助学生掌握学习技能、学生支持、课程的组织与开发、资源的准备以及促进学生自主学习和 PBL。尽管还需要进一步的研究来客观地评价 PAL，但是已有的文献非常认可 PAL 对施教者、受教者和机构三方带来的好处。PAL 有潜在的缺陷和缺点，但是经过精心设计后都可以使其最小化。

参考文献

Bargh, J.A., Schul, Y., 1980. On the cognitive benefits of teaching. J. Educ. Psychol. 72 (5), 593–604.

Burgess, A., McGregor, D., Mellis, C., 2014. Medical students as peer tutors: a systematic review. BMC Med. Educ. 14, 115.

Dillenbourg, P. (Ed.), 1999. Collaborative-Learning: Cognitive and Computational Approaches. Elsevier, Oxford.

Furmedge, D.S., Iwata, K., Gill, D., 2014. Peer-assisted learning – beyond teaching: how can medical students contribute to the undergraduate curriculum? Med. Teach. 36, 812–817.

Knobe, M., Münker, R., Sellei, R.M., et al., 2010. Peer teaching: a randomized controlled trial using student-teachers to teach musculoskeletal ultrasound. Med. Educ. 44, 148–155.

O'Donovan, J., Maruthappu, M., 2015. Distant peer-tutoring of clinical skills, using tablets with instructional videos and Skype: a pilot study in the UK and Malaysia. Med. Teach. 37, 463–469.

Perkins, G.D., Hulme, J., Bion, J.F., 2002. Peer-led resuscitation training for healthcare students: a randomised controlled study. Intensive Care Med. 28 (6), 698–700.

Ross, M.T., Cameron, H.S., 2007. AMEE Guide 30: Peer assisted learning: a planning and implementation framework. Med. Teach. 29, 527–545.

Ten Cate, O., Durning, S., 2007. Dimensions and psychology of peer teaching in medical education. Med. Teach. 29, 546–552.

Topping, K.J., 1996. The effectiveness of peer tutoring in further and higher education: a typology and review of the literature. Higher Education 32 (3), 321–345.

Topping, K.J., Ehly, S.W., 2001. Peer assisted learning: a framework for consultation. J. Educ. Psychol. Consult. 12 (2), 113–132.

第 **8** 篇

医学院校

Medical school

理解医学院校管理：作为变革推动者的医学教师

Understanding medical school leadership: medical teachers as agents of change

第 **46** 章

Chapter 46

J. Gold , H. Hamdy , D. Hunt

（译者：曾 锐 审校：姚 巡 卿 平 谢 红）

趋势

- 参与医学教育的所有人都应该积极改革。
- 改革很难，不理解组织结构和决策过程更不可能实现。
- 复杂机构中的决策制订很少仅仅是自上而下的，而通常取决于各种政策和关系网。
- 牢记医学院校的使命是将医学生培养成可信赖的医生。

医学院校的质量改进，师生人人有责。正如本书标题《医学教师必读——实用教学指导》，本章将从实操角度，先介绍在复杂组织（如医学院校）中如何预判决策的层面和决策方式，再介绍如何判断政策的影响范围是个人、委员会还是附属机构层面。这是个体推动改革的有效方式。

虽然医学院校的组织方式（即使在同一国家）各有差异，但当我们追溯各学院决策制订和变革实施过程时，我们发现绝大多数都采用三种基本组织架构模式。在医学教育和医疗卫生服务快速发展的今天，了解这些基本模式，搞清何时该用哪一个，是发动大家参与并推动变革的基本要求。

一个人从学生到初级教师，最终成为高级教师并担任行政职务的过程中，随着权力增长，经验积累，会形成核心领导力。但若应用不当，这些来自丰富阅历的宝贵见解也可能迷失或减弱。

复杂组织中决策的影响机制

 "如果我们能说服院长，一切都不是问题。"

我们经常听到这句话，通常是因为低估了医学院校的复杂性

自上而下的决策模式

变革当然可以直接源于院长或机构领导的指令，但绝大多数情况下，还有后续一系列工作。在医学院校等复杂组织中，必须考虑可能左右结果的相关政策、委员会及附属机构的影响。在经典的医学院校组织架构（图46.1）中，金字塔顶端是院长，下面的副院长、部门主任（有

时多达几十人）、住院部和门诊部领导、研究中心主任，直接或间接向院长汇报（Northouse，2004）。这种自上而下的指挥链难以反映上述复杂性，虽然描述起来比较方便，但实际情况并不是这么简单。

图 46.1 既没有充分描述这些关系的复杂性，也没有清晰反映信息传递和决策制订的方式。这种经典组织架构图常让人误解，以为像医学院校这样的复杂机构都是单纯的自上而下的决策文化。虽然院长的权力确实很大，但决策绝不是院长直接告诉下属该做什么那么简单。

那些低估这些关系真实复杂性的人，如果他们指望直接向院长说明情况，或向院长提供新方法更有效的证据，问题就可迎刃而解的话，结果常常是让人沮丧的。他们甚至可能因此放弃改进教学的尝试，因为"说服院长"都没用，其他的就更不行了。

矩阵模型决策模式

单纯自上而下的决策模式可以在工作单一、雇员较少的小型组织中有效运作，但在涵盖教育、医疗卫生服务和社区保健、科研和公共卫生等多重任务的医学院校，决策不会这么简单。医学院校的决策，首先需要考虑可能涉及的相关方，比如受

政策和制度保护的各种委员会。其次，如果决策涉及医疗或科研资源的使用，则必须考虑到相应附属机构的需求和利益。因此，要想顺利推动改革，需要把握谈判时机，合理提供证据，理清各部门之间的关系，预计他们会如何回应改革措施并作相应准备。

当进行主要涉及学院直接控制资源的决策（院内决策）时，了解政策如何变迁，以及所涉委员会对政策如何解读极为重要。比如想开展纵向整合式见习（第 12 章）、想在招生时引入多站式小型面试（MMIs，第 42 章）或想在临床上引入职业素养监控系统（第 26 章），那么在设计这些改革方案时，就很有必要去了解课程委员会的组成和职责范围。

各相关部门对决策的影响可以做成一个可视的矩阵模型。如表 46.1 所示，各服务单元构成矩阵横轴，不同工作任务构成纵轴。这些在矩阵中相交的地方，就是相应政策或委员会可能的改革点。从矩阵可见，即使课程委员会有权改变教学计划（如引入 MMIs），决策也不会就此结束。在决定引入一种新的选拔方法时，还需与教师发展中心及其相关委员会取得联系，以确保有充足的时间来针对这个新模式进行教师培训（Steinert et al.，2006）。同时，可能还需人力资源部门帮助规划新职位用

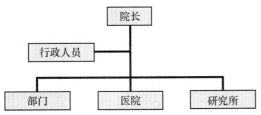

图 46.1 医学院校自上而下的组织结构形式显得过于简单

表 46.1 任务和服务的交汇可以给变革者提供丰富的土壤

	教师发展	人力服务	财务服务
研究	委员会/政策	委员会/政策	委员会/政策
医疗	委员会/政策	委员会/政策	委员会/政策
教育	委员会/政策	委员会/政策	委员会/政策

来招募标准化病人，需要财务部门为新职位规划薪酬。

搞清楚这些与决策相关的重叠部分对各种决策都有帮助，尤其是只涉及院内决策时。要顺利推动改革，必须一开始就做好充分准备，了解教师发展中心的负荷，大概多长时间能将教师培训到位。第一步取得院长的支持非常重要，但不能止步于此。下一步还需确保改革措施在政策允许范围内或与直管委员会达成共识，然后找出院内其他利益相关方，并取得他们的支持。

文氏图决策模式

培训医生需要附属诊所、医院和科研机构的配合，这些虽然是附属机构，但并不直接接受医学院院长管辖。所以想开展第 12 章中描述的纵向整合式见习的话，需要的不仅仅是教师共识和相关委员会批准，还需征得这些学院院长管辖范围外的附属临床机构的同意。

这种情况下，可使用可视化的文氏图来分析需考虑的各种关系。图 46.2 使用不同的形状和大小来表示各个参与方的相互关系，这些参与方的角色和参与度因改革主题而异。例如，开展纵向整合式见习主要和临床机构有关，与科研机构关系较小。

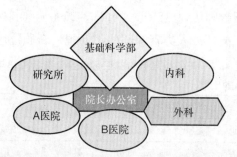

图 46.2　权力和控制的相互重叠让改革过程变得复杂

而如果换成医学生选拔方法的改革，那么与这两类机构都没什么关系。

"自上而下和自下而上两种管理形式在学术上都是必要的，需要因地制宜。英明的自上而下型的领导可以减少约束，创造空间，为自下而上的创新、试点项目和新方法提供资源。"
Mennin，2017

医学院校和它的各个附属机构肩负不同的使命和影响力，就像一个松散联盟里的相对独立的机构，偶尔会有一个共同的目标。幸运的是，医学教育工作就是它们的共同目标和使命之一。

医学教育工作者面临的难题是，在大多数问题上，这三个决策模式是共存的。院长可能启动一个研究团队或发布一条命令。委员会会在其职责范围内核查工作以期改进效果。各部门也会各司其职发挥作用。很多时候，要搞清楚为什么制订某个政策或为什么某个政策无法实施，不仅要了解院长在其中扮演的角色，还要考虑委员会及重要利益相关部门的影响。想做一名有所作为、既能开拓创新又能明哲保身的医学教育工作者，理解这些是至关重要的。

随着一个人在医学教育中不断摸爬滚打逐渐成长，其参与管理的机会越来越多。随着权力的提高，了解学院、大学和社区之间关系的影响也变得越来越重要。搞懂医学院、大学和临床学习环境之间的各种层级关系尤为关键。因此，本章接下来将着重描述这些影响许多医学院校决策的重要关系网。

与医学院各部门的关系

医学院大多数教师都来自临床和基础的科室／教研室①，由部门主任（department chair）管理，因此，处理好与这些部门的关系尤为重要。因为部门主任会安排教师参与学院的临床和科研任务，他们的时间越来越多地被临床工作、基金申报和论文撰写所占据。他们必须要挤出时间来完成教学任务，这也需要部门主任来协调。在大多数机构中，部门主任直接向院长汇报。在多数国家，会根据有效利用资源的能力这一标准，来对部门主任进行选拔、考核和定薪。学院的职称晋升制度和薪酬支付模式可能因部门而异，各部门在医学教学和教育研究上的投入程度对教学质量有重要影响。

这里的难点在于部门主任和下级部门主管之间的默契，以及学院管理层在面对科研压力和日益增长的医疗需求时，如何平衡教学任务。取得平衡的关键取决于部门主任的个人领导才能以及对教学任务的明确认识和重视程度。

 "公众和舆论一直认为救死扶伤不能谈钱——确实，医疗机构的首要目标是帮助患者，而不是赚钱。但现实情况却是，医疗费用一直在疯长。"
Wartman，2015

与临床教学基地的关系

门诊部和住院部是医学院校课程计划中见习／实习和考核的重要场所，与它们处理好关系特别重要。要想组织那么多医疗机构为学生提供高质量的急救／外伤、重症医学、急诊服务、手术经验及门诊经历，不仅取决于教师和科室主任的意愿，还必须取得临床机构的配合。因此，对学生临床轮转场所的教学质量管理非常关键。虽然学院与这些附属实习单位都签署了相关协议，但日常管理和整体学习效果主要还是取决于见习／实习生所在见习／实习单位具体科室负责人对教学的重视程度。

可供见习／实习的临床场所包括小型私人诊所、多个专科的大型诊所、政府公立医院直至最高级的大学附属门诊和住院中心。鉴于这种方式跨度巨大、关系错综复杂，必须签署长期合作协议才能保证长期稳定的临床关系。合作协议必须要包括能确保医学院校和附属临床机构双方共建共治良好的学习环境的表述。

这部分难点在于因临床带习导致的医疗机构效率低下、生产力下降及财政减收。但考虑到是在为未来培养医生，且这些实习生以后还可能成为本机构员工，医疗机构也能接受并继续保持这种附属合作关系。从医院的角度而言，招聘实习生有助于以后医院招新和留住人才。

与毕业后医学教育项目的关系

鉴于医学生常需住院医师和专科医师（fellow）辅导，所以还需与毕业后医学教育部门处理好关系。医学生日常是由住院医师和专科医师带教，考核通常也由他们完成。如第 44 章所述，医学生很容易对住院医师及专科医师产生认同。住院医师

---

① 统一称为"部门"（department）——译者注

离主治医师只有一步之遥,在帮助医学生一步一步分解临床技能和整合知识方面,他们比经验更丰富的主治医师更适合教学。因此,必须要从理论和实践上对住院医师进行教学能力方面的培训,让他们清楚教什么、如何教及如何评价学生的表现。

这里的难点在于如何在有限时间内帮助住院医师完成从学生到住院医师的角色转变,即从纯学生身份到学生/教师/导师多重身份的转变。

与研究机构和研究中心的关系

许多医学院和大学都有直属或附属研究机构和研究中心。它们不仅是培养医学科学家、博士生和其他研究人员的重要场所,而且还常负责一些临床前课程教学。

如果研究机构和中心与大学或医学院的附属关系比较紧密,通常很多员工会具有双重身份,即同时承担研究和临床工作。这样不论是教研室主任还是研究中心主任,给员工安排工作都很方便。

而如果研究机构或中心是独立的或只是名义上的附属机构,安排教学就会麻烦一些。鉴于校外科研经费竞争日益激烈,学术产出和商业化压力增加,要让它们为医学生提供高质量的科研训练变得更加困难。与这些单位的协议或关系应要么细到每生一签,要么宽泛到足以涵盖所有潜在学生。具有良好管理机制、拥有经验丰富的导师,能为培养未来的医学科学家提供各种机会的科研机构,才能提供高质量的科研训练。

"如果把管理也看作一种关系的话,它就是领导和下属之间合作的过程。"
Rost,1991

与大学管理层的关系

很多时候,医学院只是某大学众多学院之一。这所大学可能只包含医科,也可能包含多个专业,是本科生和研究生的综合性大学。它可能是单校区,也可能是多校区,校区间可能彼此相邻,也可能相隔百里。如果这是一所公立大学的医学院,政府还可能选举或聘任专门的机构或专人参与学院管理。

医学院院长直接向大学管理层汇报很重要。这不仅关系到建言和协商的顺利程度,还直接影响资源分配和与公众的关系。在大多数情况下,医学院与大学的主要联系集中在基础和临床各专业教学方面,其次在科研经费和医疗服务方面也有联系。此外,医科在商业化、知识产权转让及与慈善团体的联系方面也在大学中占有重要地位。

这部分难点在于如何排除距离与繁忙日程的干扰,与大学管理层保持良好的沟通。大学、医院领导及其理事机构的积极参与有助于彼此沟通。医学院院长的积极参与,常可改善大学层面的关键决策结果,为医学院争取到必需资源以保持医学院的核心使命。

小结

医学院的改革涉及院内决策的复杂矩阵系统,以及需院外资源支持时与附属机构的共识协商。要想弄清决策如何制订及如何影响决策，必须跳出"自上而下"的决策思维模式。要想顺利推动改革，必须去关注委员会是如何照章办事的，并站在附属机构的角度考虑问题。院长是学院使命和愿景的解读者，负责引领战略和行动的方向。必须牢记医学院的使命是将医学生培养成为可信赖的医生。

本书很多章节介绍了令人激动的新的医学教育创新和策略，要让这些创新与策略变为现实，需要学院每个人的参与。无论是将行为科学整合进教学计划（之前没有）、探索跨专业教育新途径，还是尝试纵向整合式见习，这些改革措施都很困难。如果忽略医学院的复杂性，改革注定失败。质量改进文化的形成，需要从学生到院长的全民参与，需要摸清医学院复杂的关系网，即使一时半会无法搞懂，至少也要尊重和考虑这种复杂性，从而在改革来临时能从容应对。

参考文献

Mennin, S., 2017. Academic standards and scholarship. In: Dent, J.A., Harden, R.M., Hunt, D. (Eds.), A Practical Guide for Medical Teachers, fifth ed. Elsevier, Edinburgh.

Northouse, P., 2004. Leadership: Theory and Practice, third ed. Sage, London.

Rost, J.C., 1991. Leadership for the Twenty-First Century. Praeger Publishers, New York.

Steinert, Y., Mann, K., Carteno, A., et al., 2006. A systemic review of faculty development initiatives designed to improve teaching effectiveness in medical education. BEME Guide No. 8. Med. Teach. 28 (6), 497–526.

Wartman, S.A., 2015. The Transformation of Academic Health Centers: Meeting the Challenges of Healthcare's Changing Landscape. Elsevier, Edinburgh.

第47章

医学教育领导力

Medical education leadership

J. McKimm , S. J. Lieff

（译者：柴 桦 审校：曾 锐 卿 平 谢 红）

趋势

- 医学教育工作者需要良好的领导力（leadership）、管理（management）和追随力（followership）——即"领导力三要素"（leadership triad）。

- 这些能力对于组织、团队和个人的成功至关重要。

- 没有"完美"的领导风格或方法——领导者需要适应性地、灵活地工作。

- 理解系统思维和复杂性对于实现可持续的变革至关重要。

引言

医学教育工作者参与了广泛的活动，包括教学、促进学习、课程设计与开发、评估、评价与管理团队、部门及项目。无论是领导一个项目组、确保正确的临床学习环境还是领导开发新的项目，所有这些活动都需要某种形式的领导力。有效的领导者往往有一批追随者，他们承担责任、做正确的事情并取得成果（Drucker，1996）。我们常常把"领导力"看作只与正式的高级管理职位有关，但事实并非如此。医学教育工作者可以兼顾"大领导力"（大项目、高层职位）和"小领导力"（团队、课堂）的领导角色，并且可根据情境和需求在领导力、管理和追随力角色之间切换（Bohmer，2010；Till & McKimm，2016）。

无论什么行业，证据表明良好的领导力是组织成功的必要条件。相反，糟糕的领导或管理会导致组织工作失败（Kotter，1990）。在国际上，医生被要求更深入地参与对临床服务的领导和管理，这引起了在教育和培训计划中对学习领导力的日益重视。这就要求不仅医学教育工作者要更加清楚地意识到自己作为领导者的实践，还要为其提供包括领导力概念在内的教育教学。

大量的领导力文献已经讨论了在不同的组织情境下，特定的素质、特征、知识或技能是否更为有效。虽然许多领导力的特征和技能都是通用的，但识别和确认医学教育中独特的问题、挑战和机遇，有助于增强教育组织提高个人领导行为表现，从而增进教师与学习者的体验，并最终增进患者的体验。

医学教育领导力包括：

- 角色在一个高度可见、可控和复杂的环境中展现出来：一个"拥挤的舞台"（crowded stage）。

- 在多个不断变化的领域（高等教育环境、社区环境和复杂的医疗服务环境等）内工作。
- 培养有高超技能和高度社会责任感的专业人员。

领导力三要素

 "没有人会非常热衷于那些不进行领导的管理者——他们枯燥无聊、令人沮丧。那么，我们又为什么要对那些不进行管理的领导者更加热情呢？——他们是遥远的、孤立的。因此，在认识到领导力是一门真正的艺术和技术的情况下，我主张采取'植根于管理的领导'。"

Mintzberg，2009

领导力、管理和追随力是相互关联的活动——即领导力三要素（McKimm et al.，2016）。过去许多作者明确地区分了这三种活动，而这种有些许人为成分的区分促进了这样一种观念，即领导是更受青睐的，而不是管理或追随。当代理论则强调了包含在同一个体内的这些角色具有相同的价值。

从管理方面来看，这确保了上述观点得到实践的支持，并且在变革和创新得以实现的同时，继续保持和监督有价值的运营和责任。例如，如果上述观点不能转化为实际工作中的活动，并改善组织或学习者的表现，那么这个观点就是无用的。同样，在变革的背景下，必须重视对重要结构和进程的管理并发展新的结构和进程。

追随力的文献抛弃了以领导为中心的

理论，这种理论存在着把事情的结果过度归因于领导者的活动，而弱化或忽视追随者的贡献点。相反，结果被看作领导者和追随者之间动态的、变化的、共同创造的过程之结局，追随者和领导者之间相互影响。

 "如果不理解追随力，那么我们对领导力的理解是不完整的。"

Uhl-Bien et al.，2014，p 84

当追随者积极参与时，他们可以帮助和支持那些相对较差或缺乏经验的领导者。然而，追随者也可能产生负面影响，削弱领导者的权威和效力，无论是职位权力还是其他权力。这可以部分地由隐性领导理论解释（Derler & Weibler，2014），该理论认为人们、小组和组织对"好"或"坏"的领导有自己的信念。这些信念是从文化上衍生出来的，往往取决于历史因素、无意识的偏见、与实际领导表现或能力无关的个人特征。这些特征包括性别、年龄、种族和专业背景等（Mannion et al.，2015）。包容型领导力（inclusive leadership）承认这些问题，肯定和欢迎自我和他人身上的多样性并挑战偏见。包容型领导力也有助于产生新的观点和创造力，并提供追随者所需要的归属感（Hollander et al.，2008）。

我们目前对医学教育领导力的理解

在医学学术中，一个有抱负的实干领导对理想中的学术型医师的理解是能够将学术角色和医疗实践相结合，并具备良好的人际关系/社交技能、视野和组织导向相关知识（Taylor et al.，2008）。Rich 等

（2008）关于医学院院长理想素质的文献综述发现了各种管理和领导力的技能与态度，以及关于学术医学管理、医学教育过程、法律问题与挑战以及教师期望等的具体知识。Leithwood 等（2009）发现成功的学校领导者致力于制订方向、培养员工、重新设计组织和管理教学项目等核心实践。

然而，关于医学教育领导力的文献仍处于初级阶段。Bland 等（1999）是最早针对某项具体的教育领导行为开展经验性研究的团队之一，他们关注的这些教育领导行为与关于课程改革、成功的大学-社区合作有关。该研究发现，成功的领导者参与管理和影响价值观的行为包括积极沟通、目标和价值观、为目标达成构建相应结构、关注员工的需求和发展、创建并传达代表主流价值观的文化标志或励志故事。Lieff 和 Albert（2011）通过研究医学院中各种各样的医学教育领导者的领导力实践（他们做什么以及如何做）扩展了上述发现。他们将医学教育领导者的实践分为四个领域：内心的（如角色榜样、交流）、人际的（如价值关系、请求支持）、组织的（如分享观点、促进变革）和系统的（如政治导航、组织理解）。

这种实践框架与医学教育体系中领导力主要相关的和复杂的性质相一致，同时必须兼顾教育和医疗服务的需求。

Bordage 等（2000）着眼于从潜在雇主的角度在各种卫生专业人士中发掘未来教育项目负责人的理想能力、技能和特征。他们认为教育、决策、沟通、人际关系、团队合作和财务管理技能是重要的，但要成为一个有胜任力的实践者，还需要

可信度。最重要的个人特质是有远见、灵活、思维开放、值得信赖和价值观驱动。McKimm（2004）对英国卫生和社会医学教育领导者的研究描述了类似的技能和特征，并增加了自我意识、自我管理、战略性和分析性思维能力、容忍模糊性、愿意承担风险、专业判断力和情境感知能力。

 "管理是一张交织着反思、分析、世俗、协作和主动的织锦，整个被注入了个人能量，并与社会整合绑定起来。"
Mintzberg, 2009

Mintzberg 关于领导力的思路非常值得关注。有效的领导者知道如何在动态的复杂环境中思考和做出决策，这些环境随着内部流程和不可预测的外部需求而不断发展演变。对于复杂的问题，领导者被鼓励同时行动和学习，通过小型试验和即刻反馈的循环来照亮前进的道路（Snowden & Boone，2007）。教育领导者必须始终将关注点放在学生学习这一中心焦点上，寻找能够增进学校整体思考和视野的理念（Fullan，2002）。

Lieff 和 Albert 对医学教育领导者思维模式的研究表明，尽管这些领导者采用了"四框架"（four frames）技术（Bolman & Gallos，2011）来理解组织工作，但他们更喜欢人力资源框架，其次是政治和象征框架（political and symbolic frames）。人力资源的视角鼓励教育领导者在评价、支持和关心教师与学生等方面进行投资，并仔细思考如何通过让教师的利益与组织的需求相一致来吸引员工。从政治的角度来看，

要认识和理解利益相关者的利益，以便知情、倡导和培育支持。要识别和利用不同的影响力来源，并认识到资源和政治问题可能会加强教育工作中的张力。从象征的角度看，领导力致力于确保一个人们能够投身其中的愿景或方向。它关注可信度的重要性，并在其行为和项目、活动和政策中塑造重要的价值观和传递重要的信息。同时，也认识到传统和信仰体系可能阻碍或促成变革。此外，要审慎地评价他人的人际关系和工作方式，以了解如何在组织中安排人员的社会位置，以便更好发挥人员的各自优势（Lieff & Albert，2010）。

领导力理论与实践

　　在这一节中，我们用一些实际的例子来描述与医学教育最相关的一些领导力理论和模型。表 47.1 总结了更广泛的领

表 47.1　领导力理论和方法

领导力理论	关键特征	提出者
适应型领导力（adaptive leadership）	这类领导者可以帮助人们应付没有明显解决方案的适应性挑战	Heifetz et al.，2009
情感型领导力（affective leadership）	涉及表达怎样的情感，或"领导力之舞"。领导者快速评价并分析他人的情感状态，选择展现适当的情感，以达到期望的（或能达到的最佳）结果	Denhardt & Denhardt，2006；Newman et al.，2009
真诚型领导力（authentic leadership）	从领导者的真诚性延伸到与跟随者和同事建立的真诚的关系。这些关系以透明度、信任、有价值的目标和追随者的发展为特点	Luthans & Avolio，2003
魅力型领导力（charismatic leadership） 自恋型领导（narcissistic leader）	英雄领袖、强势榜样、个人素质的重要性、"弥赛亚①式的领导者"。组织通常在一位高级别人物身上投资很多，视其为拯救者，却没有认识到人的易犯错性。领导者未能分配／分享权力，并可能导致组织的破坏	Maccoby，2007
协作（共享／集体）型领导力［collaborative（shared，collective）leadership］	确保所有受影响的人都被包括在内并被征询意见。一起工作（网络、伙伴关系）来确定和实现共同的目标 分享的权力越多，拥有的力量就越大	Archer & Cameron，2013；West et al.，2015
权变理论（contingency theories）	领导力可根据（视情况）领导者认识自我的情形或情境不同而多样化	Goleman，2000
破坏性（有害的）领导力［destructive（toxic）leadership］ 黑暗三性格（dark triad）	领导者的人格可能降低他们的效率或使他们不适合作为领导者 极端的人格特质导致高度有害的行为	Kaiser et al.，2015；Furnham et al.，2013
对话型领导力（dialogic leadership）	促进探究和倡导实践，以探索可能性并激发创造性思维	Isaacs，1999

---

　　①　犹太人所期待的救世主——译者注

领导力理论	关键特征	提出者
分散型领导力（distributed，dispersed leadership）	非正式的，组织内部的社会进程，开放的领域，在各个层面上的领导力，每个人都肩负一定的领导责任	Kouzes & Posner，2002
生态型领导力（eco leadership）	连通性、相互依存性和可持续性。对社会问题积极响应并对社会负责任	Western，2012
情绪智力（emotional intelligence，EI）	包含自我意识、自我管理、社会意识、社交技巧；这些都是可以通过学习获得的	Goleman，2000
参与型领导力（engaging leadership）	近在咫尺的领导力，基于领导者和追随者之间的关系对于公共服务来说是有效的形式	Alimo-Metcalfe & Alban-Metcalfe，2008
追随力（followership）	追随者至少与领导者同等重要（如果不是更重要的话）。他们通过不同的形式和行为来影响领导力不同的追随者的组合是有帮助的；小心不要形成模式化的看法	Kelley，2008；Collinson，2006；Uhl-Bien et al.，2014
包容型领导力（inclusive leadership）	欢迎多样化，使无意识的偏见得以暴露	Hollander et al.，2008
领导-成员交换理论［leader-member-exchange（LMX）theory］	每个领导者与每个追随者之间都有一个独特的、单独的关系 这些关系因互动的质量而有所不同，其质量基于追随者是"内部团体"的一部分还是"外部团体"的一部分	Graen & Uhl-Bien，1995；Seibert et al.，2003
中心性领导力（ontological leadership）	"成为领导者"是核心的，从流程、行动以及对他人和自我的影响来说	Erhard et al.，2011
关系型领导力（relational leadership）	起源于人际关系运动 领导者通过促进个人成长和成就来激励他们	Binney et al.，2004
服务型领导力（servant leadership）	领导者服务第一，然后立志于领导；管理的概念很重要	Greenleaf，1977
情境型领导力（situational leadership）	领导行为需要适应个人或团体的准备状态或发展阶段，如指挥、辅导、支持、委派	Hersey & Blanchard，1993
特质论（trait theory）伟人理论（"great man" theory）	基于人格特质和个人素质，如"大五"人格因素：外向性、亲和性、责任心、神经质、对新体验的开放性	Judge et al.，2002；Maccoby，2007
交易型领导力（transactional leadership）	与管理类似，领导者和下属的关系建立在领导者能为下属提供什么的基础上，反之亦然 奖励（和处罚）取决于表现	Burns，1978
变革型领导力（transformational leadership）	通过转变他人实现更高的目标或愿景来进行领导广泛用于公共服务中	Bass & Avolio，1994
价值道德型领导力（value-led moral leadership）	价值观和道德支撑着方法和行为	Collins，2001

导力理论及从文献中总结出的其关键特征。领导力理论为理解情境、反思和改进实践提供了着眼点和解释框架。正如在教育领域，一些理论在不同时期比其他理论更为突出，但能够接受这些不同的视角，将为领导力的实践和发展提供机会和思路。

个人品质和特征

早期的领导力理论认为领导力是一个具体现象，主要聚焦于人格特质和个人品质，其中（刻板）典型的领导者是一个具有魅力、鼓舞人心的个体。在很多社会中，由于父权制结构、历史传统和贬低女性角色等，"领导"这个术语等同于男性或具有男性特征（McKimm et al., 2015）。因此，这些早期的理论有时被称为"伟人"或"英雄领袖"理论，并且直到今天仍然能引起一些共鸣。有效的领导者很好地了解自己、不断学习和发展、寻求反馈，并能与他人良好地沟通。这反映了魅力非凡的"英雄领袖"（charismatic hero leader）过时了。例如，"真诚的领导者"（authentic leader）是一个深切了解他人如何思考和行为的人。他们表现出对目标的激情，并从他们的个人信念和价值观基础出发进行领导。他们清楚地知道他人的价值观、观点和优势，并基于共同的目标建立长期、有意义的关系，这类领导适应性强、谦虚，但是也容易犯错误（George et al., 2007）。

真诚的领导者清晰地了解所处的环境（Shamira & Eilam, 2005）。在医学教育这个不可预测、不断变化的世界中，依赖物

质奖励或认可等外在刺激因素的交易型领导力（transactional leadership）并不能真正激励和吸引人（Bass & Avolio, 1994）。真诚的领导者关注人们对意义和关联性的追寻，真诚地与他人建立联系，支持乐观主义，并展现出构建信任、参与和承诺的适应力（Avolio & Gardner, 2005；George et al., 2007）。团队成员受到领导榜样的激励，支持他人保持真我和自主性，并注重情感和支持积极的社会交往。

"关系型领导者"（relational leader）扮演了一个"作为治疗师的领导者"角色，这是一种源于人际关系运动的方法（Western, 2012）。

 "对个人成长和自我实现的关注很容易转移到工作场所中，通过个人和团队激励技术，通过工作的重新设计和工作满足感，使工作更加令人满意并产生团队凝聚力。"
Western，2012

领导者的个人素质包括道德和精神品质。关系型领导者以真诚的方式与人共同工作，表现出情感的一致性、谦逊、情商和静默的权威。近期很多对关于指导和个人发展的领导力发展活动的关注反映了这种方法。

我们迄今所描述的理论强调了"好"的领导者所表现出来的特质，但是许多领导者的个性有着"黑暗的一面"，对团队和组织可能是有害的或破坏性的（Jonason et al., 2012）。某些领导者具有破坏性，是因为他们不具备相应的技能或知识去完成工作，或个性不讨人喜欢。关于人格因素和

有害的领导力的研究正在开展中。Furnham 等（2013）回顾了"黑暗三性格"（dark triad）——自恋、马基雅维利主义和精神病态三种相互重叠的人格特征的经验性证据。当这些特点走向极端时，这种操纵性的、自私自利的、强迫性的、自我夸大的领导力就具有高度破坏性，可能导致霸凌和其他有害行为。然而，Kaiser 等（2015）认为，所有的领导者都需要"适量"的这些特征（坚毅、社会影响力、自信心、政治"悟性"），再加上情绪适应力和稳定性才能获得成功。

依赖于情境的领导力

在 20 世纪 80 年代后期，领导行为可以被学习（而不是领导力被赋予或挣得）的观点得到了重视。正如它们的名称所表明的那样，权变或情境型领导力指出领导者如何行动应该取决于情境或环境。Hersey 和 Blanchard（1993）认为，领导者应该灵活地在 4 种行为之间进行转换——指挥、辅导、支持和委派，以回应追随者或小组的发展。如果追随者不那么自信、有能力或有愿意，指挥或辅导的方法是适当的。随着能力和信心的提高，他们需要转向更多的支持或委派式行为。Laiken（1998）认为这些行为可以映射到 Tuckman 的团队发展阶段理论上。在团队工作的早期阶段，领导者需要更多的指挥来促进组织形式的形成；随着组织变得劲头十足和规范化，领导者就应转变为辅导风格；以此类推。这种模式对于领导者了解个人、委员会、任务小组或团队对其领导力灵活

性的需求很有帮助。通常，医学教育领导者更喜欢辅导和支持的角色，这让他们参与到这项工作中；但是，将任务委派给一个有愿意和有能力的小组或个人也是必需的和可持续的。

权变型领导也通过评价不同情境来确定最合适的领导力风格。Goleman（2000）提出，高情商的领导者可以从 6 种领导力风格中进行选择以适应不同情境：

- 强制型
- 权威型
- 标杆型
- 亲和型
- 民主型
- 辅导型

使用权威型、亲和型、民主型和辅导型风格的领导者胜过使用更少的风格或其他风格的领导者。权威型风格对组织氛围的积极影响最为强烈。权威型领导者提出一个引人入胜的未来愿景和方向，对组织目标的约定和承诺最大化，并产生信任。亲和型、民主型和辅导型风格分别强调情感的和谐、共识以及支持和发展。医学教育领导者往往没有什么正式的权力或权威，因此用激情吸引人、尊重他们、确保他们的声音能被听到往往是有效的领导方法。

重要的是，对于医学教育领导者（往往是高绩效的临床医生或学者）来说，标杆型领导会对组织绩效产生负面影响，导致领导者被同事们所疏远和讨厌，因为他们不顾一切地保持（在某些时候看来）不切实际的工作标准或节奏。

领导小组和团队

领导力往往是通过团队和小组的工作来影响变革。从人本主义心理学的角度出发，"变革型领导力"（一个被广泛引用的理论）聚焦于激发组织中的追随者超越自身利益，从而取得更大的组织收益（Bass & Avolio，1994）。这种方法强调通过提高对理想化的目标和价值观的认识和进取心来激励小组成员。这是通过角色榜样（role modelling）来实现的，这些角色榜样影响特定的技能并提供特定的领导力，使人们能够看到个人和职业目标与组织目标相一致，从而实现积极的改变。

Kouzes 和 Posner（2002）也以类似的方式描述了 5 种领导力实践：以身作则、共启愿景、挑战现状、促人行动以及鼓舞人心。所有这些都与医学教育领导者的思维模式和实践结果密切相关，表明这是一种流行的隐性模式（Lieff & Albert，2010，2011）。这些领导者以他们的价值观和道德标准为榜样，引导他人信任和尊重他们，创造出集体的共同愿景，从而激发参与。他们通过培育、辅导和发展人才来实现这些目标，从而促进支持性的气氛。让人们有机会发挥自己的全部本领（通过适当的发展过程），创造和贡献超越局部和即刻需求的事务，这些会让人十分激动。这些事务包括课程开发、其他教育创新或教育适应，这些都让人感到有意义。

在这个以知识为基础的和网络化的医学教育世界中，良好的沟通和共同思考能力对于团队和组织的有效性至关重要。对话型领导力从对话领域演变而来。对话型领导者通过对话揭示了人们尚未开发的智慧、洞察力和创造潜力（Isaacs，1999）。领导者的作用是确保人们毫无保留地分享自己的想法，并且不轻易对别人的想法进行评判。包容型领导者通过引导人们（经由坦诚的对话和开放的学习）建立牢固的关系和安全的文化，来促进人们视野的扩大，并促进创造性的问题解决方式（Morrow，2014）。在医学教育领域，这样的领导者将努力确保工作小组成员分担以下责任：

- 提出想法、提供方向。
- 支持和帮助他人阐明他们的想法。
- 尊重他人观点的同时也敢于挑战。
- 为正在发生的事情提供观点和视角。

系统观

医学院校、其课程和相关的卫生服务是一个复杂的适应性系统（Mennin，2010），它包括行为不可预测的、思想独立的人的集合（Westley et al.，2006）。因此，医学教育领导者需要放弃控制的理念，包容不确定性和模糊性，并与其他人合作来确定问题和可尝试的潜在解决方案。协作型、共享型或集体型的领导方法（West et al.，2015）认识到项目需要适应环境，解决方案将从试验中得出，试点项目的结果（无论是失败还是成功）将影响未来方案的设计。他们招募有着各种各样不同观点的团队成员，以确保不断产生创新的思路与方法。

对于适应型领导者来说，最基本的工作是确认哪些挑战是可以通过已获得的专业知识（已经吸收的技术性问题）来解决的，哪些挑战是需要重新学习的（还未吸收的适应性问题）（Heifetz et al., 2009）。

改变课程需求需要对临床能力和特征进行新的设计和评价（如胜任力导向的教育），这是适应性的挑战，它需要教师进行新的学习。领导者的工作是动员和帮助人们直面这些问题以解决挑战，同时将整个教育系统的整体情况牢记于心。适应型领导者通过提出困难的（"古怪精灵的"）问题来保持对事件的关注，这些问题使冲突和敏感的议题得以浮现和解决。他们不是告诉人们如何解决问题，而是帮助团队接收他们需要知道的信息，并帮助他们讨论难题，使他们能够做出决定。

实际上，领导者经常履行许多职责，并根据情况的需要在多种话语和现实中运作。当前医学教育领导者面临的挑战是在复杂而持续变化的环境中进行运作并保持平衡，在管理的同时进行领导，并以富有同理心、正直性和有效性的方式做到这一点。

Western（2012）为我们提供了生态领导理论（eco-leadership）的范式，它具有其他方法的要素，并且采取生态学的视角。生态型领导者在开放系统、网络和连通性中工作。

"生态型领导是关于连通性、相互依存性和可持续性的，以合乎伦理的、具有社会责任的立场为基础……它是由人的精神驱动的，对于某些人来说是以精神性为基础的，而对另一些人来说则不是。"

Western, 2012

小结

"教育工作者在快速变化的教育环境中承担管理和领导团队与机构的双重责任，同时与一系列医疗专业人员密切合作，为患者提供安全和高品质的医疗服务。"

McKimm & Swanwick, 2011

各级医学教育工作者为其学习者、同事和其他人提供领导力，其领导力的特征受终极目标的影响，终极目标是使现在和未来的患者受益。这样的领导力是在一个包括大学环境、医疗组织以及其他监管和专业机构等复杂系统中发挥出来的。领导者同样也进行管理和追随，当他们应对复杂性时，他们知道如何在这些角色中无缝地转换。这需要理解政策议题、策略、系统和组织，以及对过程和程序具有运营管理的知识，否则就不会有变革和质量提升。有效的领导者是变革推动者，他们适应在不确定和快速变化的环境中工作，坚持和沟通核心观点和价值观，使战略适应外部和内部的变化。对于领导者来说，能够跨越组织、专业、部门和团队的边界进行协商，在"边界之间的夹缝"（即变革的发生场所）中工作是一个重要素质。

但是，领导力同时也是关于认识自己和"人的工作"的，即情绪劳动（emotional labour）（Held & McKimm, 2011）。真诚且始终如一的个人领导力及"以身作则"是至关重要的。这就是领导力与医学教育和医学实践发展交叉最密切之处，这些医学教育实践发展包括探索并重塑医学院的社会责任角色、重新审视医生和专业人士的概念、认可情绪劳动的重要性和影响力。从价值观、关系、正直性、包容性、复杂性和生态型领导力等方面对领导力进行的讨论，代表了最新的方向，它可以影响所有医学教育工作者的日常实践，无论他们是否担任正式的领导角色。

参考文献

Alimo-Metcalfe, B., Alban-Metcalfe, J., 2008. Engaging Leadership: Creating Organizations that Maximise the Potential of Their People. CIPD, London.

Archer, D., Cameron, A., 2013. Collaborative Leadership: Building Relationships, Handling Conflict and Sharing Control, second ed. Routledge, London.

Avolio, B.J., Gardner, W.L., 2005. Authentic leadership development: getting to the root of positive forms of leadership. Leadersh. Q. 16, 315–338.

Bass, B.M., Avolio, B., 1994. Improving Organisational Effectiveness Through Transformational Leadership. Sage, Thousand Oaks, NJ.

Binney, G., Wilke, G., Williams, C., 2004. Living Leadership: A Practical Guide for Ordinary Heroes. Pearson Books, London.

Bland, C.J., Starnaman, S., Hembroff, L., et al., 1999. Leadership behaviours for successful university-community collaborations to change curricula. Acad. Med. 74, 1227–1237.

Bohmer, R., 2010. Leadership with a small 'l'. BMJ 340, c483.

Bolman, I., Gallos, J., 2011. Reframing Academic Leadership. Jossey Bass, San Francisco.

Bordage, G., Foley, R., Goldyn, S., 2000. Skills and attributes of directors of educational programmes. Med. Educ. 34 (3), 206–210.

Burns, J.M., 1978. Leadership. Harper & Row, New York.

Collins, J., 2001. Good to Great. Random House, London.

Collinson, D., 2006. Rethinking followership: a poststructural analysis of follower identities. Leadersh. Q. 17, 179–189.

Denhardt, B., Denhardt, V., 2006. The Dance of Leadership: The Art of Leading in Business, Government, and Society. M.E. Sharpe, Armonk, NY.

Derler, A., Weibler, J., 2014. The ideal employee: context and leaders' implicit follower theories. Leadersh. Organ. Dev. J. 35, 386–409.

Drucker, P., 1996. Foreword: not enough generals were killed. In: Hesselbein, F., Goldsmith, M., Beckhard, R. (Eds.), The Leader of the Future. Jossey Bass, San Francisco.

Erhard, W.H., Jensen, M.C., Granger, K.L. Creating leaders: an ontological model. Harvard Business School Negotiation, Organisations and Markets Research Papers No. 11-037, 2011. Available at: http://ssrn.com/abstract=1681682. (Accessed 27 January 2017).

Fullan, M., 2002. The change leader. Educ. Leadersh. (May), 16–20.

Furnham, A., Richards, S.C., Paulhus, D.L., 2013. The dark triad of personality: a 10 year review. Soc. Personal. Psychol. Compass. 7, 199–216.

George, B., Sims, P., McLean, A.N., Mayer, D., 2007. Discovering your authentic leadership. Harv. Bus. Rev. (Feb), 129–138.

Goleman, D., 2000. Leadership that gets results. Harv. Bus. Rev. (March), 78–90.

Graen, G.B., Uhl-Bien, M., 1995. The relationship-based approach to leadership: development of LMX theory of leadership over 25 years: applying a multi-level, multi-domain perspective. Leadersh. Q. 6 (2), 219–247.

Greenleaf, R.K., 1977. Servant Leadership: A Journey Into the Nature of Legitimate Power and Greatness. Paulist Press, Mahwah, NJ.

Heifetz, R.A., Grashow, A., Linsky, M., 2009. Leadership in a (permanent) crisis. Harv. Bus. Rev. (July).

Held, S., McKimm, J., 2011. Emotional intelligence, emotional labour and affective leadership. In: Preedy, M., Bennett, N., Wise, C. (Eds.), Educational Leadership: Context, Strategy and Collaboration. The Open University, Milton Keynes.

Hersey, P., Blanchard, K., 1993. Management of Organizational Behaviour: Utilizing Human Resources, sixth ed. Prentice Hall, Englewood Cliffs, NJ.

Hollander, E.P., Park, B.B., Elman, B. Inclusive leadership and leader-follower relations: concepts, research and applications, The Member Connector, 2008, International Leadership Association.

Isaacs, I., 1999. Dialogic leadership. Syst. Thinker. 10 (1), 1–5.

Jonason, P.K., Slomski, S., Partyka, J., 2012. The dark triad at work: how toxic employees get their way. Pers. Individ. Dif. 52, 449–453.

Judge, T.A., Bono, J.E., Ilies, R., Gerhardt, M.W., 2002. Personality and leadership: a qualitative and quantitative review. J. Appl. Psychol. 87 (4), 765–780.

Kaiser, R.B., Lebreton, J.M., Hogan, J., 2015. The dark side of personality and extreme leader behavior. Appl. Psychol. 64, 55–92.

Kelley, R.E., 2008. Rethinking followership. In: Riggio, R.E., Chaleff, I., Lipman-Blumen, J. (Eds.), The Art of Followership: How Great Followers Create

Great Leaders and Organizations. Jossey-Bass, San Francisco, CA, pp. 5–15.

Kouzes, J.M., Posner, B.Z., 2002. The Leadership Challenge, third ed. Jossey-Bass, San Francisco.

Kotter, J.P., 1990. A Force for Change: How Leadership Differs From Management. Free Press, New York.

Laiken, M., 1998. The Anatomy of High Performing Teams: A Leader's Handbook, third ed. University of Toronto Press, Toronto.

Leithwood, K., Day, C., Sammons, P., et al. Successful school leadership: what it is and how it influences pupil learning. Research report 800. National College for School Leadership, 2009, University of Nottingham.

Lieff, S.J., Albert, M., 2010. The mindsets of medical education leaders: how do they conceive of their work? Acad. Med. 85, 57–62.

Lieff, S.J., Albert, M. What do I do? Practices and learning strategies of medical education leaders. Abstract from the Proceedings of the International Conference on Faculty Development, Toronto, 2011.

Luthans, F., Avolio, B.J., 2003. Authentic leadership: a positive developmental approach. In: Cameron, K.S., Dutton, J.E., Quinn, R.E. (Eds.), Positive Organizational Scholarship. Barrett-Koehler, San Francisco, pp. 241–261.

Maccoby, M., 2007. Narcissistic Leaders: Who Succeeds and Who Fails. Harvard Business School Press, Boston.

Mannion, H., McKimm, J., O'Sullivan, H., 2015. Followership, clinical leadership and social identity. Br. J. Hosp. Med. 76, 230–234.

McKimm, J. Special Report 5. Case studies in leadership in medical and health care education, York, 2004, The Higher Education Academy.

McKimm, J., O'Sullivan, H., Jones, P.K., 2016. A future vision for health leadership. In: Curtis, E.A., Cullen, J. (Eds.), Leadership and Change for the Health Professional. Open University Press & McGraw Hill Education, Maidenhead. (in press).

McKimm, J., da Silva, A., Edwards, S., et al. Women and leadership in medicine and medical education: International perspectives. In Emerald Publishing: Gender, Careers and Inequalities in Medicine and Medical Education: International Perspectives. Published online 25 September 2015, pp 69–98. http://www.emeraldinsight.com/doi/abs/10.1108/S2051-233320150000002005. (Accessed 6 April 2017).

McKimm, J., Swanwick, T., 2011. Educational leadership. In: Swanwick, T., McKimm, J. (Eds.), The ABC of Clinical Leadership. Wiley Blackwell, London.

Mennin, S., 2010. Self-organisation, integration and curriculum in the complex world of medical education. Med. Educ. 44, 20–30.

Mintzberg, H. Managing San Francisco, 2009, Berett-Koehler.

Morrow, C., 2014. The linkage inclusive leadership model, www.diversityjournal.com/13313-moving-dial-measuring-inclusive-leadership. (Accessed 4 February 2016).

Newman, M.A., Guy, M.E., Mastracci, S.H., 2009. Beyond cognition: affective leadership and emotional labour. Public Adm. Rev. 69, 6–20.

Rich, E.C., Magrane, D., Kirch, D.G., 2008. Qualities of the medical school dean: insights from the literature. Acad. Med. 83, 483–487.

Seibert, S.E., Sparrowe, R.T., Liden, R.C., 2003. A group exchange structure approach to leadership in groups. In: Pearce, C.L., Conger, J.A. (Eds.), Shared Leadership: Reframing the Hows and Whys of Leadership. Sage Publications, Thousand Oaks, CA.

Shamira, B., Eilam, T., 2005. What's your story? A life-stories approach to authentic leadership development. Leadersh. Q. 16, 395–417.

Snowden, D.J., Boone, M.E., 2007. A leader's framework for decision-making. Harv. Bus. Rev. (Nov), 68–76.

Taylor, C.A., Taylor, J.C., Stoller, J.K., 2008. Exploring leadership competencies in established and aspiring physician leaders: an interview-based study. J. Gen. Intern. Med. 23 (6), 748–754.

Till, A., McKimm, J. Leading from the frontline, BMJ, March 2016 (in press).

Uhl-Bien, M., Riggio, R.E., Lowe, K.B., et al., 2014. Followership theory: a review and research agenda. Leadersh. Q. 25, 83–104.

Western, S., 2012. An overview of leadership discourses. In: Preedy, M., Bennett, N., Wise, C. (Eds.), Educational Leadership: Context, Strategy and Collaboration. The Open University, Milton Keynes.

West, M., Armit, K., Loewenthal, L., et al., 2015. Leadership and Leadership Development in Healthcare: The Evidence Base. Faculty of Medical Leadership and Management, London.

Westley, F., Zimmerman, B., Patton, M., 2006. Getting to Maybe: How the World Has Changed. Random House, Toronto.

拓展阅读

Doyle, M.E., Smith, M.K. Classical leadership. In The encyclopedia of informal education, 2001. http://www.infed.org/leadership/traditional_leadership.htm. (Accessed March 2017).

医学教师和社会责任

The medical teacher and social accountability

J. Rourke, C. Boelen, R. Strasser, B. Pálsdóttir, A. J. Neusy

（译者：廖邦华 审校：柴桦 卿平 谢红）

第**48**章

Chapter 48

趋势

- 社会责任是医疗实践和医学教育的基本要素。
- 医疗实践和医学教育的目标是追求卓越。
- 医学教师在医疗实践和医学教育中扮演关键角色。

引言

医学教师肩负提供医疗服务和培养未来医生的双重角色，其基本目标是提升患者和社区当前及未来的健康水平。通过承担医疗服务提供者和医学教育者的关键双重角色，医学教师通过角色榜样及督促学习者参与医学实践、卫生保健和社区宣传等方面来实现社会责任。医学教师在制订医学院校愿景、任务和课程，尤其在将其与社区、地区和国家需要紧密结合方面扮演着关键角色。

☞ 医学教师将社区、医学院校和医学生联系起来。

本章将通过借鉴世界范围内的实践案例，对医学院校的社会责任及医学教师在其中所能做出的贡献提供一个概述。

医学院校社会责任的概念

社会责任是一项对社会优先健康需求和健康挑战做出尽可能完美回应的公共承诺——保证卫生服务质量、公平性、现实性和有效性——并向社会反馈进展。因此，对医学院校而言，这意味着医学教育、研究和医疗服务需与社会健康需求和挑战相适应，同时也表明社会责任会或可能导致毕业生质量、卫生系统效能等的显著差异，并最终导致人群健康水平的差异。

社会责任现已成为医学院校和卫生人力资源教育改革中的核心原则（框48.1，Rourke，2013）。这在诸如"加拿大医学教育的未来"（2010，2012）、"国际合作"（THEnet；Pálsdóttir et al.，2008）、"WHO卫生人力资源全球战略2030"（WHO，2016）等国家级倡议中均有所体现，并正逐步增加至发展认证标准（WFME，2015）期许目标（ASPIRE）当中。

> 💬 "医学院校必须：……充分考虑包含社区卫生需求、医疗服务体系需求和其他社会责任在内的任务。"
> 世界医学教育联合会（WFME），2015

- 医生（MDs，physicians）从最早的时候就一直为人类的需求提供服务。
- 作为医疗行业的一员，由于社会建立的隐性信任和法律法规体系下的显性需求，医生天生就被赋予了照顾患者的权利和责任。
- 通过法律、法规和认证的许可，医学院校肩负着未来医生教育和毕业的使命，必须承担起相应的责任，提供恰当的医学教育，培养出有胜任力的、能满足社会需求的医生。
- 对社会负责的医学教育不仅是医学院校的使命，还延伸到其组织构架、功能、课程、学习经历和结果等领域。
- 医学教师将社区和医学院校及学习者在各个层次上联系起来。

摘自 Rourke J：2013

从教育的角度来看，肩负社会责任的医学院校有以下三个错综复杂的义务：发现社会中健康的决定因素，培养有能力处理和应对这些决定因素的毕业生，以及确保这些毕业生在卫生系统中发挥最佳作用。因此，医学院校与其他利益相关机构的一些合作，将有助于建立一个更有效、更公平的医疗服务体系（Boelen & Heck，1995）。例如，如果减少健康水平差异是一个公认的目标，那么医学院校将会与毕业生的潜在雇主合作设计适宜的教育项目，并在需求最为强烈的领域创造具有吸引力的工作机会。

> 医学院校社会责任的本质是如何参与到社区当中、如何与社区合作、如何回应社区的需求。

《医学院校社会责任的全球共识》（Global，2010）已经指出社会效应的概念对社会责任而言是至关重要的（框 48.2）。肩负从识别社会卫生需求到提供卫生服务

- 根据当前和未来的社会需求，包括卫生系统现在和未来面临的挑战和要求，制订教育、研究和医疗服务领域的愿景、任务及战略规划。
- 聘用、支持和提拔那些与医学院校社会责任保持一致的，能反映医学院校所在区域 / 国家的人口特征和地理多样性的，能示范、教授和发展其社会责任的教师。
- 与社区、卫生系统和其他重要的利益相关机构密切合作，设计、实施和评估其教育、研究和服务项目。
- 在考虑学生潜能的基础上，对医学生的选拔应体现医学院校所在地区 / 国家的人口特征和地理多样性。
- 提供能反映医学院校所在社区 / 地区优先健康需求的课程，并强调临床服务学习应与地区卫生服务机构合作进行。
- 培养拥有执业资格所需知识、技能和奉献精神的毕业生，并使其在医学院校所在地区 / 国家中需要他们的地方工作。
- 基于地区卫生需求，针对该地区医生和医疗卫生工作人员开展职业发展教育和继续教育。
- 开展符合地区 / 国家和世界优先健康需求的、符合伦理的研究活动，并促进这些研究以及循证的政策和实践变化，以提高健康和卫生服务水平。

的职责，医学院校应始终对社会的期望效果保持关注，例如扩大服务的覆盖范围、促进以人为本、增进健康生活方式、控制风险和可避免的死亡、减少慢性疾病的急性复发等。为此，医学院校必须争取与政府公共机构、卫生服务组织、医疗保险计划、专业协会和社区等关键的卫生参与者建立可持续的合作关系，以确保其工作达最佳实用价值。这些合作关系将有助于医学院校更熟知某一特定区域——无论是一个地区还是整个国家——居民的具体特征

和健康问题；也有助于明确需要医生与其他健康和社会部门的专家协作处理的健康工作重点。这些合作关系和已明确的健康工作重点为给毕业生做出有益的职业选择提供咨询打下了基础。

医学教师与社会责任

从传统医学教育模式向对社会负责的医学教育的转变，要求医学院校对其目标导向和组织架构做出重大调整，同时医学教师也站在需要改变的十字路口（Ventres & Dharamsi，2015）。医学院校在民众的健康发展中扮演重要角色，为了激励教师，尤其是激励医学教师将社会责任融入生活，医学院校正将反映社会责任的指标纳入评优准则。医学教师在规划、实施和评估教育项目的过程中发挥着重要作用。作为教育项目的规划者，无论专业是什么，医学教师都应该结合社会责任探讨毕业生应该具备怎样的核心胜任力。同样，在教育委员会中，通过参考医生在未来医疗系统中的角色所形成的共识，医学教师可以主导讨论以促进建立一个更有价值、更加平衡和整合的课程体系。可以预见，医学教师之间将具有更强的一致性和协同性。

☞ 展现社会责任改善了医学教师实践，也改善了其所在的社区和医学院校，并为医学生提供了一个积极的榜样。

作为实施者，医学教师可以倡导医学生在社会环境中进行早期和纵向浸入式（longitudinal immersion）学习，促使他们理解健康决定因素的复杂性，识别危险人群，在家庭中对患者进行随访，并使他们

准备好在健康促进和预防保健方面做出更有意义的决定。这样做可让医学教师向学生灌输一种因果效应分析的重要方法，这种方法会在其学习生涯中给予他们指导。

医学教师作为榜样可以对学生产生十分积极而有价值的影响，这些影响是通过展示社会责任实践的具体意义来施加的，并最终通过在初级保健环境中投入更多的时间、与多学科团队合作、贯彻以人为本的方法、照顾最脆弱的群体、与社区领导进行合作来实现。在不影响医学教育本领域专业性的情况下，医学教师也可以是健康倡导者，可以从更广泛的经济、文化和环境角度解决健康问题，并提倡改善政策和实践，以提高平等性、现实相关性、质量、有效性和效率。

最后，医学教师可以强调社会责任感的价值和意义是有循证范例的，有证据表明其对社会中备受关注的健康问题具备影响力（框 48.3）。医学教师可以使学生相

框 48.3　肩负社会责任的医学教师

- 将社会责任融入医学院校的愿景、任务、战略规划、组织和职能中。
- 参与医学院校的社区活动和伙伴关系建设中。
- 将社区视角引入医学院校选拔/录取过程中。
- 将社会责任注入医学院校的课程和医学生的体验式学习中。
- 基于社区的需求，以一个社会责任榜样的身份去发展自己的医疗实践。
- 让学生参与体现社会责任的医疗实践和社区活动，包括聚焦社区参与、伙伴关系和回应优先健康需求的研究项目。
- 鼓励学生选择与社会首要挑战和需求相关的职业道路。
- 根据是否满足社区/社会的优先需求来评价其影响力。

信，基于健康需求和探寻因果关系的实践十分有效，并引导学生做出最符合理想的职业选择。医学教师有可能成为社会责任的真正捍卫者和学术机构中针对性变革的推动者。

肩负社会责任的医学院校中医学教师的综合性角色

加拿大北安大略省医学院（The Northern Ontario School of Medicine，NOSM）和尼泊尔帕坦卫生科学学院（Patan Academy of Health Sciences）这两家医学院的初衷就是肩负社会责任并展示医学教师重要的和综合性的角色。

2005 年，北安大略省医学院作为一所独立医学院校，开设在加拿大医疗卫生服务不足的乡村地区，以聚焦促进北安大略省民众的健康作为其社会责任的体现（Strasser et al.，2013）。该校采用分布式社区参与型学习模式，其独特的医学教育和健康研究模式确保学生和住院医师能够学会在北安大略省工作。该学习模式纳入了 90 多个以当地医生作为医学教师的教学场所。

在为期 8 个月的社区综合见习（comprehensive community clerkship，CCC）项目中，每位三年级医学生都被安排去 15 个乡村或小型城市社区之一，从家庭医学实践和社区的角度学习临床医学的核心内容。学生在初级医疗保健的情境中有一段时间接触患者及其家属，与各种社区医学专家和健康专家会面，去体会家庭医学实践的持续性，同时也学习不同的临床专科。许多 CCC 项目都由其所在社区参与设计并合作支持。

医学教师在这项社区参与的、对社会负责的教育项目中扮演重要角色。他们不仅提供大部分本地的临床和课堂教学，还在学生的见习生涯中作为学生的榜样和导师。有社会责任感的医学教师会不断激发学生思考与每个患者及其家庭互动中健康的社会决定因素，承担 CCC 社区中各种健康问题的研究，始终关注如何回应医疗照护中的患者及其家庭的健康需求。

除此之外，医学教师在社区和医学院之间建立纽带。他们对 NOSM 的教育项目的发展和完善做出了实质性贡献。例如，为战略规划带来社区视角；参与选拔 / 录取过程；包括为以案例为基础的教学案例撰写的课程开发；进行小班课堂教学和临床技能教学；通过同行教学进行教师发展。

在 2009—2015 年间，62% 的 NOSM 毕业生选择进行家庭医学（主要是乡村的）训练，这几乎是加拿大平均水平的 2 倍。自从 2009 年开始，70% 的 NOSM 的住院医师（包括 NOSM 的毕业生和其他医学院校毕业生）选择在完成训练后留在北安大略省执业（其中 22% 选择了小型乡村社区），一些人成为了 NOSM 的教师。在 NOSM 取得医学博士学位并完成住院医师培训的医生中，94% 的人选择在北安大略省执业。

尼泊尔帕坦卫生科学学院的基于社区的学习是与社区和尼泊尔国家卫生系统合作开展的。其主要目的是通过培养更多具有社区健康发展导向的、有能力和有决心在尼泊尔乡村地区工作的、受到良好教育的医学生，来提高地区的卫生服务供给水平。

学校使用一个创新性的课程系统，该课程系统聚焦地区最优先的健康需求、教授教育学方法以培养学生的问题解决和独立思考技能，并以社区健康发展为导向，强调增进社区健康状态的健康发展能力，当然也包括增进个体医疗技能和知识。作为医学教师的当地领导和医疗服务提供者以导师的身份参与学生表现的评价。

最初，在乡村训练基地学习的学生被给予机会去分析一些简单问题，随着时间的推移，当他们进入高年级阶段，会接触到更加复杂的技术性、管理性和现实社会问题。医学教师的榜样作用通过对乡村训练基地的督察性访问（supervisory visits）得以强化。在基地中，教师提供临床服务并帮助当地的医疗服务提供者提高相应能力。社区成员也参与学生的选拔过程，特别是作为学生沟通技能及敏感性、同情心和共情能力的评价者。

医学教师的社会责任实例

在全球范围内，社区、医学院校和医学教师在实践过程中展示和塑造其社会责任。本节将通过实例对医学教师的社会责任进行阐述。

- 法国图尔大学医学院是为当地 200 万居民服务的唯一医学院校。**该医学院的院长邀请了来自法国中心和卢瓦尔河谷地区的执业医师（医学教师）参加主要健康利益相关方的会议。**政治领导者、地区卫生机构、卫生专业协会、患者协会以及公众代表们聚在一起来确定本地区的关键健康问题和医学院能够效劳之处。会议提出了一份优先区域列表和建议行动清单。一个代表各方的委员会负责安排一个年会来追踪前述问题的进展。该校的主要优先事项是将毕业生留在医疗卫生服务不足的地区，并让区域健康利益相关者参与到该校在社区的工作中。该校的经验被法国医学院院长协会视为一个典范。

- 在加拿大纽芬兰纪念大学医学院，**超过 150 名兼职医生和全职教师自愿在学生录取过程中担任面试官，**甄选那些来自乡村的、土生土长的和经济条件欠佳的学生，这些学生有不同的社会文化经验和教育经历，更有可能在那些有需要的社区中进行实践。为了确保广泛的代表性，招生选拔委员会由来自当地社区、乡村社区的成员，以及普通公众、医技人员、医学生、生物医学科学家、大学、行政管理、省级医学会、省级卫生部门和社区医生等成员构成。

- 在英国赫尔约克医学院，**所有基于问题的学习（PBL）的导师都是临床执业医师（医学教师），且其中 2/3 都在初级医疗保健领域工作。**PBL 中所运用的问题构建于全科医学普通患者的临床表现"清单"。在强调"医生视角"的同时也突出了"患者视角"。

- 在加拿大纽芬兰纪念大学医学院，**作为医学教师的家庭医生与社会工作者或心理学家一起工作，以促进**

一年级学生的小组临床技能讨论。案例学习的讨论涉及个人和社区层面的健康决定因素，包括社会经济剥夺与健康之间的关系。讨论通常由学生引导并由同伴评估。

- 在比利时根特大学医学与健康科学学院，医学教师强调社区导向的初级医疗保健（community oriented primary care，COPC）的研究和训练；并且学院设立了一个主管医疗服务的主席。作为医学教师的家庭医生，从医学生就读的第一年起就把他们带入自己的医疗实践中。医学生在就读的第二年，在养老院有为期 2 周的见习，第三年他们会有 1 周的家庭医学见习，并在根特市贫困地区参与为期 1 周的卫生-社会跨专业 COPC 体验。在第二和第三年，每个学生与一个待产家庭配对，他们会跟踪这个孩子的成长，并与其家庭成员互动。学生们将采访 3 位该家庭的初级医疗保健提供者，并特别关注健康的社会决定因素。结合对社区体验的观察和社区流行病学数据，学生在教师的支持下，形成一个社区诊断。然后，他们去寻找改善社区中各种社会条件的方法。

- 根特大学的医学教师还通过在医疗卫生服务不足的城市社区诊所进行医疗实践以及照顾难民等弱势群体展示其社会责任。在 2016 年，家庭医学和初级医疗保健科承担了协调 250 名叙利亚、阿富汗和伊拉克难民的照护的责任。它组建了一个由家庭医生、护士、精神卫生工作者、牙医和药剂师组成的志愿者团队，为寻求庇护者提供全面的照护。该项目致力于将服务与研究和教育机会结合起来，有助于强化根特大学的社会责任。

- 在美国新墨西哥大学医学院，以社区为基础的导师作为医学教师为在校前两年的医学生提供每周一个下午在持续性门诊的社会责任体验性学习，让学生有机会发展与医患双方的持续性关系，以帮助他们理解健康的社会决定因素。在新墨西哥州，超过 155 个社区有患者医护和教育活动，其中许多关注医疗卫生服务不足的贫困社区。由一名医学生创立的，现正由医学教师、住院医师和医学生参与的帕哈利托·梅萨项目（Pajarito Mesa project）就是其中一个例子。

- 澳大利亚弗林德斯大学医学院在阿德莱德、南澳大利亚州乡村地区和维多利亚州以及北领地均设有机构。该院重视与当地社区、更广泛的澳大利亚及国际社区的互惠联系。当地医学教师参与当地学生的招募、录取和支持工作；学校在阿德莱德建立了本地健康与福祉波什中心（Poche Centre of Indigenous Health and Well-Being），并在达尔文建立了改革路径小组，以提供支持和指导。

- 在美国南伊利诺伊大学医学院，医生作为医学教师为学生提供多种选修机会，让他们与自己一起参与社区卫生服务工作，包括给没有保险的患者提供免费的初级医疗保健和专科层次的医疗服务。

- 在加拿大纽芬兰纪念大学医学院，始于 2005 年的入门项目（Gateway project）是一个由医学生领导的社区倡议，旨在帮助新到圣约翰地区的难民。多数一、二年级的医学生志愿参加这项服务性学习活动，在为缺乏医疗服务的贫困患者、社区和人群服务的同时获得经验。在翻译人员的协助下，医学生对所有参与此项目的难民（包括成人和儿童）进行了问诊和病史采集，并完成了疾病的初筛。**医学生直接与一位家庭医生一起工作，这个家庭医生也承担教师职责**，该计划已成为教师、地区卫生服务，包括加拿大新移民协会（Association for New Canadians，ANC）在内的当地社团和移民局之间的坚固纽带，其主要目的是改善在本省获得医疗服务的途径以及决定难民健康状况的其他服务。

- 在美国南伊利诺伊大学医学院，特殊的个体化选修课程（individually designed electives，IDEs——设计你自己的选修课程）**允许学生提出创造性的服务设想，经指导教师批准**，可以获得选修学分。一个最近的例子是，8 名学生组成的小组，在 1 名作为医学教师的临床医生指导下，在海地进行了为期 2 周的免费医疗服务。

- 苏丹杰济拉大学医学院成立于 1975 年，最初致力于服务苏丹杰济拉地区的乡村社区。该医学院的**教师开展了一项实地训练研究和乡村发展计划，通过该计划，学生在超过 300 个村庄的 1500 多个家庭中进行训练和工作**。医学生参与到各种各样的活动当中，包括建立和发展水资源及卫生设施、健康和结核病单元、引电入村等项目，开展健康教育和环境卫生拓展计划等。在教师的帮助下，基于项目目标、使用典型指标对干预措施的效果进行评估。这些效果可能包括了在家中增加使用杀虫剂后疟疾和其他疾病发病率的降低、接受产前保健服务的增加和公共厕所使用的增加等。

- 在苏丹杰济拉大学医学院，**医学教师示范有助于学生未来执业的方法和行为**。例如，该院的"平安母亲计划"由教师发起，该计划与卫生行政部门合作以改善乡村社区的健康状况。该院教师还培训乡村助产士，帮助他们融入政府资助的医疗卫生系统。这一举措使杰济拉州的孕产妇死亡率和新生儿死亡率显著下降。该项目将孕产妇死亡率从 2005 年的每 10 万例活产中死亡 469 例，下降至 2011 年的死亡 106 例，新生儿死亡率从 2005 年每 1000 例活产中死亡 43 例下降至 2011 年的死亡 10.2 例。许多策略得以实施，包括与杰济拉州合作，为乡村助产士提供培训和工作。

- 美国新墨西哥大学医学院使用健康的社会决定因素教程（social determinant prescription pads），帮助学生在医学教育和医疗服务之间建立联系，以实现医学院的社会使命。**在初级医疗保健工作中，医学生和住院医师与导师（医学教师）及社区卫生工作者可以通过"教程"明确**诸如饥饿与食物缺乏、处方效益（prescription benefits）、住房、就业、教育、劳动力培训和医疗保险项目选择等**可能影响患者健康水平的因素。**

- 澳大利亚北昆士兰的詹姆斯·库克大学的成立旨在解决乡村医生资源短缺问题，并为澳大利亚政府卫生部提供"澳大利亚全科医学培训项目"。这项针对医学毕业生的毕业后职业培训项目将培训进行纵向整合，以培养一批知识、技能和能力符合社区需求的医生。"乡村全科医师路径"支持初级医生在乡村和边远地区的医学培训和职业发展路径，并给予他们财政支持和专业认证。对于本科和研究生项目的教学，**由分布在各农村和地区中承担相应义务的教师来担任医学教师，每位教师都通过其技能、服务和对社区的敬业来示范其承担的社会责任。**

- 菲律宾马尼拉大学礼智省卫生科学学院（UPM-SHS）和菲律宾国立三宝颜大学（the Ateneode Zamboanga University）医学院（ADZU-SOM）的**医学教师和护理教师与社区和其他卫生系统利益相关机构紧密合作，设计、实施和评估各类教育项目。他们通过建设合作伙伴的能力来促进健康。**比如，他们在各自的地区建立和实施了市政领导力和治理能力项目（municipal leadership and governance program）。这是一个为市长、市卫生官员和卫生部官员提供的为期1年、由2个模块构成的计划，旨在为致力于卫生改革的官员提供适合本地区卫生系统发展的培训和领导力训练。该项目是与当地政府合作开发的，参加训练者必须得到卫生部健康发展中心（Department of Health's Center for Health Development）的批准。

相关研究

医学院校会针对所在地人群的首要健康需求开展研究，研究的范围可以从生物医学到人群健康的临床研究。医学院校在研究中积极与社区互动，包括制订日程、合作和参与研究，以及研究成果转化和应用。医学院校应该优先开展对所在地区有益的研究，包括对医疗服务及其所服务的人群的健康起积极作用的活动。医学教师可以扮演一个双向的重要角色，与社区合作，让社区的需求启发研究，再将研究结果整合到医学实践中，并让学生同时参与到从实践到研究、再从研究到实践的两个方向中。

例如，纽芬兰与拉布拉多是一个面积广阔但人口稀少（50万人）的省份，人口群落极为分散，遗传疾病随群落丛集。因此面对来自省内不同地域的患者，**医学教师会结合该省特异的群落遗传疾病现象向学生传授遗传病知识。**这种群落性医疗需求驱动纽芬兰纪念大学医学院针对本省人群进行了突破性的遗传学研究，这些研究也具有全球意义，因为这些疾病并不仅存在于纽芬兰与拉布拉多省。致心律失常右室心肌病就是这样一个例子，该病多发于年轻人，首发症状往往就是由心室颤动引发的猝死。纽芬兰纪念大学医学院的研究人员首先发现，猝死者所有的家庭成员也往往死于此病。经过研究，他们找到了初步治疗的有效方法——为死者家人进行植入式除颤起搏器治疗。基因谜题随后解开，他们对有患病风险的家族进行基因检测，准确找出携带致病基因的个体，并将起搏器植入他们体内。

詹姆斯·库克大学的宗旨是为农村人群、原住民和澳大利亚热带居民服务，该校正进行与其社会责任相关的研究。除了更加传统的生物医学和基础科学研究，詹姆斯·库克大学还将乡村卫生、医学教育、卫生劳动力及初级医疗保健等方面的研究置于中心地位。例如，该校的安东·布雷尼卫生系统强化研究中心正在开展有关卫生体系发展、劳动力潜力与发展、教育与培训、人群、平等和参与、原住民及托雷斯海峡群岛居民健康，以及应对本地区首要健康挑战的研究。**医学教师从事毕业生的追踪和当地就业情况研究、卫生劳动力建模以及原住民、乡村和偏远地区人群的合作性医疗服务研究。**这类研究取得的成果不仅能够为战略和政策制订提供参考，而且可以直接反馈到教育过程中。

根据医学教师的研究结果，针对澳大利亚极为分散的农村地区的需求，澳大利亚弗林德斯大学医学院临床检验中心开发了床旁检测设备，并训练了包括本地卫生工作者在内的一系列从业人员，为慢性、急性和感染性疾病进行检测，尤其是在原住民社区和国内外乡村及偏远地区中。测试结果可帮助医生了解即时情况，做出临床决定。

菲律宾有严重的卫生不公平问题，乡村和贫困地区缺乏卫生工作者，尤其是医生。在菲律宾，68% 的医学生毕业后选择在海外执业。为了应对这些挑战，菲律宾建立了 2 所卫生职业学校——国立三宝颜大学医学院和马尼拉大学礼智省卫生科学学院。**两校的医学教师努力通过各种各样的方法评估学校的影响力。**医学教师还参与追踪本校的毕业生。在这两所肩负社会责任的医学院校，毕业生留在菲律宾的比例都超过 90%，并且 80% 以上的毕业生都在医疗服务不足的地区或乡村地区工作。他们研究的问题主要在于确定毕业生在执业地点和实践方面是否满足了当地卫生系统的需求，是否有助于建立一个功能更强的当地卫生系统，以及医学教师、学生和毕业生在乡村社区的存在是否确保了更好的人群健康结果。

小结

过去 20 年来，医学院校社会责任的概念已稳定地建立起来。医学教师是对社会负责的医学院校与社区之间的关键联结，在与社区和地区合作、回应社区和地区需求方面扮演着至关重要的角色。医学教师们提供人群需要的医疗保健服务，住在他们所服务的社区中，并协助构建能影响居住在该社区和地区中人们的政策和服务。医学教师还能通过塑造医学院校的使命，让教育和研究更加对社会负责。通过课程开发、教学和榜样作用，医学教师拥有了其最大影响力，即培养真正满足社会需求的未来医生。

参考文献

ASPIRE: International Recognition of Excellence in Education. Available at: www.aspire-to-excellence.org.

Boelen, C., Heck, J., 1995. Defining and Measuring the Social Accountability of Medical Schools. WHO, Geneva.

Future of Medical Education in Canada: A collective vision for MD education in Canada, 2010. Available at: https://www.afmc.ca/pdf/fmec/FMEC-MD-2010.pdf.

Future of Medical Education in Canada: A collective vision for postgraduate medical education in Canada, 2012. Available at: https://www.afmc.ca/future-of-medical-education-in-canada/postgraduate-project/phase2/pdf/FMEC_PG_Final-Report_EN.pdf.

Global Consensus for Social Accountability of Medical Schools, 2010. Available at: www.healthsocialaccountability.org.

Pálsdóttir, B., Neusy, A.-J., Reed, G., 2008. Building the evidence base: networking innovative socially accountable medical education programs. Educ. Health 21 (2).

Rourke, J., 2013. Social accountability of medical schools. Acad. Med. 88 (3), 430.

Strasser, R., et al., 2013. Transforming health professional education through social accountability: Canada's Northern Ontario School of Medicine. Med. Teach. 35, 490–496.

THEnet: Training for Health Equity Network. Available at: www.thenetcommunity.org.

Ventres, W., Dharamsi, S., 2015. Socially Accountable Medical Education—The REVOLUTIONS Framework. Acad. Med. 90 (12), 1728.

World Federation for Medical Education: Basic Medical Education WFME Global Standards for Quality Improvement: The 2015 Revision, Copenhagen, 2015, World Federation for Medical Education. Available at: http//wfme.org. (Accessed 22 Janaury 2017).

World Health Organization (2016). Global strategy on human resources for health: Workforce 2030. Available at: http://who.int/hrh/resources/globstrathrh-2030/en/. (Accessed 22 June 2016).

拓展阅读

Larkins, S., Preston, R., Matte, M., et al., 2013. Measuring social accountability in health professional education: development and international pilot testing of an evaluation framework. Med. Teach. 35 (1), 32–45.

Larkins, S., Michielsen, K., Iputo, J., et al., 2015. Impact of selection strategies on representation of underserved populations and intention to practise: international findings. Med. Educ. 49, 60–72.

Ross, S., Preston, R., Lindemann, I., et al., 2014. The training for health equity network framework: a pilot study at five health professional schools. Educ. Health 27 (2), 116–126.

Strasser, R., Neusy, A.-J., 2010. Context counts: training health workers in and for rural areas. Bull. World Health Organ. 88 (10), 777–782.

教育环境

The educational environment

L. D. Gruppen，M. E. Rytting，K. C. Marti

（译者：陈 锦 王 澎 审校：廖邦华 谢 红 卿 平）

49章

Chapter 49

- 教育环境对学习者表现的影响越来越受到关注。
- 深入了解教育环境的影响需要多层次视角。
- 对改善教育环境措施的评估需要强有效的研究设计。

引言

如何定义医学教育中的教育环境（educational environment）是一个备受关注的话题，包括有效评估和改善教育环境等内容。研究表明教育环境对学习、心理状态（如倦怠感、压力）、学生参与度、师生满意度、成功表现及教师教学等均有影响（Schönrock-Adema et al.，2012）。尽管学校和医院对教育环境已有长时间的关注，但认证机构（如美国毕业后医学教育认证委员会和医学教育联络委员会）对学习环境（learning environment）质量的评估和监测是目前关注的重点内容。同时，其他医科专业（如口腔医学或护理学）和世界各国对教育环境的关注也在持续增长。

对教育环境的关注也反映在许多卫生职业学校中，这些学校学生的多样性逐渐增加（Roff & McAleer，2001）。这种多样性不仅反映了年龄和性别的差异，也反映了少数民族群体的增加。我们有理由相信，不同的学生群体将以不同的方式感知、体验教育环境。

> 从很多方面来说，由于个人经历、社会关系和个性特征的差别，每个学习者对教育环境的体验都是独一无二的。

教育环境或者说教育氛围（educational climate）是极为复杂的。它既包含了正式课程，也包含了隐性课程，同时，还包含了教师、学习者和行政工作人员之间的社会关系，以及物理环境（physical environment）和资源等。在某一特定的院校探讨教育环境看似容易，但事实上，在同一所院校内，每个人会与不同的人交往、在不同的场景下学习、有不同的时间安排和不同的学习方向，每一位学习者实际上都拥有独属于自己的、不同于其同学或同伴的教育环境。在同一情景下所有这些都具有明显的一致性。

什么是教育环境?

由于师生对教育环境认识的多样性，

我们需要确定教育环境的组成要素，以评估师生对教育环境的认识（Harden，2001；Roff & McAleer，2001）。定义教育环境是一项艰难而繁杂的任务。首先，有许多可相互替代的同义词，如学习氛围、学习环境。其次，还有相关的一些概念，如心理环境（psychological climate）、社会环境、工作环境以及特定场景下的环境（床旁环境、教室环境）。在本章中，我们将利用教育环境来强调环境对教与学（即整个教学事业）的影响。

> 教育环境极为复杂，关于教育环境的任何定义或测量评估必须明确应该包括以及排除哪些因素。

　　背景（context）是能够提高教育环境复杂度的另一个相关因素。在考虑影响健康和疾病的社会经济因素时，患者的相关背景是医生需要了解的关键问题之一。但就教育环境而言，"背景"是指众多会影响教学但并不是教学核心的因素。换言之，我们必须要区分出学生知识背景和学生学习所处的背景。学生知识背景是课程的一部分，而学生学习所处背景就是教育环境的一部分。

　　Genn（2001a）对教育环境和课程做出了一个十分宽泛的处理，指出几乎任何对教学过程存在一定程度影响的因素都被包含其中。然而，阐明所有组成教育环境的相关因素可能导致出现各种杂乱无序的可能性（表 49.1）。

　　这个宽泛性的阐述仅在概念上有助于对其影响程度进行分类或分级。然而，在

表 49.1　组成教育环境的部分要素

物理设施	教师
医院和诊所特征	进修学习者
临床工作小组成员	患者群体
班级规模	休闲时光
教学方法	评价程序
制订时间表	学生支持
小组规模	氛围或文化
教师能力	学习资源
学习和教学方法	同伴关系
与教师的关系	院校的伦理氛围
班级组成	清晰定义的学习结果

医学教育文献中几乎没有概念框架可以指导我们思考教育环境的范围，或思考教育环境是如何影响教与学的（Schönrock-Adema et al.，2012）。

　　Moos（1974）提出的概念框架阐述了教育环境构成要素的三个关键分类：①个人发展/目标导向，这与教育目标、相关学习内容和建设性评论相关；②人际关系，指学习者和教师的相互支持、开诚布公的交流、归属感和情感支持等内容；③系统维护和系统改变，指对环境可以有明确的期望，环境是有序、有组织的，能反映出创新，允许学生施加影响[①]。使用此分类方法对 9 个不同的教育环境测量工具（Schönrock-Adema et al.，2012）的各项条目进行分类时，能够涵盖 90% 以上的环境测量要素。

　　Genn（2001b）采用了一种更具体的方法对教育环境进行分类。该方法将教育

---

① 指学生参与学校管理——译者注

环境的构成分为教师、学生、行政和物理特性等关键部分。这些类别中的每一种都通过交错复杂的方式相互影响，并同时反映了教育环境的社会性和物理性。

此外，基于 Miller 生命系统层次（Miller，1978）（图 49.1）的分类方法则将教育环境的复杂性进行结构化，思考教育环境的等级结构。该层次结构由个人层面、群体层面、机构层面、社区层面和社会层面五个层次组成。其中，个人层面（即个体学习者）是与教育环境相关的最基本的层面；群体层面则包括了教育环境中非常重要的社会互动；组织层面内含物理特征和文化特点；社区层面可反映区域性的地理特征和文化多样性；社会层面则包含不同国家的特征、政策和价值观。

我们将利用 Miller 的层次理论来思考教师如何能更好地理解教育环境的动态变化，以及教师应如何调整教学活动以适应环境和改变环境。

个人层面

在大多数量化教育环境的尝试中，数据均来源于学习者的感知和评判，且通常利用调查问卷进行收集。在个人层面上关于教育环境的定义如图 49.1 所示。该结果说明任何可能影响个体学习者的感知和判断的事物都可能改变他们对教育环境的评价。

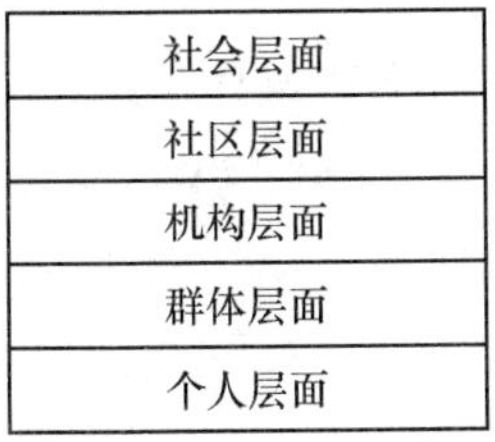

事实上，我们常常发现，对一些学习者来说充满竞争和压力的环境，另外的学习者可能对其习以为常，甚至还有激励作用。同时，我们也发现不是所有学习者都很期待能进入学术性的教学医院，不是所有学习者都讨厌广泛鉴别诊断的标准化病例汇报，也不是所有学习者都讨厌竞争激烈的环境。一些学习者可能也会觉得所谓友好的综合性医院枯燥无味，缺乏必要的学术严谨性。

个人层面的变量可以影响学习者对教育环境的感知和判断。这些变量包括个性特征和个人偏好，诸如内向和外向、包容度或模糊度、个人和职业目标、参与反思等。正如个人适应力一样，它会影响学习者如何看待教育环境。研究结果表明高适应力的学生对生活质量和教育环境的评价均高于低适应力学生。

通过个人层面的变量可发现干预教育环境建设的关键点，我们再通过完善关键点建设来提升教育环境。以个人适应力为例，提高学习者的个人适应力也许可以作为一项策略，以减少学习者的情感压抑、提升其生活质量并强化医学培训。同样地，鼓励学生对自己的学习和学习环境进行反思，这对改变教育环境和学习者评估教育环境都是有价值的。

除了长期变量外，短期事件也可能影响个体对环境的感知和环境的作用。个人生活危机、负面的（或正向的）学术反馈、当天的情绪都可以影响学习者对教育环境的评判。同样，对于改善教育环境的干预

| 社会层面 |
| 社区层面 |
| 机构层面 |
| 群体层面 |
| 个人层面 |

图 49.1　基于生命系统层次构建的教育环境等级结构

措施，教师必须对可产生短期收益而无长期效益的可能事件保持敏感。

> 大多数关于教育环境的研究都是某个时间点的横截面研究，几乎没有关于教育环境稳定性和持续性的研究数据。

群体层面

对于群体层面的分析，其焦点则转移至学习者与他人直接或间接的互动上。尽管与患者、医务工作人员的互动是很多临床教育环境的中心，但就教育环境而言，还是更侧重于与其他学习者或教师之间的互动。

学习者间互动（同伴互动）

教育环境很大程度上依赖于学习者之间的互动。同伴之间通过分享观察、批判和赞扬来影响彼此对世界的看法。同伴也是彼此环境的重要组成部分。不同的同伴会创造不同的学习环境。如果同伴易合作、支持力强、有趣、标准高且彼此勉励，那么创造出的学习环境将完全不同于充满竞争性、不满、反社会、学术标准松懈的同伴。

影响学习者同伴互动的干预措施在改善教育环境方面可以是卓有成效的工具。在一定程度上，近来在很多医学院校兴起的学习社区是提升学习者互动质量的一种尝试，最终以求改善教育环境。同样，从多级评分系统向"及格/不及格"两分法的转变，也是考虑到这样可以减少学生之间的竞争，并以此来改善学习环境。

学习者–教师互动（生师互动）

学习者–教师互动（生师互动）对教育环境质量同样重要。当我们聚焦此类互动中教师这一方时，要确定教师的理想特征。自然地，教师应知识渊博、拥有丰富的临床经验。他们应是优秀的榜样，并致力于对年轻医生的教学。总的来说，教师需要多样化、数量充足，且在专业领域和专业程度上各不相同。理想状况下，教师也应适应所服务的社区。具有这些特征的教师群体更可能营造出积极的教育环境。

教学行为也是相关的。很难对有效的教学行为做一个普遍的定义，因为对某一种特定的教学模式，学习者可能表现出强烈的喜爱或厌恶。比如，小组学习时若遇到一位要求特别高的指导教师，可能会让有的学习者痛苦落泪，而让另一些学习者觉得这没什么大不了的。尽管如此，仍有一些普遍适用的关系能够得到广泛支持。以学习者为中心是倾向于营造更积极的教育环境的教学行为特征之一。然而目前尚不清楚以学习者为中心的优势到底是来源于教与学之间更好的配合（由于学习者在教学过程中更多的参与而产生的默契），还是来源于学习者和教师之间更积极的人际互动。

有效的指导还包括学习者与教师互动过程中的一系列议题。大量文献提出，指导技巧能够在支持性和鼓励性的环境中帮助引导学习者实现其重要的职业目标和个人目标。而且，树立榜样也是极其重要的，特别是在临床环境中。对学习者来说，好的榜样和坏的榜样都是隐性课程的重要组成部分，且都对教育环境的质量有重要的影响。

除了直接教学，围绕反馈和评价的师生互动也和教育环境相关。对不良教育环境常见的抱怨包括没有进行及时、有用的反馈以及不公平或武断的评价。

提升教学技能是改善教育环境的一个潜在途径。对教师教学能力的衡量、培养和提高是医学教育中大多师资队伍建设的关键内容。对教学中的良好表现给予明确的奖赏和激励可能也有助于改善教学环境。然而，反复呼吁更好的教师参与教学却反而说明了一个事实：虽然有需求，但这种需求并不能经常得到满足，也没有因为其对教育环境非常重要而得到实质性的认可。

学习者–患者／医务工作人员互动

☞ 特别是在临床环境中，在定义和调整教育环境时，将护理和其他医务人员包括在内是非常重要的。跨专业的视角可为当前环境和潜在的改良措施提供更全面的视野。

临床教学环境与课堂学习的教学环境是截然不同的。就临床教学而言，在提供医疗服务（而不只是教学）的背景下，增加了学习者与患者和医务工作人员的互动对教育环境的影响。临床环境首先关注患者医疗，其次才是教育。因此，在创造积极的教育环境过程中还有更多的问题。由于学习者不再是主要焦点，临床教师必须确保学习者在新环境中受到了欢迎和指导，否则学习者可能会产生他们在医院病房中是"底层中的最底层"的感觉（Soemantri et al.，2010）。

不同的患者群体，比如私人医生诊所与医疗资源欠缺的诊所，教育环境也有差异。不同的患者群体可能会使医生制订不同的诊治次序，也会使医生根据患者的差异性为学习者制订不同的自主学习水平。学习者对其所处的环境属性有着不同的认识，但在这个领域尤为需要进一步的研究来比较社会医学环境所产生的影响。

机构层面

机构层面对教育环境的影响可以分为物理因素和文化因素。

物理因素

物理环境，即学习者学习的地方。在教育研究中，物理环境几乎没有得到多少关注，但是物理环境却是教育环境中最显而易见的元素，也是学习者经历的众多元素中最一致的元素。而且，物理环境的改变是可以迅速实现的，且影响范围广。

目前，已有大量关于教育物理环境的文章，但多数着眼于建筑设计和设备规划。明亮舒适的学习空间、灵活的设施布置，以促进小组合作、师生互动，这样的设计现在已成为常态。这些物理空间的关键元素是各类现代化技术提供的支持。即便是数字化学习，为社交互动、教学和评价提供物理空间仍是必要的。这些需求也从教室、实验室延伸至诊所和医院病房。

在临床环境中，对物理环境的关注仍

是非常重要的。如果学习者是医疗团队中的一员，则非常有必要有一个适当的工作环境。大多数的临床学习在检查室中进行，然而学习者还需要有休息室、值班室，并能够使用电脑，这样他们就不会觉得自己影响或妨碍了临床工作。学习者同样需要空间与教师互动，探讨并制订患者的诊疗计划。

就临床的物理环境而言，空间是非常重要的。缺乏物理空间的机构可能被认为是不友好的、艰难的工作场所。相反地，投资建设物理空间的机构能够很快地向学习者展示其亮点。

文化因素

依据社会文化理论，影响学生学习的文化因素也是教育环境的一部分（Schönrock-Adema et al.，2012）。机构文化常常是领导力理论的核心，但它也是教育环境的组成部分。关于不同机构文化影响的实证研究是极少的。任何在不同的机构工作或学习过的人，都更能认识到不同机构文化的影响。

对学术机构而言，医学院通过参与大学校园活动，促进更全面、更有创意和前瞻性的环境，以此发挥医学院智力文化（intellectual culture）在校园内的影响。同时，医学院与非自然科学类专业（如法律、伦理、戏剧、通讯、宗教和公共政策等）的协作可能也会培育出一个充满活力的智力环境。

如果在教育环境中缺乏关于机构层面的教育学术，则很难实证明确其相关特性。当然，也有一些其他的可能因素。一方面，

相对于临床效益或特定医疗任务而言，机构强调对教育学术和研究的重视程度；另一方面，可能还有专科与全科医疗之间的平衡，或机构的规模、营利性还是非营利性等。公立医疗机构与私立医疗机构有着截然不同的文化。

社区和社会层面

根据 Miller 的层次系统提出的社区或社会对教育环境的影响，在很大程度上是推测出来的。这是因为教育环境的定义大多数源于个体学习者，而社区或社会层面已远离了个体学习者。同时，通过直接对比教育环境以区分社区或社会之间差异的例证少之又少。然而，作为概念模型中的一部分，社区或社会层面可能包括如下要素，如国家文化差异、社会化价值观、政府政策和体系、社会资源、社会经济对疾病分布的影响，以及其他作用于广泛群体的影响因素。

如何测量教育环境？

☞ 维持良好的教育环境需要有定期的监测，这是教师应重视的职责。

教育环境是医学教育的重要组成部分，拥有评估教育环境的工具非常重要。任何关注教育环境的教师或机构都希望获取关于他们教育环境现状的可靠数据，并能有效评估他们拟采取的改进教育环境的措施。所以，开发评估工具，用以量化教育环境的质量和特性，是非常有意义的。

不幸的是，如上所述，任何想要测量教育环境的努力都充满了困难，因为如何

定义教育环境、教育环境表现和感知的多样性都是极大的挑战。几乎所有测量教育环境的方法都是通过学习者的判断或评价来实现的，常见的方法即是问卷调查。一些定性研究试图探索教育环境的动态，而定量评估几乎完全基于学习者问卷。由于每个学习者的教育环境不同，所以针对学习者进行问卷调查测量教育环境，在这个层次是可行的。但是，这些方法很难用于测量更高层次（图49.1 Miller 分层系统）的教育环境。

即使在面向学习者的调查问卷中，在内容、具体测量指标、预期焦点和问卷的严谨性上也有很大的不同。需要指出的是，即使都是通过问卷调查来收集数据，由于对教育环境的定义并没有一致意见，也就难有所谓"正确的"工具来测量教育环境。每项测量工具对医学环境都有各自的定义，在使用某一测量工具前，使用者都需要先明确他们是否赞同该测量工具对教育环境的定义。如果选择使用了"错误的"工具，仍然可以收集到数据，但这些数据的意义和解读就可能与关注点不匹配。所幸的是，近期有几篇关于测量教育环境工具的综述为选择可替代测量工具提供了一个集中的来源（Schönrock-Adema et al.，2012；Colbert-Getz et al.，2014；Soemantri et al.，2010）。表49.2 列出了这些综述及其引用

表 49.2　测量教育环境的一些工具

工具	场景
Dundee 合格教育环境评估量表（DREEM）	医学（本科和研究生） 其他医科专业
Johns Hopkins 学习环境调查（JHLES）（Shochet et al.，2013）	医学（本科）
学习环境调查问卷（LEQ）	医学
医学院学习环境调查问卷（MSLEQ）	医学
课程价值清单（CVI）	医学
医学院环境调查问卷（MSEQ）	医学（本科）
医学院环境清单（MSEI）	医学
外科手术室教育环境评估（STEEM）	医学（本科和研究生）
教师对医学教育环境的评估（AMEET）（Shehnaz et al.，2014）	医学教师的视角
研究生医院教育环境评估（PHEEM）	医学研究生 口腔医学研究生
门诊诊疗教育环境评估（ACLEEM）（Riquelme et al.，2013）	住院医师（研究生）门诊环境
本科临床教育环境评估（UCEEM）（Strand et al.，2013）	医学本科 临床教学
麻醉手术室教育环境评估（ATEEM）	医学研究生
基于实践的教育环境评估（PEEM）	培训中的全科医师
Pololi & Price 测量工具	医学

文献中提到的测量工具。如其名所示，很多调查问卷都是 Dundee 合格教育环境评估量表（Dundee ready education environment measure，DREEM）的修订版，它用于特定教育场景的评估。

可以这么说，测量和评估教育环境并不简单，充满了困难。几乎可以肯定地说，任一评价方式都有学习者或教师不认可的缺陷或不足。同样可以确定的是，必须定期进行常规的评价，以建立和维持优异的学习环境。

带着教育环境的理念进行教学

有一个固定的概念框架对理解并评估教育环境具有重要的实际意义。这将有助于教师在教学活动中积极思考，促使教学更为有效。我们认为，探索教育环境对教学的影响以及教学活动对环境的影响，是一个很好的教学实践。为此，我们举几个例子来说明教育环境与教学实践的联系。这些关联环节如得到修正和改变，是可以改善学习环境的。

解决学生不当对待问题

学生不当对待（mistreatment）已成为教育环境中的重要关注点。事实上，在美国，它已成为国家关注和教育资格认证审查的一个焦点。对学生的身体或心理不当对待是教育环境存在问题的一种表现。这一问题迫切需要解决。这不仅是有效学习的潜在障碍，而且也损害了这些教育机构的声誉。教育环境中如此突出的问题引起了人们的关注和干预，以促进教育环境的改善。干预措施的帮助程度在许多情况下仍有待评估。

课程调整和教育环境

培训项目课程的变化经常导致教育环境的改变——有时是有意的，但有时是无意的（Genn，2001a）。从以不同专业为基础的传统大课讲授，转变为以器官系统为基础的小组式基于问题的学习课程，在教育环境中激起了很多改变。有的改变可能是有意的，如更多的学生互动和合作；但有些别的改变，比如教师时间投入增加、突发变化、资源分配的变迁等，可能会对教育环境产生不利的和意想不到的影响。

对改善教育环境的干预措施进行严谨缜密的研究是很困难的。一方面是因为次优环境（sub-optimal environment）持续存在的伦理道德问题；另一方面是因为在不改变其他部分的前提下，要改变自身复杂且内部联系紧密的教育环境中的某一部分是极难实现的。一项关于多方位课程修订对教育环境影响的研究就教育环境的内部联系进行了充分的说明（Robins et al.，1996）。该多方位课程修订内容包括减少讲座数量、及格 / 不及格评分制、更主动的学习和每周小考的形成性反馈等。这些改变对学习者感知到的学习环境产生了中等程度到较大程度的改进，但无法将每个变化的独立贡献区分开。

教师行为

教师是教育环境的一个重要组成部分，无论是整体还是个人。教师数量不充足，使得教师过度劳累和低落，这样可能不利于教育环境。而平易近人、热情敬业的教师将是教育环境的加分项。教师个人也是教育环境的重要因素，因为他们在课堂教学中会对大量学习者产生广泛影响或在临床教学中对个别学习者产生更深入的影响。临床主治医师是一个很好的例子，可以说明教师创造一个激励性或无吸引力的教育环境对学习者有多大的影响。主治医师可以选择一个有趣的、自愿的患者来满足学习者的需求，或阻碍学习者在临床中发挥真正的作用。主治医师可以培养学习者极大的独立性和自主性，也可以维持他们的依赖性。主治医师必须能作为一个团队成员，与学习者们相关联，而不仅仅是作为指导者和评论者，以此构建一个安全的、高效的工作环境。

意识到教育环境对教师的影响同其对学习者的影响一样大，这是很重要的一点。但是，很少考查教师对教育环境的看法。

鉴于教师行为对教育环境的影响，一个重要的改善教育环境的干预措施可能是支持教师发展。通常关键教学技能的正式培训是零星的，但越来越多的学校致力于实质性的方案和措施，来培训和提高教师的教育和社区建设能力，这是改善临床教学环境的一条途径。

同样地，教师的遴选也是影响教育环境的一个潜在因素。招聘优秀教师，解聘不好的教师，都是有益于教育环境的。确定模范教师和问题教师具有很大的局限性，它较大程度上依赖于学习者的评价。

教育环境对教师的影响

大多数文献都是从学习者的角度来看待教育环境的，通过学习者的角度来量化评估教育环境及其影响。但是，教育环境对教师也会有所影响。作为教育环境中的"长期居民"，教师甚至可能会在教育环境的改变中收获或失去更多。了解教师的满意度和动力不仅是人力资源部门的关注点，也是教育机构的职责。一项研究表明，教师的动力受到教育环境的严重影响，如领导对小组教学、教学表现的反馈以及决定教学内容的自由等教学方面的欣赏（van den Berg et al.，2013）。各种因素以及教学激励措施都可以改善教师以至学习者的教育环境。

时间和空间

教育环境不只是一个社会心理学现象，也依赖于物理因素，比如时间和空间等。缺乏学习活动的空间，或甚至没有为学习者提供足够的空间，都将会对教育环境造成不良影响。陈旧的、不受欢迎的、黑暗肮脏的学习空间传达出的对于教育价值的印象，就像拥挤不堪的环境一样。

时间对教育环境的重要性是显而易见的，在很多国家，都已通过多种努力来限制学习者的工作时间。人们越来越认识到学习和教学是需要时间的，教育需要结合学习者的其他职责背景来综合考虑。教育者和管理者需要仔细评估以平衡教育和临床诊疗，合理分配时间，在保障临床工作效率的同时促进教育发展。

"我教育经历中最欣赏的医疗诊所是只靠护士和住院医师就可运转的。主治医师发挥指导作用，但基本上只在每周末才来诊所检查病历、听取住院医师关于门诊用药等主题的陈述。诊治意见由住院医师和经验丰富的护士确定，诊所的工作时长由住院医师的工作效率来决定。这或许是欣然工作的最佳动力。"

社区建设

教育环境的社会属性提示一系列改善教育环境的干预措施应聚焦于建立支持性的动态教育社区。这样的社区可以呈现出多种形式，也可以植入多种情况之中。学习者、教师、工作人员和患者共同组成的临床社区，最关注的当然是临床诊疗，但同时也有显著的教育功能。更侧重于教育的社区可以围绕课程的关键部分、共同兴趣或培训过程的不同阶段而创立。这样的社区，可以小至仅有主治医师带领的一个小组，也可以大到一个医学院班级的规模。建立社区需要关注社区内的人际关系，包括学习者们之间的关系，以及学习者和教师之间的关系。事实上，同伴之间的学习是这类社区中极有价值的部分，同伴间共享学习需求更有安全感。同时，社区有一个健康的开端，则需要考虑社区的教育目标及外部支持。

小结

教育环境是一个非常复杂的现象，它作用于教育体系中的多个层面，并且同时影响着学习者和教师。了解教育环境的总体特点，是深思熟虑地制订改善环境干预措施的第一步。这些干预措施需要精心设计的测量程序，有许多量化教育环境的工具可选。重要的是认识到环境的动态复杂性，这意味着环境是不断变化的，任何干预措施都很有可能产生意想不到的结果。然而，教育环境对医学教育的几乎所有目标和结果都存在着普遍影响，使之成为医学教育研究和试验中一个极为重要的领域。

参考文献

Colbert-Getz, J.M., Kim, S., Goode, V.H., et al., 2014. Assessing medical students' and residents' perceptions of the learning environment: exploring validity evidence for the interpretation of scores from existing tools. Acad. Med. 89, 1687–1693.

Genn, J.M., 2001a. AMEE Medical Education Guide No. 23 (Part 1): Curriculum, environment, climate, quality and change in medical education–a unifying perspective. Med. Teach. 23 (4), 337–344.

Genn, J.M., 2001b. AMEE medical education guide no. 23 (Part 2): Curriculum, environment, climate, quality and change in medical education—a unifying perspective. Med. Teach. 23 (5), 445–454.

Harden, R., 2001. The learning environment and the curriculum. Med. Teach. 23 (4), 335–336.

Miller, J.G., 1978. Living Systems. McGraw-Hill, New York.

Moos, R.H., 1974. The social climate scales: an overview. Consulting Psychologists Press, Palo Alto, CA.

Riquelme, A., Padilla, O., Herrera, C., et al., 2013. Development of ACLEEM questionnaire, an instrument measuring residents' educational environment in postgraduate ambulatory setting. Med. Teach. 35 (1), e861–e866.

Robins, L.S., Alexander, G.L., Oh, M.S., et al., 1996. Effect of curriculum change on student perceptions of the learning environment. Teach. Learn. Med. 8 (4), 217–222.

Roff, S., McAleer, S., 2001. What is educational climate? Med. Teach. 23 (4), 333–334.

Schönrock-Adema, J., Bouwkamp-Timmer, T., van Hell, E.A., Cohen-Schotanus, J., 2012. Key elements in assessing the educational environment: Where is the theory? Adv Heal Sci Educ 17, 727–742.

Shehnaz, S.I., Premadasa, G., Arifulla, M., et al.,

2014. Development and validation of the AMEET inventory: An instrument measuring medical faculty members' perceptions of their educational environment. Med. Teach. 26, 1–10.

Shochet, R., Colbert-Getz, J., Wright, S., 2013. The Johns Hopkins Learning Environment Survey (JHLES): Development of an efficient tool to assess student perceptions of the medical school learning environment. J Gen Int Med 28, S206–S207.

Soemantri, D., Herrera, C., Riquelme, A., 2010. Measuring the educational environment in health professions studies: a systematic review. Med. Teach. 32 (12), 947–952.

Strand, P., Sjöborg, K., Stalmeijer, R., et al., 2013 Dec 1. Development and psychometric evaluation of the undergraduate clinical education environment measure (UCEEM). Med. Teach. 35 (12), 1014–1026.

van den Berg, B.A.M., Bakker, A.B., ten Cate, O.T.J., 2013. Key factors in work engagement and job motivation of teaching faculty at a university medical center. Perspect Med Educ 2 (5-6), 264–275.

第 50 章

医学教育研究
Medical education research

J. Cleland , S. J. Durning
（译者：陈 锦 姚 巡 审校：王 澎 谢 红 卿 平）

趋势

- 医学教育相关研究逐渐增加，且多借鉴其他相关领域。
- 选择定性还是定量研究取决于几个重要因素。
- 医学教育中的定性研究越来越多。
- 复杂教育环境下的医学教育研究理论的运用是关键。
- 该领域资助力度在增加，虽然还远不如生物医学领域。

医学和卫生职业领域的研究对改进未来教育和医疗至关重要。通过思考、发现、评估、创新、教学和改进等一系列研究过程，我们可以找准理想和现实之间的差距。科研与教学实践应相互依赖和促进。换言之，教学研究都基于真实世界的教学实践，类似于临床应用研究，科研结果用于指导临床实践。

阐明我们认为相关的实例是很有帮助的。在评价领域，阐明医学教育研究如何为医学教育提供信息就是一个好的实例。这就好比考试是教学的指挥棒，过去几十年，考试发生了天翻地覆的变化，从过去的论述题和案例分析，到现在广泛采用更可靠有效的考试方式，如小型临床演练评估（mini-CEX）、客观结构化临床考试（OSCE）等。大量研究表明，针对不同医疗卫生人群和不同培养阶段（如本科和毕业后）的考核，这些方法在心理测量学和相关性上都更好。另一方面，一些对临床专家行为表现领域的研究向我们很好地展示了教育研究是如何促进临床实践的。这类研究采用量化临床工作表现的办法来总结专家行为的表现特征及机制，然后用于教学，从而促进临床医生的培养。

对包括有意练习[①]和掌握性学习理论[②]等在内的专家行为（expert performance）的研究相当充分，这带来了医疗水平和安全性的提升以及患者更好的结果（更多在此领域对相关概念的解释和研究的综述，详见 McGaghie & Kristopaitis, 2015）。尽管我们用考试和专家行为作为研究促进教学和

[①] 行为主义学习理论指导下的典型教学特征——译者注

[②] 由知名教育心理学家布鲁姆提出，强调在教学前、教学后两个关键性阶段运用反馈信息来决定教学内容、教学步骤和教学进度——译者注

医疗的例子，但并不意味着这两个领域的研究已经过时，相反，还远远不够。持续进行医学教育相关研究不仅能促进理论和实践的发展，还能提供大量交流合作的机会。

深入了解考试和专家行为后，会发现这个领域的研究和实践方法很多借鉴自教育学、社会学、认知和心理学等领域的文献。医学教育研究相对来说属于新兴领域，其研究理论、研究设计、研究方法和分析技术相当依赖其他成熟学科。

☞　医学教育研究和实践方法多源于他山之石。

和其他新兴研究领域一样，将医学教育任何一个领域的研究进行逐年分析会发现，早期的医学教育研究非常老套且缺乏理论基础。比如考试领域，最开始的研究主要集中在简单分析某个单一机构使用某些考试方法的效果，且对效度的分析比较简单（如预测效度），而现在这类研究已发展到使用更全面的基于特定理论和结果报告的规范研究方法（如 Kane 效度框架）。

另一个例子是临床沟通技能领域。20世纪 80 年代的研究倾向于描述性，研究者和读者分享所在学校如何教授沟通技能，研究对象多是临床前的医学生，结果指标多是学生对该课程的接受程度和满意度。随着时代进步，这个领域的研究方向发生了很大变化，刚开始研究不同教学方法对考试表现的影响，后来深入到社会、情感和环境因素对学生和考官行为在沟通技能教学和考试中的作用，而最近的研究已开始对已有研究结果进行总结，并进一步升华到理论框架层面。

定量和定性研究

随着研究领域的成熟，研究报告中所反映的哲学理念的清晰性非常重要。定量和定性研究在此存在根本的不同。两种方法不仅数据收集方式不同（如随机对照试验和探究性访谈），其出发点和研究方法也大不一样。简言之，定量研究假设知识可观察、可测量，从而可使用自然科学的方法和流程对目标个体或客观指标（如将当前视野的知识获取作为一个记忆对象）进行研究。相对而言，定性研究则偏主观性。

真实世界事物是普遍联系和多样的，受不同的社会环境和主观感受所影响，所以在研究时也需运用不同的设计、方法和数据分析技术。有趣的是，我们经常看到定性研究的作者在他们的文章中明确申明他们的哲学立场，比如"本研究基于社会构建主义理论和解释学"。而这种申明基本不会出现在定量研究中，这可能是因为默认研究者立场是基于研究问题和方法的自然客观规律。

☞　研究方法通常分为两大阵营：定量和定性。两者在哲学层面、研究设计、研究方法和数据分析技术方面均有不同。但若使用恰当，可用于同一研究项目。

很多开展医学教育研究的人具有科学背景，比如医学或生物医学。他们接受的是自然科学的研究方法培训，即提出假设并控制干扰因素。这类研究是他们擅长的，也完全适用于医学教育研究的某些领域（比如之前提到的专家行为领域）。但在其他领域这不一定适用，尤其是当研究问题涉及更多社会和文化层面因素时。比如学生或学员在特定临床学习环境、不同岗位角色中的体验及这些体验对他们学习和个人发展的影响。表 50.1 对比了定量和定性研究在科学假设、研究目的和研究方法方面的异同。

针对不同的研究问题选择恰当的研究理念、设计、方法和数据分析技术至关重要。我们完全可以借鉴其他成熟研究领域（如教育学、心理学和社会学）的理论进行研究设计、采用相应研究方法和数据分析技术，而不用从头开始。来自计算机科学、心理学、社会学、教育学等学科的理论都可用于医学教育领域研究问题的提出、数据选择、数据分析和结论解释。

☞ 针对不同的研究问题选择恰当的研究理念、设计、方法和数据分析技术至关重要。

理论究竟是研究成果（即研究的目的是建立、修订或验证一个理论）还是研究工具（用于解释研究内容和结果），目前文献尚存有广泛争议。对多数人而言，是将理论作为工具去联系和解释科研假设（Bourdieu & Wacquant，1992）。下面以 Cleland 的一项研究为例说明理论如何用于实践。

医学招生录取和生源拓展是阿伯丁大学三大医学教育研究主题之一。生源拓展是指为保证人人享有公平进入医学院校机会而制订的政策和措施，旨在加强医学生群体在社会阶层、种族、性别及其他人口特征等方面的多样性（具体情况可能因国而异，但低收入是导致这些分层的常见共性因素）。

扩大医学教育的生源准入更多是出于发达国家间政治因素、国家和地区平衡考虑。但统计显示，尽管投入巨大，至少从英国的情况来看，低收入人群学医比例低的现象并无改善（录取公平性除包括群

表 50.1 定量和定性研究的关键特征 [使用得到授权，来自 Cleland（2015）]

方法或哲学观	定量研究	定性研究
假设	<ul><li>实证主义 / 后实证主义</li><li>社会现象和事件存在客观的实体</li><li>变量可以被定义和测量</li><li>研究者是客观的、在研究之外的</li></ul>	<ul><li>建构主义 / 解释主义</li><li>现实是社会建构的</li><li>变量是复杂和相互作用的</li><li>研究者是过程的一部分</li></ul>
目的	<ul><li>概括</li><li>预测</li><li>解释</li></ul>	<ul><li>情境化</li><li>说明</li><li>理解</li></ul>
方法	<ul><li>假设检验</li><li>演绎、验证、推断：从理论到数据</li><li>处理和控制变量</li><li>样本代表整体，结果可推广</li><li>数据是数字形式的或者可转化为数字形式</li><li>可计算 / 简化</li><li>统计分析</li></ul>	<ul><li>假设生成</li><li>归纳和解释：从数据到理论</li><li>数据的显现和描绘</li><li>关注的焦点是样本（独特性）</li><li>数据可能是文字或语言，很少用数字表示</li><li>探索性 / 整体性</li><li>通过分析构建模式或意义</li></ul>

体阶层平衡外，还包括可测量因素的公平性，如不同录取标准的预测效度）。国家统计数据显示，对医学生源拓展的政策和投入对不同人群产生的作用大不相同。在英国，生源拓展政策（widening participation, WP）并未解决社会经济背景和阶层对医学生源影响的问题。

对所有英国医学院招生负责人的访谈结果显示，每个学校对生源拓展计划的理解和实施存在很大差异（Cleland et al., 2015）。实际上这个结果并不新鲜——从各医学院招生官网公布的信息就能看出生源拓展的措施差别很大，有的叫延伸医学学位培养项目[①]（extended medical programmes），有的叫特殊基金医学项目（specific foundation to medicine programmes），还有非传统申请人的学生辅导项目（student-led mentoring of non-traditional applicants）等。但是，根据已有文献和教育理论，我们可以用政策解读差异这个概念来解释这个现象，将生源拓展大政策（WP）落实到实际工作是一个复杂和需要摸索的过程。

机构（本例中的医学院校）必须结合机构的文化来解读政策，考虑现有条件（比如可用资源）下的各种可行和不可行因素。据此我们总结了一系列可能影响英国医学院校实施生源拓展政策（WP）的背景因素。我们旨在了解这些因素是如何导致生源拓展政策的实施差异，而不关注具体哪个因素影响最大。该研究详细描绘了现有各校实施生源拓展政策（WP）的细节过程，为解释这一复杂现象提供了理论依据。并刺激了一系列

后续研究和资助，去深入研究该政策，为优化政策和实践提供参考。事实上，我们的研究已经促进了政策和实践的改变。

总之，理论可以帮助找准研究问题和目标人群，理清研究方法，弄清措施或现象的细节，发现一些被忽略的情况，并帮助我们分析和解释结果。

☞ 理论促进研究实践。

一些例子展示了借鉴其他领域进行学科交叉融合的优势。如何更好地吸收其他学科的精髓用于拓展思路，改进工作方式，以及做好现有工作，值得探讨。结合心率变化等生物学指标和经验证的问卷（认知教育和心理学）来了解脑力（认知负荷），使用功能性磁共振成像（fMRI）和经验证的多选题来评估临床推理能力等，都是类似的例子。在医学教育研究中适时使用不同的理论和方法，有可能产生新的理论和方法，反过来又可被其他领域借鉴使用。

☞ 博采众长，受益无穷。

值得注意的是，不管是什么研究问题，不论主观倾向于哪种理论学派，都应尽量考虑多种理论和方法，避免一叶障目。在研究早期，非常值得多花点时间来考虑到底哪种理论和方法更适合自己的研究目的，同自己的同事和合作者讨论和辩论很有必要。在与其他专业的同事工作时发现，那些在他们学科非常常见的理论和想法对我们而言都非常新奇。积极探讨这些理论方法与我们研究的可能相关性，常常可以刺激我们脑洞大开，拓宽思考和工作方式。

---

　① 类似我国的特招生——译者注

事实上，很多研究问题甚至复杂的现实生活问题都不是单一领域的问题，常常需要多学科知识交叉和资源共享才能解决。

除了根据研究问题选择合适的研究方法外，还要明白不同研究类型的研究质量和严谨性的评判标准是不同的。比如在进行基金评审或论文审稿时，如果是一项医学教育随机对照试验，我们通常会看它的样本量和检验效能（power calculation）。而如果是一个定性访谈类研究，通常只需要给出一个大概参与访谈的人数即可（如 12 ～ 18 人）。不论哪种研究，样本的描述都很重要，可以帮助读者判断研究对象是否合适。

> 不同的研究类型，其质量和严谨性标准有差异。合理掌握使用标准有助于做好研究。

混合研究

很多人喜欢采用混合研究——即一个研究中既包含定性研究又包含定量研究的设计、方法和数据收集。这样可以更好地解决研究问题，但必须要注意理清二者的关系。

上文阿伯丁大学的医学招生录取和生源拓展项目中，就包含一系列针对国家层面数据的大型定量研究以及一些使用教育和语言学理论来描述招生和生源拓展细节的小型定性研究。我们以 Bourdieu 反思社会学概念（Bourdieu's concept of reflexive sociology, Bourdieu, 1990）作为混合研究的理论基础，这有助于我们反思定性和定量两种研究类型间的差异。

我们使用定量研究来构建不同研究对象的特征模型（阶层、性别、民族及学历与选择学医之间的关系）。同时，使用定性研究来描述不同背景报考者成为医学生后的行为差异，从而再现英国医学教育和培训中社会（阶层）多样性贫乏的社会现象。通过这种方式，我们展示了为何及如何在项目中使用定性定量混合研究方法。这看似深奥，但对我们规划、理清和报告混合研究方法很有帮助。

> 如要使用混合研究方法，则要理清项目中不同研究方法间的关系。

如决定在研究中使用混合研究方法，可参考 Creswell 和 Plano Clark 写的指南。

反思

重要的是思考专业背景可能对研究造成的影响。如前所述，如你受过客观的定量研究方法训练，你可能会习惯此种工作方式。如你是在医疗行业工作的社会学家，则可能对定量研究兴趣不大，因为你的教育背景偏向使用社会和主观的研究方式。这都没错，但必须结合实际来考虑问题，思考针对当前研究问题，究竟哪种方法能提供最合适的研究视角和研究工具。

> 思考你的专业背景可能对研究（研究假设、研究方法的倾向）造成的影响。

反思是很好的办法，包括对假设仔细分析反思，反复推敲研究假设与相应的研究现状、研究问题及研究方法是否匹配。反思方法比较多，其中通过记录研究过程中的所有决策和思考过程来进行审计跟踪是比较好的方法，也是对研究设计及后续实施、分析和报告的补充（获取对反思或

"世界观"的更多讨论，参见 McMillan，2015）。通过不断反思，明确为什么使用其中一种方法而不使用另一种（是因为不适用于当前研究问题，而不是不知道如何开展），确保研究顺利开展，避免出现没有依据的假设和先入为主的概念。你可能在临床上经常进行反思，将同样的方法运用到研究上来即可。

能力建设

对很多人来说，教育研究只是忙碌的临床、教学、管理和科研（包含临床和教育研究）生活的一部分，很少有人有幸只做其中一项工作。所以将有限的时间专注于某一个研究主题或领域并做到极致更加现实。当你设计一个科研项目或科研主题（如基于工作场所的评价、选拔、有意练习或领域中关注的主题）时，尽可能考虑设计成一系列相互有逻辑关联的研究（一个研究的局限性或发现的新问题，自然成为下一个研究的研究目标，以此类推），这样持续研究可以增加你获得基金资助和文章发表的机会，也更容易和与你有共同兴趣的人组建研究团队。

开始研究的第一步应是阅读与你感兴趣主题相关的文献。也许你提出的研究问题早就有人研究过，但你可通过回顾文献发现其他值得研究的问题。因为学术文章通常会在总结本研究成果后指出未来可能的研究、政策和实践方向。其次，你需要问自己以下问题：这些可能的研究方向你是否有兴趣、有能力完成？是否有人愿意加入这个研究？研究结果是否可能对你的工作有用（如是的话，你可能更易获得同事的支持）？

☞ 文献回顾是科研的基础，应在研究一开始即进行文献综述。

此外，回想本章开篇所说。我们在某个机构（或某一特定背景）下所做的研究，如何能普及推广到更大的外部空间，比如地区、国家甚至国际合作研究。这对新手来说略显夸张，但原则就是如何让我们在本机构/当地进行的小型探索性定性或定量研究拓展到更大的研究范围。

☞ 尽可能思考本研究还会有哪些人感兴趣，与此同时不要低估在当地机构实践时你的工作的价值。

我们必须要承认个体的不足。我们仅仅是自己所在领域的专家，但并不代表我们什么都懂。与他人合作可以开阔眼界，了解针对同一问题，别人的思考方式、研究理论、研究方法和分析方法。我们研究中涉及的医学统计学、卫生经济学、社会学、语言学和心理学等内容，没有同事的帮助是无法完成的，这项研究完全是团队的功劳。我们通过非正式邮件在校内外四处网罗可能感兴趣的研究者，不断调整研究设想，最终达成共识并建立了研究团队。虽然有部分潜在合作者因太忙或不感兴趣没有加入，但所有加入我们研究的人，都觉得大有收获。

☞ 专注于某个主题或领域，并保证研究团队人员结构多样性，更易成功。

很多研究问题包括复杂的现实问题，都需要运用多学科多领域的知识和资源才能理解或者解决，且现在更强调跨学科融合研究，而不是单纯多学科研究。后者是指从多个学科角度分别研究同一问题，前者更强调将多个学科的理论、想法和方法整合到一起来共同研究一个问题。跨学科合作更易产生新的研究领域。但这种合作通常很难，因为不同学科有不同的假设、语言、方法和看法，即使研究完成，还有不同的期刊和发表规范。从现实来讲，基金更愿意资助多学科合作。不管怎样，合理的研究团队是获得基金资助的关键。

资助

医学教育研究寻求基金资助通常较难，但有增加的趋势，比如 AMEE（欧洲医学教育学会）基金、AAMC（美国医学院协会）基金及其他国家的类似基金。成功获得基金资助的条件，除了在基金申报书中清楚阐述想法和研究方法外，还需要团队、研究课题符合基金资助国家/地区实情、严格按照基金指南申报等。由于资助名额有限，申请者必须想法新颖、重点突出，如被拒，要懂得有效申诉。我们的经验是医学教育研究课题通常需要多次尝试才能获得资助。推荐大家阅读 AMEE 基金申报指南（Blanco et al.，2015）。

☛ 基金申报需要耐心、合理申诉、创意和强有力的研究团队。

小结

本章限于篇幅仅简单介绍了研究的基本要素。不过我们给出的参考文献，有对医学教育研究更详细的介绍、有如何合理在研究中使用理论以及各种研究方法的例子和用法。我们希望本章能给你带来医学教育研究的灵感，能吸引你将现有的大量理论、模型、方法学和分析方法用来提升所在领域的研究水平。如你有兴趣，我们推荐《研究医学教育》（*Researching Medical Education*）一书（Cleland & Durning，2015），这是一本不错的入门级书籍。

参考文献

Blanco, M.A., Gruppen, L.D., Artino, A.R. Jr., et al., 2015. How to write an educational research grant: AMEE Guide No. 101. Med. Teach. 2015 Nov 2:1-10.

Bourdieu, P., 1990. Other Words: Essays Towards a Reflexive Sociology. Harvard University Press, Palo Alto, CA.

Bourdieu, P., Wacquant, L., 1992. An Invitation to Reflexive Sociology. University of Chicago Press, Chicago.

Cleland, J.A., 2015. Exploring versus measuring: considering the fundamental differences between qualitative and quantitative research. In: Cleland, J.A., Durning, S.J. (Eds.), Researching Medical Education. Wiley, London, pp. 3–14.

Cleland, J.A., Durning, S.J., 2015. Researching Medical Education. Wiley, London.

Cleland, J.A., Kelly, N., Moffat, M., Nicholson, S., 2015. Taking context seriously: explaining widening access policy enactments in UK medical schools. Med. Educ. 49, 25–35.

McGaghie, W.C., Kristopaitis, T., 2015. Deliberate practice and mastery learning: origins of expert medical performance. In: Cleland, J.A., Durning, S.J. (Eds.), Researching Medical Education. Wiley, London, pp. 219–230.

McMillan, W., 2015. Theory in healthcare education research: the importance of worldview. In: Cleland, J.A., Durning, S.J. (Eds.), Researching Medical Education. Wiley, London, pp. 15–24.

中英文专业词汇对照表

A

ADDIE 模型（分析–设计–开发–实施–评价）
ADDIE model

B

包容型领导力　inclusive leadership

本科课程　undergraduate curriculum

笔试评价　written assessments

毕业后学员　postgraduate trainees

毕业后医学教育　postgraduate medical education
（PGME）

变革型领导力　transformational leadership

变化阶段模型　stages of change model

标准参照的分数解释　criterion-referenced score
interpretation

标准化病人　standardized patient

并发报告　simultaneous reporting

病房管理学习　ward managing learning

病房训练　training ward

播客　podcasting

博洛尼亚进程　Bologna Process

博士生导师　Phd supervisor

补充和整合医学　complementary and integrative
medicine

补充和替代医学　complementary and alternative
medicine（CAM）

不良事件　adverse events

布鲁姆目标分类　Bloom's taxonomy

C

参与型领导力　engaging leadership

操作技能直接观察法　direct observation of procedural
skills（DOPS）

测量理论　measurement theories

常模参照成绩解读　norm-referenced score interpretation

陈述性信息　narrative information

成本效益评价　cost effective assessment

成人学习理论　adult learning theory

程序性评价　programmatic assessment

程序性信息　procedural information

持续质量改进　continuous quality improvement（CQI）

初级保健医生　primary care physicians

重复多源反馈　iterative multisource feedback

重复模式　breakout model

重复自我和群体反思　iterative self and group reflection

传统说教课程　traditional didactic curricula

床旁教学　bedside teaching

垂直整合课程　vertically integrated curriculum

从业者　practitioners

D

Dundee 合格教育环境评估量表　Dundee ready
education environment measure（DREEM）

Dundee 三环框架模型　Dundee three-circle model

大查房　grand rounds

档案袋　portfolios

道德滑坡　ethical erosion

低保真实体模型　low-fidelity physical models

电子档案袋　electronic portfolios

电子健康档案　electronic health records（EHRs）

电子医疗档案　electronic medical records（EMRs）

定量研究　quantitative research

定性研究　qualitative research

督导模式　supervising model

督导式学习　supervised learning events（SLEs）

独立模型　isolated models

独立学习　independent learning

对话型领导力　dialogic leadership

多方面接触　multiple exposures

多媒体认知原则 multimedia principles
多选题 multiple-choice questions（MCOs）
多站式小型面试 multiple mini-interviews（MMIs）
多专业教育 multi-professional education
多专业流动模式 multi-specialty streams models

F

翻转课堂 flipped classroom
反思性实践 reflective practice
非传染性疾病 non-communicable diseases（NCDs）
非正式课程 informal curriculum
分散浸入模式 dispersed-immersed models
分散式活动 decentralized activities
分散型领导力 distributed/dispersed leadership
分数解释 score interpretation
分数等值 score equivalence
风险连续体 continuum of stakes
风险事件 close calls
弗莱克斯纳报告 Flexner report
弗雷斯诺测试 Fresno test
服务型领导 servant leadership
辅导与导师制 mentoring and mentorship
附带学习 collateral learning
复杂学习 complex learning

G

概化理论 generalizability theory（GT）
概念图 concept maps
高保真模拟 hi-fidelity simulation
高本征价值 high intrinsic value
高工具性价值 high instrumental value
个人-职业关系 personal-professional relationship
个体准备情况测试 individual readiness assurance test（IRAT）
个性化学习 individualized learning
根本原因分析 root cause analysis（RCA）
工学结合 work-integrated learning
工作场所表现评价 assessing performance in the workplace
工作场所的学习 learning in the workplace
公布的课程 declared curriculum
公正文化 just culture

功能团队 functional teams
关键事件研究 critical-incident studies
关联认知负荷 germane cognitive load
关系型领导力 relational leadership
观察者模式 observer model
观摩模式 grandstand model
规范阶段 norming stage
国际医学毕业生 international medical graduate（IMG）
国际医学生联盟 International Federation of Medical Students Association（IFMSA）
过程测试/评价/指导 progress testing/assessment/monitoring

H

黑暗三性格（即自恋、马基雅维利主义和精神病态） dark triad
横向整合 horizontal integration
患者 patients
患者医疗 patient care
汇报模式 report-back model
混合方法 mixed-methods
混合模拟器 hybrid simulators
混合式学习 blended learning

J

基本原则 fundamental principle
基础科学 basic science
基于案例的学习 case-based learning（CBL）
基于工作场所的评价 workplace-based assessment（WPBA）
基于结果的学生学习方法 outcome-based approach to student learning（OBASL）
基于临床汇报的模式 clinical presentation-based model
基于器官系统的模型 organ-system-based model
基于任务的学习 task-based learning（TBL）
基于社区的医学教育 community-based medical education（CBME）
基于团队的学习 team-based learning（TBL）
基于问题的学习 problem-based learning（PBL）
基于问题的整合 problem-based integration
基于学科的模式 discipline-based model

激励性面谈 motivational interviewing

即时反馈评价 immediate feedback assessment technique（IF-AT）

即时反馈行为 timely feedback behavior

即时信息资源 point-of-purchase

即时教学反馈系统 audience response system

计划-执行-研究-行动方法 plan-do-study-act approach

计算机辅助学习 computer-assisted learning

继续医学教育 continuing medical education（CME）

继续职业发展 continuing professional development（CPD）

加拿大对医学专家的教育定位 CanMEDS

加涅九段教学法 Gagné's nine event of instruction

家庭医学 family medicine

家庭医学教师协会 society of teachers of family medicine

价值道德型领导力 value-led moral leadership

假阳性结果 false-positive result

假阴性结果 false-negative result

间隔学习 spacing learning

简讯 wrap-up

建构主义学习理论 constructivist learning theory

剑桥整合式见习 Cambridge integrated clerkship（CIC）

健康伦理、法律与职业素养 health ethics, law and professionalism（HeLP）

健康人文 health humanities

交叉学习 interleaving learning

交易型领导力 transactional leadership

角色扮演 role play

脚手架 scaffolding

教师 faculty

教师发展 staff development

教师发展项目推广 marketing of staff development programs

教学设计 instructional design

教学系统设计 instructional systems design（ISD）

教育策略 educational strategies

教育方法论 educational methodology

教育学术 educational scholarship

教育者工具箱 educator toolbox

教职工 staff

结构单元 building block

结果导向教育 outcome-based education（OBE）

解释学 interpretivism

进修生 vocational trainees

经典测试理论 classical test theory（CTT）

矩阵模型决策 matrix-model decisions

绝对标准 absolute standards

K

开放式简答题 short-answer open-ended questions

柯式四级评估 Kirkpartrik's levels of evaluation

可变性原则 variability principle

可持续发展目标 sustainable development goals（SDGs）

可传输材料 transportable material

可信度校准 confidence calibration

可信赖的专业行为 entrustable professional activities（EPAs）

客观结构化操作考试 objective structured practical examination（OSPE）

客观结构化临床考试 objective structured clinical examination（OSCE）

客观评价 objective assessments

客观知识 objective knowledge

课程定位系统 curriculum positioning system（CPS）

课程负责人 course director

课程开发 curriculum develop

课程隐喻 curriculum metaphor

课外作业 out-of-class homework

跨领域方法 interdisciplinary approach

跨专业教育 interprofessional education

跨专业学习的意愿调查 readiness for interprofessional learning survey（RIPLS）

扩展型配伍题 extended-matching questions（EMQs）

L

里程碑 milestones

联结社会学 joining sociology

临床见习 clerkships

临床教学基地 clinical learning sites

临床片段 clinical vignettes

临床推理 clinical reasoning

临床注意事项工具包 clinical pearls toolkit

临时讨论小组　buzz groups
领导-成员交换理论　leader-member-exchange（LMX）
领导力三要素　leadership triad
论述题　essay questions
螺旋式课程　spiral curriculum
螺旋式学习　spiral learning

M

美国毕业后医学教育认证委员会　Accreditation council for graduate medical Education（ACGME）
美国妇产科医师协会　American Congress of Obstetricians and Gynecologists（ACOG）
美国国立卫生研究院　National Institutes of Health
美国护士资质中心　American Nurses Credentialing Center（ANCC）
美国内科医学会　American Board of Internal Medicine
美国药学教育认证协会　Accreditation Council for Pharmacy Education（ACPE）
美国医学继续教育认证协会　Accreditation Council for Continuing Medical Education（ACCME）
美国医学生联合会　American Medical Students Association（AMSA）
美国医学院校协会　Association of American Medical Colleges（AAMC）
美国医学执照考试　United States medical licensing examination（USMLE）
魅力型领导力　charismatic leadership
门诊　outpatients
门诊教学　ambulatory care teaching
门诊学习　ambulatory care learning
米勒金字塔　Miler's Pyramid
米勒评价层级　Miler's levels of assessment
米勒三角　Miler's Triangle
免试入学制　open admissions
面对面接触　face-to-face contact
明日医生　tomorrow's doctor
冥想练习　mindful practice
模拟病人　simulated patients
模拟环境　simulated environment
模拟临床病例回顾　chart-stimulated recall（CSR）
模拟器混合　simulators hybrid
模拟行业从业者　simulation practitioners

N

内容管理系统　content management systems
内在认知负荷　intrinsic cognitive load
逆向设计　design-down
逆向设计过程　backward design process
农村社区同步课程　parallel rural community curriculum（PRCC）
农村医生援助项目　rural physician associate program（RPAP）

O

欧洲医学教育协会　Association for Medical Education in Europe（AMEE）
欧洲肿瘤医学学会　European Society for Medical Oncology（ESMO）

P

判断测验　judgement test
培训包　training in portfolios
批判性思维　critical thinking
平行咨询　parallel consulting
评定量表　rating scales
评估　evaluation
评价　assessment
破坏型领导力　destructive leadership

Q

情感投入理论　emotional engagement theories
情感型领导力　affective leadership
情境判断测验　situational judgement tests（SJTs）
情境化思维　contextual thinking
情境型领导力　situational leadership
情境学习　contextual learning
情绪智力　emotional intelligence（EI）
权变理论　contingency theories
全班教学　whole-class teaching
全方位反馈　multisource feedback（MSF）
全科模式　generalist model
全球定位系统　global positioning system（GPS）
全球卫生议程　global health agenda
全球医学教育基本要求　global minimum essential

requirements（GMER）
全球意识　global awareness
全人教育　holistic education
缺失课程　null curriculum
群体医学　population medicine

R

认证　accreditation
认知负荷理论　cognitive load theory
认知任务分析　task analysis cognitive
冗余原则　redundancy principle
瑞士奶酪模型　Swiss chess model

S

"三级跳"测试　triple jump exercise
三级医院　tertiary hospital
三圈框架　three-circle framework
社会和行为科学　social and behavioural sciences
社会互赖理论　social interdependence theory（SIT）
社会性懈怠　social loafing
社会需求　societal imperatives
社会因素　social factors
社会责任　social accountability
社区导向的初级卫生保健　community oriented primary care（COPC）
生师互动　learner-faculty interactions
生态型领导力　eco leadership
生物-心理-社会模式　biopsychosocial model
生物医学模式　biomedical model
生物医学知识　biomedical knowledge
声誉问题　reputational issues
胜任力导向教育　competency-based education
实境学习　authentic learning
实体模型　physical models
世界卫生组织　World Health Organization（WHO）
世界医学教育联合会　World Federation for Medical Education（WFME）
适应型领导力　adaptive leadership
适应性活动　adaptive action
授课　lecture
授课式教学　lecture-based pedagogy
数字化职业素养　digital professionalism

数字技术集　digital technology repertoire
数字原住民学习者　digital native learner
双重标准　double standard
顺序模拟　sequential simulation
四要素教学设计模型　four-component instructional design（4C/ID）
苏格兰医生结果模型　Scottish doctor outcomes model
随机对照试验　randomized controlled trials（RCT）

T

探索性访谈　exploratory interview
特殊学习模块　special study modules（SSMs）
特质论　trait theory
体验式学习　experiential learning
通道原则　modality principle
同伴互助　peer coaching
同伴互助学习　peer-assisted learning（PAL）
团队应用　team application（tAPP）
团队资源管理　crew resource management（CRM）

W

外部行为　external attitudinal behavior
外在认知负荷　extraneous cognitive load
网络一代　net generation
微道德挑战　micro-ethical challenges
唯一最佳答案题　single best answer questions（SBAQs）
卫生人力资源建模　health workforce modelling
卫生系统　health system
卫生资源和服务管理局　Health Resources and Systems Administration（HRSA）
文化多元性　cultural pluralism
文化胜任力　cultural competency
文氏图　Venn diagram
问责　accountability
无处不在的信息　ubiquitous information
物理环境　physical environment

X

希波克拉底誓言　Hippocratic oath
显性选择　explicit selection
相对标准　relative standards

项目报告　project report
项目反应理论　item response theory（IRT）
小型临床演练评估　mini-CEX
小组准备测试　team readiness assurance test（tRAT）
效度理论　validity theory
协作型领导力　collaborative leadership
协作学习　collaborative learning
行为论述　performance discourse
形成性评价　formative assessment
虚拟患者　virtual patients
学生不当对待　student mistreatment
学生参与　student engagement
学生福利　student welfare
学生管理的跨专业诊所　student-run interprofessional clinics（SRCs）
学生选拔　student selection
学生选拔和生源拓展　selection and widening access to medicine
学生选择部分　student selected components（SSCs）
学生准备（情况）测试　readiness assurance test（RAT）
学生阻力　student resistance
学术权威　academic leaders
学徒制模式　apprenticeship model
学习结果　learning outcomes
学习情境　learning situation
学习型卫生系统　learning health systems
学习要点日志　EPITOMISE logbook
学习者互动　learner-learner interactions
学员　trainees
循证医学　evidence-based medicine

Y

一致性脚本测试问题　script concordance test questions
医患关系　doctor-patient relationship
医疗　clinical care
医疗保健系统　healthcare system
医疗查房　business ward round
医疗记录 / 病历　medical records
医疗卫生服务　healthcare delivery
医务人员　health professionals
医学教学　health sciences teaching

医学教育　medical and health professional education
医学教育联络委员会　Liaison Council for Medical Education
医学教育门户　medEdPortal
医学教育许可委员会　Licensing Committee on Medical Education（LCME）
医学教育研究　medical education research
医学教育研究协会　Association for the Study of Medical Education（ASME）
医学课程　health science curricula
医学人文　medical humanities
医学院入学考试　medical college admission test（MCAT）
移动技术　mobile technologies
以工作实践为基础的学习方式　work-based learning methods
以学生为中心的学习　student-centred learning
以学习者为中心的方法　learner-centered approach
以知识为中心的学习环境　knowledge-centered learning environment
隐性课程　hidden curriculum
隐性选择　implicit selection
英国皇家医师学会　Royal College of Physicians
英国医学总会　General Medical Council（GMC）
有意练习　deliberate practice
元认知　metacognition
远程学习 / 教育　distance learning/education

Z

在线仿真资源　online simulation resources
在线学习　e-learning
在线学习系统　online learning systems
掌握性测验　mastery test
掌握性学习　mastery learning
诊断性评价　diagnostic assessment
真诚型领导力　authentic leadership
整合教学　integrated teaching
整合阶梯　integrative ladder
整合课程设计　integrated course design
整合医学　integrative medicine
整合医学与健康学术联盟　Academic Consortium for Integrative Medicine and Health

整体任务方法　whole-task approach

整体任务模式　whole-task models

政府-社区关系　governmental-community relationship

支持性信息　supportive information

知识云　knowledge cloud

职业发展　professional development

职业化过程　proto-professionalism

职业素养　professionalism

职业素养迷你评价测试　professionalism mini evaluation exercise（P-MEX）

职业需要　professional imperatives

质量保障　quality assurance

质量改进知识获取工具　quality improvement knowledge-acquisition tool（QIKAT-R）

中心型领导力　ontological leadership

终结性评价　summative assessment

终生学习　lifelong learning

主动参与　active participation

主动学习　active learning

主观评价　subjective assessments

住院医师核心职业技能　core entrustable professional activities for entering residency（CEPAERs）

住院医师培训　residency

住院医师实习中的整合医学　integrative medicine in residency（IMR）

注意力分散原则　split attention principle

专家盲点　expert blind spot

专家行为　expert performance

自恋型领导力　narcissistic leadership

自上而下型领导力　top-down leadership

自我评价　self-assessment

自我照护　self-care

自下而上型领导力　bottom-up leadership

自由目标原则　goal-free principle

自主学习　self-directed learning

纵向整合式见习　longitudinal integrated clerkships（LICs）

纵向整合式见习联盟　consortium for longitudinal integrated clerkships

综合教学研讨　combined teaching sessions（CTS）

综合评价量表　global rating scales

综合学生服务系统　comprehensive student services system

综合学生临床经验　parnassus integrated student clinical experience（PISCES）

作为变革推动者的教师　teachers as agents of change

坐诊模式　sitting-in model